"十三五"国家重点研发计划项目：膳食营养评估和干预技术研究

精准营养

主 审 陈君石 丁钢强

主 编 霍军生

副主编 卓 勤 宫照龙 李 岩

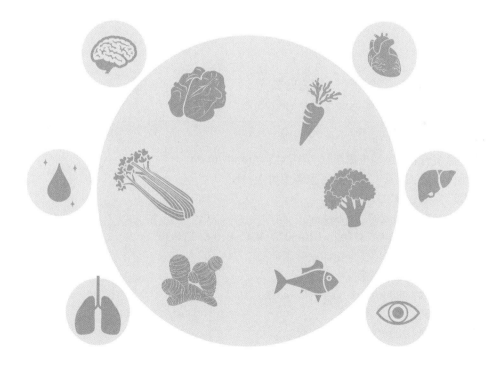

人民卫生出版社
·北京·

图书在版编目（CIP）数据

精准营养 / 霍军生主编.-- 北京：人民卫生出版
社,2024.10. -- ISBN 978-7-117-36946-6

Ⅰ. R15

中国国家版本馆 CIP 数据核字第 2024SB6489 号

人卫智网	www.ipmph.com	医学教育、学术、考试、健康， 购书智慧智能综合服务平台
人卫官网	www.pmph.com	人卫官方资讯发布平台

精准营养
Jingzhun Yingyang

主　　编：霍军生

出版发行：人民卫生出版社（中继线 010-59780011）

地　　址：北京市朝阳区潘家园南里 19 号

邮　　编：100021

E - mail：pmph @ pmph.com

购书热线：010-59787592　010-59787584　010-65264830

印　　刷：北京顶佳世纪印刷有限公司

经　　销：新华书店

开　　本：787 × 1092　1/16　印张：29

字　　数：651 千字

版　　次：2024 年 10 月第 1 版

印　　次：2024 年 11 月第 1 次印刷

标准书号：ISBN 978-7-117-36946-6

定　　价：99.00 元

打击盗版举报电话：010-59787491　E-mail：WQ @ pmph.com

质量问题联系电话：010-59787234　E-mail：zhiliang @ pmph.com

数字融合服务电话：4001118166　　E-mail：zengzhi @ pmph.com

《精准营养》编写委员会

主　审　陈君石　丁钢强

主　编　霍军生

副主编　卓　勤　宫照龙　李　岩

编写委员会（按姓氏汉语拼音排序）

陈　伟　陈君石　丁钢强　段盛林　郭长江　李　宁　林　旭
刘英华　罗云波　石汉平　田世民　王　慧　王瑛瑶　徐希平
杨勤兵　杨晓光　杨杏芬　杨月欣　于　康　张　兵　张　霆
章荣华　张万起

编　者（按姓氏汉语拼音排序）

陈　晨　陈　曦　程家丽　范志宣　冯　静　宫照龙　韩　超
霍军生　李　岩　刘婷婷　马　妍　毛宏梅　彭锣兰　秦　文
沈　葹　石丽丽　王晶波　王丽媛　王同蕾　王小菁　王永俊
杨　倬　张惠迪　赵金鹏　赵夏雨　卓　勤

前 言

在营养学的历程中，对营养缺乏性疾病艰辛而漫长的探索，无疑是发展的主脉。营养缺乏性疾病的研究包括蛋白质-能量营养不良（PEM）、甲状腺肿、坏血病、脚气病、口角炎、烟酸缺乏症、新生儿神经管畸形、佝偻病、缺铁性贫血等营养缺乏病的发病机制、治疗方法及其研究成果在临床和公共营养中的应用。营养缺乏病曾经在一些国家和地区普遍存在，后果严重，造成残疾和死亡。随着营养科学的发展，特别是全球性公共营养工作的开展，严重的营养缺乏病逐步得到有效控制。从20世纪中叶以来，营养缺乏病的发病率、发病的严重程度和导致的健康损失均显著下降。在我国，一些营养缺乏病如甲状腺肿、坏血病等甚至可以用"消除"一词来形容。然而，营养不良问题总体上并未发生根本性扭转，营养不足、微量营养素缺乏普遍存在的同时，超重和肥胖发生率迅速增长，造成严重健康后果。营养不良造成人口学习能力和劳动能力低下，从而影响经济发展，成为贫困的重要根源。营养不良是导致慢性疾病的主要原因，而慢性疾病不仅是主要死亡原因，也是社会疾病负担的主要来源。

当前营养科学的理论和技术主要在临床营养、公共营养和特殊人群营养等领域应用，包括：①对疾病患者进行临床营养支持和营养治疗；②对普遍存在的公共营养问题进行干预，如消除碘缺乏、叶酸缺乏等营养不良问题；③促进生命周期不同生理阶段人群的营养改善，如婴幼儿、学龄儿童、孕产妇、高龄老年人；④满足特殊人群营养需求，如运动员、高温高寒及封闭环境作业等特殊人群的营养保障。其突出特征是聚焦人群营养不良和临床营养支持。

然而，随着全球人口数量不断增长，生育率持续下降，人口老龄化加剧，营养不良问题依旧严峻，慢性非传染性疾病井喷式高发，导致人口生存质量堪忧，社会医疗负担难以持续承受。因此，重新审视营养对大健康的基础性作用显得尤为重要。基于丰富而严谨的科学证据，科学家进一步夯实了这样一个认识：营养是生命的结构物质和代谢物质，良好营养为发挥遗传潜能、维护健康、预防疾病所必需，是健康的基础性保障。简而言之，良好营养也是疾病预防控制，乃至疾病治疗的重要方法。通过实现良好营养来实现全民健康已成为全球性的健康发展策略和行动方法。

与此同时，医学、食品科学、生命科学和信息技术的迅猛发展，让之前不敢想、做不到的精准营养或个性化营养评估及干预在技术层面具有可及性，有些技术已经进入应用阶段，例如，遗传对营养不良和疾病的影响，随着基因测序和全基因组关联研究（GWAS）

分析技术的出现，人群基因和单核苷酸多态性（SNPs）检测和分析研究，在一定程度上可以确定基因与营养和疾病的关联，从而为个性化营养指导提供技术基础。表观遗传、代谢组、肠道微生物组检测分析在食物 - 代谢 - 营养不良/疾病关系研究中积累了大量数据，促进了体系化认识的提高，食物营养与健康的量化关系的建立已可以期盼。此外，可穿戴设备和支撑性的软件应用程序及分析工具，已广泛用于运动、节律、睡眠、心理情绪、膳食、营养以及血压、血糖等健康数据收集、汇总和分析，这些技术与传统营养技术相比，已展示出强大的评估和干预能力。此外，多学科交叉有望对资源环境、营养、食品安全、人体状况进行综合的精准评价，给出个体或亚群体动态而精准的干预策略。综合上述数据资源，精准营养的人工智能化已呈现呼之欲出的态势，从而引发了我们对全民、全生命周期健康的乐观遐想。这就是精准营养产生的时代背景。

精准营养的发展极大地促进了营养科学的多学科融合和技术进步。随着精准医学、精准营养、个性化营养概念的提出，营养学、医学和生命科学不仅迅速发展、不断融合，而且伴随着生物系统发生学、多组学、生物信息学、信息技术（IT）的突飞猛进，营养学迎来了精准、个性化时代。精准营养的科学理念、技术方法以及在临床支持、慢性病防控和个性化营养干预方面的应用在近 20 年间迅猛发展，已经成为营养学科中的一个热点领域。

精准营养强调遗传、环境及人体代谢相互作用导致的个体或亚群体营养需求差异，在精准评估的基础上，发现表型背后的代谢问题，并从膳食指导、营养食品、运动及生活方式等方面进行精准营养支持、营养治疗或营养干预，以取得更好的健康结局。精准营养认为的营养需求是个性化的、动态的、时相差异的，并且可进一步基于表型、遗传特征或代谢特征聚类为亚群体，而传统营养仅基于性别、年龄和体力活动水平给出膳食营养素参考摄入量（DRIs），在个性化或亚群体指导中，存在一码通用（one size fits all）的问题，存在缺陷，难以解决个体差异化的、纷繁复杂的营养健康问题。精准营养面临着许多理论和技术瓶颈，亟待突破。其中包括但不限于：①亟待通过高质量研究和数据分析，构建主要慢性病的膳食结构、食物营养、遗传背景、机体代谢和机体表型之间量化的因果关联模式，形成精准营养的科学理论基础。②亟待构建出精准营养的评价方法。多组学检验和可穿戴设备可获得大量营养健康数据，数据具有个性化和多维度特征，与以往较少的指标评价方法存在较大差别。③亟待通过高质量研究建立精准营养支持和干预的程序化方法。

过去 20 年间，精准营养和个性化营养已积累了一些严谨的科学数据和循证依据，汇集相关研究资料，分析总结相关数据，有助于精准营养的交流和发展。本书是"十三五"国家重点研发计划中丁钢强研究员承担的"膳食营养评估和干预技术研究"项目"膳食数据精准采集及营养评估技术"课题的研究成果，由中国疾病预防控制营养与健康所中心实验室组织编写，通过系统收集精准营养相关文献，并进行分类汇总分析，分四个部分介绍了精准营养的主要内容。第一部分精准营养概述，概括性介绍了精准营养概念、常用技术、多组学技术、生物信息、大数据等技术内容。第二部分精准营养技术，比较详细地介绍了膳食精准评估技术以及营养相关的基因组学技术、转录组学技术、蛋白质组学技术、代谢组学技术等方法。第三部分营养素与精准营养，介绍了宏量营养素、各种维生素及矿物元素精准营养研究技术和进展，介绍了各类营养素单核苷酸基因多态性研究主要结果，以及营养素与肠道微生物精准营养研究状况。第四部分精准营养与疾病防控，介绍了肥胖、糖尿病、癌症、孤独症、肠易激综合征、骨质疏松症、阿尔茨海默病、血脂异常等常见多发慢性疾病的精准营养研究进展。本书可以帮助读者了解精准营养的基础研究进展、主要技术方法、作用效果和应用状况。虽然书中的一些内容还难以给出确定的结果或结论，但这正表现了精准营养目前所处的发展阶段所呈现的状况。处于起步阶段的精准营养，有待于在认识、理论和技术方面形成广泛的科学共识，有待于体系化和规范化。期待持续的研究能够不断支持精准营养的发展。

感谢编委会各位委员，作为国内营养领域的知名专家，对本书编写给予了精心而专业的指导和指正。感谢陈君石院士和丁钢强所长在百忙之中对本书进行认真审阅和修改。感谢每位编者认真而辛勤的工作，如同精准营养的特点，传承而发扬，初始却博大，这使得编者或许心余力绌，但充满坚定，共同完成了这项艰难的工作，希望以此助推精准营养发展，以造福居民健康。

本书定存不足乃至错误，望不吝指教。

霍军生

2024 年 1 月

第一部分

精准营养概述

精准营养（precise nutrition，PN；personalized nutrition，PN）强调与组学检验技术和信息技术等现代科技方法相结合，进行人体营养精准的、个性化的评估，从而对营养不良、健康问题及慢性疾病进行个体精准干预或临床营养支持。营养是人体结构和代谢的物质基础，是健康的基石。长期以来，营养及慢性疾病呈现出较为突出的个体差异，受到高度关注，但缺乏充足的技术支撑。近年来，基因组学、转录组学、表观遗传学、蛋白质组学、代谢组学、肠道微生物组学、食物组学、信息技术、数据及算法技术不断取得突破性进展，使得营养与健康个性化、精准化评估和干预成为可能，这就是精准营养提出并迅速发展的根源。

第一章　精准营养发展

精确营养的特点是采用多组学技术、信息技术、算法技术进行多维度的营养精准评估，并基于评估结果，对临床病患进行营养支持或营养治疗，对各类人群进行细化分类，开展亚人群或个性化营养指导或营养干预。精准营养对营养不良和疾病的治疗、预防控制及干预效果具有优势，且患者对精准营养具有较高的依从性。

第一节
精准营养概念

精准营养起源于对个性化营养特征的探索，并在精准医学的时代背景下，得到迅速发展。精准营养具有极强的理论和技术包容性，其实质和内涵尚在发展进程中，并且随着技术进步而变化。

一、精准营养的历程

精准营养和个性化营养源于精准医学和个性化医学，个性化医学一词出现于 1971 年加拿大一位学者 Gibson 的论文 Can personalized medicine survive? 中，而精准营养一词由美国经济学家 Clay Christensen 和 Jerome Grossman 在 2009 年出版的《创新处方：医疗保健的突破性解决方案》一书中提出。2011 年，美国科学院、美国工程院、美国国立卫生研究院及美国科学委员会共同发出"迈向精准医学"的倡议，并发表极具影响力的报告《迈向精准医学：构建生物医学研究知识网络和新的疾病叙词表》。这篇报告提出了通过遗传关联研究与临床医学紧密接轨，来实现人类疾病精准治疗和有效预警。2015 年 1 月美国总统奥巴马在国情咨文演讲中提出了"精准医学（Precision Medicine）"计划，并在同月正式批准美国"精确医学计划"。此后，精准医学作为专业术语在诸多计划或项目名称以及文献标题中广泛使用。

《美国国立卫生研究院 2020—2030 年营养研究战略计划》[1] 中提到，精准营养包括遗传学、饮食习惯和饮食模式、生理节律、健康状况、社会经济和社会心理特征、食物环境、身体活动和微生物群，以及指导和干预等内容。该战略计划分析了精准营养和个性化营养或营养基因组学之间的区别，认为基因组和其他组学对个人饮食和代谢的贡献是固定的，不会随着时间改变太多。而精准营养的全面性和动态性提供了更为严谨的方式，针对个体或亚群体，将营养科学和相关领域的进展转化为有意义的、临床相关的、无偏的营养解决方案，从而预防饮食相关疾病如肥胖、糖尿病、心血管疾病和癌症。2016 年国际营养遗传

学 / 营养基因组学学会（The International Society of Nutrigenetics/Nutrigenomics，ISNN）将精准营养划分为三层：①基于一般指南（按年龄、性别和社会决定因素为人群制定的指南）的传统营养（conventional nutrition）；②个性化营养（individualized nutrition），增加了关于个人当前营养状况的表型信息（如人体测量学、生化和代谢分析、体育活动等）；③基于罕见或常见基因变异的基因型定向营养（genotype-directed nutrition）。该学会认为，个性化营养取决于个人的遗传背景，再加上生物和文化差异，包括食物不耐受、饮食偏好和过敏，将这些方面的知识整合起来使精准营养成为可能。Agostoni 等认为精准营养旨在了解基因组、微生物组、抗生素 / 益生菌使用、代谢组、食品环境以及经济、社会和行为变量之间复杂的相互作用对健康的影响，从而实现有针对性和个性化的饮食管理。2020 年美国北卡罗来纳大学 Zeisel 建议使用"精准营养"这一术语而不是"个性化营养"，因为当精准营养是基于超过一个人的子群体的数据时，就不能提供个性化的营养建议[2]。"个性化"一词意味着完全实现了个体营养指导，而"精准"一词则意味着可以比传统的营养方法更精确。因此，精准营养比个性化营养更适合描述这个营养的新领域。

尽管精准营养一词在我国的饲料研究文献中经常使用，也在食品和健康领域中出现过，但直到 2017 年后，我国学术会议和医学杂志上开始以较高频次出现与人体健康相关的精准营养学术报告和科研论文，显示与其他国家较为同步的发展态势。2017 年中国科学院上海生命科学研究院等单位组织召开了"2017 精准健康和精准营养国际研讨会"并成立了"精准营养科研转化产业联盟"，该联盟于 2022 年发表由林旭教授和张旭光教授主编的《精准营养白皮书（V1.0）》。2019 年年底，中国营养保健食品协会成立了"精准营养专业委员会"，2020 年中国营养学会等多家学术机构组织"中国精准营养峰会"，精准营养在我国得到了快速发展。

二、精准营养的概念

精准营养在观念、目标、方法等多方面与传统营养有所差异。传统营养源于治疗由于蛋白质、碘、维生素 C、硫胺素、核黄素、烟酸、叶酸、钙、铁等缺乏导致的蛋白质 - 能量营养不良（PEM）、甲状腺肿、坏血病、脚气病、口角炎、烟酸缺乏症、新生儿神经管畸形、佝偻病、缺铁性贫血等营养素缺乏疾病。这些疾病曾经在一些国家和地区普遍流行，后果严重，造成残疾和死亡。随着营养科学的发展，特别是全球性公共营养工作的开展，严重的营养缺乏性疾病逐步得到有效控制，然而营养不良仍然普遍存在，虽然多为轻症或亚临床，但危害程度依然严重，不仅影响健康，成为各类疾病的风险因素，而且降低人口学习能力和劳动能力，从而影响经济发展，成为贫困的根源。2022 年全球营养报告数据[3]显示，全球饥饿人口数始终在 7.68 亿，31 亿人（29.3%）难以获得健康膳食。肥胖和慢性疾病的膳食因素进一步加剧，40% 成年人和 20% 儿童为超重肥胖人口。其中的饥饿问题，主要由自然灾害、战争和国家动荡造成，需要通过食物救助等方式解决。微量营养素缺乏则通过以膳食营养素参考摄入量（dietary reference intakes，DRIs）为基础的合理膳食、食物营养强化以及营养素补充剂改善。当前的推荐摄入量是针对群体制订的，而人体对微量营养素的吸收利用能力存在基因多态性，个体差异显著。超重肥胖和慢性疾病目前主要控制方式是倡导健康生活方式，包括合理饮食、运动、生活规律、情绪及社会关系等方面。合理膳食提出了多方面要求，如食物多样、减盐、控油、限糖、戒烟限酒等。但是这些方法对超重肥胖及慢性疾病的控制效果不尽如人意，一个重要的原因就是个体差异较大，诱发因素复杂，已发现肥胖与慢性疾病相关的基因和多态性逐步应用于肥胖和慢性疾病的危险性评价和干预。精准营养技术，包括通过血液、唾液、尿液、粪便、毛发、指甲等样本，进行靶标和非靶标分析，开展个性化、精准评价，例如代谢物组、微量元素组、脂肪组、肠道微生物组等图谱和主成分分析（principal components analysis，PCA）组分在营养不良和疾病早期就会发生变化，提示引发代谢变化的路径和原因，因而可以较早地、针对性地干预。此外，信息化及大数据技术支持移动设备和可穿戴设备在膳食营养和健康状况的实时监测和评估，如通过图片分析可获得膳食数据和营养素摄入量数据，手机和腕表可以记录运动量、睡眠时间和质量、血压、血糖以及情绪状况。同时，这些新技术获得的营养信息需要新的评价方法，以往单一指标的评价方法，也难以适用，标志着精准营养时代已自然来临。

文献荟萃分析显示，来自营养机构和学术团队的文献给出了20余个精准营养、个性化营养或定制化营养的定义表述[4]。这些定义具有相似性，认为精准营养是基于评估的，具有个性化或亚群体针对性特征，其涉及的要素包括膳食营养、个体遗传和代谢特征、行为心理、环境以及营养不良或疾病表型。一些机构和学者对精准营养和个性化作出了概念性表述，其中应用较多的是美国营养学会的表述："根据个体特征制定营养策略，以预防、控制和治疗疾病并促进健康"。目前，对精准营养的通俗的理解就是将高科技应用到营养学领域，实现对营养状况的精准和个性化评价，进而给出改善和干预的方法。高科技主要包括多组学技术和信息技术，如基因组、转录组、蛋白组、代谢组、肠道微生物组、食物组、生物信息、大数据、可穿戴设备等技术。综合有关精准营养和个性化营养的概念性描述，可给出如下表述。

精准营养：通过传统营养技术、多组学检验技术、大数据技术及环境信息技术，准确评价个体及亚群体营养与健康状况，针对性给出营养指导、营养干预方法及临床营养支持方法，以达到营养改善、健康促进及疾病治疗的目的。

2018年美国塔夫茨大学Ordovas等认为：个性化营养是一种根据个人特点制定有针对性的营养建议、产品或服务的方法。个性化营养强调人与人之间的营养差别，应针对差别给出个体区别性营养建议。虽然与精准营养的概念非常相似，且有时可互换，但精准营养涵盖更为广泛概念框架。

个性化营养：属于精准营养范畴，基于个体差异化营养特征和需求，向个体提供营养评价、营养指导、营养干预或临床营养支持。

第二节

精准营养技术方法

精准营养技术还处于起步阶段，其技术外延并无边界。目前精准营养主要包含6个方面技术内容。

（1）基于个体的精准营养数据的获得、分析及解读，建立食物营养 - 机体营养 - 健康 - 疾病之间的复杂作用模式和量化关系。精准营养数据的获得依赖于传统营养评测技术、多组学分析技术、可穿戴设备和大数据技术、食品安全技术及环境暴露技术。数据分析解读则应用统计学和生物信息学技术。

（2）依据精准数据的营养健康状况评估。个体或依据精准营养数据分类的亚群体的营养、健康或疾病状况及原因，应得到精准表述。从复杂代谢到表型路径及表型精准表达，涉及算法和可视化等技术。

（3）基于精准评估的临床营养支持和治疗、个性化及亚群体营养干预和指导。包括膳食、运动、行为、节律及情绪等方面均可得到个性化或亚群体化的详细指导和干预。临床营养支持和治疗则需要更为深入地综合评估病患的状况。评估内容应包括营养、病情、心理等个性化疾病状况，以及用药、手术、放化疗等医疗状况，结合膳食、肠内和肠外营养技术方法具体实施营养支持或治疗。

（4）精准营养信息化平台技术。精准营养涉及的领域较为广泛，是多学科交融形成的交叉学科。在应用中需要信息采集、信息使用以及信息互动，因而现代化的精准营养信息平台、大数据库、数字化营养等信息技术和硬件支持也是必需的。

（5）社会化精准营养管理及服务。需要综合医院、社区医院和乡镇卫生院、妇幼保健部门、养老机构、体检机构以及公共卫生部门等全面协调，逐步建立起精准营养的社会化服务体系。该体系的构建，将为实现从"医疗为中心"向"健康为中心"的转变提供坚实的技术支撑。

（6）精准营养政策、法规、标准及监管。精准营养区别于医疗和公共营养服务，作为衔接营养与医疗的枢纽性新型健康服务技术，需要在国家层面建立一套完善的法规和标准制度体系，以支撑精准营养管理和服务，并且通过政府监管实现规范服务。

基于当前仍然处于传统营养向精准营养的过渡和延续时期，相关的社会学、管理学等技术内容不在本书范畴，以下主要介绍精准评估技术和干预技术。

一、传统营养检验技术

精准营养包含了传统营养的各项检验检测技术，这些技术比较成熟，已应用多年，在此仅作简单概述，如需要，可参考《营养筛查、诊断与评估》[5]等书目。

1. 身体测量 人的身体可度量的长度、重量、厚度以及相互间的比例，具有复杂的量化关系，一些学者试图通过这种度量或比例关系来表征身体的营养状况。身体测量的指标较多，如身长、体重、臂展长、腿长、头围、胸围、臂围、臀围、腿围、不同部位的皮褶厚度等，随着影像学及电阻抗等技术的发展，体成分、肤色、器官测量数据等也成为身体测量的内容。但目前普遍应用的身体测量指标主要是身体高度（长度）、重量及腰围，以及计算而得到的体重指数（body mass index，BMI）及 Z 评分。BMI 用于儿童、青少年及成年人，Z 评分用于 5 岁以下儿童。

2. 体成分　通过 BMI、皮褶厚度、电阻抗法（BIA）、双能 X 射线吸收法（DXA）、计算机断层扫描法（CT）、磁共振成像法（MRI）、水下称重法（密度法）、气体置换法（ADP）等方法可以获得身体脂肪、肌肉、水分、骨矿物质等成分的含量，结合参考阈值，可以对人体的营养状况作出判断。以上方法测定所需的仪器设备条件及测量成本差异显著，结果的精确程度也存在明显差别。

3. 膳食调查　精确调查出每日各类食物摄入量，结合食物成分表的营养素含量数据，可以获得基本膳食结构并计算出各种营养素的每日摄入量，将膳食结构、不同食物种类及摄入量、营养素摄入量等数据与膳食指南、营养素参考摄入量（DRIs）进行比较，如膳食结构不合理、营养素摄入量低于推荐摄入量（RNI）或高于限量（UL）即可了解个体或群体的基本营养状况。常用的膳食调查方法包括：3 天 24 小时膳食回顾法、食物频率法（FFQ）、记账法、称重法、双份饭法、总膳食法、化学分析法等。

4. 综合评测　儿童认知发育、个体智力水平、身体活动水平、心理情绪、睡眠节律及其他健康状况等均可作为营养状况的评价指标。但除了早期儿童和学龄儿童，该类方法应用尚不普遍。《儿童青少年发育水平的综合评价》（GB/T 31178—2014）属于该类方法。该标准方法通过生理功能（肺活量指数）、身体素质（50 米跑、立定跳远、耐力跑）、心理健康（生活质量）、身体健康（视力、龋齿、贫血、肠道蠕虫感染及心、肝、胃、肾等器质性疾病）并结合身体形态（BMI）等指标，对儿童青少年发育水平进行综合评价，获得量化的综合评价指数。

5. 检验检测　采集人体血液、尿液、毛发等样本，开展相关营养指标实验室检验，结合指标阈值进行判断。经常使用的实验室检验方法包括全血血红蛋白，人血白蛋白，血清维生素 A、维生素 D、叶酸、维生素 B_{12}、铁蛋白、钠、钾、锌、硒；尿碘，尿（尿负荷法）维生素 B_1、维生素 B_2、维生素 B_6 等。

实验室方法也普遍应用于食物营养成分的检测，包括蛋白质、氨基酸、肽、脂肪、脂肪酸、低聚糖、各种维生素、各种矿物元素、功能物质等。

6. 临床综合评测　临床营养采用营养不良三级诊断，一级为营养筛查，二级为营养评估，三级为综合评估。采用的方法包括病史调查、体格调查、心理调查以及临床检验检测等。支持基于对患者进行的临床营养风险筛查记录及评分量表的评估。临床上常用的营养风险筛查方法有 WS/T 427—2013《临床营养风险筛查》（nutritional risk screening 2002，NRS 2002）、营养不良通用筛查工具（malnutrition universal screening tools，MUST）、主观整体评估（subjective global assessment，SGA）、患者主观整体评估（patient-generated subjective global assessment，PG-SGA）等。基于评测结果对患者进行临床营养支持及治疗。

二、精准营养检测技术

（一）基因组学检测技术

营养基因组学（nutritional genomics）是一门研究基因组与营养和健康之间关系的学科。营养基因组学主要在分子水平上研究膳食营养与基因间的交互作用及其对健康的影响，建立基于个体基因组结构特征的膳食干预方法，提出个性化的营养指导，从而更有效防控疾病，达到促进健康的目的。营养基因组学分为营养遗传学（nutrigenetics）和营养基因表达组学（nutrigenomics）。

营养基因组学研究的具体目标：确定营养不良或疾病风险因子的基因和基因型，并量化其作用效果。营养基因组学的出现，并不意味着要完全推翻一个世纪以来人类社会提供饮食建议的价值，而是要帮助人们从最基本的层面了解健康如何受到基因和营养物质相互作用的影响。

营养基因组学主要通过营养表型分类进行全基因组关联分析（GWAS）研究，发现与人群营养表型如肥胖、贫血或营养素缺乏相关的基因或单核苷酸多样性（SNPs）。通过营养相关的 SNPs 评估个体营养不良的遗传风险，提出针对性干预措施。

DNA 测序技术

（1）双脱氧链终止法（Sanger 法）：双脱氧链终止法（dideoxy sequencing technique）由 Sanger 于 1977 年提出，是第一代 DNA 测序技术。其检测原理是利用双脱氧核糖核苷酸（ddNTP）de 2' 和 3' 位置不含羟基，不能形成磷酸二酯键，从而终止 DNA 合成链式反应。DNA 合成反应需要 DNA 合成引物、DNA 聚合酶、4 种核苷酸（A、C、G、T）构成的反应体系。建立 4 个在 DNA 合成的反应体系，分别加入少量的放射性同位素标记的 ddATP、ddCTP、ddGTP、ddTTP，每个反应体系中均会产生合成到被 ddNTP 终止的反应产物。通过对 4 个体系反应产物进行凝胶电泳分离和对放射自显影条带的位置进行分析，可确定待测DNA 的分子序列。

该技术较早使用的 DNA 聚合酶为 Klenow 聚合酶，由于其加工性能差、出现阴影条带等问题，已被淘汰。目前使用较为普遍的是 T7 DNA 聚合酶；Taq DNA 聚合酶也有应用，该酶耐受高温，有利于 PCR 反应，但错配率高于 T7 DNA 聚合酶。

DNA 聚合酶不能在单链 DNA 上进行合成，需在前一个核苷酸的 3'-OH 存在时，下一个核苷酸的 5'- 磷酸极端才能与之聚合，因此需要一小段寡聚核苷酸作为引物，与单链 DNA 复性结合，用以启动 DNA 合成反应。

该法进行 DNA 测序工作量巨大，人工难以满足要求，自动化测序技术迅速发展。使用核苷酸荧光染料标记替代放射性同位素 ^{32}P、^{35}S 标记，毛细管电泳技术取代丙烯酰胺凝胶平板电泳，集成计算机数据采集与处理技术，形成了自动化程度较高的测序设备和技术。

（2）化学降解法：化学降解法由 Maxam 和 Gibert 于 1977 年提出。通过 5 组相互独立的化学反应分别得到部分降解产物，其中每一组反应特异性针对某一种或某一类碱基进行切割，如甲基化、脱嘌呤、打开嘧啶环、打开胞嘧啶环、断裂反应，断裂 DNA 链中 G、A＋G、C＋T、C、A>C 部位。所使用的放射化学修饰试剂分别为硫酸二甲酯、哌啶甲酸（pH 2.0）、肼＋联氨、肼＋NaOH（1.5mol/L）、NaOH（1.2mol/L）。反应物经过聚丙烯酰胺凝胶电泳分离和自显影，读取待测 DNA 片段的核苷酸序列。化学降解法的优点是不需要酶催化，随着其他 DNA 测序技术的发展，该法的应用已逐渐减少。

（3）第二代测序技术：第一代测序技术成本高、通量低、不连续、序长受限等缺点阻碍了基因测序技术的大规模应用。第二代测序技术（next generation sequencing，NGS），也称高通量测序技术（high-throughput sequencing，HTS），伴随 2005 年第一个二代测序平台（ROCH/454）的出现应运而生。

第二代测序技术中焦磷酸测序的原理和方法是典型代表，原理如下：①反应池的反应体系中包含 4 种酶：DNA 聚合酶、三磷酸腺苷硫酸化酶、荧光素酶和三磷酸腺苷双磷酸酶；4 种反应底物 dATP、dCTP、dGTP、dTTP 依次加入反应池，三磷酸腺苷双磷酸酶会将未参与反应的 dNTP 降解。②当发生聚合反应时，选中的核苷酸链接前一个核苷酸，释放一个焦磷酸 PPi，PPi 在三磷酸腺苷硫酸化酶的催化作用下与反应池中的 5'- 磷酸化硫酸腺苷（dATP S）反应生成等摩尔的 ATP。③反应池中的荧光素酶催化 ATP 与应荧光素（luciferin）反应发光，最大波长为 560nm，可用光电倍增管（PMT）或电荷耦合装置（CCD）检测。荧光信号强度与聚合反应次数成正比，连续发生相同的核苷酸聚合反应时，荧光信号强度会等比倍增，被计算机识别记录。焦磷酸测序法与传统双脱氧测序法的原理和方法完全不同，不需要终止反应，可连续测序，每天可校读 40 ~ 60Mb 碱基序列数据。该方法适用于从头测序、转录组及宏基因测序。

Solexa 和 Hiseq 合成测序法技术采用 DNA 文库制备、流动槽（flow cell）杂交、桥式 PCR 扩增与变性、测序一系列过程进行 DNA 测序，每天可产生 55Mb 的数据。该方法通量高、适用性强，已成为应用最广泛的第二代测序技术。

SOLiD 技术属于连接测序法。SOLiD 系统能支持两种测序模板即片段文库（fragment library）和配对末端文库（mate-paired library）。片段文库指将基因组打断，两头加上接头，制成的文库，适用于转录组测序、RNA 定量、miRNA 等测序。而配对末端文库是将 DNA 打断后，与中间接头链接，环化，用 EcoP15 酶切，中间两头各有 27 个 bp 碱基，加上两端的接头，形成文库，适用于全基因测序、SNPs 检测等需求。

以上第二代测序技术具有许多共同之处，也有各自的优缺点，均为主流的测序方法。

（4）第三代 DNA 测序：第三代测序（third generation sequencing，TGS）也称单分子测序（single molecule sequencing，SMS），是在人类基因组测序及为疾病诊断提供依据的应用驱动下催生发展起来的，虽然还处于探索改善阶段，但已取得重要进展。第三代测序包括三种技术路线：①基于单分子 DNA 合成的实时测序；②纳米孔单分子 DNA 电流阻遏测序；③纳米孔单分子 DNA 碱基序列的电子阅读。发展出零模式波导测序平台、纳米孔

DNA 实时读序平台、纳米孔蛋白质、固相纳米孔硅片、碱基电子阅读等测序技术。这些技术的基本原理是仅允许单个 DNA 分子链顺序通过由纳米级孔径或蛋白内孔洞所形成的通道，通过不同碱基产生的电阻不同，捕捉电信号，形成对 DNA 分子核苷酸的电子阅读，完成检测。

第三代测序的主要技术包括：tSMS（true single molecule sequencing），由美国某公司 2008 年推出的 Heliscope 测序平台。其原理是利用光学信号进行 DNA 碱基识别的边合成边测序技术，优点是无需进行 PCR 扩增。但该技术因公司破产未能进行下去。SMRT（single molecule real-time），由四色荧光标记的 dNTP 及零级波导纳米结构对单个 DNA 分子进行测序。优势是读长高，但准确性低。Nanopore 测序，即纳米孔核算序列识别，原理是利用单链 DNA 或 RNA 通过纳米孔时，因碱基差异引起的孔内电阻变化实现检测鉴别。其他测序技术还包括重金属标记单核苷酸、蛋白晶体管等技术。

（二）转录组学检测技术

广义转录组指从一种细胞或组织的基因组所转录出来的 RNA 总和，包括编码蛋白质的 mRNA 和各种非编码 RNA（ncRNA），如 rRNA、tRNA、核仁小 RNA（snoRNA）、小核 RNA（snRNA）、微 RNA（mRNA）和其他 ncRNA 等。转录组学从整体水平研究基因的功能和基因结构，揭示特定生物学过程中的分子机制。目前，已广泛应用于微生物和动植物基础研究、临床诊断和药物研发等领域。高通量生物分析技术已逐步发展成为转录组学的技术基础，这些高通量研究方法主要分为两类：一类是基于杂交的方法，主要指微阵列技术（microarray）、基因芯片（microassay）技术；另一类是基于测序的方法，包括表达序列标签技术（expression sequence tags technology，EST）、基因表达系列分析技术（serial analysis of gene expression，SAGE）、大规模平行测序技术（massively parallel signature sequencing，MPSS）、RNA 测序技术（RNA sequencing，RNA-seq）。其中，microarray 和 EST 是较早发展起来的先驱技术，SAGE、MPSS 和 RNA-seq 是高通量测序条件下的转录组学研究方法，有助于了解特定生命过程中相关基因的整体表达情况，进而从转录水平揭示生命过程的代谢网络及调控机制。

（三）蛋白质组学检测技术

蛋白质组学（proteomics）研究生物系统中蛋白质总体，涉及蛋白质的结构、功能、相互作用以及在不同条件下的表达调控。蛋白质组学的研究有助于深入了解基因表达、代谢、营养不良以及疾病的发生、发展和治疗机制，是精准营养的重要方法。蛋白质组学的检测技术主要包括以下几种。

1. 二维电泳（2D-PAGE）　一种常用的蛋白质分离和检测技术，通过两个方向的电泳实现蛋白质在凝胶中的分离。第一个方向是等电聚焦电泳，根据蛋白质的等电点进行分离；第二个方向是 SDS-PAGE，根据蛋白质的分子量进行分离。

2. 质谱技术（mass spectrometry）　质谱技术是一种高灵敏、高通量的蛋白质鉴定和定量技术。通过测量蛋白质或肽段的质量／电荷比（m/z），可以推测其氨基酸序列以及进行定量分析。常用的质谱技术有马尔可夫氏源电喷雾电离（MALDI-TOF）和电喷雾电离串联质谱（ESI-MS/MS）。

3. 液相色谱（liquid chromatography） 液相色谱是一种常用的蛋白质和肽段分离技术，包括反相高效液相色谱（RP-HPLC）、离子交换色谱（IEX）和凝胶渗透色谱（SEC）等。

4. 蛋白质芯片（protein microarray） 蛋白质芯片是一种高通量的蛋白质检测技术，通过将大量蛋白质固定在一个微小的芯片表面，可以同时检测多种蛋白质的表达、相互作用和功能。

5. 蛋白质亲和纯化（affinity purification） 通过与特异性结合分子的亲和作用，实现蛋白质的富集和纯化。常用的方法有免疫共沉淀（immunoprecipitation，IP）、GST/GFP/His 等标签蛋白的纯化。

6. 免疫印迹（Western blot） 通过特异性抗体检测目的蛋白质，可以进行蛋白质的定性和定量分析。

（四）代谢组学检测技术

代谢组学主要采用高效液相色谱、气相色谱、各类质谱（MS）、色谱质谱联机、核磁共振（NMR）等高通量、高灵敏度的分析工具对人体生物样本及食物样本的代谢物质进行全面分析。代谢组学已广泛应用于营养学、疾病研究、食品科学、毒理学评价等多个领域。营养代谢组学技术可以对人体血液、尿液、器官或组织中小分子（MW<10 000）代谢产物进行同步检测和定性定量分析，能直接、准确地反映生物体在内外环境作用下代谢应答的变化，从更深层次揭示复杂生物体或生物过程的代谢特征，对生物系统进行整体和动态的认识。代谢组学可以对已知营养代谢标志物进行靶标性检验，也可以进行全系非靶标性检验，可用于分析个体营养代谢差异、不同疾病的营养代谢物差异以及不同干预方法的营养代谢差异，构建营养代谢物轮廓或标志物与不同膳食结构、环境条件、健康状况及个体遗传背景下体系性整体关联关系，实现精准营养评价的预测性和敏感性，是一种全面而系统的分析手段。

（五）肠道微生物组学检测技术

微生物组是指生活在特定环境中的微生物的集合。人体微生物组指与人体相关的所有微生物的集合，包括真核生物、古生菌、细菌和病毒，而人体肠道微生物则特指肠道微生物的集合。人体是由自身细胞和共生微生物细胞构成的超级生物体，按照简单的比例计算，人体中有 10% 的本体细胞，90% 的微生物细胞，因此人体有两套基因组，一套是从双亲继承来的约 1% 基因的遗传性基因组，另一套则是后生环境中获得的约 99% 基因的共生微生物基因组。肠道是人体微生物密度和群落多样性最高的部位。人体消化道的分段式结构将宿主消化过程和大部分微生物细胞从空间上隔开，使人体对摄入的食物选择性地消化吸收。肠道不同区段的 pH、氧气、抗菌活性物质浓度等理化条件逐渐发生变化，使得肠道菌群结构和密度在不同区段表现出纵向和横向的差异。肠道微生物的物种组成、相对丰度、多样性等在不同个体之间存在差异。研究表明，尽管个体之间肠道菌群结构差异较大，但功能基因的类型和丰度却非常相似。肠道微生物组学通过 16S RNA、18S RNA 以及宏基因组测序等技术方法，可以了解肠道菌群属种数量和分布，发现其与疾病的关系，揭示其与宿主的代谢关系和机制。肠道微生物的理论和益生菌制品已广泛应用于胃肠道功能以及其他慢性疾病的防控。

（六）食品组学技术

通过应用先进的组学技术来研究食品和营养以改善消费者的身心健康和自信。食品组学是一个包含广泛学科的新概念，包括食物和组学工具相交叉的所有工作区域，涵盖了基因组学、转录组学、蛋白质组学、代谢组学等策略，包括上述出现的所有术语，如营养基因组学、微生物组学、毒物基因组学等。同时，食品组学也是一个全球性学科，与系统生物学相结合将农作物采收后研究引入了一个新时代。食品科学研究既面临着巨大的安全挑战，如新食品病原体的出现、食品材料的掺假、长期食用转基因食品的未知效应以及大量化学污染物残留等，同时营养与健康等人们日益关注的问题也亟待解决。虽然目前关于食品科学的知识仍然存在很大的不足，但食品组学的巨大分析潜力有助于解决许多食品安全、可追溯性、质量、新食品、转基因食品、功能食品、营养品等问题。

三、生物信息学技术

生物信息学，也称为计算分子生物学，是一门交叉学科，其利用计算机技术和数学方法来分析和解释生物数据，特别是分子生物学数据。生物信息学的应用领域非常广泛，包括基因组学、蛋白质组学、系统生物学、药物设计、疾病诊断等，是精准营养的核心技术基础。生物信息学研究生物信息的采集、处理、存储、传播、分析和解释等各个方面，通过综合利用分子生物学、遗传学、计算机科学和信息技术，揭示大量且复杂的生物数据中所蕴藏的生物学规律，其包括 3 部分内容：①数学算法；②数据分析与解释；③数据管理工具。研究领域主要包括序列联配、基因预测、基因组拼接、药物设计和筛选、蛋白质结构预测、基因表达和蛋白质互作预测、全基因组连锁和进化分析等。

生物信息主要包括以下类型。

1. 核苷酸序列数据 指 DNA 或 RNA 中 4 种碱基序列。

2. 蛋白质序列和结构数据 指蛋白质中 20 种氨基酸序列及 2 级、3 级结构信息。

3. 分子标记数据 指生物个体或物种具有的特定分子或生物大分子结构片段，包括细胞学标记、生化标记、分子标记 3 类。

4. 生物芯片（亦称微阵列）数据 指通过生物芯片检验获得的数据。生物芯片是一种微阵列高通量检验方法，可以同时检验获得多种生物分子或分子标记的数据。生物芯片包括基因芯片或 DNA 微阵列、蛋白质芯片、细胞芯片及组织芯片 4 类。

5. 生物表型数据　指与生物个体形态、外观、生理、功能等相关的指标数据，通过检测或检验获得。

四、系统发生分析与系统生物学

系统发生（phylogeny）是指某一个类群的形成和发展过程，其研究的是进化关系，包括起源和演化关系。系统发生分析（phylogenetic analysis）是为了分析推断类群及类群间的进化关系，通过系统发育分析所推断出来的进化关系一般用系统进化树（phylogenetic tree）描述，即系统发育分析包括了构建、评估和解读进化树[6-7]。进化树分为分子进化的基因树和物种进化的物种树的全过程。系统进化树分有根和无根树。有根树有一个根节点，代表所有其他节点的共同祖先。有根树能反映进化顺序，而无根树只是说明了节点之间的远近关系，不包含进化方向，只反映分类单元之间的距离而不涉及祖先问题。

系统发生分析从分子的角度研究物种之间的生物系统发生关系，以分子钟理论为基础。分子钟理论是指在各种不同的发育谱系及足够大的进化时间尺度中，许多序列的进化速率几乎是恒定不变的，所以积累突变的数量和进化时间成一定比例。基于这个假说，发生树上的树枝长度可以用来估算基因分离的时间，从而通过对蛋白质分子的氨基酸序列或 DNA 的核苷酸序列的比对进行系统发育研究，进而了解基因的进化以及生物系统发生的内在规律。系统生物学不同于以往仅关心个别基因和蛋白质的分子生物学，着眼于研究细胞信号传导和基因调控网络、生物系统组成之间相互关系的结构和系统功能的涌现。

系统生物学（systems biology）是以整体论研究生物过程，整合不同学科、层次的信息以阐释生物系统，其技术方法包括表观遗传学、各种生物组学、合成生物学、生物信息学等细分领域。生物信息的流动方向为：DNA → mRNA →蛋白质→蛋白质相互作用网络→细胞→器官→个体→群体。每个层次信息都为理解生命系统的运行提供信息。通过融合数学、物理、化学、生物、医学、信息与计算科学等多学科方法，从一种全新的生物动力学视角出发对生命现象进行研究，包括分子、细胞、器官、生物有机体乃至环境等实体生物系统各个组成部分相互作用关系下的表型、功能和行为。因此其兼具生物学和信息科学的特点。系统生物学的重要任务就是要尽可能地获得每个层次的信息并进行整合，以期望构建可理解的生物模型，其应用方向包括了对人体营养不良、疾病及生命质量、预期寿命作出分析、阐释和预测并实现干预可控。系统发生分析和系统生物学的进步将为精准营养提供至关重要的理论和技术基础。

五、大数据及信息技术

大数据技术（big data technology）是指用于处理和分析大规模数据集的技术和工具[8]。随着互联网、物联网、社交网络等数据源的不断增加，传统的数据处理技术已经无法胜任大规模数据的处理和分析任务。大数据技术包括数据采集、存储、处理、分析和可视化等多个方面，其中涉及的技术和工具包括 Hadoop、Spark、NoSQL 数据库、机器学习、数据挖掘、数据可视化等。这些技术和工具的应用可以获得并处理个体的膳食、运动、行为、节律、睡眠以及医学体检、临床疾病数据和信息，通过算法或机器学习，提供智能化评估结果和干预方法。

信息技术（information technology，IT）是指通过计算机、通信、网络等现代科学技术手段，实现信息的获取、处理、传输、存储和应用的一系列技术[9]。信息化技术在现代社会中发挥着重要作用，促进了各个领域的发展，提高了生产效率和生活质量。主要包括以下几个方面：①计算机技术：计算机技术是信息化技术的核心，包括硬件、软件、系统集成等方面，用于实现信息的输入、处理、输出和存储。②通信技术：通信技术是实现信息传输的关键手段，包括有线通信、无线通信、光通信等多种形式，以及各种通信协议和标准。③网络技术：网络技术是连接计算机、通信设备和其他信息设备的基础设施，包括局域网、广域网、互联网等多种形式。④数据库技术：数据库技术是实现信息存储和管理的关键手段，包括关系型数据库、非关系型数据库、分布式数据库等多种形式。⑤信息安全技术：信息安全技术是保障信息系统安全稳定运行的关键手段，包括加密技术、防火墙技术、入侵检测技术等多种形式。⑥人工智能技术：人工智能技术是实现计算机模拟人类智能的关键手段，包括机器学习、深度学习、自然语言处理等多种形式。大数据技术和信息技术是精准营养的基础性技术。

六、精准营养与可穿戴设备

可穿戴设备，也称智能可穿戴计算机，指应用穿戴式技术对日常的穿戴进行智能化配置，将各种传感器、识别、连接和云服务等，植入眼镜、手表、手环、服饰、鞋袜等日常穿戴中，从而实现用户感知能力的拓展，而且设备外形美观时尚，易于佩戴。目前市面上较为常见的可穿戴设备主要集中在用户的头部、手腕或脚部等容易注意到的地方。可穿戴设备按穿戴部位可分为：头戴类，如眼镜和头盔；手戴类，如手表和手环；衣服类，如内外衣和鞋。按营养健康测量功能分类：运动、体温、心率、血压、睡眠、情绪等，这类设备逐步发展为综合智能终端；从技术角度分为专用型、专业型、高端多媒体型等。可穿戴设备通过传感装置对个体行为和健康状况作出记录和评估，与智能终端设备链接显示数据。可穿戴电子设备能够实时且动态地监测人体健康相关的信号，并实时显示监测结果，指导个体对健康状况作出正确判断和反应[10]。目前可穿戴电子设备主要功能是健康相关物理信号的收集监测，如心率、脉搏、体温等，难以从分子水平评估身体健康状况。但已有研究采用可穿戴汗液监测设备，对汗液中 9 种必需氨基酸和多种维生素进行实时、动态、连续监测，标志着可穿戴传感技术和设备发展到新的阶段，使实现体液中生物标记物的连续、动态乃至无创监测成为可能，为个性化营养、健康和医疗奠定基础。

第三节

精准营养评估技术

　　精准营养评估是通过对人体营养、运动、节律、健康、膳食、环境等多个维度进行综合评价，从而掌握系统的营养健康信息，为精准化营养指导、干预和治疗提供数据和方法。由于当前技术限制，精准营养评估数据主要来自膳食营养和人体。膳食营养数据主要来源于膳食调查，通过食物种类和摄入量，了解膳食结构和营养素摄入量。人体营养数据包括身体测量如 BMI 和 Z 评分、体成分、人体营养代谢标志物如叶酸、同型半胱氨酸等血液生化指标，医学检测如心率、血压、血糖、血脂及睡眠等指标，身体活动水平如跑步步数、距离或时间等。精准营养评价是科学认识从食物到人体，营养素系统作为物质和信息转导转化的过程，及其满足人体需求的程度。

一、食物营养评价

　　食物营养评价提供食物营养的评价方法和数据结果。传统的评价方法主要从营养素的含量和生物利用两方面进行，针对单一的营养素，比较适用于营养缺乏病或单一营养素营养不良的评价，但未对食物和膳食作出整体营养价值评价。为了克服这一局限性，国内外研发了不同的营养素度量法（nutrition profiling），以对总体膳食质量进行评价。食物营养成分含量分析是食物营养评价中最常用的方法，主要包括食物中的营养成分含量、某营养素含量占需求量的比例以及营养素之间的比例如氨基酸效价。食物或膳食营养成分通过化学分析方法检测。

（一）食物能量评价

　　食物能量可以通过供能营养素含量与能量系数估计。

　　1. Atwater 换算系数　在估算食物能量时简单方便，应用较为普遍。该法蛋白质、脂肪、碳水化合物的能量换算系数分别为 17kJ/g（4.0kcal/g）、37kJ/g（9.0kcal/g）、17kJ/g（4.0kcal/g）。酒精的换算系数为 29kJ/g（7.0kcal/g）。

　　2. 改进的能量换算系数　按单糖计算可利用碳水化合物的能量转换系数为 16kJ/g（3.75kcal/g），膳食纤维为 8kJ/g（2kcal/g），有机酸为 13kJ/g（3.0kcal/g），糖醇为 10kJ/g（2.4kcal/g）。

　　3. 特殊的能量转换系数　不同食物来源的蛋白质、脂肪和碳水化合物能量转换系数有所差异，如蛋类蛋白质为 18.2kJ/g（4.36kcal/g），水果蛋白为 14.1kJ/g（3.36kcal/g），而高粱蛋白为 3.8kJ/g（0.9kcal/g）。

　　4. NME 食物能量评价系统　双标水示踪技术在能量代谢研究中应用，提出了净代谢能（net metabolizable energy，NME）概念，建立了以 NME 为基础的计算系统，确定蛋白质

NME 为 13kJ/g（3.2kcal/g）、脂肪 NME 为 37kJ/g（9.0kcal/g），可利用碳水化合物 NME 为 16kJ/g（3.8kcal/g），膳食纤维 NME 为 6kJ/g（1.4kcal/g），酒精 NME 为 26kJ/g（6.3kcal/g）。

5. 通过膳食营养素参考摄入量参数进行评价 膳食能量摄入状况可以通过膳食营养素参考摄入量（DRIs）中估计平均能量需要量（estimated energy requirement，EER）进行评价。方法是测定膳食或食物中蛋白质、脂肪含量，并估算碳水化合物含量，通过 Atwater 换算系数计算能量，与对应性别、年龄、体力活动（physical activity level，PAL）的人群进行比较，以确定能量摄入的适宜性。

（二）食物蛋白质营养评价

在蛋白质、肽、氨基酸检测基础上，通过含量、利用率、氨基酸比值等可以对食物中蛋白质进行营养评价。

1. 蛋白消化率 蛋白质真消化率（true digestibility，TD）是评价蛋白质消化的常用评价指标。

$$TD（\%）= 吸收氮 / 食物氮 =（食物氮 - 粪氮 - 粪代谢氮）/ 食物氮 \times 100\%$$

2. 蛋白质功效比值 蛋白质功效比值（protein efficiency ratio，PER）指在严格控制的条件下，动物摄取 1g 待测蛋白所能增加的体重克数。通常采用断乳雄性大鼠，以 10% 蛋白质饲料喂饲 28 天，常以酪蛋白比较的百分数表示。该指标应用较为丰富，但由于数据源于动物试验，与人体实际情况有差异，也并不真实反映蛋白质的原有价值。

$$PER = 动物增加的体重（g）/ 摄入蛋白质（g）$$

3. 蛋白质生物价 蛋白质生物价（biological value，BV）指蛋白质吸收后被身体储留的程度。粪代谢氮和内源尿氮为机体不摄入蛋白质时，粪和尿中的氮。该指标反映蛋白生物利用率。

$$BV = 储留氮 / 吸收氮 = [吸收氮 -（粪氮 - 粪代谢氮）-（尿氮 - 内源尿氮）]/[食物氮 -（粪氮 - 粪代谢氮）]$$

4. 蛋白质净利用率 蛋白质净利用率（net protein utilization，NPU）也是食物蛋白质的利用程度的指标，同时考虑了蛋白质消化和利用，更全面地反映被测蛋白质的实际利用程度。

$$NPU = 生物价 \times 消化率 =（储留氮 / 吸收氮）\times（吸收氮 / 摄入氮）=（储留氮 / 摄入氮）\times 100\%$$

5. 净蛋白质比值 净蛋白质比值（net protein ratio，NPR）是蛋白质功效比值基础上，结合无蛋白饲料饲养的对照组数据进行校正计算。

$$NPR = [实验动物增重（g）+ 对照动物失重（g）]/ 实验动物蛋白质消耗量（g）$$

6. 蛋白质平衡指数 蛋白质平衡指数（nitrogen balance index，NBI）指通过给予动物或人体不同水平的蛋白质，测量排出氮水平，建立摄入氮和排出氮的线性回归方程，线性方程与坐标横轴的交叉点即为氮平衡指数，指氮排出为 0 时的氮摄入量，表明摄入的氮被机体全部储留利用。

7. 氨基酸评分模式 FAO/WHO 依据蛋白质中氨基酸含量以及不同氨基酸之间含量的比例提出了评价蛋白质营养质量的氨基酸评分模式（amino acid scoring pattern）。该模式根据年龄组不断细化并更新完善。

8. 氨基酸评分法 氨基酸评分法（amino acid score，AAS）较为直观地对食物蛋白质进行质量评价。

AAS（%）= 每克待测蛋白质中必需氨基酸含量（mg）/ 每克参考蛋白质中必需氨基酸含量（mg）×100%

9. 蛋白质消化率校正后的氨基酸评分法 为避免 AAS 法未考虑食物蛋白质的消化率引入的偏差，WHO 于 1989 年发布了蛋白质消化率校正后的氨基酸评分法（protein digestibility corrected amino score，PDCAAS）。

$$PDCAAS（\%）= 氨基酸评分 \times 真消化率$$

10. 可消化必需氨基酸评分法 可消化必需氨基酸评分法（digestible indispensable amino acid score，DIAAS）采用人体或动物回肠必需氨基酸真消化率进行评分，其可取代 PDCAAS。

DIAAS（%）= 每克膳食蛋白质中可消化的必需氨基酸含量（mg）/ 每克参考蛋白质中相同的可消化的必需氨基酸含量（mg）×100%

11. 通过 DRIs 参数进行评价 DRIs 中可查找到基于性别、年龄和 PAL 的蛋白质平均摄入量（estimated average requirement，EAR）、推荐摄入量（recommended nutrient intake，RNI）及宏量营养素可接受范围（acceptable macronutrient distribution range，AMDR），并依据膳食或食物中蛋白质含量进行比对，以确定摄入量是否适宜。

（三）食物脂类营养评价

食物脂类的营养价值可以从脂肪含量、脂肪酸含量、必需脂肪酸含量、脂肪膳食供能比、脂肪的消化率、3 类脂肪酸之间的比例及脂溶性维生素的含量等方面来评价。脂肪消化率与其熔点相关，熔点低于体温的脂肪消化率较高，可达到 97%～98%；熔点高于体温的脂肪消化率约为 90%；熔点高于 50℃则较难消化。脂肪酸熔点与其构成相关，饱和脂肪酸增加熔点，而不饱和脂肪酸和短链脂肪则降低熔点。评价油脂的质量指标包括酸价、过氧化值、烟点、皂化值、碘值、油脂稳定性、极性组分含量等。

较为常用的方法是通过 DRIs 中脂肪酸 AMDR 与实际脂肪酸供能比进行比较，进而评估摄入量适宜、不足或过量。

（四）食物碳水化合物营养评价

食物碳水化合物涉及总碳水化合物（total carbohydrate）、可利用碳水化合物（available carbohydrate）、淀粉、快利用糖（rapid available glucose，RAG）、慢利用糖（slow available glucose，SAG）、非淀粉多糖（non-starch polysaccharides，NSP）、膳食纤维、还原糖、转化糖、游离糖、糖醇等成分含量度量。碳水化合物的营养价值可以从其膳食供能比、升糖指数（glycemic index，GI）、糖负荷（glycemic load，GL）、胰岛素指数、胰岛素负荷等方面进行评价。人体血糖状况常用空腹血糖、餐后2小时血糖、尿糖、糖化血红蛋白、口服葡萄糖耐量试验（oral glucose tolerance test，OGTT）等评价。

通过DRIs中碳水化合物AMDR与实际膳食或食物碳水化合物供能比进行比较，进而评估摄入量适宜、不足或过量。

（五）微量营养素营养评价

微量营养素包括维生素和矿物质。维生素包括脂溶性维生素（维生素A、维生素D、维生素E、维生素K）和水溶性维生素（维生素B_1、维生素B_2、烟酸、泛酸、维生素B_6、叶酸、维生素B_{12}、生物素、维生素C、胆碱）。矿物元素包括常量元素钾、钠、钙、镁、磷、硫、氯，微量元素铁、锌、硒、碘、铜、铬、钼、钴等，通过这些物质在食物或膳食中的含量、吸收率、生物利用率进行评估。

较为常用的方法是通过DRIs中各微量营养素的EAR、RNI或适宜摄入量（adequate intake，AI）与实际摄入量进行比较，进而评估摄入量适宜、不足或过量。

（六）食物营养质量指数

食物营养质量指数（index of nutrition quality，INQ）是指食物中营养素的营养密度（nutrition density）与同种食物的能量密度（energy density）的比值。

$$营养密度 = 某营养素含量 / 该营养素推荐摄入量（RNI/AI）$$
$$能量密度 = 某食物提供的能量 / 能量的RNI$$
$$INQ = 营养密度 / 能量密度$$

INQ＝1，表明该食物营养密度与能量密度平衡；INQ>1，表明该食物营养质量高；INQ<1，表明该食物营养质量低。

（七）营养素度量法（nutrition profiling）[11]

1. 膳食质量指数　膳食质量指数（diet quality index，DQI）[12]以食物和营养素全面评估膳食质量，修订的膳食质量指数（revised diet quality index，DQI-R）人群适用范围扩展到孕妇、儿童和青少年。DQI包括8项指标（6个营养素和2个食物组）：总脂肪、饱和脂肪、胆固醇、蛋白质、钠、钙、水果和蔬菜、谷类和豆类。每项指标有3个分值0、1和2，分别表示膳食质量达标、膳食质量一般、膳食质量差。DQI总分范围0~16分，分数越低，膳食质量越好，反之则越差。DQI-R由总脂肪、饱和脂肪酸、胆固醇、钙、铁5种营养素，蔬菜、水果、谷类3类食物，膳食多样性及膳食适宜度共10个指标构成。为了便于理解，各项指标给予相同权重，总分范围变为0~100分，低分反映膳食质量较差，高分反映膳食质量较好。值得注意的是，DQI-R主要是为监测群体膳食质量设计的，不适用于个体膳食质量的评价。

中国DQI包括10项指标：膳食种类、蔬菜水果、蛋白质、钙、饱和脂肪、钠、酒精、能量、总碳水化合物、总脂肪。中国 DQI 设置了双向分值，负分反映摄入不足，正分反映摄入过量，总分范围为 −74 ~ 56 分，符合中国居民膳食结构中存在营养不足和营养过剩的问题。

国际膳食质量指数（diet quality index international，DQI-I）便于不同国家膳食质量的比较。该指数包括多样性、充足性、适度性和总体平衡 4 类主要指标。其中，多样性分值为 0 ~ 20 分，包括总体多样性和蛋白质来源的多样性；充足性分值为 0 ~ 40 分，包括蔬菜、水果、谷类、纤维、蛋白质、铁、钙和维生素 C 8 个元素；适度性分值为 0 ~ 30 分，包括总脂肪、饱和脂肪、胆固醇、钠及纯能量食物 5 个元素；总体平衡分值为 0 ~ 10 分，包括能量来源和脂肪酸组成上的均衡，分别为 0 ~ 6 分和 0 ~ 4 分。DQI-I 总分范围为 0 ~ 100 分，分值越高，膳食质量越好。

2. 健康饮食指数   健康饮食指数（heathy eating index，HEI）由谷类、蔬菜、水果、奶类、肉类 5 组食物，总脂肪、饱和脂肪、胆固醇、钠 4 个营养素以及食物种类共 10 个元素构成。各元素给予相同权重，均为 0 ~ 10 分，总分 0 ~ 100 分。HEI 高于 80 分为良好膳食，51 ~ 80 分为需要改善的膳食，低于 50 分则为不良膳食。HEI 适用于 2 岁及以上人群。

交替健康饮食指数（alternate healthy eating index，AHEI）是为了更符合营养变迁和流行病学变化趋势，在 HEI 基础上建立的与营养相关慢性病的评价指数。AHEI 的构成指标大多是与慢性病有关的变量，分别为蔬菜、水果、坚果和黄豆、白肉与红肉之比、谷物纤维、反式脂肪酸、多不饱和脂肪酸与饱和脂肪酸之比、酒精、维生素 9 个元素。前 8 个元素分别为 0 ~ 10 分，最后一项维生素为 2.5 ~ 7.5 分，总分 2.5 ~ 87.5 分。

3. 推荐与限制营养素得分比值   推荐与限制营养素得分比值（ratio of recommended to restricted food scores，RRR），是对食品营养标签中的能量和营养素含量信息的综合。RRR 通常以该食物的单位量为标准，计算食物中蛋白质、膳食纤维、钙、铁、维生素 A 和维生素 C 6 种推荐营养素占每日需求量百分比（%DV）的平均值，以及能量、糖、胆固醇、饱和脂肪酸和钠 5 种限制营养素占每日需求量百分比的平均值，然后计算两者比值。RRR 得分以 1.0 分为基准，>1.0 分说明该食物中推荐营养素得分高于限制营养素得分，分数越高代表食物营养价值越高；相反，<1.0 分且接近于 0 分，代表食物营养价值较低。

4. 营养素充足得分与限制营养素得分比   营养素充足得分（score for the nutritional adequacy of individual foods，SAIN）是以 100kcal 为单位，计算食物中含有的蛋白质、膳食纤维、维生素 C、钙和铁 5 种营养素占每日需求量百分比（%DV）的平均值。当食物脂类供能低于 97% 时，若维生素 D 占每日需求量百分比高于 5 种基本营养素的最低值，则可作为条件营养素代替最低值计算 SAIN；同理，当脂类供能高于 97% 时，维生素 D、维生素 E、α- 亚麻酸和单不饱和脂肪酸可作为条件营养素纳入计算，但至多可替代 2 种基本营养素。而限制营养素得分（limited nutrients score，LIM）是以 100g 单位，计算食物中含有的钠、添加糖和饱和脂肪酸 3 种限制营养。

SAIN 和 LIM 分别以 5 分和 7.5 分为界值，对 148 种食物进行分类，其中 Class 1 营养价值最高，Class 4 营养价值最低。在 Class 1 或以其为主多种类别组合中选择食物，可以满足 33 种营养素摄入要求的健康膳食模型。相反，仅选择 Class 4 中食物不能够满足。由此可见，利用 SAIN ∶ LIM 系统选择食物，以高营养食物为主，同时辅以少量较低营养的食物，可以满足对多种营养素的要求。

5. 营养素丰富度指数　营养素丰富度指数（nutrient-rich food index，NRFI），是将 100g 或 100kcal 食物中含有的不同数量的推荐营养素占每日需求量百分比和限制营养素占每日需求量百分比相结合的综合性指标。NRF 有多种计算方法，包括推荐营养素占每日需求量百分比之和与限制营养素占每日需求量百分比之和的差值、两者平均值的差值及两者的比值。差值法计算公式如下。

100g 食物 NRFI＝∑ 推荐性营养素 /NRV×100%-∑ 限制性营养素 /NRV×100%

膳食 NRFI＝∑（某食物 NRFI× 该食物日均摄入量 /100）/∑（1 天摄入食物总重量 /100）

6. 总营养质量指数　以总营养质量指数（over all nutritional quality index，ONQI）为基础建立了 NuVal 营养指南系统。共有 3 大类近 30 个营养素纳入 ONQI，膳食纤维、维生素等营养素含量越高得分越高；饱和脂肪、反式脂肪等营养素含量越高得分越低；宏量营养素，包括纳入分子的脂肪质量、蛋白质质量和纳入分母的能量密度和升糖指数。利用一份食物的微量元素含量与其能量之比，以及人群微量元素日估计平均需求量与能量推荐摄入量之比，计算两比值之比，赋予每个微量元素轨迹得分（trajectory score），表示摄入该食物对某营养素推荐摄入量的贡献，并根据与该营养素相关的患病率、疾病严重程度及疾病关联强度进行加权。将以上各部分纳入运算得到 ONQI，通过 ONQI 选择营养价值较高的食物，可降低人群的慢性病风险。

二、针对人体营养状况的评估[13]

（一）体质指数与 Z 评分

依据《成人体重判定》（WS/T 428—2013），结合腰围测量，可以判断成年人体重状况及向心性肥胖状况。也可依据《学龄儿童青少年超重与肥胖筛查》（WS/T 586—2018）判断学龄儿童及青少年的体重状况。

体质指数（BMI）一种计算身高别体重的指数，计算方法是体重（kg）和身高（m）平方的比值。

$$BMI＝体重（kg）/身高（m）^2$$

早期儿童则可依据《5 岁以下儿童生长状况判定》（WS/T 423—2013）中的 Z 评分方法进行判断。通过测量 5 岁以下儿童身长和体重，结合月龄和全球同龄儿童均值，计算标准差，从而判断儿童低体重、生长迟缓、超重和肥胖的状况。

（二）Z 评分

实测值与参考人群中位数之间的差值和参考人群标准差相比，所得比值就是 Z 评分。参考人群数据直接引用世界卫生组织 2006 年生长标准。

1. **年龄别身高／身长 Z 评分**（height/length for age Z score，HAZ/LAZ）　儿童身高／身长实测值与同年龄同性别参考儿童身高／身长中位数之间的差值和参考儿童身高／身长标准差相比，所得比值就是年龄别身高／身长 Z 评分。

2. **年龄别体重 Z 评分**（weight for age Z score，WAZ）　儿童体重实测值与同年龄同性别参考儿童体重中位数之间的差值和同年龄同性别参考儿童体重标准差相比，所得比值就是年龄别体重 Z 评分。

3. **身高／身长别体重 Z 评分**（weight for height/length Z score，WHZ/WLZ）　儿童体重实测值与同性别同身高／身长儿童体重中位数之间的差值和同性别同身高／身长儿童体重标准差相比，所得比值就是身高／身长别体重 Z 评分。

4. **年龄别 BMI Z 评分**（BMI for age Z score，BMIZ）　儿童 BMI 计算值与同年龄同性别儿童 BMI 中位数之间的差值和同年龄同性别儿童 BMI 标准差相比，所得比值就是年龄别 BMI Z 评分。生长状况判定引用世界卫生组织 2006 年生长标准数值进行判定。

5 岁以下儿童生长状况判定的 Z 评分界值见表 1-1-1。

表 1-1-1　5 岁以下儿童生长状况判定 Z 评分界值

Z 评分	年龄别身高／身长 Z 评分	年龄别体重 Z 评分	身高／身长别体重 Z 评分	年龄别 BMI Z 评分
>3	—	—	肥胖	肥胖
>2	—	—	超重	超重
<−2	生长迟缓	低体重	消瘦	消瘦
<−3	重度生长迟缓	重度低体重	重度消瘦	重度消瘦

（三）蛋白质

人体蛋白质水平主要以血液生化和尿液生化指标进行评估。

1. **血清总蛋白**　参考值为 60～80g/L。该指标不够灵敏。

2. **人血白蛋白**　参考值为 35～55g/L。30～35g/L 为轻度缺乏，25～30g/L 为中度缺乏，≤25g/L 为重度缺乏。当白蛋白低于 28g/L 时会出现水肿。该指标不够灵敏。

3. **血浆前白蛋白**　参考值为 250～500mg/L。150～250mg/L 为轻度缺乏，100～150mg/L 为中度缺乏，≤100mg/L 为重度缺乏。该指标较为敏感，是人体蛋白质营养状况的适宜指标。

4. **转铁蛋白**　参考值为 2～4g/L。1.5～2g/L 为轻度缺乏，1～1.5g/L 为中度缺乏，≤1g/L 为重度缺乏。该指标容易受其他因素影响。

5. **血浆视黄醇结合蛋白**　参考值为 40～70μg/L。该指标较少使用。

6. **血浆纤维结合蛋白**　参考值为 200～280mg/L。该指标在恢复期使用更为适宜。

7. **甲状腺素视黄质运载蛋白**　参考值为 0.16～0.40g/L。0.10～0.16g/L 为中度缺乏，

≤0.10g/L 为重度缺乏。

8. 血清氨基酸比值（serum amino acid ratios，SAAR）　<2 为正常，>3 为蛋白质营养不良。该指标在水肿型蛋白质营养不良时较为敏感。SAAR =（甘氨酸 + 丝氨酸 + 谷氨酸 + 牛磺酸）/（异亮氨酸 + 亮氨酸 + 缬氨酸 + 蛋氨酸）。

9. 尿肌酸酐　参考值为男性 20 ~ 26mg/［24h·kg（bw）］或 7 ~ 18mmol/24h，女性 14 ~ 22mg/［24h·kg（bw）］或 5.3 ~ 16mmol/24h。该指标反映蛋白质状况和肾脏功能。

10. 尿肌酸酐/身高指数（urinary creatinine/height index，CHI）　3 月龄~ 17 岁参考值为 >0.9，0.5 ~ 0.9 为不足，<0.5 为缺乏。

11. 尿 3- 甲基组氨酸　参考值为男性为（5.2 ± 1.2）μmol/（kg·d），女性为（4 ± 1.3）μmol/（kg·d）。

12. 尿羟脯氨酸　3 ~ 10 月龄儿童尿羟脯氨酸指数 >2.0 为正常，1.0 ~ 2.0 为轻度缺乏，<1.0 为严重缺乏。尿羟脯氨酸指数 = 尿羟脯氨酸（μmol/L）× 体重（kg）/尿肌酐（μmol/L）。

（四）脂类

1. 体脂含量百分比（body fat percentage，BF%）　轻度肥胖：男性 20% ~ 25%，女性 25% ~ 30%；中度肥胖：男性 25% ~ 30%，女性 30% ~ 35%；重度肥胖：男性 >30%，女性 >35%。

2. 血脂　包括总胆固醇（TC）、甘油三酯（TG）、高密度脂蛋白胆固醇（HDL-C）和低密度脂蛋白胆固醇（LDL-C）四项指标。TC：<5.2mmol/L 正常，5.2 ~ 6.2mmol/L 边缘升高，≥6.2mmol/L 升高。TG：<1.7mmol/L 适宜，1.7 ~ 2.3mmol 边缘升高，≥2.3mmol/L 升高。HDL-C：≥1.0mmol/L 适宜，<1.0mmol/L 降低。LDL-C：<3.4mmol/L 适宜，3.4 ~ 4.1mmol/L 边缘升高，≥4.1mmol/L 升高。

（五）碳水化合物

碳水化合物的主要作用是提供能量，全血血糖是反映碳水化合物状况的主要指标。糖尿病患者等机体缺乏碳水化合物时，会出现血液生酮现象，乙酰乙酸、β- 羟基丁酸和丙酮酸等酮体浓度过高会产生代谢问题，甚至出现酮中毒。长期过高摄入碳水化合物和低脂饮食，容易造成血脂异常。

（六）能量

能量需要量（estimated energy requirement，EER）可通过双标水（double labeled water，DLW）方法测定总能量消耗量（total energy expenditure，TEE），结合基础代谢能量消耗（basal energy expenditure，BEE）推算。TEE（kcal/d）= BEE（kcal/d）× PAL，PAL 为身体活动水平（physical activity level）。

（七）矿物元素和维生素

通过血液、尿液、毛发、指甲等样本对矿物元素和维生素进行含量或相关代谢指标的检验评估。评价指标、检测方法及判断界值见表 1-1-2。

（八）多基因风险评分

多基因风险评分（polygenic risk score，PRS），也称遗传风险评分（genetic risk score，GRS），主要用于评估个体患某种疾病的遗传风险，也是精准营养进行基因风险评分的方法[14]。遗传风险评分方法主要有 5 种：①简单相加遗传风险评分（a simple count genetic risk score，SC-GRS）；②以 OR 值作为权重的遗传风险评分（an odds ratio weighted genetic risk score，OR-GRS）；③直接基于 logistic 回归的遗传风险评分（a direct logistic regression genetic risk score，DL-GRS）；④多基因遗传风险评分（a polygenic genetic risk score，PG-GRS）；⑤可释方差遗传风险评分（explained variance weighted genetic risk score，EV-GRS）。

1. SC-GRS　最简单的 GRS 方法，其计算方法不涉及任何单核苷酸多态性（SNP）效应的先验信息，即为所有 SNP 的风险等位基因数量的和（式 1-1-1），相关的疾病模型见式 1-1-2。

$$GRS = \sum_{i=0}^{l} G_i \qquad （式 1-1-1）$$
$$logit\ P(D=1/G) = \alpha + \beta(GRS) = \alpha + \beta\sum_{i=1}^{l} G_i \qquad （式 1-1-2）$$

该方法通俗易懂，计算简单，因此在早期研究中应用较多，尤其是在 SNP 效应不能稳定估计时更适用。但是，此方法假设所有 SNP 对疾病具有相同效应，这在现实研究中几乎不可能存在，因此，在建立疾病风险预测模型研究中较少使用。

2. OR-GRS　该方法考虑 SNP 对疾病的不同效应，以 SNP 效应作为权重，计算所有纳入模型 SNP 的 OR 值权重和式 1-1-3、式 1-1-4，其相关的疾病模型如式 1-1-5 所示。

$$\omega_{OR} = 1n(OR_i) \qquad （式 1-1-3）$$
$$GRS = \sum_{i=0}^{l} \omega_{OR_i} G_i \qquad （式 1-1-4）$$
$$logit\ P(D=1/G) = \alpha + \beta(GRS) = \alpha + \beta\sum_{i=0}^{l} \omega_{OR_i} G_i \qquad （式 1-1-5）$$

为预先确定固定权重，实际应用中，往往使用高循证的研究对数转化后的单风险等位基因 OR 值为权重。该方法中具有较大 OR 值的 SNP 对疾病风险贡献更大。其假设更为合理，因此被广泛应用于营养不良和疾病风险模型预测的研究中。随着 GWAS 兴起，大量被发现的疾病易感位点均运用该方法纳入遗传风险预测研究。但该方法依赖外部研究数据，局限性明显。

3. DL-GRS　该方法与 OR-GRS 类似，但基于的权重来自已有原始数据，利用这些数据拟合 logistic 回归模型，以模型中估计的 SNP 效应作为权重，计算所有纳入模型 SNP 的 OR 权重和式 1-1-6，其相关的疾病模型如公式 1-1-7 所示。

$$GRS = \sum_{i=1}^{l} \beta_i G_i \qquad （式 1-1-6）$$
$$logit\ P(D=1/G) = \alpha + GRS = \alpha + \sum_{i=1}^{l} \beta_i G_i \qquad （式 1-1-7）$$

该方法不依赖外部数据，但对自有研究数据可靠性要求较高。研究者往往会设置两个或多个阶段的研究，以发现样本估计 SNP 效应，以独立验证样本进行验证。

4. PG-GRS　类似于 DL-GRS，该方法依赖于现有数据。与以上 GRS 估计方法不同，该方法以哑变量的形式考虑每个 SNP，即应用遗传模型中的共显性模型（式 1-1-8），其相关的疾病模型如式 1-1-9 所示。

$$GRS = \sum_{i=1}^{I} \beta_{i1} x_{i1} + \sum_{i=1}^{I} \beta_{i2} x_{i2} \qquad （式 1-1-8）$$

$$logit\, P(D = 1/G) = \alpha + GRS = \alpha + \sum_{i=1}^{I} \beta_{i1} x_{i1} + \sum_{i=1}^{I} \beta_{i2} x_{i2} \qquad （式 1-1-9）$$

式中 x_{i1} 代表 SNP_i 的杂合型，x_{i2} 代表 SNP_i 的风险等位基因纯合型，α 代表风险等位基因。该假设下，以哑变量的形式将 AA 编码为 00，Aa 编码为 10，aa 编码为 01，将 AA 作为参考基因型，分别计算 Aa、aa 基因型的风险系数。SNP 遗传模型不能确定时，该评分方法较为适用。尽管如此，在涉及大量 SNP 时，需要估计的参数数量、模型的复杂性也大大增加。此外，该方法基于现有数据，因此同样面临外部验证的问题。

5. EV-GRS　是基于既往的风险评分方法，同时考虑了 SNP 效应和最小等位基因频率（MAF）。除已经报道的 SNP 效应外，该方法在权重中增加了最小等位基因部分（式 1-1-10、式 1-1-11），其相关疾病模型如式 1-1-12 所示。

$$\omega_{EVi} = 1n(OR_i)\sqrt{2MAF_i(1-MAF_i)} \qquad （式 1-1-10）$$

$$GRS = \sum_{i=0}^{I} \omega_{EVi} G_i \qquad （式 1-1-11）$$

$$logit\, P(D = 1/G) = \alpha + \beta(GRS) = \alpha + \beta \sum_{i=0}^{I} \omega_{EVi} G_i \qquad （式 1-1-12）$$

最小等位基因频率（minimum alternate frequency）可以来源于既往对应人群的公共数据库，如 dbSNP、1 000 Genomes 计划或者 HAPMAP 计划等。该方法认为，对于每个 SNP，SNP 效应和 MAF 均为衡量其对疾病贡献的重要因素，当 *OR* 值固定时，疾病风险将随着 MAF 增加而增加。

表1-1-2　矿物元素和维生素的人体评价指标、检测方法及界值

营养素	检测指标	检测方法	判断值
钙	血清总钙浓度	原子吸收或ICP-MS	正常值为2.25~2.75mmol/L（90~110mg/L）
	血清离子钙浓度	原子吸收或ICP-MS	正常值为1.10~1.37mmol/L（45~55mg/L）
	血清[Ca]×[P]	通过血清钙和磷浓度计算	正常值>30
	血清碱性磷酸酶	ELISA法	正常值为45~125U/L
	24小时尿羟脯氨酸/肌酐比值	氨基酸自动分析仪；比色法；酶法。	
	最大钙潴留	钙平衡实验	
	骨矿物质含量（BMC）	单光子吸收法（SPA）、双光子吸收法（DPA）、单能X线吸收法（SEXA）、双能X线吸收法（DEXA）和定量计算机层面扫描法（QCT）	
	骨密度（BMD）	单光子吸收法（SPA）、双光子吸收法（DPA）、单能X线吸收法（SEXA）、双能X线吸收法（DEXA）和定量计算机层面扫描法（QCT）	
磷	血清无机磷水平	磷钼酸法、染料法和酶法	不同年龄血清无机磷 $P_{2.5} \sim P_{97.5}$ 为正常值，如成年人正常值为0.87~1.14mmol/L
镁	血清镁	离心后再微分离并用原子吸收分光光度法、离子选择电极法	正常值为>0.7mmol/L
	细胞内的游离镁离子	核磁共振检测，荧光探针检测	
	血液单核细胞镁	原子吸收分光光度法、同位素稀释质谱法等	
	尿中镁浓度	注射一定量镁盐后测定尿镁的半定量负荷试验	
钾	血清钾	电解质分析仪、全自动生化仪	正常范围为3.5~5.3mmol/L（140~210mg/L），3.0~3.5mmol/L为轻度缺钾，2.5~3.0mmol/L为中度缺钾，<2.5mmol/L为重度缺钾，>5.5mmol/L为高钾血症，7.0~8.0mmol/L为钾中毒

续表

营养素	检测指标	检测方法	判断值
钠	血清钠	电解质分析仪、全自动生化仪	正常值为136~146mmol/L
	尿钠	火焰光度法及离子选择电极法	正常值为24小时尿钠3 000~6 000mg
铁	血清铁蛋白（SF）	化学发光法、免疫比浊法	正常值为<12μg/L
	血清铁（SI）	原子吸收法、ICP-MS	正常值为<500μg/L
	总铁结合力（TIBC）	亚铁嗪显色法	正常值为>4 500μg/L
	运铁蛋白饱和度（TS）	血清铁除以总铁结合力	正常值为<15%
	红细胞游离原卟啉和血液锌原卟啉	提取法或血液荧光计直接测定	诊断单纯性缺铁的标准：FEP>0.9μmol/L 或 ZPP>0.96μmol/L（全血）临床缺铁性贫血的鉴别诊断：FEP>1.5mg/L（全血），ZPP>14μg/g（Hb）
	血清运铁蛋白受体(sTfR)	酶联免疫法（ELISA）	
碘	垂体-甲状腺轴系激素水平	化学发光法、放射免疫法	促甲状腺生成素（TSH）、甲状腺素 T_3、T_4 等激素均有正常值
	尿碘	尿液分析试条与血液分析仪	儿童尿碘低于100μg/L，孕妇、乳母尿碘低于150μg/L 提示该人群碘营养不良
锌	血浆金属硫蛋白（MT）	放射免疫法、ELISA法	
硒	硒含量	测定内环境硒含量（血液、头发、尿液等）	
	GPX活性	生化试剂盒法	
铜	血清中铜浓度	原子吸收法、ICP-MS	正常人血清铜范围为10.0~24.6μmol/L（640~1 560μg/L），女性比男性约高10%，女性妊娠期血清铜可高一倍
	血清铜蓝蛋白浓度	免疫比浊法	正常值为180~400mg/L
	红细胞中超氧化物歧化酶（SOD）	分光光度法、化学发光法、电子自旋共振光谱法	
	血小板中铜浓度和细胞色素C氧化酶	原子吸收、ICP-MS、分光光度法、极谱法、组织化学法、分子影像法	
	赖氨酸氧化酶	ELISA荧光试剂盒法	

续表

营养素	检测指标	检测方法	判断值
铬	血清铬	原子吸收法、ICP-MS	正常人体平均血清铬通常为 0.01～0.03μg/L
	尿铬浓度	收集 24 小时尿液，原子吸收或 ICP-MS 测定其含铬总量	
	发铬	原子吸收法、ICP-MS	
钼	血液黄嘌呤氧化酶水平	负荷试验，即给予受试者一定剂量的一磷酸腺苷（AMP），然后根据其尿中的代谢产物数量推测黄嘌呤氧化酶的活性	
	血钼和尿钼浓度	中子活化法、电感耦合等离子质谱法	
锰	血清锰浓度结合淋巴细胞的 MnSOD 活性	黄嘌呤氧化酶试剂盒法	
	氟日摄入量	离子色谱法、分光光度法	正常值为 1～3mg/d
氟	血氟	《血清中氟化物的测定 离子选择电极法》（WS/T 212—2001）	正常成年人全血氟约为 0.28μg/g，波动范围 0.15～1μg/g，早晨空腹最低（0.03～0.08μg/g），晚饭后最高（0.24～0.51μg/g）
	尿氟	《尿中氟化物的测定 离子选择电极法》（WS/T 89—1996）	正常情况下，尿氟的均值大致与当地水含氟浓度相当，约为 1μg/g，若饮水含氟量 >1.0mg/L，或总氟摄入量 >3.5mg/d，当地出生儿童的氟斑牙率可能会达到 30% 而尿氟均值也可能在 1.1～2.0μg/g 范围
钴	血清钴	原子吸收法、化学发光发、ICP-MS 法	平均含量为（1.83±1.02）mmol/L，正常值上限为 30.54mmol/L，含量为 7μg/100g，肝脏含量为 1μg/100g
	人体内硼含量	分光光度法、电感耦合等离子体原子发射光谱/质谱法（ICP-AES）	正常值为 0.7mg/kg
硼	头发中硼含量	分光光度法、ICP-AES	正常值为 7μg/g
	血液硼含量	分光光度法、ICP-AES	正常值为 3.9～36.5μg/100g
	尿硼含量	分光光度法、ICP-AES	正常值为 85.01μmol/L（919μg/L），范围为 3.7～610.5μmol/L（40～6 600μg/L）
	组织中硼含量（湿重）	分光光度法、ICP-AES	正常值为肝脏 0.4μg/g，肾脏 0.4μg/g，肌肉 0.1μg/g，脑 0.06μg/g，全血 0.15μg/g，血清 0.20μg/g

续表

营养素	检测指标	检测方法	判断值
镍	头发含量	滴定法、原子吸收法	正常值：①儿童：男童 0.24μg/g，女童 0.34μg/g；②成人：男性 0.84μg/g，女性 0.76μg/g
	全血含量	滴定法、原子吸收法	正常值：①儿童：男童 0.014μg/g，女童 0.016μg/g；②成人：男性 0.037μg/g，女性 0.032μg/g
	血清含量	滴定法、原子吸收法	正常值：①儿童：男童 0.011μg/g，女童 0.018μg/g；②成人：男性 0.028μg/g，女性 0.027μg/g
硅	硅含量	电感耦合氩等离子体发射（ICP）和石墨炉原子吸收分光光谱法	正常值：皮肤、腱、骨骺 100～500μg/g，一些软组织 20～40μg/g，毛发 310μg/g，指（趾）甲 310～3 550μg/g，全血 36.60μmol/L（1μg/ml），血浆 17.8μmol/L（0.5μg/ml）
砷	砷含量	原子吸收法	正常值：心脏 0.04mg/kg，肝脏 0.013mg/kg，肺 0.011mg/kg，0.013mg/kg，骨骼 0.011mg/kg，胰腺 0.009mg/kg，头发 0.197mg/kg，尿液 1.00～11.61μmol/L（0.075～0.87mg/L）
钒	钒含量	滴定法、ICP-AES 法	正常值：大多数组织低于 10μg/g（湿重），肝脏为 7.5～110ng/g，大脑 30～130ng/g
维生素A	血浆维生素 A	HPLC 法	婴幼儿血浆正常水平为 300～500μg/L，年长儿童和成人为 >200μg/L，低于 100μg/L 可诊断为维生素 A 缺乏
	RDR%	相对剂量反应试验（RDR），即在空腹采取静脉血（A0），然后口服视黄醇制剂 450μg，5 小时后再次采取静脉血（A5），测定两次血浆中维生素 A 的水平并按公式计算 RDR 值	大于 20% 为阳性，表示存在亚临床状态维生素 A 缺乏
	血浆视黄醇结合蛋白（RBP）	免疫比浊法、液相芯片法	正常值为 23.1mg/L
维生素D	血浆 25-（OH）D$_3$ 的浓度	HPCL-MS 法	正常值为 20～150nmol/L（8～60ng/ml），低于 25nmol/L（10ng/ml）为维生素 D 缺乏，维生素 D 中毒时的浓度可达 375nmol/L（150ng/ml）以上
维生素E	血浆 α-生育酚水平	高效液相色谱方法	低于 5mg/L 提示维生素 E 缺乏
	红细胞对氧化性溶血的易感性	溶血试验	溶血率 >5% 提示维生素 E 缺乏

续表

营养素	检测指标	检测方法	判断值
维生素K	凝血酶原活力和其他维生素K依赖因子	血液凝固仪法	降低50%表明维生素K缺乏或拮抗
	脱γ-羧基-凝血酶	用特异抗体进行测定	健康者血浆中无，而维生素K缺乏者，肝病患者或凝血酶两种情况皆有者，该值上升至总凝血酶原的30%
维生素B₁	尿中硫胺素排出量	负荷试验，即成人一次口服5mg硫胺素后，收集测定4小时尿硫胺素排出量，荧光法检测	<100μg为缺乏，100~200μg为不足，>200μg为正常
	尿维生素B₁	荧光法	<27μg/g肌酐为缺乏，27~65μg/g肌酐为不足，>65μg/g肌酐为正常
	全日尿硫胺素排出量	收集测定24小时尿，荧光法测定	<40μg/d为缺乏，40~100μg/d为不足，>100μg/d为正常
	红细胞转酮醇酶活性系数（ETK-AC）	测定采用体外试验，取红细胞，测定加TPP和不加TPP时红细胞中转酮醇酶活力，二者之差占基础活性的百分率即为ETK-AC	>16%为不足，>25%为缺乏
维生素B₂	空腹尿液或24小时任意一次尿样中核黄素含量	荧光法和微生物法	大于0.32μmol（120μg），或0.21μmol/g肌酐（80μg/g肌酐）为正常，当缺乏时可低至27μg/g肌酐
	红细胞中核黄素	荧光法和微生物法	<270nmol（100μg/L）为核黄素缺乏，≥400nmol/L（150μg/L）为核黄素营养状况良好
	口服5mg核黄素后测定4小时负荷尿中核黄素排出量	尿负荷试验，荧光法测定	>1 300μg为充裕，800~1 300μg为正常，400~800μg为不足，<400μg为缺乏
	新鲜红细胞破裂后合脱甘肽甘肽还原酶活力	用分光光度法分别测定加入和不加入FAD时合脱甘肽还原酶中NADPH氧化酶ACS或EGRAC，所得结果以活性系数（EGRAC）表示，EGRAC是在加入FAD后合脱甘肽还原酶活性除以不加入FAD时合脱甘肽还原酶活性的值	AC为1.0时表示没有提高，说明红细胞内核黄素（FAD）充足；AC<1.2为核黄素营养水平良好，1.2~1.4为核黄素营养不足，>1.4为核黄素缺乏

续表

营养素	检测指标	检测方法	判断值
维生素 B₆	血浆磷酸吡哆醛（PLP）	HPLC	正常值为 >30nmol/L，20～30nmol/L 为边缘性缺乏，<20nmol/L 为缺乏
	尿吡哆酸和总维生素 B₆	HPLC	>3.0μmol/d 为适宜水平
	红细胞谷草转氨酶（AST）和谷丙转氨酶（ALT）的活性	比色法	ALT，AST 的活性系数大于 1.25，1.80 为维生素 B₆ 缺乏
	尿中色氨酸降解产物	给予负荷剂量色氨酸测定色氨酸降解产物	给予 2g 色氨酸口服剂量后 24h 尿排出黄尿酸少于 65μmol 为正常维生素 B₆ 营养状态的指征
	血浆同型半胱氨酸	ELISA，放射免疫法	
烟酸	尿中 2-吡啶酮/N₁-甲基烟酰胺比值	计算	1.3～4.0 为正常，<1.3 潜在缺乏
	N₁-甲基烟酰胺排出量	尿负荷试验，一次口服烟酸 50mg 后，收集 4h 尿，测定 N₁-甲基烟酰胺排出量	排出量 <2mg 为缺乏，2.0～2.9mg 为不足，3.0～3.9mg 为正常
	每克肌酐烟酸排出量	测定任意一次尿中甲基烟酰胺排出量及肌酐含量，计算每克肌酐烟酸排出量	成人评价标准：<0.5 为缺乏，0.5～1.59 为不足，1.6～4.2 为正常
	NADH/NADPH 比值	测定红细胞内 NADH 和 NADPH 的含量并计算其比值	小于 1.0 时表示有烟酸缺乏的危险
泛酸	尿中泛酸排出量	HPLC	正常值为 2～7mg/d，若排出量 <1mg/d 一般认为泛酸缺乏或不足
	全血泛酸浓度	HPLC	正常值为 2mg/L 左右，如果浓度 <1mg/L 可认为泛酸摄入不足或缺乏
叶酸	血清叶酸含量	微生物法、HPLC	正常值为 13.59nmol/L（6ng/ml），<6.8nmol/L（3ng/ml）表明缺乏
	红细胞叶酸含量	微生物法、HPLC 法	<318nmol/L（140ng/ml）表明缺乏
	血浆同型半胱氨酸	ELISA，放射免疫法	>16μmol/L 为高于正常水平
	FIGLU 尿中排出量	组氨酸负荷试验测定口服组氨酸负荷剂量 18 小时或 24 小时尿中亚胺甲基谷氨酸含量排出量	

营养素	检测指标	检测方法	判断值
维生素 B₁₂	血清全转钴胺素 II（holo Te II）	微生物法、放射免疫法、HPLC-MS	维生素 B₁₂ 负平衡为 29.6pmol/L（40pg/ml）
	血清全结合咕啉（B₁₂ 结合咕啉）	微生物法、放射免疫法、HPLC-MS	≤110pmol/L（150pg/ml）表示肝脏维生素 B₁₂ 储存缺乏，反映维生素 B₁₂ 缺乏进入第二期
	血清维生素 B₁₂ 浓度	微生物法、放射免疫法、HPLC-MS	<1pmol/L 为维生素 B₁₂ 缺乏
生物素	尿中生物素	微生物法、放射免疫法、HPLC-MS	一般正常成人 24 小时排出量为 6～111μg，生物素缺乏症者尿排出量 <1μg/24h
	3-羟异戊酸排出量	HPLC-MS	正常成人 24 小时排出量为 77～195μmol，缺乏症者尿排出量 >195μmol/24h
	全血生物素含量	微生物法、放射免疫法、HPLC-MS	正常成人为 260ng/L，婴儿为 320ng/L，当全血生物素含量 <100ng/L 时可认为缺乏
维生素 C	血中维生素 C 含量	滴定法及 HPLC 法	≥4.0mg/L 为正常，2.0～3.9mg/L 为不足，<2.0mg/L 为缺乏
	尿中维生素 C 含量	可测定全日尿维生素 C 含量和进行 4 小时负荷试验，全日尿收集不便，故多进行 4 小时负荷试验，方法为：口服 500mg 维生素 C，测定 4 小时尿中总维生素 C 含量	<5mg 为不足，5～13mg 为正常，>13mg 为充裕

第四节
精准营养的研究与应用

虽然精准营养仍然处于研究阶段，但一些规模较大的精准营养干预研究项目已积累了一定的数据证据，总体上表明精准营养具有比传统营养更优的干预效果和对风险的预判能力。一些具有一定规模的人群研究观察，获得了广泛的关注，包括欧洲 7 国共同开展的 Food4Me 项目[15]、P100 实验（Pioneer 100 Wellness Project）项目[16]、预测餐后血糖项目[2]、中国脑卒中一级预防试验项目（CSPPT）[17]以及基于 SNPs 分析的孕妇叶酸干预[18]等干预项目探索了精准营养技术的模式和方法，观察了多方面的效果，为精准干预提供了数据和科学基础。此外，大量基于精准营养评估技术，针对临床疾病的研究和干预也提供了越来越多的临床营养支持和治疗证据。引人瞩目的研究还包括与 SNPs、代谢组、肠道微生物、可穿戴设备和网络信息以及多组学的评价模型，这些模型彰显了精准营养与传统营养越来越显著的差别，推动了精准营养的加速发展。

中国疾病预防控制中心营养与健康所与中国营养学会等国内营养、健康和临床机构开展精准营养发展研究、梳理精准营养研究进展，以期进一步推动我国精准营养技术和应用发展。营养与健康所精准营养研究组对精准营养研究和发展状况进行了全面系统研究，采用循证医学方法对精准营养重点研究领域和所取得的进展进行综述，以期掌握该方向的技术和应用现况，并为进一步的研究工作提供基础。

（霍军生）

参考文献

［1］ National Institute for Health. 2020—2030 strategic plan for NIH nutrition research (2016) [A/OL]. [2023-10-01]. https://dpcpsi.nih.gov/sites/default/files/2020NutritionStrategicPlan_508.pdf.

［2］ ZEEVI D, KOREM T, ZMORA N, et al. Personalized Nutrition by Prediction of Glycemic Responses [J]. Cell, 2015, 163 (5): 1079-1094.

［3］ The nutrition accountability framework. 2022 Global nutrition report (2022) [A/OL]. [2023-12-01]. https://globalnutritionreport.org/reports/2022-global-nutrition-report/.

［4］ CORINNE L B, JEFFREY B B, AHMED E L S, et al. Toward the Definition of Personalized Nutrition: A Proposal by The American Nutrition Association [J]. Journal of the American College of Nutrition, 2020, 39 (1): 5-15

［5］ 霍军生. 营养筛查诊断与评估［M］. 北京：人民卫生出版社，2020.

［6］ 黄元. 分子系统发生学［M］. 北京：科学出版社，2012.

［7］ 朱作斌，张潇，王亮. 系统生物学［M］. 南京：东南大学出版社，2022.

［8］ 赵亮，陈志奎，钟芳明，等. 大数据技术与应用［M］. 北京：电子工业出版社，2023.

［9］ 樊龙江. 生物信息学［M］. 杭州：浙江大学出版社，2017.

［10］ KIM J, ALAN S C, BERTA E F, et al. Wearable biosensors for healthcare monitoring [J]. Nature Biotechnology, 2019, 37 (4): 389-406.

［11］ 梁宝婧，吕筠. 几种营养素度量模型的建立和应用研究概况［J］. 中国预防医学杂志，2015，16（12）：972-977.

［12］ 段若男，刘言，薛红妹，等. 膳食整体质量评价方法-膳食指数法［J］. 卫生研究，2014，4（43）：653-657.

［13］ 杨月欣，葛可佑. 中国营养科学全书［M］. 2 版. 北京：人民卫生出版社，2019.

［14］ 王铖，戴俊程，孙义民，等. 遗传风险评分的原理与方法［J］. 中华流行病学杂志，2015，36（10）：10621064.

［15］ LIVINGSTONE K M, CARLOS C M, SANTIAGO N C, et al. Profile of European adults interested in internet-based personalised nutrition: the Food4Me study [J]. Eur J Nutr, 2016, 55 (2): 759-769.

［16］ PRICE N D, MAGIS A T, EARLS J C, et al. A wellness study of 108 individuals using personal, dense, dynamic data clouds [J]. Nat Biotechnol, 2017, 35 (8): 747-756.

［17］ ZHAO M, WANG X, HE M, et al. Homocysteine and Stroke Risk: Modifying Effect of Methylenetetrahydrofolate Reductase C677T Polymorphism and Folic Acid Intervention [J]. Stroke, 2017, 48 (5): 1183-1190.

［18］ YANG J, LUO G, CHEN X. Individualized Supplement of Folic Acid Based on the Gene Polymorphisms of MTHER/MTRR Reduced the Incidence of Adverse Pregnancy Outcomes and Newborn Defects [J]. Niger J Clin Pract, 2021, 24 (8): 1150-1158.

第二章 生物信息学技术

生物信息学是随着人类基因组计划的启动而兴起的一门新兴交叉学科，体现了生物学、应用数学、计算机科学、物理学等学科间的渗透与融合，通过对生物信息进行采集、处理、存储、传播、分析和解释，揭示数据所蕴含的生物学意义，从而解读生命活动的规律。生物复杂而有序的生长发育过程，涉及生命信息的组织、传递和表达。换而言之，我们可以利用信息科学的方法和技术来尝试认识和分析生命信息，从而解构生物体的生长发育全过程。

本章参照目前最新的研究和论著，从生物信息学的起源、生物信息技术的基础、检测和分析方法进行介绍和解读。

第一节
生物信息技术的起源与发展

一、生物信息学的概念及其发展

生物信息学的诞生和发展最早可以追溯到 20 世纪 60 年代，而"生物信息学（bioinformatics）"一词的出现则是在 1990 年[1]。

生物信息学的发展历史分为 4 个主要阶段：①理论基础形成期（20 世纪 60—70 年代）[2, 3]：以 Dayhoff 的替换矩阵和 Neelleman-Wunsch 算法为代表，组成了生物信息学的一个最基本内容：序列比较。它们的出现，代表了生物信息学的诞生。②学科成熟期（20 世纪 80 年代）[4, 5]：以分子数据库和 BLAST 等数据库序列搜索程序为代表。1982 年三大核苷酸序列数据库开始合作并使数据共享成为可能[6]。同时以 BLAST、FASTA 等为代表的数据库工具软件和相应的新算法被大量提出和研制。在这一阶段，生物信息学已经形成自身学科的特征和地位。③高速发展期（20 世纪 90 年代—2005 年）[7]：以基因组测序及其拼接与分析技术为代表。1993 年 Phred-Phrap-Consed 系统软件包出现后，被广泛应用于鸟枪法测序中序列碱基识别、拼装和编辑等。在此阶段，生物信息学已成为热点学科。④高通量测序技术时期（2006 年至今）以第二代测序技术 Solexa（Illumina 测序技术）和第三代测序技术及其相关数据分析技术为代表。高通量测序技术使特定群体（如特定人群、不同作物等）在基因组水平遗传变异的检测成为可能。

二、生物信息学的应用及前景

目前根据欧洲生物信息学研究所的分类，生物信息学网络分析平台主要分为三类：序列搜索（sequence search services，SSS）、多序列联配（multiple sequence alignment，MSA）和序列分析（biological sequence analysis，BSA）。通过这些构建好的方法或平台，生物学研究者可以做的研究包括：① DNA、RNA 和蛋白质序列分析：包括观察序列构成、蛋白质三维结构、RNA 二级结构、DNA 的回文结构预测等；② DNA 编码区分析，获得编码的蛋白质序列；③基因组水平的分析等。

蛋白质、DNA 和 RNA 序列的计算分析在不断发生着变化。生物学实验新技术，如测序技术使实验数据急剧增长，当基因组测序计划持续开展，生物信息学研究重点已逐步从数据的积累转向数据的解释，因此序列数据的共享性非常重要。目前生物信息学已成为介于生物学和计算机科学学科前沿的重要学科，在许多方面影响着医学、农学和人类社会。在中国，生物信息学随着人类和水稻等基因组研究的展开已显露出蓬勃发展的势头。生物信息学作为基因研究的有力武器，可被广泛用于基因组拼接及新基因的发现等，以达到抢占新基因专利制高点的目的。

目前亟待解决或优化的生物信息学关键技术主要包括以下几方面内容[8]。

（一）大基因组 de novo 组装算法与软件

基因组组装是进行基因组分析的第一步。由于测序技术的不断更新，数据量的爆炸式增加，以及一些物种基因组很大且复杂，其重复序列和高杂合度等特征直接导致其基因组组装非常困难。

（二）大基因组注释核心技术

包括四个研究方向：重复序列的识别、非编码 RNA 基因的预测、蛋白质编码基因和结构的预测以及基因功能的注释。

（三）比较基因组与进化分析核心技术

对动植物基因组数据的比较基因组学分析，识别物种间共有保守基因和物种内特有保守基因；系统发生、正选择基因鉴定、染色体进化等分析技术。

（四）大基因组重测序数据分析核心技术

遗传多态性包括单核苷酸多态性（SNP）、插入删除变异（InDel）、结构性变异（SV）、拷贝数变异（CNV）等检测方法的开发和优化。

（五）RNA 分析技术

一个基因组内编码和非编码 RNA 数量巨大。同时，由于非编码小 RNA 和长 RNA 特异的作用机制，其分析方法研究尤其重要。

此外，从技术层面上，除了高通量大数据分析问题外，生物信息学还呈现如下几个发展趋势：针对复杂性状的基因网络分析问题、在表型和分子数据之间建立准确关联、人工智能在序列数据分析和诊断中的应用、大数据技术的引入和应用等。

第二节
生物信息学基础

一、生物信息类型及其产生途径

（一）生物信息类型

生物信息的类型主要包括：核苷酸序列数据、蛋白质序列和结构数据以及分子标记数据等其他类型数据。

1. 核苷酸序列数据 常见的核苷酸序列数据由脱氧核糖核酸（DNA）和核糖核酸（RNA）数据组成。DNA 的组成单位为四种脱氧核糖核苷酸，分别为腺嘌呤（A）、鸟嘌呤（G）、胸腺嘧啶（T）和胞嘧啶（C）。而 RNA 的组成单位为四种核糖核苷酸，分别为腺嘌呤（A）、鸟嘌呤（G）、尿嘧啶（U）和胞嘧啶（C）。核苷酸序列就是指 DNA 或 RNA 中这四种碱基的排列顺序。

2. 蛋白质序列和结构数据 蛋白质序列是指 20 种氨基酸的排列顺序。结构数据主要指蛋白质的三级结构信息。蛋白质的三级结构是蛋白质的多肽链在各种二级结构的基础上，再进一步盘曲或者折叠形成的具有一定规律的三维空间结构。

3. 其他类型数据

（1）分子标记数据（molecular marker）：分子标记是遗传标记的一种，可被用于鉴定生物个体或者物种，能直接反映基因组 DNA 间的差异。分子标记大多以电泳谱带的形式表现，大致可分为三大类：以分子杂交为核心的分子标记技术、以聚合酶链式反应（PCR）为核心的分子标记技术和新型的分子标记。

（2）生物芯片数据（biochip 或 bio-array）：生物芯片技术起源于核酸分子杂交[9]，是根据生物分子间特异相互作用的原理，将生化分析过程集成于芯片表面，实现生物信息的存储和集成，从而实现对 DNA、RNA、多肽、蛋白质以及其他生物成分的高通量快速检测。按其成分可以分为基因芯片（gene chip）、蛋白质芯片（protein chip 或 protein microarray）、细胞芯片（cell chip）和组织芯片（tissue chip）。

（3）生物表型数据（phenotype）：是指与生物体的个体形态、外观、生理、功能等相关的一些指标数据[10]。

（二）DNA 测序技术

1. 第一代测序技术　第一代测序技术主要包括双脱氧链终止法（Sanger 法）和化学降解法两种。

双脱氧链终止法（Sanger 法）于 1977 年由桑格等提出[11]。其核心原理是：双脱氧核糖核苷酸（ddNTP）的 2' 和 3' 位置都不含羟基，因此 ddNTP 在 DNA 的合成过程中不能形成磷酸二酯键，从而中断 DNA 的合成反应；在 4 个 DNA 合成反应体系中分别加入一定比例的带有放射性同位素标记的 ddATP、ddCTP、ddGTP 和 ddTTP，通过凝胶电泳和放射自显影可根据电泳条带的位置确定待测分子的 DNA 序列[12]。

化学降解法于 1977 年由 Maxam 和 Gilbert 提出[13]。基本原理如下：首先对待测 DNA 末端进行放射性标记。接着通过 5 组（或 4 组）相互独立的化学反应分别得到部分降解产物，产生 5 组（或 4 组）不同长度的放射性标记的 DNA 片段，每组中的每个片段都有放射性标记的共同起点，但长度取决于该组反应针对的碱基在原样品 DNA 分子上的位置。再对各组反应物通过聚丙烯酰胺凝胶电泳进行分离。最后通过放射自显影检测末端标记的分子，并直接读取待测 DNA 片段的核苷酸序列。化学降解法不需要进行酶催化反应，可对合成的寡核苷酸进行测序，可以分析 DNA 甲基化修饰情况，还可以通过化学保护及修饰等干扰实验来研究 DNA 的二级结构和 DNA 与蛋白质的相互作用，且具有重复性高、简单易操作等优点。

第一代测序技术由于成本高、通量低等缺点，越来越满足不了日益发展的生物研究需求，并且难以实现大规模的应用。因此第二代测序技术应运而生。

2. 第二代测序技术　相较于第一代，第二代测序技术[14]同时具备了成本低、通量高、速度快等特点。第二代测序技术主要有 Roche 公司的 454 测序仪（Roche GSFLX sequencer）、Illumina 公司的 Solexa 基因组分析仪（Ilumina Genome Analyzer）和 ABI（Applied Bio System）公司的 SOLiD 测序仪（ABI SOLiD sequencer）。

（1）GSFLX 高通量测序技术：这是一种依靠生物发光进行 DNA 序列分析的方法[15]，在 DNA 聚合酶（polymerase）、ATP 硫酸化酶（sulfurylase）、荧光素酶（luciferase）和双磷酸酶（apyrase）的协同作用下，将引物上每一个 dNTP 聚合与一次荧光信号释放耦联起来，通过检测荧光的释放和强度，达到实时测定 DNA 序列的目的。

主要的测序流程包括：①DNA 文库制备：利用喷雾法将待测 DNA 或者 cDNA 片段打断成 300～800bp 长的小片段，并在两端连上特异性接头，经过提纯获得单链模板 DNA 文库。②乳液 PCR。③测序：采用焦磷酸测序法测序（pyrosequencing）。以磁珠上大量扩增出的单链 DNA 为模板，每次反应加入一种 dNTP 进行合成反应。如果 dNTP 能与待测序列配对，则会在合成后释放焦磷酸基团。释放的焦磷酸基团会与反应体系中的 ATP 硫酸化酶反应生成 ATP。生成的 ATP 和荧光素酶共同氧化使测序反应中的荧光素分子释放并发出荧光，同时由 PTP 板另一侧的电荷耦合元件照相机记录，最后通过计算机进行光信号处理而获得最终的测序结果。④数据分析：GSFLX 系统在 10 小时的运行当中可获得 100 多万个读长，读取超过 4 亿个碱基信息，通过 GSFLX 系统提供的生物信息学工具对测序数据进行分析。

该方法的优势在于在第二代测序技术中最长读长且比第一代的测序通量大、成本低、准确度高。局限性是样品制备较难且难以处理重复和同种碱基多聚区域；试剂冲洗会带来错误累积；仪器较为昂贵。主要适合 de novo 测序、转录组测序和宏基因组研究等。

（2）Solexa 和 Hiseq 技术：Solexa 和 Hiseq 这两种技术是全球使用量最大的第二代测序仪。其技术核心原理采用的都是边合成边测序（sequencing-by-synthesis，SBS）[16] 的方法。主要测序流程包括：① DNA 文库制备。② FlowCell 杂交（流动槽杂交）：FlowCell 的表面结合着一层 oligo 接头，当 DNA 通过时会杂交到 oligo 引物上，oligo 引物会进一步在聚合酶的作用下延伸。③桥式 PCR 扩增与变性。④测序：采用的是边合成边测序（SBS）的方法。

该技术的优势是具有很高的测序通量，应用广泛且数据质量高。但同时也具有仪器昂贵、数据分析较困难且费用高等局限。主要应用于基因组、表观基因组和转录组研究。

（3）SOLiD 技术：SOLiD 测序技术基于连接酶法[17]，即利用 DNA 连接酶在连接过程中测序。其测序流程如下：① DNA 文库制备。SOLiD 系统能支持两种测序模板：片段文库（将基因组 DNA 打断，两头加上接头，制成文库）或配对末端文库（将基因组 DNA 打断后，与中间接头连接，再环化，然后用 EcoP15 酶切，使中间接头两端各有 27bp 的碱基，再加上两端的接头，形成文库）。②乳液 PCR：在微反应器中加入测序模板、PCR 反应元件、微珠和引物，进行乳液 PCR。SOLiD 系统每张玻片能容纳更高密度的微珠，可实现更高的通量。③连接酶测序：SOLiD 系统没有采用惯常的聚合酶，而用了连接酶。单向 SOLiD 测序包括五轮测序反应，每轮测序反应含有多次连接反应。通过这种方式可以使每个位置的碱基被检测两次，从而减少原始数据错误，提供内在的校对功能，因此该测序技术是目前新一代基因分析技术中准确度最高的。但也会引起连锁解码错误。

该技术具有很高的测序通量且在第二代平台中准确度最高。但测序运行时间长，读长短，数据分析困难和基因组拼接困难，且仪器昂贵。主要用于基因组重测序和 SNP 检测。

3. 第三代测序技术（third generation sequencing，TGS） 第三代测序是基于单个分子信号检测的 DNA 测序，也被称为单分子测序（single molecule sequencing，SMS）[18]。目前，第三代测序新技术主要包括 tSMS、SMRT、Nanopore。

（1）tSMS（true single molecule sequencing）：测序原理为利用光学信号进行 DNA 碱基识别的边合成边测序技术。其测序程序为：首先将待测 DNA 随机打断成约 200bp 大小的片段，然后在 3' 末端加上 50bp 带有荧光标记的 poly A 尾巴，利用 poly A 上的荧光标记进行精确定位。之后依次加入 4 种 Cy5 荧光染料标记的单核苷酸，在 DNA 聚合酶的作用下与模板互补配对并延伸一个碱基，用增强电荷耦合元件（intensified CCD，ICCD）照相机采集荧光信号。最后通过化学剪切去除荧光基团并清洗，进行下一轮反应。tSMS 技术能够实现单分子测序，也可同时运行两个芯片，但错误率偏高，测序成本较高[19]。

（2）SMRT（single molecule real-timesequencing）：单分子实时测序的原理是采用四色

荧光标记的 dNTP 和被称为零级波导的纳米结构对单个 DNA 分子进行测序[20]。DNA 聚合酶被固定在零级波导的底部，模板和引物结合之后被加到酶上，再加入四色荧光标记的 dNTP。当 DNA 合成进行时，连接上的 dNTP 由于在零级波导底部停留的时间较长，其荧光信号能够与本底噪声区分开来，从而被识别。SMRT 最大读长为 30kb，是目前所有商品化测序仪中读长最长的，但准确率较低。

（3）纳米孔 Nanopore：利用纳米孔进行核酸序列基本原理为[21]：当单链 DNA 或 RNA 分子经过纳米级的小孔时，由于碱基形状大小不同，引起孔内电阻变化，若在小孔两端保持一个恒定的电压，则能够检测到通过小孔的电流变化情况，通过测定这些特征电流，就能够识别出通过小孔的 DNA 分子上的碱基排列。纳米孔测序的主要特点是：读长很长，通量高，错误率低且容易被纠正。

目前还有其他一些尚处于实验室阶段的技术，如电镜测序、蛋白质晶体管测序等。

4. 高通量测序技术的应用　第二代和第三代测序技术又称高通量测序（high-throughput sequencing，HTS）。其主要应用可以归纳为三个方面：DNA/RNA 相关测序、蛋白质 -DNA/RNA 互作测序以及甲基化 / 宏基因组测序。

（1）DNA/RNA 相关测序：主要包括以下 5 种：①基因组及基因组重测序[22]：通过对已知基因组序列的物种进行不同个体的基因组测序，并在此基础上对个体或群体进行差异性分析。基因组重测序的个体，通过序列比对，可以找到大量 SNP 位点、插入 / 缺失（Indel）位点、结构变异（包括染色体的缺失、重复、倒位、易位）位点和基因拷贝数变异等。②目标区域捕获测序：原理是将感兴趣的基因组区域定制成特异性探针，与基因组 DNA 在序列捕获芯片（或溶液）上进行杂交，再将目标基因组区域的 DNA 片段进行富集，然后利用第二代测序技术进行测序。目标区域测序技术可以对经过连锁分析锁定的目标范围或经过全基因组筛选的特定基因或区域进行更深一层的研究，是解决连锁分析无法发现致病基因的有效手段，可以快速、全面地检测出目标基因突变。③转录组及表达谱测序：转录组测序（RNA-seq）的研究对象主要包括 mRNA 和非编码 RNA（non-coding RNA）[23]。表达谱测序是直接对某一物种或特定细胞在某一功能状态下产生的 mRNA 进行高通量测序，可以用来研究基因的表达差异情况。④小 RNA 测序：小 RNA 主要包括 miRNA（microRNA）、siRNA（small interfering RNA）等，参与调控基因表达、生长发育、非生物胁迫和病原体的侵害等过程。小 RNA 测序能够快速全面地鉴定某物种在特定状态下的小 RNA 和发现新的小 RNA。⑤降解组测序：主要针对 miRNA 介导的剪切降解片段进行测序，从实验中筛选 miRNA 作用的靶基因，并结合生物信息学分析，确定降解片段与 miRNA 精确的配对信息。

（2）蛋白质 -DNA/RNA 互作测序：主要分为两种染色质免疫共沉淀技术测序（ChIP-Seq）和紫外交联免疫沉淀结合高通量测序（CLIP-Seq）。①ChIP-Seq 也称结合位点分析法[24]。该技术通常用于转录因子结合位点或组蛋白特异性修饰位点的研究，能够高效地在全基因组范围内检测与组蛋白、转录因子等相互作用的 DNA 区段[25]。②CLIP-Seq 是一项在全基因组水平揭示 RNA 分子与 RNA 结合蛋白相互作用的技术，可以深入揭示 RNA 结合蛋白与 RNA 分子的调控作用及其对生命的意义。

（3）甲基化/宏基因组测序：主要包括甲基化 DNA 免疫共沉淀测序、Bisulfite 测序和宏基因组测序三种。①甲基化 DNA 免疫共沉淀测序是基于免疫富集原理进行的全基因组 DNA 甲基化研究方法。可以快速准确地寻找样品间相对 DNA 甲基化差异区域，进行不同细胞、组织及疾病样本间的 DNA 甲基化修饰模式的差异分析，并可对发现的靶点区进行甲基化特异性 PCR 验证，特别适用于大样本量的疾病表观研究。该方法可以高效、经济地比较大样本量细胞、组织等样品间的相对甲基化差异，且成本较低，适合多样品 DNA 表观遗传学的研究。② Bisulfite-Seq[26] 是将 Bisulfite 处理这一表观遗传学研究的经典方法与高通量测序技术相结合，从而绘制单碱基分辨率的 DNA 甲基化图谱，用于研究特定 DNA 区域甲基化与特定表型之间的关联，为与疾病发生、治疗相关的研究提供基础。③宏基因组测序即利用测序技术对环境样品中全部微生物的基因组进行测定，以分析微生物群体的基因组成及功能，解读微生物群体的多样性和丰度，探索微生物与环境及宿主之间的关系，发掘和研究新的具有特定功能的基因等。

（三）蛋白质序列及其结构测定

蛋白质序列测定常用蛋白质谱技术[27]，采用质谱仪形成一级质谱峰图和二级质谱峰图，再通过比对鉴定出不同的蛋白质。

蛋白质互作测定主要应用以下 7 种方法：酵母双杂交系统、噬菌体展示技术、表面等离子共振技术、荧光共振能量转移、蛋白芯片技术、免疫共沉淀技术和蛋白质体外结合实验。蛋白质结构的测定中，约 90% 通过 X 射线晶体衍射学方法测定，9% 通过核磁共振技术测定。

二、分子数据库

分子数据库主要由一级数据库和二级数据库组成。一级数据库储存原始的基础生物数据资源，如 DNA 序列、由晶体衍射获得的蛋白质结构等。二级数据库则是在初级数据库和相关文献等数据基础上经加工和增加相关信息，构建具有特殊生物学意义和专门用途的数据库，如真核生物启动子序列库 EPD 和蛋白质一般结构或功能域数据库 PROSITE。

一个数据库记录一般由两部分组成：原始序列数据和描述这些数据生物学信息的注释。数据库记录的格式有很多，较为常见的包括 FASTA、FASTQ、CBFF、CFF 这几种。

目前可以通过 Entrez（由 NCBI 创建）和 SRS（sequence retrieval system，由 EMBL Theore Etzold 建立）两个系统进行数据库检索和序列搜索。

目前主要的数据库类型（数据库）包括基因组数据库（GDB、GenBank、Ensembl）、核苷酸数据库［ENA（EMBL）、GenBank、DDBJ］和蛋白质数据库（SWISS-PROT、PIR、PDB）。以下对常用的几种数据库进行简要介绍。

（一）核苷酸及其相关数据库

1. DNA/RNA 序列数据库　目前，国际上有三个主要核苷酸序列公共数据库，又称为国际公共序列数据库。分别为英国的欧洲分子生物学实验室（EMBL）下的欧洲核苷酸档案库（European Nucleotide Archive，ENA）（http://www.ebi.ac.uk/ena）、美国国家生物技术信息中心（NCBI）下的 GenBank 数据库（http://www.ncbi.nlm.nih.gov/Genbank）和日本 DNA 数据库（DNA Data bank of Japan，DDBJ）（http://www.ddbj.nig.ac.jp）。

2. 基因组数据库　人类最早于 1977 年获得噬菌体的基因组全序列（53kb）[11]。基因组数据库的主要内容为收集基因组序列、注释结果并且展示这些序列。目前许多基因组已经测序完成，这些基因组的大部分信息在 ENA、GenBank 等数据库中均可找到。Ensembl Genomes（http://ensemblgenomes.org/）是较为常用的数据库，主要包含细菌、原生生物、真菌、植物以及无脊椎动物等的基因组数据。

3. 非编码 RNA 数据库　非编码 RNA（non-coding RNA）包括 rRNA、tRNA、snRNA、snoRNA 和 microRNA 等，它们的共同特点是都能转录但不翻译成蛋白，在 RNA 水平上就能行使各自的生物学功能。非编码 RNA 可简单归为两类：内源性非蛋白质编码小 RNA（sncRNA，18～24nt）和长链非编码 RNA（lncRNA，大于 200nt）。

非编码 RNA 数据库主要见表 1-2-1。

表 1-2-1　非编码 RNA 数据库

类型	数据库	网址	内容
非编码小 RNA 数据库	miRBase	http://www.mirbase.org/	已发表 microRNA 序列及相关注释的数据库
	piRNAbank	http://pimabank.ibab.ac.in/	piRNA 数据库，其中收集的物种只包括人、鼠以及果蝇
	GtRNAdb	http://gtrnadb.ucsc.edu/	转运 RNA（tRNA）数据库
	SILVA	http://www.arb-silva.de/	核糖体 RNA（rRNA）数据库，同样收录真核生物、细菌和古生菌
长非编码 RNA 数据库	LncRNAdb	http://www.lncmadb.org/	一个长非编码 RNA 数据库，为真核生物已注释功能的长非编码 RNA
	LncRNAWiki	http://lncrna.big.ac.cn/index.php/MainPage	人类长非编码 RNA 数据库

资料来源：《生物信息学》[28]。

（二）蛋白质及其相关数据库

蛋白质及其相关数据库主要包含蛋白质序列数据库、蛋白质结构数据库、蛋白质组数据库、蛋白质功能域数据库及蛋白分子互作数据库。其数据库详情见表 1-2-2。

表 1-2-2 蛋白质数据库

类型	定义	数据库	网址
蛋白质序列数据库		UniProt	http://www.uniprot.org/
		PIR	http://pir.georgetown.edu/
蛋白质结构数据库	实验获得的三维蛋白质结构均储存在蛋白质结构数据库中	PDB	http://www.rcsb.org//pdb
蛋白质组数据库	包括一个细胞乃至一种生物所表达的全部蛋白质	PRIDE	http://www.ebi.ac.uk/pride/archive/
蛋白质功能域数据库	指一条蛋白质序列中一段保守的区域，该区域能够独立行使功能、进化等	PROSITE	http://prosite.expasy.org/
		Pfam	http://pfam.xfam.org/
蛋白分子互作数据库	蛋白质之间互作、遗传互作、化学物质互作以及翻译后修饰的专业生物数据库	DIP	http://dip.doe-mbi.ucla.edu/dip/Main.cgi

资料来源：《生物信息学》[28]。

（三）代谢途径等专业数据库

代谢途径主要是指生物体内基因经由转录并翻译成蛋白质后，参与的各种复杂的生化反应，使物质 A 到物质 X 的酶反应按常规程序进行，称为 A 至 X 的代谢途径。

代谢途径的主要数据库见表 1-2-3。

表 1-2-3 代谢途径数据库

数据库	内容	网址
KEGG[29]	可用来查询酶（或编码酶的基因）、产物等，或通过 BLAST 比对查询未知序列的代谢途径信息	http://www.genome.jp/kegg
MANET	一个把蛋白质结构演化关系直接映射到生物分子网络上的数据库	http://www.manet.uiuc.edu/
MetaNetX[30]	在基因组水平对代谢网络以及生化通路进行收集分析操作的在线数据库	http://metanetx.org/mnxdoc/cite.html
MapMan	包括大麦拟南芥在内的三个物种的表达数据集	http://mapman.gabipd.org/web/guest/mapmanweb

资料来源：《生物信息学》[28]。

其他专业数据库还包含代谢组学数据库和表型数据库。代谢组学数据库是主要收录代谢组学通路中的酶、化合物以及基因等成分信息的数据库 MetaboLights（http://www.ebi.ac.uk/metabolights/）。

表型数据库主要包含 3 种：PhenCode（http://phencode.bx.psu.edu/）是一个将人类表型、各类人种特异性位点变异数据库的临床数据和人类基因组数据、进化历史以及功能联系起来的数据库。PhenomicDB（http://www.phenomicdb.de/）是一个多种类的表型基因型数据库，其中包括人类、鼠、果蝇、秀丽线虫以及其他一些模式生物。PHI-base（http://www.phi-base.org/）是病原体寄主互作数据库，主要是将寄主身上由微生物引起的病原体基因信息和表型信息进行关联。

三、两条序列联配算法及序列搜索

序列分析可以分为两个主要部分，一是序列组成分析（包括基因和基因组层次），二是序列之间的比较分析。序列联配或比对的目的，是对序列相似性进行评估，找出序列中结构或功能相似性区域等。通过联配未知序列与已知序列（其功能或结构等已知）的相似程度，可以判断或推测未知序列的结构与功能。

序列联配（sequence alignment）是根据特定的计分规则，通过一定的算法对两条或多条DNA 或蛋白质序列进行比较，找出它们之间最优匹配或最大相似度匹配[31]。

根据序列联配的目的不同，可以分为全局联配和局部联配两种[32]。全局联配（global alignment）是对两条序列的全长进行比对，目标是基于全长序列获得最优匹配结果。局部联配（local alignment）目的是获得两条序列比对中得分最高的匹配片段。

进行序列匹配，需要计分矩阵（即计分规则）、算法和统计方法的联合作用来确定序列间的相似程度。

（一）计分矩阵

计分矩阵是序列联配过程中使用的计分规则，其给出序列联配中碱基或氨基酸匹配或错配值，故又称替换矩阵。构建计分矩阵，需要找到一个可以估计任何联配的某一统计数，使生物学关系最显著的联配统计数最大。

用于 DNA 序列联配的替换矩阵相对比较直观：矩阵中每个匹配的碱基对均记为 0.9 分，每个不匹配（错配）的碱基对被罚 0.1 分，即得到联配的得分。

用于蛋白质联配的替换矩阵相对复杂，应考虑不同的蛋白质家族在进化过程中一种氨基酸突变成另一种氨基酸概率的差异，根据不同的蛋白质家族和预期的相似程度构建不同的替换矩阵。

对于联配有两个易混淆的概念：同源性（homology）和相似性（similarity）。同源性，意味着两条序列存在进化方面的关系，它们从一条共同的祖先序列进化而来；而相似性，只是表明两条序列间具有一定的相似程度。

序列联配中的空位处理是针对序列进化过程中可能发生的插入和缺失而设计的。一般根据空位设置和空位扩展两个参数设置空位罚值。大的空位设置罚值配以很小的空位扩展罚值，被普遍证实是最佳的设定思路。

目前常见的几种计分矩阵如下。

1. PAM 计分矩阵 Dayhoff[33]于 1979 年确定了进化过程中一种氨基酸被另一种氨基酸替换的经验数据，以此为基础建立了"可观测或可接受点突变矩阵 A"，由矩阵 A 可以进一步获得"突变概率矩阵 M"。通过矩阵 M 获取经过一定的进化时期氨基酸 j 被氨基酸 i 所替换的经验频率，进而把可观测突变百分率即 PAM 作为一种时间度量单位。假设同一位点不会发生两次以上的突变，则 1PAM 等于 100 个氨基酸多肽链中预期发生一次替换所需的时间。利用大于 100PAM 的时间间隔可能区分进化关系较远的同源性蛋白质。

2. BLOSUM（blocks substitution matrix）计分矩阵 由 Henikoff 等于 1992 年提出，直接利用多序列联配分析亲缘关系较远的蛋白质，而不是用近缘的序列[34]。这种方法的优点是符合实际观测结果，不足之处是其不能和进化挂钩。大量试验表明，BLOSUM 矩阵总体比 PAM 矩阵更适合于生物学关系的分析和局部相似性搜索。BLOSUM 矩阵后的数字表示用于构建矩阵模块的最小相似比例，矩阵后的数字越大，则表示关系越近。

3. 位置特异性计分矩阵 位置特异性计分矩阵（position-specific scoring matrix，PSSM）是由一个简单对数变换而来的矩阵，其给出不同来源的一小段保守序列（基序）各个特定位置氨基酸的频率[35]。可以直接用于序列搜索，确定未知序列中与 PSSM 序列相似的保守区段。

（二）两条序列联配算法

1. Needleman-Wunsch 算法 由 Needleman 和 Wunsch[2]于 1970 年提出的一种全局联配算法，考虑序列总长的整体比较，用类似于使整体相似最大化的方式，对序列进行联配。

该算法首先给定计分规则（替换矩阵和空位罚值），将两条联配的序列沿双向表的上轴和左侧轴放置，使两条序列所有可能的联配方式都在所形成的方形图中。这样即可得到一条序列所有碱基与另外一条序列碱基所有可能的联配方式，选择每一个联配位点得分最高（H）的路线作为到达该位点的路线，再根据这一原理选择最短距离的序列联配的路径作为最优联配结果。

2. Smith-Waterman 算法 由 Smith 和 Waterman[36]于 1981 年提出，是在 Needleman-Wunsch 算法基础上发展而来的一种局部联配算法，可以给出两条序列的最大相似性值。由于亲缘关系较远的蛋白质序列可能只有一些相互独立的保守片段，所以进行局部相似性分析有时可能比整体相似性分析更合理。该算法首先找到 H 值最高的点作为局部可以达到最高序列相似度的联配位点，反推其到达路径，就得到一条最优路径。

3. BLAST 算法 BLAST 算法是 Altschul[37]等于 1990 年提出。相较于前两种方法，BLAST 算法具有可以同时对大量两条序列间进行比对且运算时间短的优点，是目前应用最广泛的方法。BLAST 算法的简要步骤如下。

（1）分割并创建列表：将查询序列分割为特定长度的字段"words"，然后创建 synonyms 字段列表并使用打分矩阵计算得到相应的分数。生成得分高于阈值 T 的"words"（synonyms）字段列表。

（2）扫描：扫描整个数据库找到与"words"（synonyms）字段列表相匹配的记录（双匹配方法）。

（3）延伸：延伸匹配的"words"，找到成为高分片段对（HSPs）的比对。

BLAST 搜索返回的结果中，提供了递交序列与数据库中序列比对结果的得分（score）和一个统计测验结果（E-value）。得分 S 的值取决于替换矩阵和空位罚分，当使用不同的替换矩阵和空位罚分时，无法对 S 值进行比较。因此将原始分数（S）转换为 Bit Scores，不同打分矩阵的 blast 搜索的 Bit Scores 是可以相互比较的。

E-value 是在特定数据库中随机条件下发生得分大于或等于当前比对得分的序列数目的期望值。E-value 会随着 S 的增加呈指数下降；较大的 E-value 表明查询序列和检索到的序列相似性很可能是随机的，小的 E-value 表明序列相似性可能是因为同源（或潜在的趋同进化）；E-value 是反映比对显著性的一种方式，被广泛用于评价查询序列和目标序列之间同源性的可信程度[38]。

四、多序列联配算法及功能域分析

当研究涉及多条序列甚至上百条序列的比较时，需要采用多序列联配。通过多序列联配结果，可以确定这些序列的亲缘关系，通过序列保守性判断功能域或功能位点等。目前实用的多序列联配方法均采取一种所谓启发式方法，往往能给出一个很好的联配结果，但还不能保证给出的一定是最优联配结果。

多序列联配同样包括全局和局部两种联配方式，主要的多序列联配算法可分为渐进式全局联配、迭代和基于统计模型的方法等。

（一）多序列联配算法

1. 全局联配 CLUSTAL 算法是由 Feng 和 Doolittle[39] 等于 1987 年提出的一种渐进式全局联配方法。其基本思想是重复地利用两序列比对算法，先由两个序列的比对开始，逐渐添加新序列，直到一个序列簇中的所有序列都加入为止。但不同的添加顺序会产生不同的比对结果，因此，确定合适的比对顺序是渐进比对算法的一个关键问题。而两个序列越相似，就越能获取到高的比对效果，因此，整个序列的比对应该从最相似的两个序列开始。

多序列联配大致过程如下：①对所有序列进行两两联配分析，N 条序列应有 $N \times (N-1)/2$ 对；②基于两两联配的结果（如碱基替换率）进行聚类分析，产生联配等级或次序，该等级可用分叉树（binary tree）形式或简单排序来表示；③根据以上联配次序，首先从所有联配中相似性最好的两条序列开始，然后将剩余序列中相似性最好的两条序列或一条序列进行联配，依次类推，直至多序列联配结束。

2. 局部联配 多序列局部联配的目的是找出多条序列共同保守的区域。目前常用的两种方法包括：哈希（Hash）法和基于统计的模式识别方法。

（1）哈希法：哈希表[40]（也叫散列表）是根据关键码值而直接进行访问的数据结构。

利用哈希法可以实现快速查找。

（2）最大期望算法（expectation maximization，EM）：最大期望算法是基于统计的模式识别方法中最常用的一种。该算法于 1977[41] 年被提出，是进行参数极大似然估计的一种方法。可以基于非完整数据集对参数进行最大似然估计，是一种非常简单实用的算法。主要步骤如下：①将多条序列随机排列形成一个多序列联配结果；②选择一个联配宽度；③基于联配结果和宽度构建初始 PSSM 矩阵；④利用该 PSSM 对每条序列进行逐位点扫描；⑤计算每条序列各个位点与 PSSM 的匹配概率；⑥合计一条序列的所有匹配概率值，将上一步算出的匹配概率与这个总和相除；⑦对所有序列进行上述运算；⑧基于上述步骤获得的匹配概率值更新该 PSSM；⑨重复步骤 4~8 一百次以上，直到 PSSM 各列的碱基频率不再变化为止。

（二）蛋白质序列功能域分析与模型

蛋白质功能域（domain）的概念最早由 Wetlaufer[42] 于 1973 年提出。功能域可以从序列和结构两个水平上来定义和研究。序列水平上蛋白质功能域一般是指一条蛋白质序列中一段保守的区域，该区域能够独立行使功能、进化等。结构水平上，功能域是指一个蛋白质结构的一部分，它能形成一个紧密的三级结构，能独立折叠且结构稳定，同样具有独立功能和进化等特征。

基序（motif）的概念由 Doolittle[43] 于 1981 年首先提出。在序列水平上，是指一小段连续的氨基酸或核苷酸序列，是构成功能域的功能单元。在结构水平上，基序可以通过三维结构组成氨基酸短序列，而这些氨基酸并不一定相邻。

1. 功能域模型　功能域模型的目的是希望除了多序列联配的结果，探索是否有更好的方式描述功能域并在实际功能预测中应用。

目前主要的模型包括：①一致序列（consensus sequence）：多序列联配结果中每一列出现最多的碱基或氨基酸构成的序列，是一条单一序列。②正则表达式（regular expression）：把每一列出现的碱基或氨基酸都列出而形成的。③概型（profile）：是一个类似 PSSM 的矩阵，但其可以包含匹配、错配、插入和缺失等情况。提供了多序列联配中每一列出现各种氨基酸（或空格）的概率（经过对数转换并取整数）。④隐马尔可夫模型（HMM 概型）：用参数表示的用于描述随机过程统计特性的概率模型，是一个双重随机过程，由两部分组成：马尔可夫链和一般随机过程。

2. 熵与信息量　构建一个计分矩阵（如 PSSM、PAM 和 BLOSUM 矩阵）之后，评价该矩阵用于序列搜索或保守区段的搜索效果如何，即该矩阵的信息量如何。这里就引入了不确定性参数、信息熵和信息量（IC）的概念来衡量。

不确定性（uncertainty）可以用必须提问的次数来度量，即所包含的信息量。不确定性参数 H 在信息论中被称为计分矩阵的信息熵。该值越高，不确定性 H 值就越大；相反，不确定性 H 值越低，表明其信息量越大，该计分矩阵用于从随机匹配鉴别真实基序的能力就越强，可应用性越好。

五、基因预测与功能注释

一个生物体的基因组是指一套染色体中完整的 DNA 序列。基因组包括核基因组、线粒体基因组和叶绿体基因组等。基因组 DNA 序列构成复杂，且不同物种基因组构成在基因个数、基因密度、重复序列种类构成和假基因数量等特征上存在明显差异。人类基因组的 50kb 区段仅包含一个蛋白质编码基因，提供的信息包括基因结构（包括交替剪切）、基因转录本（mRNA）、甲基化程度、与其他物种的同源基因序列保守性、SNP 分布、各类重复序列分别情况等。

1. 基因预测 在完成基因组序列拼接后，可以获得基因组的主要 DNA 序列，甚至可能是整个基因组各条染色体的序列。这些序列中包含许多未知基因，将基因从这些基因组序列中找出来是生物信息学的一个重要任务。所谓基因预测（gene finding）或注释（annotation）是指基因结构预测，主要预测 DNA 序列中编码蛋白质的区域（CDS）。

目前，基因注释方法主要包括两大类：一类是同源比对方法，另一类是从头预测方法。综合两类方法的预测结果，给出最终的预测结果。同源比对方法（homology method）[44] 是利用近缘种已知基因进行序列比对，发现同源序列，并结合基因信号（外显子内含子剪切信号、基因起始和终止密码子等）进行基因结构预测。另外，通过测定目标物种转录组（RNA-seq）或其他基因表达序列，可以获得大量目标物种转录本序列，将这些表达序列定位到基因组上，并结合基因信号，同样可以辅助基因编码区预测。从头预测方法（ab initio method）是根据编码区统计特征和基因信号进行基因结构的预测。目前常见的如隐马尔可夫模型（HMM）、神经网络（NN）、动态规划（dynamic programming）等。

目前全基因组水平基因注释主要综合利用三种方法的预测结果。

（1）从头预测：该方法的最大优势在于，其无需利用外部的证据来鉴定基因及判断该基因的外显子 - 内含子结构，而是利用各种概率模型和已知基因统计特征预测基因模型。

（2）利用近缘物种已知基因蛋白序列进行同源比对获得间接证据：由于基因蛋白序列在相近物种间存在较高的保守性，因而这部分序列经常被作为基因注释过程中的主要证据，即将相近物种的已知蛋白序列联配到目标基因组上，获得这些蛋白序列在基因组上的对应位置，从而确定外显子边界。

（3）基于目标物种基因表达数据获得基因信息：在各种基因预测的证据中，转录组数据（如 RNA-seq）对基因注释的准确性提升有很大帮助。目前利用 RNA-seq 辅助注释的策略主要分为两种：①将 RNA-seq 数据独立拼接成转录本，然后将转录本定位到基因组上以确定基因的位置和结构；②直接将 RNA-seq 的读序数据联配到基因组上，再通过联配结果进行组装。

当利用以上三种策略或工具完成注释后，进一步通过基因注释整合工具，获得一个完整且较为准确的注释结果。

2. 基因预测方法 主要通过隐马尔可夫模型（HMM）方法对基因进行预测。

马尔可夫模型，也称马尔可夫链（Markov chain），是俄罗斯数学家 Markov 于 1907 年提出的研究随机过程统计特征的一种概率模型。隐马尔可夫模型作为马尔可夫模型的拓展并应用最广泛的模型，是 20 世纪 60 年代由 Leonard E.Baum 等发展起来的。

HMM[45] 是一种用参数表示的用于描述随机过程统计特性的概率模型，是一个双重随机过程，由两个部分组成：马尔可夫链和一般随机过程。其中，马尔可夫链用来描述状态的转换，用转移概率描述；一般随机过程用来描述状态与观察序列间的关系，用观察值概率描述。

对于 DNA 序列，基于 HMM 的解释是，DNA 序列任何一个位点的碱基是由一个由 A、T、G、C 四面体骰子随机产生的，每个位点都有一个自己的骰子，每个骰子产生的 A、T、G、C 概率不同。同时，DNA 序列特定位点出现什么骰子符合马尔可夫模型特征，即其仅与序列中上一个位点的骰子有关。由于基因组序列虽然有其内在规律（如包含基因等），但总体上，序列的组成和分布具有很多随机性，也就是说基因的信号是很弱的，这种随机特征使得 HMM 能够很好地解释 DNA 序列。

HMM 的 3 个基本问题[46]：①评估问题（evaluation）：已知观察序列 O 和模型 λ，如何计算由此模型产生此观察序列的概率 $P（O|\lambda）$。②解码问题（decoding）：已知观察序列 O 和模型 λ，如何确定一个合理的状态序列，使之能最佳地产生 O，即如何选择最佳的状态序列。它是对观察值的最佳解释，揭示的是隐藏的马尔可夫模型的状态序列。③学习问题（learning）：如何根据观察序列不断修正模型参数，使 $P（O|\lambda）$ 最大。

针对上述 HMM 模型的三个主要问题，已提出了相应的算法来解决：评估问题——向前和向后（forward-backward）算法；解码问题——Viterbi 动态规划算法；学习问题——Baum-Welch 算法（最大期望算法）。

3. 基因预测统计　HMM 模型是目前基因组进行蛋白质编码基因预测的主要方法。HMM 模型往往与贝叶斯统计关系密切，在实际预测中，HMM 模型经常利用贝叶斯统计进行统计推断，即利用后验概率进行统计推断。

统计推断时，一般会涉及三种信息，即总体信息、样本信息和先验信息。总体信息是指总体分布或总体所属分布族提供的信息，是统计推断的基础。样本信息是从总体抽取的样本提供的信息，通过样本的加工和处理对总体的某些特征可以做出较为精确的统计推断。先验信息是抽样之前有关统计问题的一些信息，一般来说，先验信息主要来源于经验和历史资料。贝叶斯统计基于三种信息进行统计推断。贝叶斯统计与经典统计的主要差别在于是否利用先验信息。

贝叶斯统计源于英国数学家贝叶斯在 18 世纪提出的一种归纳推理方法[47]。最基本观点是"任一个未知量 θ 都可看作一个随机变量，应该用一个概率分布去描述 θ 的未知状态"。这个概率分布是在抽样前就有的，是有关 θ 先验信息的概率陈述，这个概率分布被称为先验分布。因为任何一个未知量都有不确定性，而在表述不确定性程度时，概率和概率分布是最好的语言。贝叶斯统计方法以坚实的概率论为基础，为统计推断提供了一套原则和灵活的方法。

贝叶斯统计在生物信息学领域应用非常广泛的主要原因如下[48]：①生物信息学面对的是大量生物学序列数据，但对于这些数据产生相应机制或理论很不完善，需要在高度不确定性的情况下进行推理。贝叶斯统计使用概率论的语言来描述不确定性，并进行不确定性推理。②生物序列数据建模大多基于概率模型。贝叶斯统计推断首先利用所有背景信息和数据构建模型，然后使用概率论的语言赋予模型一个先验概率，通过概率计算，基于已有数据估计模型的后验概率或置信度，得到唯一的解，然后进行推断。贝叶斯统计方法的上述特征符合大规模生物序列数据要求。③贝叶斯统计的理论方法体系已日臻完善，而计算机技术的发展，使我们处理复杂模型的计算能力极大提高，通过机器学习方法可以对复杂模型参数等进行有效求解，包括含有几千个参数的模型和大量噪声的序列数据。

4. 基因功能注释　在获得基因结构注释信息后，我们希望能够进一步获得基因的功能信息。基因功能注释主要包括预测基因中的结构域、蛋白质功能和所在的生物学通路等。目前普遍采用序列相似性比对的方法对基因功能进行预测。

（1）利用序列和结构域数据库进行注释

1）利用 NR、Uniprot/SwissProt 数据库进行注释：当需要功能注释的序列数目不是很多时，可直接在 NCBI 网页（http://blast.ncbi.nlm.nih.gov/Blast.cgi）上选择需要进行比对的数据库，直接进行 BLAST 搜索，获得 NR 数据库（non-redundant protein sequence database）记录的最佳匹配，根据匹配上的已知功能基因，推断未知基因的功能。

若有大量基因需进行功能注释，或需注释某一物种上万条基因序列时，通常会采用本地化注释的方法，即利用 NCBI 提供的本地版本的 BLAST 程序和从 NCBI 上下载的 NR、SWISSPROT 数据库作比对。

2）利用 Interpro 功能域数据库进行注释：使用 Interpro 数据库，可预测蛋白质功能域或重要位点。该数据库整合了 PROSITE、PFAM、PRINTS、ProDom、SMART、TIGRFAMs等功能域数据库和 PIRSF、SUPERFAMILY、CATH-Genes3D 等其他不同类型数据库。根据需要可以选择注释数据库，获得相应的功能注释结果。

（2）利用功能分类和代谢途径信息进行注释

1）利用 GO 定义基因功能：GO 将功能分为三大类别，即细胞组分（cellular component）、分子功能（molecular function）、生物学过程（biological process）。获得 GO 注释最简单的方法是利用已做好 interproscan 的注释，直接从该结果中提取相关基因的 GO 注释信息。

2）利用 KEGG 等数据库生物学代谢通路信息：通常使用 KAAS（http://www.genome.jp/tools/kaas/）完成 KEGG 注释。通过该网站注释获得的结果包括对应 KO（KEGG Orthology）代号、KEGG 的代谢通路以及各个代谢通路对应的图谱等。KAAS 主要分为两种形式，即双向最好匹配（BBH）和单向最好匹配（SBH），前者适用于全基因组基因序列的注释，后者适用于对个别基因进行注释的情况。

六、系统发生树构建

随着分子生物学的不断发展，人们熟悉和了解的物种越来越多，对其进行精准分类显得尤为重要。分类学可以进行物种的分类，构建系统发生过程有助于通过物种间隐含的种系关系，揭示进化动力的实质。不同生物表型（phenotype）和基因型（genotype）数据有明显的差异。

1973 年 Sneath 和 Sokal 首次将表型性关系定义为根据生物体一组表型性状所获得的相似性，而遗传性关系含有祖先的遗传信息。1987 年 Nei 指出，如果表型相似性的尺度意味着进化上的相似性程度，则有关表型的方法就可以提供遗传上的判断。这两种关系可用系统进化树或系统发生树[49]（phylogenetic tree）来表示。

用于构建系统树的数据有两种类型：一种是特征数据（character data），主要提供基因、个体、群体或物种的信息；另一种是距离数据（distance data）或相似性数据（similarity data），涉及成对基因、个体、群体或物种的信息。距离数据可由特征数据计算获得，但反过来则不行。这些数据可以通过矩阵的形式表达。距离矩阵（distance matrix）是在计算得到的距离数据基础上获得，距离的计算总体上要依据一定的遗传模型，并能够表示出两个分类单位的变化量。因此，系统树的构建质量依赖于距离估算的准确性。

（一）系统发生树与遗传模型

1. 系统发生树构建方法　系统发生树分有根树和无根树，构建主要有四种方法：距离矩阵法、最大简约法、最大似然法和贝叶斯法。

（1）距离矩阵法[50]（distance matrix method）：主要根据每对物种之间的距离，其计算一般很直接，所生成的树的质量取决于距离尺度的质量，距离通常取决于遗传模型[51]。

（2）最大简约法[52]（maximum parsimony，MP）：较少涉及遗传假设，通过寻求物种间最小的变更数来完成。由于该方法基于数据测算所有树形的可能性，所以计算量很大，一般超过 12 个实用分类单位（OTU）就难以建树。

（3）最大似然法[53]（maximum likelihood，ML）：最大的特征是对模型的巨大依赖性，该方法在计算上繁杂，但为统计推断提供了良好基础。该方法特别适用于序列间差异非常明显的进化分析，同时可以利用不同进化模型构建最佳系统发生树。

（4）贝叶斯法（Bayesian Inference，BI）：基于进化模型的统计推论法。可以处理大而复杂的数据集，将现有系统发育结论作为先验概率，通过后验概率直观反映各分支的可靠性而不需要通过自举法检验。

对于发生树的稳健性和可靠性问题，"自举法"是推断进化树可靠性的常用方法，简单来说，当序列长度为 m 时，把序列的位点都重排，进行 m 次有放回的抽样，然后将这些抽样得到的新的 m 列数据，重新使用相同的方法构建得到 bootstrap 树，并重复一定次数（如 1 000 次）。对于各种树形中可靠的分枝，必定有大量重排数据支持这一分枝，如 95% 甚至更高比例的支持率。"自举法"通常需要较大的计算量，特别是对于似然法建树。

　　另外，也有其他的统计测验方法，例如 Kishino 与 Hasegawa[54]提出的一种基于似然度比较两个候选进化树的 KH 近似检验方法以及 Shimodaira 与 Hasegawa 提出的 SH 检验[55]。

　　2. 遗传模型　当我们说两条序列为同源序列时，意味着它们有共同的祖先。同源序列的来源主要通过物种分化、基因和基因组片段水平倍增等机制产生。同源基因包括两种类型旁系（paralogous）和直系（orthologous）同源基因，其中旁系同源基因由同一个物种内的基因倍增而来，而直系同源基因是指物种分化后产生的同源基因。

　　个体发生碱基变异后，新基因型可能在群体内扩散。群体水平上，在旁系同源基因上可以发现大量单碱基变异，当该变异基因型的频率很低（<1%）时，一般认定其为新的突变（mutation），当其频率超过 1% 后，称为单碱基变异多态性（SNP）。

　　分子进化中，由于碱基变异遗传模型等研究比较清楚，目前主要用 SNP 数据构建系统发生树。

　　遗传模型在系统树构建中非常重要，因为距离计算等建树过程必须在一定的遗传假设下才可能进行。目前主要遗传进化模型包括 Jukes-Cantor 模型[56]、Kimura 模型、Felsenstein 模型和 Hasegawa-Kishino-Yano（HKY）模型。

（二）系统发生树主要构建方法

　　1. 距离矩阵法　首先通过各个物种之间的比较，根据一定的假设（进化距离模型）推导得出分类群之间的进化距离，构建一个进化距离矩阵。进化树的构建则是基于该矩阵中的进化距离关系。这里的遗传距离为所有成对实用分类单位（operational taxonomic units，OTU）之间的距离。用这些距离对 OUT 进行表型意义的分类可借助于聚类分析（clustering），聚类过程可以看作是鉴别具有相近 OUT 类群的过程。距离矩阵法主要包括 3 种主要方法[57]：非加权平均连接聚类法（UPGMA 法）、Fitch-Margoliash 法和邻接法（neighbor-joining 法）。

　　（1）UPGMA 法：非加权平均连接聚类法[58,59]是早期应用最广泛的一种聚类方法。该法将类间距离定义为两个类内成员所有成对距离的平均值，广泛用于距离矩阵。Nei 等模拟了构建树的不同方法，发现当沿着树的所有分枝突变率相同时，UPGMA 法一般能够得到较好的结果。但必须强调有关突变率相等（或几乎相等）的假设对于 UPGMA 的应用是重要的。

　　（2）Fitch-Margoliash 算法：UPGMA 法包含如下假定：沿着树的所有分枝突变率为常数。Fitch 和 Margoliash（1967 年）发展的 Fitch-Margoliash 算法[60]去除了这一假定。该法的应用过程包括插入"丧失的"OTU 作为后面 OTU 的共同祖先，并每次使分枝长度拟合于 3 个 OTU 组。

　　Margoliash 担心他们的法则所得到的拓扑结构可能是不完全正确的，并建议考查其他拓扑结构。可以采用 Fitch 和 Margoliash（1967 年）称为"百分标准差"的一种拟合优度来比较不同的系统树，最佳系统树应具有最小的百分标准差。根据百分标准差选择系统树，其最佳系统树可能与由 Fitch-Margoliash 法则所得的不相同。当存在分子钟时，可以预期这一标准差的应用将给出类似于 UPGMA 方法的结果。如果不存在分子钟，在不同的世系（分枝）中的变更率是不同的，则 Fitch-Margoliash 标准就会比 UPGMA 法好得多。通过选择不同的 OUT 作为初始配对单位，就可以选择其他的系统树进行考查。具有最低百分标准差的系统树即被认为是最佳的，并且这个标准是建立在应用 Fitch-Margoliash 算法的基础上。

（3）邻接法：邻接法是由 Saitou 和 Nei 于 1987 年提出的[61]。与 UPGMA 方法类似，该方法通过确定距离最近（或相邻）的成对分类单位来使系统树的总距离达到最小。相邻是指两个分类单位在某一无根分叉树中仅通过一个节点（node）相连。通过循序地将相邻点合并成新的点，就可以建立一个相应的拓扑树。

2. 最大简约法（maximum parsimony，MP） 最早源于形态性状研究，现在已经推广到分子序列的进化分析中。最大简约法的理论基础是奥卡姆（Ockham）哲学原则，该原则认为：解释一个过程的最好理论是所需假设数目最少的那一个。对所有可能的拓扑结构进行计算，并计算出所需替代数最小的拓扑结构，作为最优树。

如 Felsenstein 指出，在试图使进化事件的次数最小时，简约法隐含地假定这类事件是不可能的。如果在进化时间范围内碱基变更的量较小，则简约法是很合理的，但对于存在大量变更的情形，随着所用资料的增加，简约法可能给出实际上更为错误的系统树。

最大简约法的优点：不需要在处理核苷酸或者氨基酸替代时引入假设（替代模型）。此外，最大简约法对于分析某些特殊的分子数据如插入、缺失等序列有用。

最大简约法的缺点：在分析的序列位点上没有恢复突变或平行突变，且被检验的序列位点数很大时，最大简约法能够推导获得一个很好的进化树。然而在分析序列上存在较多的回复突变或平行突变，而被检验的序列位点数又比较少时，最大简约法可能会给出一个不合理的或者错误的进化树推导结果。

3. 最大似然法（maximum likelihood，ML） 最早应用于系统发育分析是在对基因频率数据的分析上，之后基于分子序列的分析中也已经引入了最大似然法的分析方法。最大似然法分析中，选取一个特定的替代模型来分析给定的一组序列数据，使获得的每一个拓扑结构的似然率都为最大值，然后再挑出其中似然率最大的拓扑结构作为最优树。

在最大似然法的分析中，所考虑的参数并不是拓扑结构而是每个拓扑结构的枝长，并对似然率求最大值来估计枝长。最大似然法的建树过程是个很费时的过程[62]，因为在分析过程中有很大的计算量，每个步骤都要考虑内部节点的所有可能性。最大似然法也是一个比较成熟的参数估计的统计学方法，具有很好的统计学理论基础，当样本量很大时，似然法可以获得参数统计的最小方差。只要使用一个合理的、正确的替代模型，最大似然法可以推导出一个很好的进化树结果。

4. 基因组组分矢量方法 组分矢量方法（CVTree）[63]是郝柏林小组发展的用于研究生物之间系统发育关系的新方法。其基于全基因组，避开了传统的联配方法，已经成功地应用于原核生物、冠状病毒（包括人类 SARS 病毒）以及叶绿体的进化研究中。

七、蛋白质结构预测

蛋白质结构预测是指从蛋白质的氨基酸序列预测出其二级和三级结构。由于蛋白质的生物学功能在很大程度上依赖于其空间结构，所以进行蛋白质的结构预测，对于理解蛋白质结构与功能的关系，并在此基础上进行蛋白质复性、突变体设计以及基于结构的药物设计等具有重要意义。

（一）蛋白质结构数据库

蛋白质结构数据库主要可分为蛋白质结构分类数据库（如 SCOP 和 CATH 等）和实验测定结构数据库（如 PDB）。

蛋白质结构分类是蛋白质结构研究的一个重要方向，是三维结构数据库的重要组成部分。蛋白质结构分类可以包括不同层次，如折叠类型、拓扑结构、家族、超家族、结构域、二级结构、超二级结构等。蛋白质分类数据库应用较多的主要包括两种：① SCOP 数据库[64]（http://scop.mrc-lmb.cam.ac.uk/scop）：由剑桥大学 Chothia 教授小组建立。该数据库建立在蛋白质进化关系和折叠原理上，其对已知三维结构的蛋白质进行分类，并描述了它们之间的结构和进化关系。SCOP 除用计算机程序外，主要依赖人工注释。SCOP 将蛋白质结构分为四个层次：结构类型（class）、折叠模式（fold）、超家族（superfamily）、家族（family）。SCOP 数据库主要作为一个工具，通过序列与结构的关系，理解蛋白质进化以及确定未知序列和未知结构是否与已知蛋白质相关。② CATH 数据库[65]（www.biochem.ucl.ac.uk/bcm/cath）：由伦敦大学 Thornton 小组建立。SCOP 与 CATH 的分类方法大同小异，与 SCOP 类似，也是自上而下把已知蛋白质结构分为 4 个层次：类型（class）、构架（architecture）、拓扑结构（topology）和同源性（homology）。两者最大的区别是 SCOP 基本上靠人工分类，而 CATH 主要是利用程序进行自动化计算。

（二）蛋白质二级结构预测

蛋白质二级结构是指多肽链沿一个方向排列成具有周期性结构的构象，是蛋白质多肽主链中有规则的重复构象。

二级结构预测也常称为三态预测，因为序列中的每一个氨基酸残基都可以归结为螺旋（helix，H）、拉长的折叠股（extended β-strand，E）或卷曲（coil，C）三种状态。

预测方法大致可分为三大类：统计学方法、基于立体化学原则的物理化学方法和神经网络域人工智能方法。

统计学方法中最典型的是 Chou-Fasman 法[66]。该方法对已知结构的蛋白质进行统计处理，计算出 20 种氨基酸在 α 螺旋、折叠和卷曲三种构象中的分布情况，然后得到每一种氨基酸在这些二级结构构象中的构象参数。根据统计规律，提出了一些二级结构成核、延伸和终止的规则，根据这些规则就可以预测已知序列的多肽链的二级结构。

利用物理化学方法预测蛋白质二级结构，最著名的是 Lim 法[67]。该方法在预测蛋白质二级结构时，考虑蛋白质折叠构象的立体化学特征和物理化学性质，比如残基侧链基团的体积大小、亲/疏水性质和所带电荷等因素；另外，这一方法还充分考虑邻近氨基酸残基之间的相互作用情况。此外，根据已经测定的蛋白质结构情况，该方法还总结了形成α螺旋或β折叠构象的结构模式和立体化学特征。

神经网络与人工智能方法是新兴的蛋白质二级结构预测方法。目前，二级结构神经网络算法中应用最广的是 BP 网络（back-propagation network），即反馈式神经网络算法[68]。其通常是由三层相同的神经元构成的层状网络，使用反馈式学习规则，底层为输入层，中间为隐含层，顶层是输出层，信号在相邻各层间逐层传递，不相邻的各层间无联系；在学习过程中，根据输入的一级结构和二级结构的关系信息，不断调整各单元之间的权重，最终确定输入与输出的良好关系，并用于对未知蛋白质二级结构的预测。这些方法与传统方法相比，最大的特点是预测二级结构时不仅仅是基于单序列和单个氨基酸，而是利用多序列，通过从多重序列的比对中学习规则。

（三）蛋白质三级结构预测

目前，蛋白质空间三级结构预测的方法有三种，即从头预测法、同源建模法和折叠识别法。

1. 从头预测法 从头预测[69]（ab initio prediction），也称为理论计算预测，是指从蛋白质的一级结构出发，根据物理化学、量子化学、量子物理的基本原理，利用各种理论方法计算出蛋白质肽链所有可能构象的能量，然后从中找到能量最低的构象，作为蛋白质的天然构象。

由于计算的难度，这种方法只能用于计算很小的蛋白质分子的局部结构，目前该方法还不能作为一种常用的蛋白质结构预测方法。

2. 同源建模法 同源建模法[70]（homology modeling），也称为比较建模法（comparative modeling），是一种基于知识的蛋白质结构预测方法。根据对蛋白质结构数据库 PDB 中的蛋白质结构进行比较分析研究得知，任何一对蛋白质，只要其序列长度达到一定程度，序列相似性超过 30%，则可以确定它们具有相似的三维结构。

同源建模通常包括下列主要步骤：模板搜寻、序列联配、结构保守区寻找、目标模型搭建、结构优化和评估等。目前三种预测蛋白质三级结构方法中，同源建模法为最简单和最成熟的方法。

3. 折叠识别法 折叠识别法[71]（fold recognition），也称反向折叠法、串线算法等。该方法基于这样一个事实，即很多没有序列相似性的蛋白质具有相似的折叠模式。因此可以采取序列结构联配的方法，即通过目标蛋白质的氨基酸序列和已知折叠模式的逐一对比，根据特定的计分函数找出最有可能的未知序列折叠模式。折叠识别法可以弥补同源建模方法只能依赖序列相似性寻找模板的不足，为目前三种预测蛋白质结构方法中发展最快也是最有前景的方法。

折叠识别法涉及几个过程：折叠库（即已知折叠方式的序列记录）搜索，获得已知蛋白质结构的相似序列；折叠模式打分以及识别适合序列的折叠模式；将未知序列与打分最高的蛋白质进行序列比对。

第三节
高通量测序数据分析

一、基因组拼接与分析

基因组序列拼接是指将测序获得的 DNA 片段，通过联配等手段组合出其原始序列。目前，测序技术获得的读序长度从 100bp 到几十 kb 不等，生物信息学必须提出相应的算法拼接出其原始序列。基因组拼接过程，通过拼接算法加遗传图谱等其他技术辅助共同完成，使获得的拼接序列尽可能长，接近其原始序列长度。

（一）基因组拼接与组装

1. 基因组拼接　基因组拼接算法主要采用从头拼接。从头拼接目前有两种主要方法，一种是基于读序之间的重叠序列进行拼接的方法，即 OLC 方法[72]（overlap-layout-consensus）；另一种是基于图论的算法，基于图论的基因组拼接算法是目前高通量测序读序拼接主流方法，特别适合处理大量具有重叠关系的短序列。OLC 算法仅适用于第一代测序技术获得的读序或一些大片段的拼接，但不适用于第二代测序技术获得的短读序。

图论算法中的图主要包括欧拉图和哈密顿图。

欧拉图[73]是指含有欧拉回路的连通图，经过图中所有边的迹叫欧拉迹，欧拉回路就是起点和终点为同一顶点的欧拉迹。判断一个连通图是否为欧拉图，可以根据其每个顶点的度是否都是偶数进行判断，欧拉图顶点特征就是具有偶数度。哈密顿图是指含有哈密顿圈的图。哈密顿圈指经过图中所有顶点且起点和终点为同一顶点的圈。

图论算法中较为常用的是基于德布鲁因图的拼接算法。德布鲁因序列 $B(k, n)$ 是指所有长度为 n 的 k 元素构成的循环序列。俄罗斯生物信息学家帕夫纳（Pavel A. Pevzner）1989年第一次把德布鲁因图引入序列的拼接[74]。德布鲁因序列可以通过确定 n 维德布鲁因图的哈密顿路径，或 $n-1$ 维德布鲁因图的欧拉路径进行构建[75]。德布鲁因图的数据结构，特别适合处理大量具有重叠关系的短读序，该数据结构中，利用读序 K-mer 作为顶点，读序作为边，图的大小由目标基因组大小和重复序列含量决定，而与读序覆盖深度无关[76]。K-mer是指一条测序获得的序列中所有可能具有长度为 K 的子序列或亚序列。对于一条长度为 L 的序列，所有可能的长度为 K 的子序列数量为 $L-K+1$，而可能的 K-mer 数量与序列构成元素数量（n）有关（如 DNA 序列由 4 个碱基构成，$n=4$），所有可能数量为 n^k 个。在德布鲁因图中可以通过寻找欧拉路径的思路来确定拼接序列（即德布鲁因序列）。随着高通量测序技术的出现，该拼接算法成为基于高通量数据的基因组拼接主流方法。

2. 基因组组装 对于基因组从头组装而言，基因组草图序列需要对大片段序列排序和定向，进行染色体水平的组装。染色体水平组装通常需要利用遗传图谱、光学图谱技术、Hi-C 等技术辅助组装。利用遗传图谱（genetic map）[77]辅助进行染色体水平组装又称为"准染色体重建"，但目前基因组组装上仍旧存在很多不确定的地方，需要各种可能的证据来进行校验。遗传图谱中使用最广泛的为 SNP 标记。基于 SNP 标记可进行连锁分析，构建高密度的遗传图谱。遗传图谱的标记、标记的遗传距离和标记对应的染色体是辅助基因组组装的重要信息。当一个基因组存在多个可用的遗传图谱时，应尽可能多地使用遗传图谱，以增加标记数量和验证标记之间的一致性以及图谱本身可能存在的错误。利用遗传图谱组装基因组有其局限性，如需要构建遗传群体、周期长、成本高等。为此，许多新技术不断被开发并应用于辅助基因组组装，光学图谱（BioNano）、Hi-C、芝加哥（Chicago）技术、10X Genomics linked-reads 等各种技术应运而生。这些技术可以用于辅助基因组复杂区域的组装，产出数据质量更高，组装准确性更好。

（二）第三代测序数据拼接方法

在前述基因测序的基础上，根据三代测序深度的不同，可以考虑不同的拼接方式，大致有三种策略（表 1-2-4）。

表 1-2-4 第三代测序数据拼接方法

拼接策略	测序深度	软件名称	描述
完全基于三代数据	至少 50x 的测序深度	HGAP	基于 Pacbio 序列拼接流程，拼接上限目前为 130Mb，如需更大基因组可尝试 smrtmake 中的 HGAP3
		Falcon	一个二倍体三代数据拼接软件
		PBcR self-correction	与 HGAP 原理相同，以 PBcR 为基础进行三代序列自我修正的流程
		Celera Assembler	可供 PacBio 序列直接拼接的软件
		Sprai	以产生更长 contig 为目的的拼接软件
二代和三代数据混用	5 ~ 50x	pacBioToCA	Celera Assembler 中的一个模块，利用二代序列联配到三代序列上，以达到修正三代序列并产生一致序列
		ECTools	一个利用二代拼接的 contig 修正三代序列的软件包
		SPAdes	利用二代和三代序列进行混合拼接的软件
		Ceruleat	基于 ABYSS 算法利用三代序列来延长 contig 并解决其中的拼接小包（bubble）
		dbg2ole	利用二代 contig 与三代序列混合拼接的软件
		proovread	利用二代 contig 对三代序列进行大规模高精度纠正
仅用于第二代补洞	5x 左右	PBJelly	通过三代数据填补二代数据拼接获得 scaffold 中的洞，以改善拼接质量，应用的基因组大小可以超过 1Gb

资料来源:《生物信息学》[28]。

（三）基于字符串（K-mer）的基因组调查与分析

Lander 和 Waterman 在 1988 年进行了理论测算，提出了 Lander-Waterman 模型[78]。其公式为 G＝Knum/Kdepth，其中 Knum 是 K-mer 的总数，Kdepth 是 K-mer 的期望测序深度。K-mer 深度频率分布遵循泊松分布，可以根据 K-mer 深度分布曲线的峰值作为其期望深度。

由于杂合性和倍性等因素，使一些物种基因组变得异常复杂，增加了基因组拼接的难度。K-mer 深度分布曲线会由于基因组杂合性、倍性、重复序列等因素发生变化，这些变化为我们提供了目标基因组非常有用的信息。

二、基因组变异与分析

遗传变异是生物体内遗传物质发生变化而造成的一种可以遗传给后代的变异，可以导致生物在不同水平上体现出遗传多样性。

（一）基因组变异类型

基因组的遗传变异有多种类型，大致将其划分为三类。

第一类为单核苷酸多态性（SNP），由单个核苷酸 A、T、C 或 G 的改变而引起的 DNA 序列的改变，造成个体之间基因组的多样性。在人类的遗传变异中，约 90% 为 SNP 变异。在人类基因组中，每隔 100 ~ 300 个碱基就会存在一处 SNP 位点和转座子变异等。

第二类为小片段的插入和缺失（insertion 或 deletion，Indel），指在基因组的某个位置上所发生的小片段序列的插入或者删除，其长度通常在 50bp 以下。

第三类为结构变异[79]（structural variation，SV），这种类型比较多，包括长度在 50bp 以上的长片段序列的插入或者删除、染色体倒位、序列串联倍增、染色体内部或染色体之间的序列易位、拷贝数变异以及一些形式更为复杂的变异[80]。拷贝数变异[81]（copy number variation，CNV）一般指长度为由 kb 到 Mb 级别组成大片段序列的拷贝数增加或者减少。CNV 可以导致呈孟德尔遗传的单基因病与罕见疾病，同时与复杂疾病也相关。其致病的可能机制有基因剂量效应、基因断裂、基因融合和位置效应等。

（二）基因组变异检测方法

目前主要通过高通量测序检测获得大量遗传变异信息，用于开发分子标记，建立遗传多态性数据库，为后续解释进化关系、挖掘功能基因、辅助分子遗传育种等奠定基础。

1. 单核苷酸多态性（SNP）检测　高通量测序技术应用于 SNP 的检测技术[82]目前较为成熟，并且检测的准确性也较高。如果该位点上联配的基因型与参考基因组基因型不同，则视为纯合的变异位点；若该位点上同时出现与参考基因组相同和变异的基因型，则为杂合变异位点。

2. 基因组结构变异检测　目前主要有四种基因组结构变异检测策略[83]，这四种方法的核心思路都是将序列和参考基因组作比对，并基于已知测序信息查找与该信息不一致的变异信号或模式，从而鉴定不同类型基因组结构变异。

（1）双端读序联配法（pair-end method）：该方法能够检测到的变异类型包括序列删除、序列插入、序列转置、染色体内部和染色体外部的易位、序列串联倍增和序列在基因组上的潜在倍增。

（2）读序联配覆盖深度法[84]（read-depth method）：该方法多被用于检测拷贝数变异。

（3）分裂读序法（split-read approach）：该方法不仅可以更加准确地检测到双端读序联配法能检测的变异，还可以检测到移动元件插入等多种基因组变异类型。

（4）基于从头组装的方法（sequence assembly）：从头组装应该是基因组变异检测最有效的方法，能够提供对于大片段插入和复杂结构性变异的最好检测方法。

（三）基因组重测序

基因组重测序[85]（whole genome re-sequencing）是对基因组序列已知物种的个体进行基因组测序，并进行差异信息分析的方法。基于全基因组重测序，研究人员能够快速地进行资源普查筛选，寻找到大量遗传差异，开展遗传进化分析及重要性状候选基因的预测。

根据对基因组的测序覆盖率，基因组重测序可以分为全基因组重测序和简化基因组测序。全基因组重测序是在全基因组水平进行调查，从而可以检测出与重要性状相关的变异位点，信息全面且准确性较高。基于酶切位点的简化基因组测序，如 GBS[86]（genotyping by sequencing）、RAD-seq[87]（restriction association site DNA sequencing）等，能够降低实验成本，尤其适合样品数量很大的研究项目，并且可用于无参考基因组的非模式物种研究。

基因组重测序的主要应用领域包括：①动植物驯化与基因组遗传多样性研究；②群体遗传进化研究及育种利用；③构建遗传图谱；④核心种质资源基因组遗传多样性研究；⑤全基因组关联分析；⑥快速准确检测突变位点；⑦外显子组和目标区域测序。

三、转录组分析

转录组是特定组织或细胞在某一发育阶段或功能状态下转录出来的所有 RNA 的总和，主要包括 mRNA 和非编码 RNA（non-coding RNA，ncRNA）。

转录组分析主要包括转录组的测定、基因分析表达以及可变剪切和基因融合分析。

（一）转录组的测定

转录组数据获取和分析方法主要包括：基于杂交技术的芯片技术（gene chip 或 microarray）、基于序列分析的基因表达系列分析（serial analysis of gene expression，SAGE）、大规模平行信号测序系统（massively parallel signature sequencing，MPSS）以及 RNA-seq 技术等。

目前应用最广泛的为 RNA-seq 技术[88]。其基本原理为：将高通量测序技术应用到由

mRNA 逆转录生成的 cDNA 上，从而获得来自特定样本不同基因的 mRNA 片段和含量，这就是 mRNA 测序或 mRNA-seq，同样原理，各种类型的转录本都可以用深度测序技术进行高通量检测，统称为 RNA-seq。

RNA-seq 的优点包括：①数字化信号，可直接测定每个转录本片段序列、单核苷酸分辨率的精确度；②高灵敏度；③能够直接对任何物种进行转录组分析；④更广的检测范围、重复性好。

转录组序列测定后进行拼接，目前主要有两种拼接方法获得全基因组范围的转录本：①从头拼接；②基于参考基因组拼接（genome-guided）。从头拼接，可以在尚无参考基因组的情况下使用，该方法能够不依赖参考基因组来拼接转录本序列。常用的从头组装 RNA-seq 序列的生物信息学软件有 ABySS、Velvet、SOAP de novo、Oases 和 Trinity。基于参考基因组拼接是一种序列比对的便捷方法，通过将高通量测序获得的 RNA-seq 序列比对到参考基因组上，基于定位信息拼接转录本。常用的基于参考基因组的比对软件有 Bowtie、TopHat、RUM、MapSplice、STAR 和 GSNAP 等。

（二）基因表达分析

基因表达分析主要包括差异表达基因的鉴定和差异表达基因富集分析。

1. 差异表达基因的鉴定　在进行转录组序列拼接和比对之后，首先统计比对到参考基因组上基因区间内的读序数目。将统计得到的序列数进一步标准化为 RPKM 值（reads per kilobase per million mapped reads）。RPKM 值是将比对到基因的序列数除以比对到参考基因组的所有序列数（以百万为单位）与区间的长度（以千为单位）。标准后的 RPKM 值即为该基因的表达量。

在完成基因表达量的计算后，一般会进一步研究不同样品间的差异表达基因。二项式、Poisson 分布、负二项式等几种已知概率分布都被用于分析差异表达基因。鉴定差异表达基因中还需要额外注意多重检验的问题。

2. 差异表达基因富集分析　在鉴定出差异表达基因后，一般会对差异表达基因进行功能富集分析。基因功能富集分析的目的是筛选出两组或多组（如代谢途径和功能分类）间表达水平有差异的基因集，即富集基因集。

基因富集分析的优点包括：①基因集按照统一的分类信息进行定义，故差异表达基因集易于解释；②将基因间已知的相互作用信息用于基因集的定义，有效地利用先验信息；③能获得更多、更有生物学意义的基因信息；④提高实验结果的可重复性；⑤筛选出的富集基因集可用于聚类分析。

在富集分析中常用的功能注释数据库有 GO 和 KEGG。常用的基因富集分析方法为 Fisher 确切概率法。

（三）可变剪切和基因融合分析

内含子的去除过程称为 RNA 剪切[89]（RNA splicing）。有些基因的一个 mRNA 前体通过不同的剪接方式（选择不同的剪接位点）产生不同的 mRNA 剪接异构体，这一过程称为 mRNA 可变剪接（或选择性剪接，alternative splicing）。RNA 剪切，特别是可变剪切是真核基因表达调控研究的重要内容之一。

目前用于可变剪切分析的软件有 SOAPsplice、TopHat、SpliceMap、MapSplice 等。

融合基因（fusion gene）是指两个基因的全部或一部分序列相互融合为一个新基因的过程，其可能是染色体易位、中间缺失或染色体倒置所致的结果。融合基因往往引起显著表型变化。融合基因可分为 5 种类型。

1. 第一类（Class Ⅰ） 染色体间的融合基因，该类中涉及融合的基因位于不同染色体上，例如 *BCR-ABL1* 融合基因。

2. 第二类（Class Ⅱ） 染色体间的复杂重排融合，两个在不同染色体上的基因融合后，第三个基因随之被激活，例如 *MIPOL1-DGKB* 融合基因。

3. 第三类（Class Ⅲ） 染色体内部的缺失融合，在一个缺失区段两侧的基因融合形成融合基因，例如 *TMPRSS2-ERG* 融合基因。

4. 第四类（Class Ⅳ） 染色体内的复杂重排融合，在同一个染色体上多个区域进行的基因融合，例如 *HJURP-EIF4E2* 融合基因。

5. 第五类（Class Ⅴ） 融合基因嵌合体，该类融合基因由相邻的基因形成转录本嵌合体，例如 *ZNF649-ZNF577* 融合基因。

RNA 测序技术能够很好地识别物种中产生异常变化的 RNA 种类，使发现因功能性或互作关系引起的基因融合及其导致的病变研究成为可能。

四、非编码 RNA 分析

非编码 RNA 主要包括小 RNA 和长链 RNA，在微生物、动植物等许多生命活动中发挥着极广泛的调控作用。非编码 RNA 对基因调控、基因敲除、农艺性状、病害防治及生物进化探索等都具有重要意义。

对非编码 RNA 的分析主要包括两种：小 RNA 计算识别与靶基因预测，长非编码 RNA 鉴定与功能分析。

（一）小 RNA 计算识别与靶基因预测

小 RNA 中仅将研究较为广泛的 miRNA 和 siRNA 进行分析讨论。

1. 计算识别 miRNA 的计算识别主要通过 4 种方法获得：①同源比对；②邻近茎环结构搜索；③基于比较基因组学方法；④基于高通量小 RNA 测序数据的发掘方法。这 4 种方法都是计算方法，虽然提供了一些相对方便的鉴定 miRNA 的手段，但由于不同预测方法都存在或多或少的缺陷或假阳性，所以预测得到的候选 miRNA 基因仍然需要通过实验方法进行实验验证。

siRNA 的计算识别主要通过 Howell 算法和 Chen 算法完成。

2. 靶基因预测　miRNA 靶基因预测主要分为动物 miRNA 和植物 miRNA 靶基因预测。动物 miRNA 靶基因的预测软件主要包括 miRecords、PicTar、miRanda、TargetScan、RNAhybrid、microTar、DIANAMicroTAnalyzer、MicroInspector 和 TargetBoost 等。植物 miRNA 靶基因的预测软件主要包括 psRNATarget 网络平台（http://plantgrn.noble.org/psRNATarget/）和 TAPIR（http://bioinformatics.psb.ugent.be/webtools/tapir/）。miRNA 靶基因的预测软件也同样适用于 siRNA 的靶基因预测。

（二）长非编码 RNA 鉴定

长非编码 RNA 分为线性 lncRNA 和环状 RNA。

对于线性 lncRNA 通常采用综合性方法进行甄别（如利用 CPC、CONC、incRNA 等软件），可以通过比较肽链长度、氨基酸构成、蛋白质同源性、二级结构、蛋白质比对或表达等多种特征，建立分类模型。

预测环状 RNA 的方法可以分为三类：①候选分子方法；②亚读序比对；③机器学习类方法。

五、甲基化与组蛋白修饰分析

在表观遗传中，DNA 序列不发生变化，但基因表达却发生了可遗传的改变，并最终导致表型的变化。基因组含有两类遗传信息，一类是传统意义上的遗传信息，即 DNA 序列所提供的信息；另一类是表观遗传学信息，提供何时、何地、以何种方式去执行遗传信息的指令，主要通过 DNA 的甲基化、组蛋白修饰、染色质重塑和非编码 RNA 调控四种方式来控制表观遗传。

DNA 甲基化[90] 能引起染色质结构、DNA 构象、DNA 稳定性及 DNA 与蛋白质相互作用方式的改变，从而控制基因表达。在甲基转移酶的催化下，DNA 的 CG 两个核苷酸的胞嘧啶被选择性地添加甲基，形成 5- 甲基胞嘧啶，这常见于基因的 5'-CG-3' 序列。甲基化位点可随 DNA 的复制而遗传。甲基化达到一定程度时导致基因失活。

组蛋白是一类小分子碱性蛋白质，也是真核生物染色体的基本结构蛋白，共有五种类型：H1、H2A、H2B、H3 和 H4，它们富含带正电荷的碱性氨基酸，能够同 DNA 中带负电荷的磷酸基团相互作用。组蛋白修饰是指组蛋白在相关酶作用下发生甲基化、乙酰化、磷酸化、腺苷酸化、泛素化、ADP 核糖基化等修饰的过程。

染色质重塑[91]（chromatin remodeling）是指基因表达的复制和重组等过程中，染色质的包装状态、核小体中组蛋白以及对应 DNA 分子会发生改变的分子机制。DNA 复制、转录、修复、重组在染色质水平发生，这些过程中，染色质重塑可导致核小体位置和结构的变化，引起染色质变化。

以下重点对 DNA 的甲基化和组蛋白修饰的测序、分析进行简要介绍。

（一）DNA 甲基化的测定分析

DNA 甲基化测序方法按原理可以分为三大类。

1. 重亚硫酸盐测序[92]　原理是用重亚硫酸盐使 DNA 中未发生甲基化的胞嘧啶脱氨基转变成尿嘧啶，而甲基化的胞嘧啶保持不变，用 PCR 扩增（引物设计时尽量避免有 CpG，以免受甲基化因素的影响）所需片段，则尿嘧啶全部转化成胸腺嘧啶。最后，对 PCR 产物进行测序，并且与未经处理的序列比较，判断 CpG 位点是否发生甲基化。此方法可靠性及精确度都很高，但耗费时间长、投入过多。

2. 基于限制性内切酶测序　简化重亚硫酸盐测序技术[93]（RRBS）是其中的一种重要方法。原理是在重亚硫酸盐处理前，使用 Mspl（该酶的酶切位点为 CCGG）酶切对样本进行处理，去除低 CG 含量 DNA 片段，从而使用较小的数据量富集到尽可能多的包含 CpG 位点的 DNA 片段。该方法精确度高，检测范围广，但酶切的效率低。另外一种方法为甲基化修饰依赖性内切酶测序法（MethylRAD-seq），该技术是基于甲基化修饰依赖性内切酶和 2b-RAD（一种简单且灵活的全基因组分型方法）技术相结合的方法，既能对全基因组中的甲基化位点进行定性和定量分析，也能用于评估基因组染色体区段 DNA 甲基化水平分布，是一种高效低成本的全基因组 DNA 甲基化检测技术。

3. 靶向富集甲基化位点测序　甲基化 DNA 免疫共沉淀测序[94]（MeDIP-seq）是通过胞嘧啶抗体特异性地富集基因组上发生甲基化的 DNA 片段并进行测序的方法。该方法覆盖范围广，性价比高，但无法精确到单个碱基的甲基化状态。

结合二代测序技术和 DNA 甲基化预处理方法，在近几年产生了大量的全基因组 DNA 甲基化测序数据。目前常见的是生物信息学分析方法中的高通量 DNA 甲基化数据检测、处理和分析方法。主要流程如图 1-2-1 所示。

（二）组蛋白修饰测定与分析

对分离纯化后的组蛋白进行修饰分析的方法主要有 3 种。

1. 传统组蛋白修饰分析方法　组蛋白翻译后修饰研究的传统方法是整合放射性前体分子，而后将组蛋白完全水解来分析氨基酸残基。该方法所需的样品量较大，涉及放射性试剂，而且并不总能获得精确的修饰图谱。

Edman 测序技术[95]是组蛋白翻译后修饰鉴定的另一个经典方法，通过蛋白质测序方法获得准确的序列信息，并成功鉴定了组蛋白翻译后修饰。该方法存在的缺点是需要样品量大，且样品纯度要求高，样品制备烦琐。

2. 基于抗体技术的组蛋白翻译后修饰研究方法　20 世纪 80 年代后期出现了组蛋白 H4 的乙酰化特异性抗体，利用抗体和蛋白质免疫印迹杂交技术不仅识别了组蛋白 H4 的乙酰化位点，还区分了不同的修饰位点，并且荧光技术在抗体技术中的应用使得可在第一时间定位基因组特定区域的特异组蛋白修饰的位点。

染色体免疫共沉淀技术[96]（ChIp）是基于体内分析发展起来的，为研究组蛋白翻译后

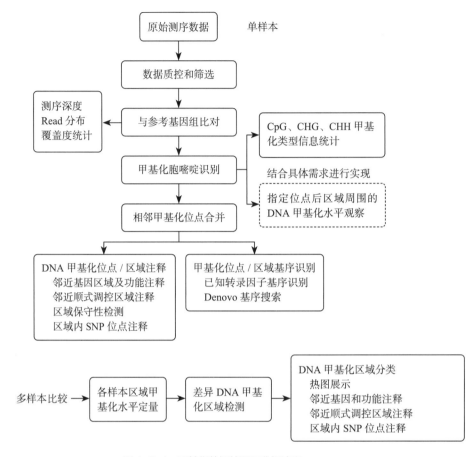

图 1-2-1   甲基化数据处理和分析流程

资料来源:《生物信息学》[28]。

修饰在基因表达调控方面提供了有力的工具。ChIp 技术与 PCR 技术结合可以判断基因组中特定组蛋白出现的位置,进而研究组蛋白的各种共价修饰与基因表达的关系。该技术利用特定修饰组蛋白的抗体来进行染色质分级,分离与特定修饰组蛋白结合的 DNA 片段,并用 PCR 进行定量,从而了解基因组特定位置上组蛋白修饰状态。

尽管抗体技术灵敏、特异,但基于抗体的方法需要了解修饰的背景知识,这样才能避免交联反应和表位闭塞。

3. 基于质谱技术的组蛋白修饰研究方法   质谱是一种物理化学分析技术,可以无偏倚地、同时分析蛋白质的各种修饰,也可以进行蛋白质表达和修饰蛋白质的差异分析研究,因此成为蛋白质组学研究的核心策略。基于质谱的组蛋白翻译后修饰的研究策略主要有三条途径,即基于从下而上(bottom-up)方法的组蛋白小肽研究,基于从中到下(middle-down)和从上到下(top-down)方法的大肽片段(>3kDa)研究以及完整蛋白的研究。

质谱也是鉴定组蛋白变异体的好方法,组蛋白变异体的存在增加了染色体结构的多样性,影响染色质结构,进而调控基因的表达状况。

六、宏基因组分析

随着 PCR、基因克隆和基因组测序等技术的逐渐成熟与完善，以及生物信息学等相关学科的发展与渗透，环境微生物生态学研究掀开了新的篇章。1986 年，Olsen 等提出，直接从环境中克隆核糖体小亚基 DNA（SSU rDNA），即 16S rDNA，从而开启了以非培养的分子生物学方法研究微生物多样性的新大门。1998 年，Handelsman[97] 等在前人研究的基础上，正式提出了宏基因组（metagenome）的概念，其定义为生境中全部微小生物遗传物质的总和。宏基因组学，就是利用非培养的分子生物学技术、方法和手段对宏基因组进行系统研究，即分析微生物在环境中的基因组集合，研究其群落结构与生态功能等。

基因组学以单个物种的基因组序列为研究对象，而宏基因组学以环境样品中全部微生物的混合基因组序列、16S rDNA 序列等部分 DNA 序列，以及环境中所有转录本为研究对象。

宏基因组学的分析方法主要包括基于 16S rDNA 测序、全基因组测序和转录组测序的分析方法。

（一）16S rDNA 测序及分析

16S rDNA[98]（16S ribosome RNA gene）是指编码核糖体上 16S rRNA 亚基的基因。rRNA 基因可以作为揭示生物物种的特征核酸序列，被认为是最适于细菌系统发育和分类鉴定的指标。16S rRNA 占细菌总 RNA 量的 80% 以上，基因序列长短适中，其结构中既有保守区域，又有变异区域，是较好的生物标志物。

16S rDNA 扩增子测序，通常是选择某个或某几个变异区域，利用保守区设计通用引物进行 PCR 扩增，然后对高变区进行测序分析和菌种鉴定，从而实现环境样品中微生物组成结构和种群分布特征的探索与发掘。

16S rDNA 测序分析的基本流程为：①从环境样品中提取全部微生物的基因组 DNA；② PCR 扩增 16S rDNA 的可变区；③构建质粒文库进行测序；④对测序出来的数据进行去噪处理（如去除接头、序列标签、引物序列、低质量的序列及嵌合序列等）；⑤对去噪序列进行聚类分析，生成分类单元（OTU），并进一步进行后续生物信息学分析（多样性分析及系统发育树构建等），同时可以结合荧光定量 PCR 进行菌群分布定量及差异比较分析。具体流程如图 1-2-2 所示。

（二）宏基因组测序原理及特点

区别于传统的微生物分离、培养与筛选方法，宏基因组测序包括从环境样品中提取基因组 DNA，随机打断，选择合适的测序平台上机测序。其最大特点是可以一次多个物种 DNA 混合测序。

宏基因组研究方法如下：将来自环境样品中的 DNA 与杂质分离开，根据研究的类型，克隆不同大小的 DNA 片段。对于大片段，可以用黏粒、Fosmid 和 BAC 载体来产生插入文

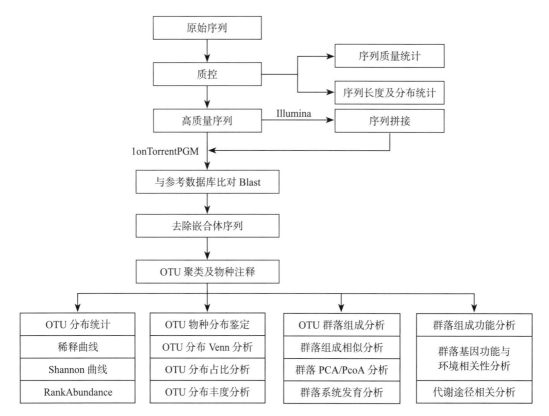

图 1-2-2   16S rDNA 生物信息学分析流程
资料来源:《生物信息学》[28]。

库,通过针对特定遗传标志基因的引物和探针,利用 PCR 或杂交的方法,扫描文库以寻找未获培养微生物的基因组片段。此外,也可以从插入片段中产生随机序列,来鉴定大插入片段文库中的遗传标记基因。该方法的主要缺点在于需要组装和拼接序列。常规宏基因组分析包括基因比对、序列装配、基因预测、种群鉴定、统计分析等。在线宏基因组数据分析平台中,最常用的几大平台包括 IMG、MG-RAST、CoMet、MeganDB 等。

(三)宏基因组学技术的应用

宏基因组学技术有广泛的应用前景,在理论研究和实际应用中都有重要价值,具体应用包括以下几个方面。

1. 进化分析   研究显示,物种之间的差异既有该物种本身基因组的差异,也有与其伴随的微生物的差异。

2. 发现基因   基于高通量测序的宏基因组学研究为新基因的发现打开了一条新的通路。就种类和数量而言,微生物是最大的基因资源库。而宏基因组用于测序的主要成分为多物种的混合物,特别包括大量无法培养的微生物种群。

3. 环境与生态研究   环境微生物的存在与农业植物栽培和林业培育关系密切。宏基因组技术提供了大量难培养和未能培养微生物的基因信息,这些信息对环境中难培养和未能培养微生物进行系统发育研究和功能研究是必需的。

4. 疾病和个体化医疗　根据粗略估计，人体内微生物的数量是人体细胞数量的数十倍甚至上百倍。大量研究证据显示，人体微生物的种群和多样性与人体疾病的发生有显著相关性。人类微生物组计划调查显示，肠道微生物中存在大量与药物代谢和分解代谢相关的细菌，提示在个体化医疗方面不仅要考虑宿主基因组中药物的代谢相关基因，同时也需要考虑消化道中微生物群落的存在和组成。人类宏基因组计划发现超过 100 万个新基因，这对于许多疾病发生机制的阐明、新药的研发、药物毒性的控制等都将产生重大影响。

七、蛋白质组学

蛋白质组[99]概念最早由澳大利亚学者 Marc Wilkins 和 KeithWilliams 于 1994 年提出。蛋白质组是指一个生物体基因组、一个细胞或组织所表达的全部蛋白质成分。

（一）蛋白质组学研究内容

蛋白质组学研究主要包括蛋白质的表达模式和蛋白质的功能模式两个方面。

蛋白质表达模式主要是研究特定条件下某一细胞或组织的所有蛋白质的表征问题。常规的方法是提取蛋白质，经双向电泳（two-dimensional electrophoresis，2-DE）分离形成一个蛋白质组的二维图谱，通过计算机图像分析得到各蛋白质的等电点、相对分子质量（通称分子量）、表达量等，再结合以质谱分析为主要手段的蛋白质鉴定，建立起细胞或组织或机体在所谓正常生理条件下"的蛋白质组图谱和数据库。然后，在此基础上，可以比较分析在变化的条件下蛋白质组所发生的变化，如蛋白质表达量的变化、翻译后的加工修饰、蛋白质在亚细胞水平上定位的改变等，从而发现和鉴定出特定功能的蛋白质及其基因。

蛋白质功能模式的目的是揭示所有基因或蛋白质的功能及其作用模式。一方面，蛋白质与蛋白质、蛋白质与 DNA 之间的相互作用、相互协调是细胞进行信号传导及代谢活动的基础；另一方面，蛋白质的结构是蛋白质发挥其功能的前提，对蛋白质结构的认识也成为了解大量涌现的新基因功能的一个重要途径。蛋白质间的相互作用归纳起来有以下几类：①分子和亚基的聚合；②分子杂交；③分子识别；④分子自组装；⑤多酶复合体。通过分析一个蛋白质是否能和功能已知的蛋白质相互作用可得到揭示其功能的线索。

（二）蛋白质组高通量分离和鉴定技术

蛋白质组的分离技术主要包括双向电泳和高效液相色谱两种。

1. 双向电泳原理与方法　1975 年，意大利生化学家 O'Farrell[100]等发明了双向电泳技术，大大提高了蛋白质分离的分辨率而得以广泛应用。双向电泳是指利用蛋白质的带电性和分子量大小的差异，通过两次凝胶电泳达到分离蛋白质群的技术[101]。

双向电泳技术包括蛋白质样品制备、等电聚焦、SDS-PAGE 电泳等，主要技术流程为：蛋白质样品制备→干胶条水合→等电聚焦→聚焦后胶条平衡→SDS-PAGE 电泳→凝胶染色

→图像扫描。目前在蛋白质组研究中双向电泳仍是蛋白质分离的主要技术之一。

2. 高效液相色谱原理与方法　高效液相色谱（HPLC）是 20 世纪 60 年代末 70 年代初发展起来的一种新型分离分析技术[102]，随着不断改进与发展，目前已成为应用极为广泛的化学分离分析的重要手段。

其分离原理与双向电泳相似，先根据蛋白质大小用排阻色谱（正相柱）分离蛋白质，馏分自动进入反相液相色谱（反相柱），便得到了二维色谱图。然后将分析物转移至 96 孔板上，进而自动加到基质辅助激光解吸电离 - 飞行时间质谱（MALDI-TOF-MS）靶上进行鉴定。该方法具有以下优点：①样品可以重复多次分离；②加样过程、分离过程和馏分收集过程均可以自动化；③洗涤液中的蛋白质可以直接用质谱分析。但目前该方法的分辨率不高。

3. 蛋白质组高通量鉴定技术　20 世纪 80 年代末期，因两项软电离质谱技术——基质辅助激光解吸附质谱技术（MALDI）和电喷雾质谱技术的发明[103]，使得传统的主要用于小分子物质的有机质谱技术取得了突破性进展。两种技术具有高灵敏度、高通量和高质量的检测范围等特点。

（1）基质辅助激光解吸电离 - 飞行时间质谱（MALDI-TOF-MS）：MALDI-TOF-MS 是近年来发展起来的一种新型软电离生物质谱，仪器主要由主机、计算机控制系统、打印机、仪器控制和应用软件组成。基本原理是将蛋白质酶解肽段与基质分子共同结晶，在激光照射下，基质分子吸收激光能量，并将能量转移给多肽分子使其电离。基质因吸收激光大部分能量而气化将多肽分子带入气相，并使多肽分子带上电荷，多肽分子只吸收少量的能量，以防止多肽中氨基酸之间化学键断裂。离子化多肽分子在电场的作用下进入飞行管进行质量分离，再经离子检测器和数据处理得到质谱图。该质谱分析方法可以分析蛋白质的肽质量指纹图（PMF）。

（2）电喷雾离子化质谱：1989 年，Fenn 等首次用电喷雾离子化质谱（ESI-MS/MS）技术成功检测核酸和蛋白质等生物大分子的质量及片段序列[104]。

电喷雾电离的原理是从进样毛细管柱流出的含多肽液滴，在高压电场作用下带电，带电液滴在氮气作用下使溶剂不断蒸发，液滴表面缩小，而表面电荷密度不断增加，引起电荷间的库仑力不断增大，最终导致液滴爆裂，离子从液相中被释放出来，进入气相离子化的多肽分子在一级质量分析器中进行过滤，即从总离子谱中选择所需母离子进入碰撞室，母离子在碰撞室内进一步被碰撞诱导裂解为更多的碎片离子（子离子），然后在二级质量分析器中检测子离子的质荷比。通过母离子与子离子的信息对接，可以获知母离子信息。

4. 双向电泳图像与质谱组合分析　主要分为胶图获取与分析和利用指纹图谱鉴定蛋白质。

（1）胶图获取与分析：主要步骤包括：①胶图获取；②胶图匹配分析软件；③点的检测和匹配；④自动化图像归一化；⑤点定量；⑥差异性分析。

（2）利用指纹图谱鉴定蛋白质：肽质量指纹技术由 Henzel 等于 1993 年提出[105]，基本原理是蛋白质经酶解成肽段，每个肽段在质谱检测中形成一个峰，因此蛋白质的肽段分子质量形成一个肽段分子质量图谱。每个蛋白质均有一个特异的质量图谱，称为肽质量指纹图谱（PMF）。PMF 鉴定软件主要有 MOWSE、Pepsea、Mascot、Profound 等。

主要的算法包括 MOWSE 算法和 Mascot 算法。

MOWSE 算法在简单计数的基础上进行改进，考虑每个肽段在数据库中的分布多寡情况（称为频度因子）。若某多肽出现的频度越高，则随机匹配的概率越大。MOWSE 算法可以依据较少的实验信息来识别蛋白质。

Mascot 算法是在 MOWSE 算法基础上发展而来。MOWSE 首先形成一个数据库肽段的频度矩阵 F，然后按矩阵元素得到肽段的频度参数，结合相应的蛋白质量数计算出匹配的得分值。

（三）质谱数据采集与分析

1. 质谱数据采集策略　主要包括以下 5 种：①基于同步母离子选择技术的数据采集；②基于质量亏损标记技术的数据采集；③基于平行反应监测技术的数据采集；④基于多重累积技术的数据采集；⑤基于数据非依赖性采集。

2. 肽段数据库搜索与质量控制　数据库搜索是针对每张实验谱图，从数据库中搜索与之匹配的肽段。首先找出数据库中分子量与图谱的母离子质量在一定误差容许范围内的肽段，然后根据肽段的碎裂原理，产生理论图谱，并将理论图谱和实验图谱进行比对，给出相似性打分。挑选打分最高的一个或几个肽段输出结果。已有的数据库搜索算法可以分为描述性模型、解释型模型、随机过程模型和统计概率模型。SEQUEST 算法属于解释型模型，而 Mascot 则为统计和概率模型。

3. 质谱数据质量控制方法　主要包括以下 6 种：①人工检查图谱法；②经验阈值法；③基于概率模型法；④基于机器学习的方法；⑤基于随机数据库的方法；⑥综合方法。

（四）定量蛋白质组分析

基于质谱技术的定量蛋白质组学主要有两种定量策略，一种是基于稳定同位素标记，另一种是非标技术。稳定同位素标记是目前最稳健的定量平台，具有高通量、高灵敏度等特点。目前有多种标记技术可用于蛋白质组定量，主要分为同位素标记和同重标记两类。同位素标记可以分为三类：①化学标记，如同位数亲和标签技术（ICAT）；②酶解标记；③代谢标记，如细胞培养稳定同位素标记技术（SILAC）。同重标记的主要方法为同重标签相对和绝对定量标记技术（iTRAQ）。同重标签为肽段标签，由报告基团、平衡基团和反应基团组成。报告基团的质量差被平衡基团所补偿，在一级质谱时不能被区分，而在进行二级质谱时将产生报告离子，肽段丰度比值通过报告离子的二级质谱进行定量，报告离子峰强度代表了相应肽段的丰度。

生物信息学自 1950 年开始，经历了蓬勃发展的几十年。生物信息学涉及生物数据的收集、整理、分析和可视化，广泛应用于基因组学、蛋白质组学、分子生物学、计算生物学、疾病诊断和治疗等领域。随着生物技术和医学科学的不断发展，生物信息学的应用越来越广泛，需求也越来越高。

此外，随着人工智能、机器学习和大数据技术的快速发展，生物信息学专业与其他领域的交叉和融合将变得更加密切，彼此分立，又彼此依存。目前与生物信息学联系较为密切的学科主要包括系统生物学、群体遗传学、数量遗传学以及生物合成学。随着科技的进步，未来生物信息学将在医学、农学以及人类社会中发挥更加重要的作用。学习利用好这门技术有助于更早实现健康中国乃至健康全人类的目标。

第四节
多组学技术的主要统计方法

全面了解人类健康和疾病需要在基因组、表观基因组、转录组、蛋白质组和代谢组等多个水平上解释分子的复杂性和变异。随着测序技术的出现，生物学越来越依赖于这些水平上产生的数据。目前组学主要借助高通量检测技术和数据处理方法两种研究手段，进行数据建模和生物标志物的筛选。不同组学高通量的检测技术已经在前文进行介绍，如何进行数据处理分析成为生物信息研究的另一大难点。组学产生的数据庞大而复杂，以代谢组学为例，代谢组学数据具有以下特点：①高噪声：生物体内含有大量维持自身正常功能的内源性小分子，具有特定研究意义的生物标志物只是其中很少的一部分，绝大部分代谢物和研究目的无关。②高维、小样本：代谢物的数目远大于样品个数，不适合使用传统的统计学方法进行分析，多变量分析容易出现过拟合和维数灾难问题。③高变异性：一是不同代谢物质的理化性质差异巨大，其浓度含量动态范围宽达 7~9 个数量级；二是生物个体间存在各种来源的变异，如年龄、性别都可能影响代谢产物的变化；三是仪器测量受各种因素影响，容易出现随机测量误差和系统误差，使得识别有重要作用的生物标志物可能极其困难。④相互作用关系复杂：各种代谢物质可能不仅具有简单的相加效应，而且具有交互作用，从而增加了识别这些具有复杂关系的生物标志物的难度。⑤相关性和冗余性：各种代谢物并非独立存在，而是相互之间具有不同程度的相关性，同时由于碎片、加合物和同位素的存在使得数据结构存在很大的冗余性，这就需要采用合理的统计分析策略来揭示隐藏其中的复杂数据关系。

目前常用的组学分析方法按照研究目的及变量属性如表 1-2-5 所示。

表 1-2-5　常用统计方法分类

数据类型	分析目的	分析方法
单变量分析	显著性检验	t 检验、ANOVA
	差异倍数分析	FC
多变量分析	无监督分析	PCA、NLM
	有监督分析	PLS-DA、OPLS-DA、ANN、SVM

其中，多变量统计分析分为无监督分析方法和有监督分析方法。无监督的分析方法，即在不给定样本标签的情况下对训练样本进行学习，如主成分分析（principle component analysis，PCA）、非线性映射（NLM）等；有监督的分析方法，即在给定样本标签的情况下对训练样本进行学习，如偏最小二乘判别分析（partial least-squares discrimination analysis，PLS-DA）、正交偏最小二乘判别分析（orthogonal partial least-squares discrimination analysis，OPLS-DA）、人工神经网络（ANN）、支持向量机（SVM）等。目前常用的主要为 PCA、PLS-DA 和 OPLS-DA 三种，以下进行简要介绍。

1. 主成分分析（PCA） PCA 是一种降维的统计方法，其借助一个正交变换将其分量相关的原随机向量转化成分量不相关的新随机变量，然后对多维变量系统进行降维处理，使之能以较高精度转换成低维变量系统，再通过构造价值函数，将低维系统转化为一维系统。

（1）PCA 原理：PCA 中数据从原来的坐标系转换到了新的坐标系，新坐标系的选择是由数据本身决定的。第一个新坐标轴选择使得原始数据方差最大的方向（经过数据中心），第二个新坐标轴选择和第一个坐标轴正交且具有最大方差的方向。该过程一直重复，直至找到 m 个新的坐标轴。

（2）PCA 处理步骤：①去除平均值；②计算协方差矩阵（cov）；③计算协方差矩阵的特征值和特征向量（eigVals，eigVects = linalg.eig（mat（X）））；④将特征值从大到小排序；⑤保留最上面的 N 个特征向量；⑥将数据转换到上述 N 个特征向量构建的新空间中。

因无外加人为因素，得到的 PCA 模型反映了数据的原始状态，有利于掌握数据的整体情况并对数据从整体上进行把握，并从中揭示出数据集中观测数据的分组、趋势以及离群情况。对明显不同于大部分样品的离群样品，可加以甄别或剔除。另外，如果存在质控样品，PCA 还可进行质控，如果质控样品分布点越靠近，则说明系统稳定，检测质量没有问题。

因无监督分析方法（PCA）对所有样本不加以区分，即每个样本对模型有着同样的贡献，因此，当样本的组间差异较大而组内差异较小时，无监督分析方法可以明显区分组间差异；而当样本的组间差异不明晰而组内差异较大时，无监督分析方法难以发现和区分组间差异，所以引入了有监督分析方法 PLS-DA 和 OPLS-DA。

2. 偏最小二乘判别分析（PLS-DA） 偏最小二乘判别分析是一种有监督的判别统计方法，该方法运用偏最小二乘回归建立代谢物表达量与样本分组之间的关系模型，来实现对样品类别的预测。PLS-DA 是多变量数据分析技术中的判别分析法，经常用来处理分类和判别问题。通过对主成分适当的旋转，PLS-DA 可以有效地对组间观察值进行区分，并且能够找到导致组间区别的影响变量。

（1）PLS-DA 原理：PLS 的主要思想是通过最大化自变量数据和应变量数据集之间的协方差来构建正交得分向量（潜变量或主成分），从而拟合自变量数据和应变量数据之间的线性关系。PLS 的降维方法与 PCA 的不同之处在于 PLS 既分解自变量 X 矩阵也分解因变量 Y 矩阵，并在分解时利用其协方差信息，从而使降维效果较 PCA 能够更高效地提取组间变异信息。

当因变量 Y 为二分类情况下，通常一类编码为 1，另一类编码为 0 或 -1；当因变量 Y

为多分类时，则需将其转化为哑变量。通常，评价 PLS-DA 模型拟合效果使用 R2X、R2Y 和 Q2Y 这三个指标，这些指标越接近 1 表示 PLS-DA 模型拟合数据效果越好。其中，R2X 和 R2Y 分别表示 PLS-DA 分类模型所能够解释 X 和 Y 矩阵信息的百分比，Q2Y 则为通过交叉验证计算得出，用以评价 PLS-DA 模型的预测能力，Q2Y 越大代表模型预测效果较好。

可以通过计算变量投影重要度（variable importance for the projection，VIP）来衡量各代谢物的表达模式对各组样本分类判别的影响强度和解释能力，从而辅助标志代谢物的筛选（通常以 VIP 值 >1.0 作为筛选标准）。

（2）PLS-DA 优点：解释样本观测数目少，可以减少变量间多重共线性产生的影响。

3. 正交偏最小二乘判别分析（OPLS-DA） OPLS-DA 是 PLS-DA 的扩展，首先使用正交信号校正技术，将 X 矩阵信息分解成与 Y 相关和不相关的两类信息，然后过滤掉与分类无关的信息，相关的信息主要集中在第一个预测成分，有效减少模型的复杂性和增强模型的解释能力，从而较大程度查看组间差异。

（1）OPLS-DA 原理：OPLS 从给定的数据集 X 中移除系统正交变量，并把这些正交变量和非正交变量区分开来，可以对这些正交变量单独进行分析。OPLS 方法利用响应变量 Y 中的信息把 X 分成三部分。即：

$$X = T_P P^T_P + T_O P^T_O + E$$

其中，T_P 表示 X 预测的得分矩阵，P^T_P 表示 X 的预测载荷矩阵，$T_P P^T_P$ 表示预测部；T_O 表示 X 与 Y 正交成分（称为 OPLS 成分）的得分矩阵，P^T_O 表示对应的载荷矩阵，$T_O P^T_O$ 表示与 Y 的正交部分；E 为残差矩阵。

（2）OPLS-DA 方法的实现通过两步完成

第一步，与 Y 正交的变量从 X 数据矩阵中剔除，即：

$$X_P = X - T_O P^T_O$$

其中，T_O 是与 Y 正交成分的得分矩阵，P^T_O 是与其对应的载荷矩阵。

第二步，对 X_P 进行偏最小二乘分析。

同样，VIP 也是 OPLS-DA 模型变量的变量权重值，来衡量各组的表达模式对各组样本分类判别的影响强度和解释能力，挖掘具有生物学意义的差异物质。

生物学现象复杂多变，基因表达调控复杂，进行单一组学研究时结论往往不够全面，因此单一组学研究存在瓶颈。多组学技术（Multi-Omics）结合两种或两种以上组学研究方法，如基因组、转录组、蛋白组或代谢组，对生物样本进行系统研究。多组学数据的可用性通过创建集成系统级方法的途径，已经彻底改变了医学和生物学领域。

整合提供不同层次生物分子信息的多组学数据有助于系统、全面地理解复杂的生物学。综合方法以顺序或同时的方式结合单个组学数据，以了解分子的相互作用，有助于评估从一个组学水平到另一个组分水平的信息流，从而有助于弥合从基因型到表型的差距。综合方法凭借其全面研究生物学现象的能力，有能力提高疾病表型的预后和预测准确性，因此最终有助于更好的治疗和预防。

多组学集成是全面理解复杂生物过程的关键。此外，多组学结合新的纵向实验设计可以揭示组学层之间的动态关系，并确定系统发育或复杂表型的关键参与者或相互作用。然而，整合方法必须解决各种实验设计，并不能保证可解释的生物学结果。多组学集成的新挑战是解决多组学数据中隐藏的知识解释和解锁问题。图 1-2-3 对多组学数据集成工具进行了概述，从相似性、相关性、多样性、贝叶斯分析和多组学融合等方面进行了归纳和总结[106]。

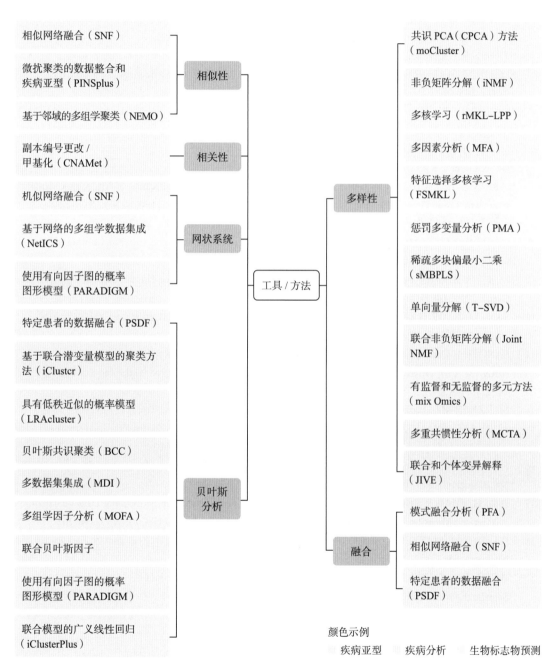

图 1-2-3 多组学数据集成工具概述

（张惠迪）

参考文献 ··

［1］ CLAVERIE J M. Do We Need a Huge New Centre to Annotate the Human Genome? [J]. Nature, 2000, 403 (6765): 12.

［2］ NEEDLEMAN S B, WUNSCH C D. A General Method Applicable to the Search for Similarities in the Amino Acid Sequence of Two Proteins [J]. J Mol Biol, 1970, 48 (3): 443-453.

［3］ STADEN R. Sequence Data Handling by Computer [J]. Nucleic Acids Res, 1977 (4): 4037-4051.

［4］ SMITH T F, WATERMAN M S. Identification of Common Molecular Subsequences [J]. J Mol Biol, 1981, 147 (1): 195-197.

［5］ DOOLITTLE R F. Similar Amino Acid Sequences: Chance or Common Ancestry? [J]. Science, 1981 (214): 149-159.

［6］ WILBUR W J, LIPMAN D J. Rapid Similarity Searches of Nucleic Acid and Protein Data Banks [J]. Proc Natl Acad Sci U S A, 1983, 80 (3): 726-730.

［7］ KARLIN S, ALTSCHUL S F. Methods for Assessing the Statistical Significance of Molecular Sequence Features by Using General Scoring Schemes [J]. Proc Natl Acad Sci U S A, 1990, 87 (6): 2264-2268.

［8］ 杨焕明, 冯小黎, 牛力, 等. 基因组学方法［M］. 北京: 科学出版社, 2012.

［9］ HADDON R C, LAMOLA A A. The Molecular Electronic Device and the Biochip Computer: Present Status [J]. Proc Natl Acad Sci U S A, 1985, 82 (7): 1874-1878.

［10］ LEHNER B. Genotype to Phenotype: Lessons from Model Organisms for Human Genetics [J]. Nat Rev Genet, 2013, 14 (3): 168-178.

［11］ SANGER F, AIR G M, BARRELL B G, et al. Nucleotide Sequence of Bacteriophage Phi X174 DNA [J]. Nature, 1977, 265 (5596): 687-695.

［12］ SANGER F. Determination of Nucleotide Sequences in DNA [J]. Biosci Rep, 1981 (1): 3-18.

［13］ MAXAM A M, GILBERTW. A New Method for Sequencing DNA [J]. Proc Natl Acad Sci U S A, 1977, 74 (12): 560-564.

［14］ MERZKER M L. Emerging Technologies in DNA Sequencing [J]. Genome Res, 2005, 15 (12): 1767-1776.

［15］ AURY J M, CRUAUD C, BARBE V, et al. High Quality Draft Sequences for Prokaryotic Genomes Using a Mix of New Sequencing Technologies [J]. BMC Genomics, 2008 (16): 603.

［16］ FULLER C W, MIDDENDORF L R, BENNER S A, et al. The Challenges of Sequencing by Synthesis [J]. Nat Biotechnol, 2009 (27): 1013-1023.

［17］ HOU H, ZHAO F, ZHOU L, et al. Integrated Solution for next-Generation Sequencing Data Visualization and Genetic Variation Detection and Annotation [J]. Nucleic Acids Res, 2010 (38): W732-W736.

［18］ DAVID S H, MATTEO C, RICCARDO S, et al. The Third Revolution in Sequencing Technology [J]. Nucleic Acids Res, 2010 (38): 4755-4767.

［19］ GINOLHAC A, VILSTRUP J, STENDERUP J, et al. Improving the Performance of True Single Molecule Sequencing for Ancient DNA [J]. BMC Genomics, 2012 (10): 177.

［20］ EID J, FEHR A, GRAY J, et al. Real-Time DNA Sequencing from Single Polymerase Molecules [J]. Science, 2009, 323 (5910): 133-138.

［21］ DING T, YANG J, PAN V, et al. DNA Nanotechnology Assisted Nanopore-Based Analysis [J]. Nucleic Acids Res, 2020, 48 (6): 2791-2806.

［22］ STRATTON M. Genome Resequencing and Genetic Variation [J]. Nat Biotechnol, 2008 (26): 65-66.

［23］ WANG Z, GERSTEIN M, SNYDER M. RNA-Seq: A Revolutionary Tool for Transcriptomics [J]. Nat

Rev Genet, 2009, 10 (1): 57-63.

［24］MUHAMMAD I I, KONG S L, ABDULLAH S N A, et al. RNA-Seq and ChIP-Seq as Complementary Approaches for Comprehension of Plant Transcriptional Regulatory Mechanism [J]. Int J Mol Sci, 2019, 21 (1): 167.

［25］PARK P J. ChIP-Seq: Advantages and Challenges of a Maturing Technology [J]. Nat Rev Genet, 2009, 10 (10): 669-680.

［26］LIU Y, SIEGMUND K D, LAIRD P W, et al. Bis-SNP: Combined DNA Methylation and SNP Calling for Bisulfite-Seq Data [J]. Genome Biol, 2012, 13 (7): R61.

［27］RESTREPO-PÉREZ L, JOO C, DEKKER C. Paving the Way to Single-Molecule Protein Sequencing [J]. Nat Nanotechnol, 2018, 13 (9): 786-796.

［28］樊龙江. 生物信息学［M］. 杭州：浙江大学出版社，2017.

［29］KANEHISA M, GOTO S. KEGG: Kyoto Encyclopedia of Genes and Genomes [J]. Nucleic Acids Res, 2000, 28 (1): 27-30.

［30］MORETTI S, MARTIN O, BRIDGE A, et al. MetaNetX/MNXref-Reconciliation of Metabolites and Biochemical Reactions to Bring Together Genome-Scale Metabolic Networks [J]. Nucleic Acids Res, 2016, 44 (D1): D523-D552.

［31］KUMAR S, FILIPSKI A. Multiple Sequence Alignment: In Pursuit of Homologous DNA Positions [J]. Genome Res, 2007, 17 (2): 127-135.

［32］GUZZI P H, MILENKOVIC T. Survey of Local and Global Biological Network Alignment: The Need to Reconcile the Two Sides of the Same Coin [J]. Brief Bioinform, 2018, 19 (3): 472-481.

［33］DAYHOFF M O, ORCUTT B C. Methods for Identifying Proteins by Using Partial Sequences [J]. Proc Natl Acad Sci U S A, 1979, 76 (5): 2170-2174.

［34］TRIVEDI R, NAGARAJARAM H A. Substitution Scoring Matrices for Proteins-An Overview [J]. Protein Sci, 2020, 29 (11): 2150-2163.

［35］HENIKOFF S. Scores for Sequence Searches and Alignments [J]. Curr Opin Struct Biol, 1996, 6 (3): 353-360.

［36］NUSSINOV R. An Efficient Code Searching for Sequence Homology and DNA Duplication [J]. J Theor Biol, 1983, 100 (2): 319-328.

［37］ALTSCHUL S F, GISH W, MILLER W, et al. Basic Local Alignment Search Tool [J]. J Mol Biol, 1990, 215 (3): 403-410.

［38］KERFELD C A, SCOTT K M. Using BLAST to Teach "E-Value-Tionary" Concepts [J]. PLoS Biol, 2011, 9 (2): e100101.

［39］FENG D F, DOOLITTLE R F. Progressive Sequence Alignment as a Prerequisite to Correct Phylogenetic Trees [J]. J Mol Evol, 1987, 35 (4): 351-360.

［40］LYON G. Hashing with Linear Probing and Frequency Ordering [J]. J Res Natl Bur Stand, 1978, 83 (5): 445-447.

［41］OTT J. Counting Methods (EM Algorithm) in Human Pedigree Analysis: Linkage and Segregation Analysis [J]. Ann Hum Genet, 1977, 40 (4): 443-454.

［42］WETLAUFER D B, RISTOW S. Acquisition of Three-Dimensional Structure of Proteins [J]. Annu Rev Biochem, 1973 (42): 135-158.

［43］DOOLITTLE R F. Protein Evolution [J]. Science, 1981 (214): 1123-1124.

［44］HAMEDUH T, HADDAD Y, ADAM V, et al. Homology Modeling in the Time of Collective and Artificial Intelligence [J]. Comput Struct Biotechnol J, 2020 (18): 3494-3506.

［45］ EDDY S R. What Is a Hidden Markov Model? [J]. Nat Biotechnol, 2004 (22): 1315-1316.

［46］ EDDY S R. Hidden Markov Models [J]. Curr Opin Struct Biol, 1996 (6): 361-365.

［47］ FRASER D A. Bayes' Confidence [J]. Science, 2013 (341): 1452.

［48］ LOPEZ P J, KRZYWINSKI M, ALTMAN N. Points of Significance: Bayes' Theorem [J]. Nat Methods, 2015, 12 (4): 277-278.

［49］ MORRISON D A. Phylogenetic Tree-Building [J]. Int J Parasitol, 1996, 26 (6): 589-617.

［50］ SOURDIS J, NEI M. Relative Efficiencies of the Maximum Parsimony and Distance-Matrix Methods in Obtaining the Correct Phylogenetic Tree [J]. Mol Biol Evol, 1988, 5 (3): 298-311.

［51］ BHATTACHARJEE A, BAYZID M S. Machine Learning Based Imputation Techniques for Estimating Phylogenetic Trees from Incomplete Distance Matrices [J]. BMC Genomics, 2020, 21 (1): 497.

［52］ LIN J, NEI M. Relative Efficiencies of the Maximum-Parsimony and Distance-Matrix Methods of Phylogeny Construction for Restriction Data [J]. Mol Biol Evol, 1991, 8 (3): 356-365.

［53］ MILLIGAN B G. Maximum-Likelihood Estimation of Relatedness [J]. Genetics, 2003 (163): 1153-1167.

［54］ YAP V B, PACHTER L. Identification of Evolutionary Hotspots in the Rodent Genomes [J]. Genome Res, 2004, 14 (4): 574-579.

［55］ SHIMODAIRA H. An Approximately Unbiased Test of Phylogenetic Tree Selection [J]. Syst Biol, 2002, 51 (3): 492-508.

［56］ BLAISDELL B E. Effectiveness of Measures Requiring and Not Requiring Prior Sequence Alignment for Estimating the Dissimilarity of Natural Sequences [J]. J Mol Evol, 1989, 29 (6): 526-537.

［57］ WIENS J J, SERVEDIO M R. Phylogenetic Analysis and Intraspecific Variation: Performance of Parsimony, Likelihood, and Distance Methods [J]. Syst Biol, 1998, 47 (2): 228-253.

［58］ PRAGER E M, WILSON A C. Construction of Phylogenetic Trees for Proteins and Nucleic Acids: Empirical Evaluation of Alternative Matrix Methods [J]. J Mol Evol, 1978, 11 (2): 129-142.

［59］ DRUMMOND A, RODRIGO A G. Reconstructing Genealogies of Serial Samples under the Assumption of a Molecular Clock Using Serial-Sample UPGMA [J]. Mol Biol Evol, 2000, 17 (12): 1807-1815.

［60］ LESPINATS S, GRANDO D, TENAILLON O. How Fitch-Margoliash Algorithm Can Benefit from Multi Dimensional Scaling [J]. Evol Bioinform Online, 2011 (7): 61-85.

［61］ PEARSON W R, ROBINS G, ZHANG T. Generalized Neighbor-Joining: More Reliable Phylogenetic Tree Reconstruction [J]. Mol Biol Evol, 1999, 16 (6): 806-816.

［62］ SCHADT E E, SINSHEIMER J S, LANGE K. Computational Advances in Maximum Likelihood Methods for Molecular Phylogeny [J]. Genome Res, 1998, 8 (3): 222-233.

［63］ QI J, LUO H, HAO B. CVTree: A Phylogenetic Tree Reconstruction Tool Based on Whole Genomes [J]. Nucleic Acids Res, 2004 (32): W45-W47.

［64］ ANDREEVA A, KULESHA E, GOUGH J, et al. The SCOP Database in 2020: Expanded Classification of Representative Family and Superfamily Domains of Known Protein Structures [J]. Nucleic Acids Res, 2020, 48 (D1): D376-D382.

［65］ KNUDSEN M, WIUF C. The CATH Database [J]. Hum Genomics, 2010, 4 (3): 207-212.

［66］ ARGOS P, HANEI M, GARAVITO R M. The Chou-Fasman Secondary Structure Prediction Method with an Extended Data Base [J]. FEBS Lett, 1978, 93 (1): 19-24.

［67］ DAWID I B, BREEN J J, TOYAMA R. LIM Domains: Multiple Roles as Adapters and Functional Modifiers in Protein Interactions [J]. Trends Genet, 1998, 14 (4): 156-162.

［68］ CAO J, CUI H, SHI H, et al. Big Data: A Parallel Particle Swarm Optimization-Back-Propagation Neural Network Algorithm Based on MapReduce [J]. PLoS One, 2016, 11 (6): e0157551.

［69］ HARDIN C, POGORELOV T V, LUTHEY-SCHULTEN Z. Ab Initio Protein Structure Prediction [J]. Curr Opin Struct Biol, 2002 (12): 176-181.

［70］ XIANG Z. Advances in Homology Protein Structure Modeling [J]. Curr Protein Pept Sci, 2006, 7 (3): 217-227.

［71］ YAN K, FANG X, XU Y, et al. Protein Fold Recognition Based on Multi-View Modeling [J]. Bioinformatics, 2019 (35): 2982-2990.

［72］ LI Z, CHEN Y, MU D, et al. Comparison of the Two Major Classes of Assembly Algorithms: Overlap-Layout-Consensus and de-Bruijn-Graph [J]. Brief Funct Genomics, 2012, 11 (1): 25-37.

［73］ KESTLER H A, MULLER A, KRAUS J M, et al. VennMaster: Area-Proportional Euler Diagrams for Functional GO Analysis of Microarrays [J]. BMC Bioinformatics, 2008 (9): 67.

［74］ DRMANAC R, DRMANAC S, CHUI G, et al. Sequencing by Hybridization (SBH): Advantages, Achievements, and Opportunities [J]. Adv Biochem Eng Biotechnol, 2002 (77): 75-101.

［75］ MIRZABEKOV A D. DNA Sequencing by Hybridization: a Megasequencing Method and a Diagnostic Tool? [J]. Trends Biotechnol, 1994, 12 (1): 27-32.

［76］ LI R, ZHU H, RUAN J, et al. De Novo Assembly of Human Genomes with Massively Parallel Short Read Sequencing [J]. Genome Res, 2010 (20): 265-272.

［77］ SEFTON L, GOODFELLOW P N. The Human Genetic Map [J]. Curr Opin Biotechnol, 1992 (3): 607-611.

［78］ LANDER E S, WATERMAN M S. Genomic Mapping by Fingerprinting Random Clones: A Mathematical Analysis [J]. Genomics, 1988, 2 (3): 231-239.

［79］ SHARP A J, CHENG Z, EICHLER E E. Structural Variation of the Human Genome [J]. Annu Rev Genomics Hum Genet, 2006 (7): 407-442.

［80］ ALKAN C, COE B P, EICHLER E E. Genome Structural Variation Discovery and Genotyping [J]. Nat Rev Genet, 2011, 12 (5): 363-376.

［81］ GORDEEVA V, SHAROVA E, ARAPID G. Progress in Methods for Copy Number Variation Profiling [J]. Int J Mol Sci, 2022, 23 (4): 2143.

［82］ KIM S, MISRA A. SNP Genotyping: Technologies and Biomedical Applications [J]. Annu Rev Biomed Eng, 2007 (9): 289-320.

［83］ WHITFORD W, LEHNERT K, SNELL R G, et al. Evaluation of the Performance of Copy Number Variant Prediction Tools for the Detection of Deletions from Whole Genome Sequencing Data [J]. J Biomed Inform, 2019 (94): 103174.

［84］ KADALAYIL L, RAFIQ S, PARKER H, et al. Exome Sequence Read Depth Methods for Identifying Copy Number Changes [J]. Brief Bioinform, 2015, 16 (3): 380-392.

［85］ BENTLEY D R. Whole-Genome Re-Sequencing [J]. Curr Opin Genet Dev, 2006 (16): 545-552.

［86］ LIMBORG M T, SEEB L W, SEEB J E. Sorting Duplicated Loci Disentangles Complexities of Polyploid Genomes Masked by Genotyping by Sequencing [J]. Mol Ecol, 2016, 25 (10): 2117-2129.

［87］ ETTER P D, BASSHAM S, HOHENLOHE P A, et al. SNP Discovery and Genotyping for Evolutionary Genetics Using RAD Sequencing [J]. Methods Mol Biol, 2011 (772): 157-178.

［88］ WITHANAGE M H H, LIANG H, ZENG E. RNA-Seq Experiment and Data Analysis [J]. Methods Mol Biol, 2022 (2418): 405-424.

［89］ NEWMAN A. RNA Splicing [J]. Curr Biol, 1998 (8): R903-R905.

［90］ JONES P A. Functions of DNA Methylation: Islands, Start Sites, Gene Bodies and Beyond [J]. Nat Rev Genet, 2012, 13 (7): 484-492.

［91］ CLAPIER C R, CAIRNS B R. The Biology of Chromatin Remodeling Complexes [J]. Annu Rev Biochem, 2009 (78): 273-304.

［92］ WRECZYCKA K, GOSDSCHAN A, YUSUF D, et al. Strategies for Analyzing Bisulfite Sequencing Data [J]. Journal of biotechnology, 2017, 10 (261): 105-115.

［93］ GU H, RAMAN A T, WANG X, et al. Smart-RRBS for Single-Cell Methylome and Transcriptome Analysis [J]. Nat Protoc, 2021, 16 (8): 4004-4030.

［94］ ZHOU Y, ZHU J, ZHAO M, et al. Methylation-Level Inferences and Detection of Differential Methylation with MeDIP-Seq Data [J]. PLoS One, 2018, 13 (8): e0201586.

［95］ GRANT G A, CRANKSHAW M W, GORKA J. Edman Sequencing as Tool for Characterization of Synthetic Peptides [J]. Methods Enzymol, 1997 (289): 395-419.

［96］ DAS P M, RAMACHANDRAN K, VANWERT J, et al. Chromatin Immunoprecipitation Assay [J]. Biotechniques, 2004 (37): 961-969.

［97］ HANDELSMAN J, RONDON M R, BRADY S F, et al. Molecular Biological Access to the Chemistry of Unknown Soil Microbes: A New Frontier for Natural Products [J]. Chem Biol, 1998, 5 (10): R245-R249.

［98］ GOSALBES M J, ABELLAN J J, DURBAN A, et al. Metagenomics of Human Microbiome: Beyond 16s RDNA [J]. Clin Microbiol Infect, 2012, 18 (Suppl 4): 47-49.

［99］ KAHN P. From Genome to Proteome: Looking at a Cell's Proteins [J]. Science, 1995, 270 (5235): 369-370.

［100］ OFARRELL P H. High Resolution Two-Dimensional Electrophoresis of Proteins [J]. J Biol Chem, 1975 (250): 4007-4021.

［101］ WIENKEN C J, BAASKE P, ROTHBAUER U, et al. Protein-Binding Assays in Biological Liquids Using Microscale Thermophoresis [J]. Nat Commun, 2010 (19): 100.

［102］ BURTIS A C, MUNK M N. Rapid Separation of the Components of Nucleic Acids and Urine by High-Resolution Liquid Chromatography [J]. Clin Chem, 1970, 16 (8): 667-676.

［103］ HILLENKAMP F, KARAS M, BEAVIS R C, et al. Matrix-Assisted Laser Desorption/Ionization Mass Spectrometry of Biopolymers [J]. Anal Chem, 1991 (63): 1193A-1203A.

［104］ FENN J B, MANN M, MENG C K, et al. Electrospray Ionization for Mass Spectrometry of Large Biomolecules [J]. Science, 1989, 246 (4926): 64-71.

［105］ HENZEL W J, BILLECI T M, STULTS J T, et al. Identifying Proteins from Two-Dimensional Gels by Molecular Mass Searching of Peptide Fragments in Protein Sequence Databases [J]. Proc Natl Acad Sci U S A, 1993, 90 (11): 5011-5015.

［106］ SUBRAMANIAN I, VERMA S, KUMAR S, et al. Multi-Omics Data Integration, Interpretation, and Its Application [J]. Bioinform Biol Insights, 2020 (14): 1177932219899051.

第三章　大数据分析技术

随着计算机软/硬件及互联网技术的发展，各领域产生的数据量正以惊人的速度增长。大数据对政府决策、商业规划和知识发现等起着重大作用，越来越受到政府、企业及学术界的重视，是全球关注的技术增长点。大数据的出现也为健康领域带来新的机遇和挑战，使得可以尝试解决以前不可能解决的健康问题。"精准医学"概念的提出也是建立在大数据及其分析技术发展的基础上，并已在疾病的预防、诊断、治疗及健康管理方面有广泛的应用，今后将发挥越来越重要的作用。

第一节
大数据的基本概述

一、大数据的定义

大数据（big data）是指数据规模巨大，无法通过常规的工具在合理的时间内进行储存、管理和分析，且随时间推移呈指数级增长的大量数据集合[1]。

数据的单位最小为 bit，按从小到大的顺序，数据的单位为：bit、Byte、KB、MB、GB、TB、PB、EB、ZB、YB、BB、NB 和 DB。

1Byte＝8bit，1KB＝1 024Byte，1MB＝1 024KB，1GB＝1 024MB，1TB＝1 024GB，1PB＝1 024TB，1EB＝1 024PB，1ZB＝1 024EB，1YB＝1 024ZB，1BB＝1 024YB，1NB＝1 024BB，1DB＝1 024NB。

二、大数据的特点

目前通常用 4 "V" 或 5 "V" 来概括大数据的特征[2]。

1. 大量（volume）　指数据体量巨大，大数据的起始计量单位至少是 PB 级。某搜索引擎资料表明，其首页导航每天提供的数据超过 1.5PB，这些数据如果打印出来将超过 5 000 亿张 A4 纸。数据量大，采集、存储和计算的量都非常大。

2. 多样（variety）　指数据类型繁多。不仅包括数字等数据，还包括网络日志、视频、图片、地理位置信息等数据，多类型的数据对数据处理能力提出了更高的要求。

3. 价值（value）　即价值密度低，商业价值高。合理运用大数据，以低成本创造高价值。如何结合业务逻辑并通过强大的计算机算法来挖掘数据价值，是大数据时代最需要解决的问题。

4. 高速（velocity） 即数据增长速度快，处理速度快，时效性要求高。各种数据基本实时在线进行快速的处理、传输和存储，数据处理遵循"1秒定律"，可从各类型的数据中快速获得高价值的信息。这是大数据区别传统数据挖掘的显著特征。

5. 真实性（veracity） 有学者将真实性也纳入大数据的特征，和上述4"V"合并形成5"V"。数据的真实性在于其准确性和可靠性，有助于筛选出重要的和不重要的信息。具有高真实性的数据记录对分析很有价值，并对总体结果有重要意义，这是大数据的最大挑战。这么多可用的数据，确保其相关性和高质量很重要。

三、大数据的形式

1. 结构化数据 此类数据可以用统一的结构加以表示，如数字、符号等。结构化数据可以储存在结构化数据库里，可以用二维结构逻辑表达实现的数据，如医院信息系统、财务系统等。

2. 非结构化数据 此类数据无法用数字或统一的结构表示，如文本、图像、声音、网页、视频等，不方便用数据库二维结构逻辑表来表达，非结构数据库的变长记录由若干不可重复和可重复的字段组成，每个字段又可由若干个不可重复和可重复的子字段组成，因此，非结构化数据库就是字段可变的数据库，与结构化数据库相比，其突破了关系数据库结构定义不变和数据定长的限制，并实现了对变长数据及重复字段进行处理的数据项的变长存储管理。

目前数据爆炸的时代，两种形式的数据都在快速增长，而非结构化数据更是呈指数倍数的增长，非结构化大数据的总量已经远远超过结构化数据，如何有效地管理和分析非结构化数据，挖掘出有价值的信息，是大数据分析领域最重要的挑战和机遇。

四、大数据思维

因为大数据的特点，对大数据进行分析时，要从传统的思维转变为大数据的思维[2]。如更关注总体而非样本，允许数据的不精确，解决"是什么"而非"为什么"。

（一）样本 = 总体

大数据是分析与某事物相关的所有数据，而不是依靠少量的数据样本。

在非大数据时代，因为记录储存和分析的工具问题，为了使分析简单易行，采用的方式是用尽可能少的数据得到尽可能多的信息，因此，小数据时代采用的是随机采样分析。因为在数据无比庞大时，获得总体数据的可能性微乎其微，只能采用其中一部分样本而不是全部。统计学家已证明，采样分析的精确性随着随机性的增加而大幅提高，与样本数量的增加关系不大。当样本数量达到某个值以后，从新个体上得到的有用信息会越来越少。

　　然而，随机采样的成功依赖于采样的绝对随机性，但这实现起来非常困难，一旦出现任何偏差，分析结果可能相距甚远。此外，随机采样不适合考察子类别的情况，一旦往下细分，随机采样的错误率会大大增加。再者，随机采样需要严密的质量控制，而且只能从采样数据得出事先设计好的问题的结果，但这种调查结果缺乏延展性，即调查得出的数据不可以重新分析实现计划之外的目的。

　　采样忽视细节考察的缺陷已越来越难以被忽视，如果可能，要尽力收集所有数据，即"样本＝总体"。用采样方法分析的正确率可能达到97%，3%的错误率是可以被接受的，但在很多情况下，很多关键问题隐匿在细节中，采样分析无法捕捉这些细节。如某搜索引擎对流感趋势的预测不是依赖随机样本，而是分析了几十亿条互联网的检索记录；再如，信用卡诈骗是通过观察异常情况来识别，只有掌握了所有数据才能做到这一点。

　　大数据是建立在掌握的所有数据，至少是尽可能多的数据基础上，这样可以正确地考虑细节并进行新的分析，让我们可能清楚分析微观层面的情况。当然很多时候，还是可以使用样本分析法，毕竟我们仍然处于资源有限的时代，但更多时候，利用掌握的所有数据已成为最好也是可行的选择。毕竟，现在可以收集到过去无法收集的数据，如感应器、手机导航、网站点击等产生的数据，而且计算机可以很容易地对这些数据进行处理。

（二）接受数据的混杂性

　　数据量的大幅增加，会造成结果的不准确，而且一些错误的数据也可能混入数据库，因为使用所有可获得的数据变为可能，所以也要为此付出一定的代价，要接受数据的混杂性，而不再一味追求其精确性。

　　对于小数据而言，最基本最重要的要求是减少错误，保证质量。因为收集的信息量比较少，所以必须确保获得的数据尽量精确，有限的信息意味着细微的错误会被放大，甚至影响整体结果的准确性，为了使结果更加准确，很多科学家都致力于优化测量的工具。

　　传统的统计学家很难容忍错误数据的存在，在收集样本时，会用一整套策略来减少错误发生的概率。但是这些规避错误的策略实施起来耗费巨大，特别是收集所有数据时，而且当掌握的数据越来越全面时，也不需再担心某个数据点对整个数据分析的不利影响。

　　据估计，只有5%的数字数据是结构化的且适合用传统的分析方法，如果不接受混杂性，剩下的95%非结构化数据都无法被利用。通过接受不精确性，可以从更大更全面的角度认知和理解事物，相比依赖于小数据和精确性的时代，大数据因为更强调数据的完整性和混杂性，可以帮助获得进一步接近事实的真相。

　　值得注意的是，不精确性并不是大数据本身固有的特性，其本身即存在于用来测量、记录和交流工具的缺陷，而当技术的进步对工具进行改善后，错误性也是可以降低的。拥有更大数据量所带来的益处远远超过增加一点精确性，因此，通常不会把大量的精力花在提升数据的精确性上。大数据带来的益处，使得不精确的存在能够被接受。

（三）关注相关关系

在传统的观念下，人们总是致力于通过数据找到事物发生背后的原因，然而在很多时候，寻找数据间的关联并利用好这种关联就足够了。在大数据时代，应该尝试不再探求难以捉摸的因果关系，转而关注事物的相关关系。

在小数据时代，相关关系和因果关系的分析都不容易，都要从建立假设开始，然后进行实验，通过实验，假设要么被证实，要么被推翻。但由于始于假设，这些分析有可能受人为偏见影响，极易导致错误。在大数据时代，通过假设分析法已经没有必要了，因为数据量太大，需要考虑的因素更复杂，现在机器有良好的计算能力，不需要人工给出一个个假设来逐一分析了。因此用数据驱动的大数据的相关关系分析法，取代了基于假想的易出错的方法。大数据的相关关系分析更准确、更快，而且不易受偏见的影响。

传统情况下，人类通过因果关系了解世界。当我们发现两件事情接连发生的时候，会习惯性地从因果关系的角度来考虑。但因果关系很难被证明。虽然实验可以用来证实因果关系，通过是否有诱因这两种情况，分别观察所产生的结果是不是和真实情况相符，如果符合，就说明确实存在因果关系，但是这种实验耗资巨大，而且要么在实际生活中不可能存在，要么可能违背伦理。

证明相关关系耗资少，省时间，而且相关关系的分析也为研究因果关系奠定了基础。在大多数情况下，一旦完成了大数据的相关关系分析，而又不再满足于仅仅知道"是什么"时，可以继续向更深层次研究因果关系，找出背后的"为什么"。

第二节
大数据关键技术

大数据的总体构架分为三层，数据存储、数据处理和数据分析。类型复杂和海量由数据存储层决定，快速和实效性由数据处理层解决，价值由数据分析层解决[3]。

一、大数据存储

根据大数据的特点，将大量数据存储到单个计算机的存储器是不可行的，即使是最强大的计算机也做不到。另外，传统的数据处理平台很难处理各种类型的大型数据集，处理大量复杂形式的大数据的唯一逻辑方法是在几个并行连接的节点上进行扩展和处理，这需要大量的计算机进行分发和处理。分布式存储与访问是大数据存储的关键技术，具有经济、高效、容错性好等特点，通过分布式文件系统实现。分布式文件系统由多个网络节点组成，其在物理上可能被分散储存在不同节点，但在逻辑上仍是一个完整的文件。

最常用的分布式存储系统是 Hadoop 的分布式文件系统（Hadoop distributed file system，

HDFS）。HDFS 是一个分布式、高扩展和可移植的文件系统，通常被用于在多台机器上存储TB 到 PB 甚至 EB 的海量数据，并通过在多台机器上冗余备份数据来保证其可靠性，具有高容错性、高可靠性、高可扩展性、高获得性等特征，为海量数据提供了不怕故障的存储，为超大数据集的应用处理带来很多方便。HDFS 的具体特点为：①存储文件量级大，适合存储 TB 级别及以上的文件，但不适合小文件的存储；②分块处理文件：HDFS 通过将完整的文件分块存储到不同的计算机来提升文件读取的效率；③流式数据访问：HDFS 支持流式数据访问，但在与 MapReduce 结合时，采用的是批处理（先存储、后处理）的方式；④布置成本低：HDFS 可以布置在普通的计算机，这种方式可以通过几十台廉价的 PC 机搭建一个大数据集群；⑤良好的容错性：将一个文件的副本备份到几个主机，倘若某台主机失效，可以在其他主机上的副本取回文件。

二、大数据处理技术

分布式处理技术与分布式存储形式直接相关，以下是几种常见的分布式处理系统[3, 4]。

（一）MapReduce

大规模并行计算框架 MapReduce 是 Hadoop 的核心组成部分之一，用于在各个数据节点上进行计算。MapReduce 的基本工作过程就是分而治之，将计算任务分为大量并行的Map 和 Reduce 两类任务，将 Map 任务部署到分布式集群的不同计算机节点上并发运行，然后由 Reduce 任务对 Map 任务的执行结果进行汇总，生成处理结果。

MapReduce 是一种面向大规模数据的并行批处理计算模型和方法，具有如下特点：①实现简单：通过实现一些简单的接口，就可完成分布式计算程序的布置；②扩展性良好：可通过增加机器的数量使计算性能得到提升，随着计算机节点数目的增长其计算性能接近线性增长；③良好的容错性：如果计算集群中某一台机器出错了，计算任务自动转移到其他机器，保证计算的正常进行。MapReduce 的缺点是其不支持实时计算，因此不支持流式数据的处理。此外，其将每个作业的输出写到磁盘里面，计算时反复读写硬盘，降低计算性能。

（二）Spark

Spark 是一个基于内存计算的可扩展的开源集群计算系统，可用于不同结构大规模数据的处理和计算任务。其是 MapReduce 的一种替代和改进。与 MapReduce 相比，Spark 的性能有很大优化，比 MapReduce 运算快 100 倍以上，因为其将计算过程放入内存，不需要反复读写硬盘。更重要的是其比 MapReduce 操作简单，支持 80 种以上的高级算法，使用户可以快速构建不同的应用。Spark 可以方便地与其他开源产品进行融合，例如可以处理所有 Hadoop支持的数据，包括 HDFS、HBase 等，这对已经部署了 Hadoop 集群的用户特别重要，因为不需要做任何数据迁移就可以利用 Spark 的强大处理能力。此外，Spark 还支持交互计算。

（三）Storm

Storm 是最佳的流式计算框架，支持全内存计算，其对于实时计算的意义类似于 Hadoop 对于批处理的意义。Storm 有如下特点：①编程模式简单，降低了使用 Storm 开发业务的成本；②流式数据处理：可以处理不断流入的数据，然后将处理之后的结果写入存储；③容错性：出错时可通过自动重启以及任务重分配来保证计算的正常进行；④多语言编程：通过实现 Storm 通信协议就可以支持其他编程语言；⑤消息处理快速可靠，传递以及处理消息的速度均非常快，并且保证每条消息都至少得到一次完整的处理。

三、大数据分析技术

数据分析技术是使用适当的统计方法，对数据进行分析，把隐没在看似杂乱无章的数据中的信息萃取和提炼出来，抽取出潜在的、有价值的知识（模型或规则），以求最大化地开发数据资料的功能，发挥数据的作用。

（一）传统的数据分析技术[2]

1. 分类分析　分类分析是指把具有某种相似特征的物体或事物归为一类。分类分析的目的在于辨别某些特性上相似的事物，并按这些特性将样本划分为若干类，使同一类事物具有高度的同质性，不同类的事物具有高度的异质性。

2. 因子分析　因子分析是用少数几个因子去描述指标或因素之间的联系，即将比较密切的几个相关变量归在同一类中，每一类变量就成为一个因子，以比较少的几个因子反映原始资料的大部分信息。

3. 相关分析　相关分析是寻找不同变量之间相关关系的规律性，并据此进行预测和控制的分析方法。相关关系分为两类，一类是确定性关系，反映现象之间严格的依存关系，在这种关系中，对于变量的每一个数值，都有一个或几个确定的值与之对应；另一类为不确定性关系，在这种关系中，变量之间存在不严格的依存关系，对于变量的某个数值，可以有另一个变量的若干数值与之相对应，这若干数值围绕着它们的平均数呈现有规律的波动。

4. 回归分析　回归分析是研究一个变量与其他若干变量之间相关关系的一种数学分析方法，是在一组实验或观测数据的基础上寻找被随机性掩盖了的变量之间的依存关系，通过回归分析，可以把变量之间复杂的、不确定的关系变得简单化和有规律化。

（二）数据挖掘技术

比较深入的数据分析即为数据挖掘，数据挖掘就是从大量的、不完全的、有噪声的、模糊的、随机的数据中，提取隐含在其中的、事先不知道的、但又潜在有用的信息和知识的过程，数据挖掘的算法可以达成这些目标，以下是大数据挖掘常用的算法。

1. 决策树（decision tree）　决策树是一种基本的分类和回归方法，其生成的结果类似于流程图的树结构，其中每个内部节点表示对属性的测试，每个分支表示属性的输出，每个叶节点（决策节点）表示类或类分布，树的最顶部是根节点。决策树模型用于分类时称为分类树，用于回归时称为回归树。研究已经证明了决策树模型在临床应用中的实用性。一项关于乳腺癌症患者预后的研究，分别构建了决策树模型和经典 logistic 回归模型，不同模型的预测性能表明，决策树模型在使用实际临床数据时具有更强的预测能力，说明决策树模型可能比一些经典算法更具优势和实际应用价值。尽管决策树有很多优点，但因其递归地将观测结果分离为分支来构建树，因此，在数据不平衡的情况下，决策树模型的精度需要改进[5, 6]。

2. 随机森林法（random forest）　随机森林法是基于集成学习思路而开发的，用于从训练集中随机检索样本集，由自助方法生成许多决策树构成"随机森林"，并合起来以预测最终结果。随机森林方法的最大优点是在每个决策树节点对预测变量进行随机采样，降低了森林中树木之间的相关性，从而提高了集合预测的精度。考虑到单个决策树模型可能会遇到过度拟合问题，随机森林的应用最大限度地减少了分类和回归中的过度拟合，并提高了预测精度[7]。

3. 聚类分析　分类分析算法需要提前"知道"每个类别的信息，所有要分类的数据都有相应的类别。而针对未知信息的类别时，就需要聚类分析来这个解决问题。聚类通过静态分类的过程将相似的对象划分为不同的类别或子集，同一子集中的对象具有相似的特性。聚类方法主要有四类技术：①划分聚类：将数据点的中心作为聚类的中心，如 k 平均算法。②层次聚类：将数据集进行分层分解，直至满足某种条件，如 BIRCH、CURE 和 ROCK。③基于密度聚类：该方法是寻找呈现高度数据密度的区域，并将这些区域定义为属于同一集群，旨在寻找任意形状的聚类，最具代表性的算法是 DBSCAN。④基于网格聚类：将原始数据空间改变为一定大小的网格结构。具有代表性的算法是 STING，根据不同的分辨率将数据空间划分为几个正方形单元，并对不同结构级别的数据进行聚类[8]。

4. 关联规则　关联规则用于发现大数据中数据项之间的关联和相关性。最初用于分析客户的购买习惯，从数据库中关联分析出如"由于某些事件的发生而引起另外一些事件的发生"之类的规则，以帮助零售商制定销售计划。基于关联规则的数据挖掘分两步识别关联规则：①列出集合中的所有高频项目；②基于高频项目生成频繁关联规则。因此，在获得关联规则之前，必须使用某些算法来计算频繁项的集合。Apriori 算法基于先验原理，在数据库中找到满足最小规则和限制的所有相关项。Apriori 算法每次都必须扫描整个数据库，算法性能会随着数据库大小的增加而降低。频繁模式增长算法改进了这个问题。第一次扫描之后，可将数据库中设置的频率压缩为频繁模式树，同时保留相关信息，然后单独挖掘条件库[9]。

5. 主成分分析（principal component analysis）　主成分分析是一种广泛使用的数据挖掘方法，旨在以可解释的方式降低数据维度，同时保留数据中存在的大部分信息。主成分分析是描述性的，不需要对数据分布进行假设，因此是一种适应性和探索性的方法。在数据分析过程中,主要步骤包括原始数据的标准化、相关系数矩阵的计算、特征值和特征向量的计算、主成分的选择以及综合评价值的计算。主成分分析通常不作为一种单独的方法出现,而经常与其他统计方法相结合[10]。

(三)机器学习

机器学习[11, 12]是一种包括人工智能算法的方法,使机器能够在没有特定计算机程序的情况下解决问题。机器学习是挖掘数据价值的关键技术,通过大量的数据来训练机器的算法模型,然后通过模型对数据进行分析处理。机器学习包括传统的机器学习及深度学习。

1. 传统的机器学习 传统的机器学习分为两大类:监督学习和无监督学习。监督学习是人工给定大量有标记的数据让机器分析以达到识别数据的目的,主要使用的分析技术为回归分析、分类分析、决策树、随机森林等。无监督学习是给机器无标记的数据,且样本的类型也不确定,主要使用的技术是聚类分析、关联规则和主成分分析。

监督学习中经常提到的一个概念是数据集的划分。为了防止模型的过度拟合,数据集通常可以分为两个或三个部分:训练集、验证集和测试集。训练集用于训练模型或确定模型参数,验证集用于进行模型选择,测试集用于验证模型性能。具体应用中,数据通常分为训练集和测试集,而验证集则较少涉及。需要强调的是,测试集的结果并不能保证模型的正确性,只是表明相似的数据使用模型可以获得相似的结果。因此,在研究中应结合具体问题分析模型的适用性。

在许多数据分析过程中,使用的可识别的数据量很小,且识别数据是一个乏味的过程,因此必须使用无监督学习。无监督学习根据相似性、特征和相关性对数据进行判断和分类,有三个主要应用:数据聚类、关联分析和降维。

2. 深度学习 深度学习与传统的机器学习有相同的功能,但机器学习面临的挑战是如何确定提取哪些特定特征以反馈算法模型进行准确诊断。深度学习,能够将原始输入组合到中间特征层,并允许基于神经网络由多个处理层组成的计算模型,对具有多个抽象级别的数据特征进行学习,更好地用于提取、呈现数据所蕴含的信息。

深度学习特别适合处理大数据,因为其能够吸收大数据集,并以灵活、可训练的方式理解变量之间的复杂关系。在深度神经网络中,中间变量的多个顺序层连接输入特征和输出,使一层的输出作为下一层的输入。这种结构有助于分析高维数据,可涉及200多个变量的数据。相比之下,传统的统计方法,如线性回归,只涉及一个输入输出层,并且只能适应相对较小的变化量。

目前,深度学习的算法模型发展迅速,日新月异,较常见的神经网络达20多种,广泛应用的主要有卷积神经网络(convolutional neural networks,CNN)、递归神经网络(recurrent neural networks,RNN)、受限玻尔兹曼机(restricted Boltzman machines,RBM)和自动编码(autoencoders,AE)等。

（四）数据可视化

数据可视化[13, 14]是关于数据视觉表现形式的科学技术研究，利用图形、图像处理、计算机视觉及用户界面，通过表达、建模以及对数据立体、表面、属性和动画的显示，加以可视化解释，以便更好地发现和利用数据的价值。数据可视化提供了丰富的数据呈现方式和便捷的数据分析途径，帮助人们从信息中提取知识，从知识中获取价值。

1. 数据信息的符号表达技术　除了常规的文字符号和几何图形符号，各类坐标、图像阵列、图像动画等符号技术都可以表达数据信息。各种数据类型具体符号表达形式包括各类报表、仪表盘、坐标曲线、地图、谱图等。

2. 数据渲染技术　指各类符号到屏幕图形阵列的 2D 平面渲染技术、3D 立体渲染技术等。

3. 数据交互技术　包括各类 PC 设备和移动终端上的鼠标、键盘与屏幕的交互技术形式，可能还包括语音、指纹等交互技术。

4. 数据表达模型技术　描述数据展示给用户所需要的语言文字和图形图像等符号信息，以及符号表达的逻辑信息和数据交互方式信息等。其中，数据矢量从多维信息空间到视觉符号空间的映射与转换关系，是表达模型的最重要的内容。另外还有数据值的表达技术、数据趋势、数据对比、数据关系等表达技术都是表达模型中的重要内容。

大数据不进行可视化处理往往难以理解，可视化技术将数据以容易理解的方式呈现出来，对抽象的信息进行处理，通过计算机直观地表示，帮助用户快速理解信息并发现其中的规律，作出合理的判断。数据可视类型包括文本可视化、网络可视化、时空数据可视化及多维数据可视化。目前已有众多的数据可视化软件和工具，常用的有 Tableau、Datawatch、R 语言、Echart 等。

（五）云计算与大数据

云计算技术是应对大数据发展的重要方式[2, 3, 15]。云是网络、互联网的一种比喻式说法。云计算是商业化的超大规模分布式计算技术，是基于互联网的计算方式，用户通过已有的网络将所需的庞大的计算处理程序自动拆分成无数个较小的子程序，再交由多部服务器所组成的更庞大的系统，经搜索、计算、分析之后将处理的结果回传给用户。

大数据时代，需要挖掘大数据背后的价值，就要求既要拥有海量的数据，又要拥有海量数据的接入设备，以及实时的计算能力。这些需求的实现，需要大数据和云计算模式的有效结合。

大数据和云计算的关系就像一枚硬币的正反面一样密不可分。云计算是硬件资源的虚拟化，大数据是海量数据的高效处理。换句话说，云计算相当于计算机和操作系统，将大量的硬件资源虚拟化后再进行分配使用；大数据相当于海量数据的"数据库"，因此，云计算作为计算资源的底层，支撑着上层的大数据处理。

本质上，云计算和大数据的关系是动和静的关系。云计算强调的是计算，这是动的概念；而大数据是计算的对象，是静的概念。云计算强调的是计算能力，大数据看重的是存储能力。但是，二者的关系也并非如此泾渭分明。一方面，大数据需要强大的处理能力（数据的获取、清理、转换和统计等），其实也就是强大的计算能力。另一方面，云计算的基础设施即服务中的存储设备提供的主要是数据存储能力。

大数据技术有几个特点，一是可处理各种类型的海量数据，包括结构化的，还有更多非结构化的数据，如微博、文章、电子邮件、文档、音频、视频等；二是工作速度非常快，并且是实时的；三是普及性，所用的是最普通的低成本硬件。而云计算是大数据技术实现的重要途径，云计算将计算任务分布在大量计算机构成的资源池，并提供廉价获取巨量计算和存储的能力，其分布式架构能很好地支持大数据存储和处理的需求，使得大数据的处理和利用成为可能。因此，大数据离不开云计算，云计算的处理能力为大数据提供了弹性可扩展的基础设备，是产生大数据的平台之一。

第三节
大数据分析技术在医疗健康领域的应用

近年来，医疗健康领域的大数据正在快速积累，随着数据存储、管理的软硬件设施的发展，生物信息和计算机技术的日益成熟，大数据分析技术在医疗健康领域的应用日趋广泛。医疗健康领域的大数据主要来源于临床诊疗数据、公共卫生数据、生物样本数据、可穿戴设备、搜索引擎数据、支付数据、智能手机数据等。在医疗健康大数据的应用中，最多使用的（约77%）是医学诊疗数据，包括电子医疗数据（EMR）、电子健康数据（EHR）和电子病历数据（EPR）。网页服务数据被认为是应用较多的第二大类大数据形式（约11%），使用社交媒体的人数及当前医疗行业的数字化发展与日俱增。此外，传感器数据（SD）、交易大数据（BTD）和生物识别数据（BD）等约占大数据总使用量的12%，可穿戴设备的市场增长将使 SD 和 BD 数据的增长和应用日益突出[16]。

一、疾病分析

借助 EHR 和互联网获得的信息在疾病分析方面具有巨大的前景。各种监测方法将有助于服务、规划、治疗评估、优先事项设定以及卫生政策和实践的制定。

（一）医疗保健数据的影像处理

医疗保健数据的图像处理提供了有关解剖学和器官功能的宝贵知识，并可识别疾病和患者健康状况。该技术目前已用于器官描绘、肿瘤识别、脊柱畸形诊断、动脉狭窄检测、动脉瘤检测等。小波技术通常用于图像处理技术，如分割、增强和降噪。人工智能在图像处理中的使用将增强医疗保健的各个方面，包括筛查、诊断和预后，将医学图像与其他类型的数据和基因组数据相结合将提高准确性并促进疾病的早期诊断。基于深度学习的计算机辅助检查和诊断系统（CAD）可以从医学影像中早期识别某些疾病，并区分肿瘤的良性恶性，为具体的疾病风险评估与早期识别提供"第二客观见解"，辅助临床诊断与决策。如Campanella G 等以病理诊断报告作为训练集，研发了一种基于学习的病理资料深度学习系统，通过来自 15 187 位患者的 44 732 张完整的病理切片进行大规模深度学习，该系统使得前列腺癌、基底细胞癌和乳腺癌转移的判别与诊断的准确率得到大幅提高，病理学家可以排除临床 65% ~ 75% 的载玻片，同时保持 100% 的敏感性。该系统避免了昂贵且费时的手动标注工作，并能做到对所研究癌症的准确识别与分类诊断[17]。

（二）可穿戴设备数据

一些互联网跨国公司都在积极开发基于健康的应用程序和可穿戴技术，作为更广泛的电子传感器（即所谓的物联网）和医疗保健相关应用程序工具包的一部分。这使实时收集准确的医疗数据（如情绪、饮食、运动和睡眠周期）并与生理指标（如心率、燃烧的卡路里、血糖水平、皮质醇水平）相链接成为可能，这些数据可能是离散的且无处不在，并以最低的成本进行收集，而传统医疗体系一般很少能收集这些数据。这些设备的应用旨在收集以患者为中心的连续数据，具有准确的纵向随访所需的可访问性和可接受性。随着可穿戴设备与医疗级监测设备之间的差异逐渐缩小，正在试用可穿戴设备系统作为监测医疗风险的替代品，使得个性化、分层的精准医疗保健日渐取代传统的间歇性监测。

二、健康管理

研究人员已经将数据挖掘技术应用于健康管理领域，健康管理的目标是提供一个具有实时知识产生能力的持续学习基础设施，并开发一种具有预防性、预测性和参与性的大数据分析与应用系统，用于新知识产生、改善临床诊疗及简化公共卫生监控，在患者管理过程中提高了质量，并最大限度地降低了成本。

数据仓库和云存储主要用于安全、经济地存储越来越多的以患者为中心的电子数据，以提高医疗效果。除了医疗目的外，数据存储还用于研究、培训、教育和质量控制。用户还可以根据预定义的患者隐私策略，从存储库中提取文件。例如通过对有关预测性生物标志物的监测，能够发现具有不良健康结局高风险的患者。利用深度学习对数据进行分析，进而构建用于风险评估和预测的算法模型，使高风险患者受益于危险信号的早期发现，以实现急危疾病的早期发现、早期预警、早期干预和及时救治。

研究显示，在线平台分析与传统的纸质预测调查（如清洁度、积极行为、推荐）之间的一致性超过 80%。新的解决方案可以成为传统医疗调查和研究的一种高成本效益的替代方案。医生过度使用筛查和检测往往会导致数据过剩和成本过高。研究人员将基于疾病的方法与数据库推理相结合进行了比较，并使用数据挖掘技术建立了一个基于证据的决策支持系统，可最大限度地减少不必要的测试，从而降低患者的医疗总费用[18]。

三、公共卫生

数据分析已被应用于疫情期间的疾病监测。研究人员根据行为模式和媒体报道影响公众的因素以及搜索相关疾病暴发的专业模式分析了在线记录。他们发现了专业和非专业人员搜索模式的不同影响因素，表明在紧急情况和疫情期间可进行针对性沟通。还有研究者提出了一种基于物联网可穿戴的无线设备，称为身体区域网络（BAN）。该设备由"智能结构"组成，有助于根据传感器获得的数据进行应急处理和决策。该系统能够处理数百万用户的无线 BAN 数据，以实时提供应急响应[19]。

在应对新冠病毒感染疫情的实践中，大数据分析发挥了重要作用。在先进的数据管理技术支持下，疾病防控专家能够实时跟踪疾病传播，分析不同条件下病原体变异速度，以及其对世界不同经济体的影响。如美国国家科学基金资助的"利用大数据分析构建新冠病毒传播模型"项目即通过分析医疗记录及患者个人行为等不同来源的大量数据来分析病毒传播链，以期阻断疫情传播[20]。

四、药物不良反应分析

药物在上市后需要跟踪和识别药物不良反应（ADR），以确保患者安全。ADR 事件每年的社会成本约为 10 亿美元，这表明它是医疗保健系统的一个重要方面。不良事件不仅可能由单一药物引起，也可能由合成药物的混合物引起。研究发现，在 84% 的不良反应研究中，至少一种药物和两种不良反应或两种药物和一种不良反应之间存在相关性。研究者通过联合分析几个数据源，提高了 ADR 识别的准确性。将公开可用的 EHR 与美国食品药品监督管理局的 AER 研究结合使用时，检测率（平均）提高了 31%[21]。

数据科学的普及和各种数据驱动应用的不断涌现，为医疗健康领域的发展提供了许多机遇。更完善的人群健康管理、更早期的疾病发现、更精准的诊疗方案、更低廉的诊疗技术和药物、更优质的护理水平、更优化的组织和管理将会不断实现，人们的健康水平将得到较大提高。

然而，目前医疗健康大数据分析也面临着诸多挑战：①数据整合与存储：需要保障不同地区、不同医院、不同行政部门之间顺利协作，将各数据源进行整合；②人力成本：数据标准化、维护隐私、高效存储和传输需要大量人力来不断监控并确保满足需求；③生物信息学利用：将组学数据整合到医学研究中至关重要，目前缺乏下一代测序（NGS）数据、代谢组学数据、转录组学数据等的生物信息学处理及支持医疗决策的标准；④数据素养：在医疗领域应用大数据分析涉及许多流程和专业工具，对此不熟悉的医务人员开展工作时可能会受限。因此，应重视提升医疗健康领域从业人员大数据分析能力和技术素养。

（卓勤）

参考文献

[1] DOLEZEL D, MCLEOD A. Big Data Analytics in Healthcare: Investigating the Diffusion of Innovation [J]. Perspect Health Inf Manag, 2019, 1 (16): 1a.

[2] 孙二华. 大数据关键技术与算法研究 [M]. 长春: 吉林科学出版社, 2019.

[3] 余恒芳, 龙陈峰, 王建辉. 大数据技术基础 [M]. 长沙: 湖南大学出版社, 2020.

[4] 高聪, 熊杰, 刘彩云. 浅淡大数据分析技术及其应用 [J]. 电脑知识与技术, 2020, 16 (5): 5-6, 28.

[5] WU W T, LI Y J, FENG A Z, et al. Data mining in clinical big data: the frequently used databases, steps, and methodological models [J]. Mil Med Res, 2021, 8 (1): 44.

[6] MOMENYAN S, BAGHESTANI A R, MOMENYAN N, et al. Survival prediction of patients with breast cancer: comparisons of decision tree and logistic regression analysis [J]. Int J Cancer Manag, 2018, 11 (7): e9176.

[7] LEE J. Patient-specifc predictive modelling using random forests: an observational study for the critically ill [J]. JMIR Med Inform, 2017, 5 (1): e3.

[8] ALASHWAL H, ELHALABY M, CROUSE J J, et al. The application of unsupervised clustering methods to Alzheimer's disease [J]. Front Comput Neurosci, 2019 (13): 31.

[9] GUO A, ZHANG W, XU S. Exploring the treatment effect in diabetes patients using association rule mining [J]. Int J Inf Pro Manage, 2016, 7 (3): 1-9.

[10] ZHANG Z, CASTELLÓ A. Principal components analysis in clinical studies [J]. Ann Transl Med, 2017, 5 (17): 351.

[11] 师小勤, 赵杰, 王琳琳, 等. 基于大数据分析技术的精准医疗应用综述 [J]. 中国医院管理, 2021, 41 (5): 26-31.

[12] NGIAM K Y, KHOR I W. Big data and machine learning algorithms for health-care delivery [J]. Lancet Oncol, 2019, 20 (5): e262-e273.

[13] 高建华, 朱敏, 白玥. 数据分析与可视化实践 [M]. 2版. 上海: 华东师范大学出版社, 2020.

[14] CHISHTIE J A, MARCHAND J S, TURCOTTE L A, et al. Visual Analytic Tools and Techniques in Population Health and Health Services Research: Scoping Review [J]. J Med Internet Res, 2020, 22 (12): e17892.

[15] 张秋霞, 职晓晓, 孙丽娜. 大数据与计算机技术研究 [M]. 郑州: 郑州大学出版社, 2018.

[16] SUBRAHMANYAN S V G, SHETTY D K, PATIL V, et al. The role of data science in healthcare advancements: applications, benefits, and future prospects [J]. Ir J Med Sci, 2022, 191 (4): 1473-1483.

[17] CAMPANELLA G, HANNA M G, GENESLAW L, et al. Clinical-grade computational pathology using weakly supervised deep learning on whole slide images [J]. Nat Med, 2019, 25 (8): 1301-1309.

[18] ZHUANG Z Y, WILKIN C L, CEGLOWSKI A. A framework for an intelligent decision support system: a case in pathology test ordering [J]. Decis Support Syst, 2013, 55 (2): 476-487.

[19] RATHORE M M, AHMAD A, PAUL A, et al. Real-time medical emergency response system: exploiting IoT and big data for public health [J]. J Med Syst, 2016, 40 (12): 283.

[20] ALSUNAIDI S J, ALMUHAIDEB A M, IBRAHIM N M, et al. Applications of big data analytics to control COVID-19 pandemic [J]. Sensors (Basel), 2021, 21 (7): 2282.

[21] HARPAZ R, VILAR S, DuMouchel W, et al. Combing signals from spontaneous reports and electronic health records for detection of adverse drug reactions [J]. J Am Med Inform Assoc, 2013, 20 (3): 413-419.

第四章 膳食精准营养评估技术

膳食调查是营养调查的重要组成部分，是人体营养状况评价的重要手段。传统的膳食调查方法很多，根据调查类型的不同可分为回顾性调查和前瞻性调查两类。回顾性膳食调查方法包括 24 小时膳食回顾法、食物频率法（FFQ）和膳食史法等；前瞻性膳食调查方法包括称重法、记账法及化学分析法等。膳食调查在了解居民营养素摄入水平、制定膳食干预及健康指导方面发挥着重要的作用，但传统的膳食调查方法存在很多缺点。如回顾性膳食调查主要依赖调查对象的回忆，调查对象需要对过去一段时间消费的食物进行报告，存在回忆偏倚；摄入食物量的估计很难标准化，调查对象难以准确估计食物的重量；另外，一些调查方法程序烦琐，耗时较长。

新技术的发展促进了对传统膳食调查方法的改进，目前已经开发的膳食调查技术可以分为：基于网络或在线工具的膳食调查技术、基于手机应用程序的膳食调查技术、基于摄像头工具的膳食调查技术，以及其他正在发展的膳食调查技术，如基于声音、消费者购买数据和可穿戴传感器的膳食调查技术。互联网的广泛使用使大规模的食物和营养信息收集更为简便，研究人员可以通过电子邮件或短信的方式邀请受试者参与研究，降低了研究人员和参与者的成本和负担[1]。

移动技术的发展不但促进了膳食调查方法的改进，更为图像在膳食摄入评估中的应用提供了可能。如图像辅助的膳食评估（image-assisted diet assessment，IADA）方法已被广泛应用于膳食评估，用以辅助膳食记录或 24 小时膳食回顾。IADA 在受试者自我报告的基础上，结合图像信息，提高了传统饮食评估方法的准确性。近年来，已经开发了集成用于移动设备的图像膳食评估方法，即图像为基础的膳食评估（image-based diet assessment，IBDA）。IBDA 旨在通过图像来捕捉所有的饮食场合，作为饮食摄入的主要记录，该方法比传统膳食调查方法更受用户欢迎，有潜力成为替代传统膳食调查的精准膳食调查方法。膳食调查技术种类繁多，部分膳食调查技术是将传统的膳食调查电子化，本章重点介绍代表膳食精准营养评估的 IADA 和 IBDA 方法。

第一节
图像辅助的膳食评估

图像辅助的膳食评估方法是指在进食期间采用手机、照相机等手持设备或可穿戴设备拍摄图像，辅助膳食调查，用于增强或补充传统的基于文本的食品记录（书面或电子）的任何方法。图像辅助方法的目的一方面减少漏报，另一方面确认或修改份量大小。

早在 20 世纪 80 年代，研究人员就使用不同份量的普通食物图片来帮助用户填写纸质

FFQ[2]，我国汪之顼团队也设计了回顾性膳食调查辅助参照食物图谱，在每种食物图像旁边放置视觉参照物，以帮助受试者进行食物大小估计[3]，这种食物图谱食物图像的大小通常从三份到十几份不等，利于被调查者对食物重量进行估计。近几年，不同体积大小的图像逐步应用于网络或移动设备端，形成图形化食物频率问卷，在膳食营养调查中广泛应用。

随着智能拍摄设备的普及，许多研究使用来自受试者实际摄入的食物图像增强对食物体积的评估[4]，以辅助 FFQ、膳食记录和 24 小时膳食回顾。食物的图像可以用任何设备捕获，有两种不同的捕获方法：主动法和被动法。

一、主动获取图像的方法

主动获取图像的方法通常要求个人使用手持设备（如数码相机或智能手机）拍摄食物图像。通常在进食前后拍摄图像，以记录进食前食物总量和进食后剩余的食物量，并在食物附近放置参考标记以帮助进行图像分析。通常食物图像由描述食物的补充文本或语音记录的形式保存，并且食物图像通常需要用户输入以确认从图像中提取的食物类型或部分大小等细节。主动方法有助于确保所获得的图像在图像分析中相对一致，但依赖于用户在每次进食时使用相机拍摄。

二、被动获取图像的方法

被动方法使用可穿戴设备自动捕捉日常活动包括进食的图像，几乎无须用户输入。如 Pettitt 等[5]开发了一种戴在耳朵上的可穿戴传感器，由麦克风和微型相机组成。通过下巴传输的进食声音（如咀嚼）可被传感器实时识别，从而触发相机拍摄视频。SenseCam 是一款佩戴在脖子上的相机[6]。一旦相机打开，传感器就会检测运动、热量和光线，每 20 秒触发一次图像捕捉。

被动图像捕获不依赖于用户捕获食物的图像，然而，所拍摄的图像并不是专门针对食物，也没有包含辅助分析的参考标记。与主动方法相比，被动图像捕获的一个重要方面是在回顾性评估期间帮助使用者回忆，无须使用者手动记录膳食摄入。

移动技术为膳食评估提供了一系列可行的选择，这些选择更容易融入日常生活。研究表明，通过将动态图像中的细节与参与者的自我报告相结合，可以提高传统膳食评估方法的准确性。与仅使用传统评估方法的结果相比，几乎调查的所有研究都通过图像减少了漏报。

第二节
图像为基础的膳食评估

在图像为基础的膳食评估（IBDA）研究中，图像需要经过以下步骤的分析：分割、分类、体积评估和营养素获得（图1-4-1）。①分割：一般使用计算机视觉工具来定义边界并分离图像中的各种食物；②分类：使用深度学习原理如卷积神经网络（convolutional neural network，CNN）等来识别食物；③体积评估：包括确定所识别的分割食物的体积；④营养素获得：将评估的体积与密度和营养数据库相匹配，以计算图像中食物中所含的营养素或热量。

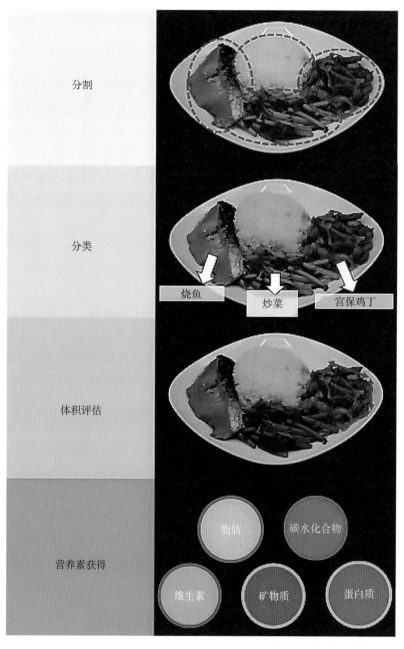

图 1-4-1　图像为基础的膳食评估步骤：分割、分类、体积评估和营养来源获得[7]

一、分割

对调查用户膳食中营养素含量的准确估算主要取决于对食物区域的准确分割。第一步是提取餐盘信息，然后对餐盘内的食物区域进行定位。

对食物图像的分割，其挑战是多方面的：①通常不同的食物配料是混合的，不能用光学方法分开，比如沙拉、汤或汉堡中的配料通常与米饭或面等主食混合；②不同食物的颜色、形状和质地的微小差异会干扰分割，例如烤面包和烤牛肉之间的微小差异；③分割的另一个挑战是缺乏广泛接受的评估指标。评估图像分割算法准确性的通常做法是手动分割感兴趣的图像，并将其与算法生成的分割区域进行比较。然而，手动分割是主观的，并且其重复性差。此外，对分割方法的准确评估应该包括敏感性和特异性指标，而不仅仅是基于绝对体积的评估，然而大多数研究并未包括上述指标。

（一）餐盘识别

对于餐盘的识别，可以使用边缘检测方法，该方法易于实现，但易受伪影干扰且对边界位置敏感。餐盘的形状一般变化不大，基于椭圆形和圆形的霍夫变换常被用于餐盘检测，因为盘子的形状变化不大。

（二）食物分割技术

目前已有多种分割方法应用于食物识别，主要可以分为以下几类：手动、阈值法、聚类、基于区域、基于边界、基于索贝尔算子、分层、基于颜色、基于纹理、热阈值化和基于卷积神经网络等。

1. 手动法　在使用多边形的手动分割中，用户用多边形在食物周围绘制边界[8]。手动分割很容易实现，但其依赖于用户并且耗时。还有使用用户触摸点形式分割方法，这种最小的用户干预可以提高分割的准确性。

2. 阈值化法　阈值化法将像素分配给不同级别的颜色强度[9]。这些颜色级别可以由专家定义也可以由分析表达式导出。这些方法实施起来很简单，然而，在有干扰图像情况下，分割的结果不太理想。此外，由于图像特点和照相机类型等影响因素，最优阈值很难计算。

3. 聚类法[10]　基于学习的分割技术将具有类似特征（例如强度和位置）的像素收集到代表不同食物的集合中。这种分割方法基于 k- 均值聚类，将目标餐盘边界内的所有像素划分为食物、餐盘和背景，假设区域的顺序从中心到外部总是食物、餐盘和背景。聚类方法是非常有效的，尤其当食物的形状是非凸的并且背景是异质的。

4. 基于区域的分割法[11]　基于区域的分割方法可以进一步分为两个子类：区域增长和基于图的方法。区域增长法由用户选择起点位置开始，然后将区域内像素颜色强度的平均值和标准差指标和同质性度量指标相结合，决定新的像素是否纳入该区域中。非参数的区域增长 / 合并分割法已被用于食物识别，尽管该方法的结果可能因同质性标准的不同或起始位置的不同而存在显著差异。基于图的分割方法，如归一化切割、超像素分割和图切割分割，通过创建加权图来实现。在图构建之后，为了最小化能量函数，边缘部分被消除。基于图的分割方法通常会产生理想的结果，但这种方法无法处理有噪声的图像。

5. 基于边界的分割法[12]　如活动轮廓，最初从对象周围的曲线开始，然后根据能量函数的值向对象的边缘移动。主动轮廓方法的一个主要缺点是其严重依赖于初始曲线的位置。

6. 基于 Sobel 算子分割法　基于 Sobel 算子的分割也被建议用于食品分割[13]。通过将 Sobel 算子应用于整个图像可以估计食物的边缘，图像中像素的颜色强度快速变化的位置即为食物的边界。Sobel 算子的计算基于梯度向量或其常态，并且成本低廉，但梯度近似的计算相对粗略，尤其是对于图像中的高频变化。

7. 分层分割法　分层分割法已在几种饮食监测系统中使用[14]。分层分割从最初的过分割开始，几乎每个像素都定义了不同的区域，并逐渐构建更大的分割区域来描述食物。分层分割的有效性在很大程度上取决于参数的选择，如尺度、拟合优度的度量和分割复杂性。

8. 基于颜色分割法　该方法假设图像中有相似颜色的像素区域对应有食物实体[15]。这些方法的缺点是，当使用不同的色空间时，分割结果会有所不同，并且与盘子或背景颜色相似的食物可能无法区分。

9. 基于纹理的分割方法　该方法利用食物微观结构的特征。纹理特征，如 Haralick 共生矩阵，可能是计算密集型的，基于纹理的分割也可能是粗糙的，需要进一步细化。因此，基于纹理的分割方法通常是几种分割技术的一部分[16]。

10. 显著性分割法　在食物及其容器具有相似颜色和质地的情况下，定义食物边界可能是一项非常复杂的任务。为了解决这些问题，提出了显著性分割法，该方法使用食物区域的空间、颜色和统计特征来增强食物区域并消除非食物区域。该方法的缺陷是当图像中没有容器时无法定位食物[17]。

11. 热阈值分割法　当热摄像机可用时，可以应用动态热阈值来区分盘子和背景中的食物[14]，因为食物应该比盘子和背景都热。将彩色图像和热图像相结合来分割食物可以改善分割结果，尤其是在盘子的颜色或形状与食物相似的情况下。然而，在智能手机上添加热相机可能会给用户带来不便。

12. 基于卷积神经网络（CNN）分割法[18]　CNN 可以通过学习复杂的空间模式来进行图像分割。大型注释数据库的存在极大提高了这些模型的应用，通过识别可能属于食物的像素，CNN 已被用于食物定位。CNN 的一个特定层，即全局平均池层，用于创建食物激活图（food activation map，FAM），也就是表示像素是否属于食物的概率热图。这些方法可能优于传统的分割方法。

二、分类

（一）食物特征 / 描述符

正确分类不同食物类别的挑战还在于描述相应食物区域的特征 / 描述符。特征 / 描述符是描述图像的特定视觉特性的特征值。如果一个特征表征了整个图像，那么它就是全局的；如果其表征了图像的特定区域，那么它是局部的。在不同的照明或条件下，从感兴趣区域提取的特征对于相同食物类别的食物应该是相似的，而对于不同食物类别的食物应该是不同的。在食物识别任务中已经采用上述原理实施了几种特征 / 描述符，这些特征 / 描述符可以分为两种主要方法：手工制作特征或从 CNN 内层提取的特征。

1. 手工制作特征 手工制作特征可以进一步分为颜色、纹理、尺寸和形状特征等。

（1）颜色特征：是表示像素颜色强度的数字。例如，红 - 绿 - 蓝（RGB）颜色空间中的三元组（0.8，0.3，0.3）表示红色阴影，因为三元组的第一分量（指红色通道）具有接近 1 的值。RGB 中三色分量的值位于 0 ~ 1 范围内。食物识别中最常用的颜色空间是 RGB、色调饱和度值（HSV）和 LAB（L 表示亮度，A 和 B 表示相反色绿色 - 红色和蓝色 - 黄色）[19]。RGB 是最常用的颜色空间，HSV 比较直观，LAB 不依赖于设备。

图像颜色的另一种有效表示是颜色直方图，即 RGB、HSV 和 LAB 直方图[20]。颜色直方图是显示每个特定颜色的像素数的图表。颜色直方图易于计算且直观，但维数高，不考虑像素空间信息，并且对信噪敏感。

图像颜色的其他表示是颜色矩，其编码形状和颜色信息，并且在尺寸变化、旋转和照明改变的条件下有效。颜色矩是测量图像中颜色分布的数字，例如颜色强度的平均值、SD 和偏斜度。然而，颜色矩不能很好地处理遮挡，并且没有考虑空间信息。为了识别食物，颜色矩与局部方位描述符相结合使用。

（2）纹理特征：计算机视觉系统使用纹理特征来识别物体。图像纹理可以通过一组像素的颜色强度的统计值来描述，同时考虑像素之间的空间关系。一阶统计针对单个像素数值，例如平均值和方差；二阶和高阶统计针对 2 个或更多像素值，考虑到像素之间空间相互作用诸如共现特征和灰度级差异。其他常见的纹理特征是局部二元模式（LBP）[21]及其变体成对旋转不变共现 LBP（PRICoLBP）。LBP 可以通过取二进制字的直方图来计算，二进制字是通过将每个像素的强度与其相邻像素的强度进行比较而产生。PRICoLBP 相对于 LBP 的优势在于，其对整体照明变化不敏感；还可以提取如边缘之类的纹理基元，以利用诸如高斯拉普拉斯滤波器或高斯差分滤波器之类的适当滤波器来描述对象。上述描述的纹理特征是有意义的，并且可以在不丢失重要信息的情况下从任何形状的任何区域提取，另外，它们对噪声和失真很敏感。基于光谱的纹理特征，如二进制 Gabor 模式和 MRS4 滤波器组，捕捉图像的频率内容。另一类特征分类，纹理基元和反纹理基元也被用于食物识别。纹理基元是一个具有某种色调属性和 / 或区域属性的像素连续集，可以通过其平均亮度、最大或最小亮度、尺寸、形状等来描述。纹理基元和反纹理基元对于位置和尺寸变化是不变的。其他特征，如对图像模糊具有较好处理能力的局部相位量化（LPQ）和作为旋转不变描述符的局部配置模式（LCP），已经被结合在一起应用，并且已经证明它们对食物识别具有高度辨识力。其他纹理特征，如定向梯度直方图（HOG）及其变体 RootHOG 和梯度定向空间依赖矩阵（GOSDM）描述符，探索具有低水平特征的局部结构，如粗糙度和对比度，以及基本视觉元素，如点、线和圆。

（3）形状特征：如物理面积、直径和偏心率，使用频率较低，因为通常认为食物有规则的形状。

2. 从 CNN 内层提取特征　由于大型图像数据集和计算机的快速发展，深度学习架构（如 CNN）的使用迅速增加。CNN 是受视觉皮层工作方式启发的多层人工神经网络，用于特征提取和监督分类。CNN 在 2012 年 ImageNet 大规模视觉识别挑战（ILSVRC）中创建，与手工制作的特征提取方法相比，它们提高了分类精度[22]。因为 CNN 计算非常昂贵且需要大型数据集，为了避免训练，可以使用预训练的 CNN 模型进行特征提取，然后使用另一个更简单的分类器进行分类。

（二）分类器

食物图像的分类在很大程度上取决于所使用的描述符。此外，分类器的超参数值对最终结果有显著影响。用于算法训练的食物图像数据库在最终分类结果中也起着重要作用。为了获得良好的分类性能，图像为基础的食物识别系统（image-based food-recognition systems，IBFRS）的设计者应该考虑所有这些方面。几种"浅"分类器，如人工神经网络（artificial neural networks，ANN）、SVM、k 近邻（k-nearest neighbors，KNN）、朴素贝叶斯（naïve Bayes，NB）和随机森林（RF）已与手工制作的特征或基于 CNN 的特征相结合，用于食物图像的分类。

1. ANN　ANN 受生物神经网络工作方式的启发，通常以加权互连层的形式组织[23]。人工神经网络也可能运行良好，即使输入和输出之间存在非线性关系。然而，神经网络的性能取决于一些参数，如输入特征、神经元的激活函数、连接的权重和整个网络架构。此外，这种方法计算速度低，缺乏解释输出（人类专家可以理解结果的内在规律）的能力。

2. SVM　SVM[24] 及其变体以这样一种方式代表输入实例，即不同类别的实例在变换的特征空间中被尽可能分开。SVM 还可以通过非线性关系表示输入和输出，然而，它们是二元分类器。而对于食物识别任务，这是一个多分类问题，需要将该任务转化为多个二分类任务。

3. NB　统计方法，如贝叶斯网络[25]，其特征在于能够考虑关于感兴趣领域的先验知识，即其特征之间的结构关系。贝叶斯模型通常不如其他更复杂的人工智能方法（如 ANN 和 SVM）准确。此外贝叶斯模型不适用于具有许多特征的数据集，因为就计算时间和内存空间而言，构建一个非常大的网络是不可能的。

4. KNN　KNN 分类器[26] 将对象分配给其 k 个最近邻居中最常见的类，其中 k 是一个小整数。KNN 分类器对整数 k 和定义 k 个最近邻居的距离函数的选择很敏感。

5. RF　RF 是决策树的集合。集合是一组分类器，它们以一定的规则（如多数投票）相结合，评估所检查数据集的实例。RF 具有准确性、高速度，并且可被人类理解，但是，由于大多数决策树算法将输出空间划分为超矩形，因此对于需要对角划分的问题，其性能会降低[27]。

6. CNN　深度学习算法如 CNN，可用于食品分类任务[27]。可以对大型图像数据集上预训练的 CNN 进行再训练（微调），以区分不同的层，以便完成特定的食物识别任务。最近，甚至已经构建了用于分类的 CNN 集合。CNN 在许多 PAFD 中显示出优于其他浅分类器的结果。

三、体积评估

食物体积评估是膳食评估的重要内容，由于食物体积计算过程中存在许多差距和技术问题，目前的食物量估计技术还无法应用到商业应用程序中。组学计算、计算机视图和深度学习的发展，会加速膳食评估各步骤的融合，促进图像为基础的膳食评估的发展。

（一）基于尺度校准的膳食评估

尺度校准原理：体积估计需要在图像内建立尺度参考，从而确定目标物体的维度坐标。二维图像是像素的集合，不提供图像中对象的相对大小的任何指示。研究人员探索了多种尺度校准方法，大致可分为是物理基准标记法（也称参考标记）和其他数字手段推断刻度法。

1. 物理基准标记　物理基准标记作为尺寸计算的参考点，有多种形式。早期的基准标记形式是由研究人员分发专用设备，如 Yue 等研究使用已知直径的标准盘子[28]；Jia 等使用放置在食物下方带有特殊标记的餐垫[29]；另有许多研究使用各种形式的已知大小的彩色和 / 或方格卡片放在食物旁边，作为尺度校准的参考。这些方法可用于受控的环境条件，如医院、学校或食堂等，基准标记位于食物附近，可以估计出食物的相对尺寸。但是，开放条件下的自由受试者使用这些方法时，需要随身携带额外的物品可能会很不方便，并可能导致对研究方案的依从性较差。

研究人员还尝试使用图片中的食物或餐具作为刻度校准的基础。基于日本米粒大小基本相似的假设，以及大多数日本餐通常是一次一碗米饭的假设，Ege 等提出利用照片中的米粒作为体积估计的标记[30]。虽然相对准确，但该方法具有相当的限制性和文化特定性。另有研究探讨了筷子作为文化特定基准标记的使用[31]。通过将一根筷子放在碗的顶部，另一根放在桌子上，能够根据两根筷子之间的感知长度差异推断出碗的估计深度，获得食物的体积，取得了令人满意的结果。

为了符合人体工程学和实用性，研究人员已经对一元硬币和信用卡等日用品进行了试验[32]。更个性化的系统能够校准用户的拇指大小，以用作推断尺度中的基准标记。然后，在拍摄图像时用户的拇指放在食物旁边，从而可以为每个用户提供一个独特的方便标记。

2. 数字刻度校准　由于上述方法需要受试者采取额外步骤，并可能影响其依从性，研究人员尝试了替代方法，从而不依赖于物理基准标记。其中一些新工具涉及使用现代计算机视觉技术，包括立体视觉、结构光、增强现实和深度感知。

（1）立体视觉：Subhi 等探索使用配备双摄像头的眼镜进行立体成像[33]，由于摄像机彼此距离已知，物体的尺寸可以通过图像中识别的关键特征的位置来计算。

（2）结构光：Makhsous 等利用智能手机附件，将由多个激光点组成的结构光投射到目标食物上[34]，在食物上创建了一组可见的坐标，从中可以确定距离和食物的 3D 结构。类似的，Jia 等对彩色平板标记试验的扩展是使用 LED 聚光灯投射的椭圆环。这些工具虽然不需要物理标记，但需要随身携带专门的设备，并为刻度校准工作进行设置。因此，如果在自由生活条件下使用，可能会给用户带来不便。

（3）增强现实：研究人员探索使用增强现实（AR）来实现体积估计。在 Yang 等的一项研究中，将手机放置在平坦的表面，这使得带有网格标记的"桌布"可以投影到虚拟空间中，作为体积估计的参考点[35]。Tanno 等通过 Apple ARKit 框架获取了世界的三维坐标，从而可以确定和量化食物上参考点的相对距离。

（4）深度感知：近年来，深度传感技术的可用性和准确性不断提高，使得能够检测形状并建立超出红 - 绿 - 蓝（RGB）图像范围的物体尺度。深度相机，如 Microsoft Kinect 或 Intel RealSense 已用于工程和医学领域，目前正被应用于营养领域[36]。现代智能手机也配备了多个摄像头，可以实现立体视觉和深度感知。由于能够准确检测距离，这些使用深度感知的现代方法使研究人员能够完全不依赖基准标记。

（二）卷映射（volume mapping）

一旦确定了图像中物体的尺寸，就可以建立食物上的几何标志，这是外推体积的基础。

1. 像素密度（pixel density） LIANG Y 等使用了一种体积估计方法，通过确定一元硬币的像素，将其与目标食物的像素量进行比较[37]。几何测量基于从顶角和侧角拍摄的食物图像。然后，根据食物的形状是椭圆形、柱状还是不规则的，使用不同的公式计算体积。

ZHANG 等通过对捕获的 2D 图像的处理计算每段食物的像素数来进行体积估计[38]。OKAMOTO 等采用一种类似的方法，将 2D 图像中食物占据的像素数与参考对象进行比较，然后，利用训练数据建立的方程直接计算热量，三种被测试食物的相对误差为 9%～35%[39]。

2. 几何建模 几何建模是使用已知或易于计算的体积的几何形状，如棱柱、椭球、圆柱体和矩形，这些形状被投影并拟合到现有图像中识别的、分割的食物上，从而允许估计食物体积。

研究人员利用用户和计算机辅助方法绘制了类似食物物体的几何模型，作为体积估计的基础。WOO 等尝试使用棱柱和球形模型；CHAE 等尝试使用圆柱形和实心平顶模型；JIA 等使用了一系列不同的形状，包括一个球形盖子，可以模拟堆积在盘子上的食物的体积[40]。

利用增强现实技术投影的虚拟桌布，YANG 等允许用户将已知体积的立方体与目标食物进行比较[35]。这个立方体可以缩放到不同的体积，并允许用户根据立方体的体积手动估计食物的体积。然而，这项研究只提供了一个立方体作为参考形状，因此，较小、形状不规则的食物更难测量。

借助 ARKit 框架，TANNO 等提出的方法允许用户使用智能手机设备将点投射到虚拟空间[41]，允许用户识别食物的边角，可以绘制边界框，然后应用方程从计算的边界框中导出热量。考虑到所用的边界框和方程也可能遇到形状不规则食物的问题，其应用具有限制性。

3. 机器和深度学习　　深度学习原理已经在体积估计领域进行了试验，主要涉及使用CNN 等网络架构[42]。CNN 是一种鉴定和识别图像相似性的系统，可用于合并各种类型食物的关键体积、热量和分类信息，这样就可以在提供新的食物图像时预测相关指标。

虽然没有专门针对食物体积，但 EGE 等提出了一个类似的系统，该系统根据各种食谱网站上的配料和烹饪指南直接估算热量[43]。研究人员创建了一个卡路里标注的食物图像数据库，该数据库根据食谱卡片中列出的成分计算卡路里，并将这些信息与食谱列表中提供的食物图像相关联。根据新输入食物与数据库中发现的食物图像的相似性来估计新输入食物的相对热量。

ISAKSEN 等尝试了一个模型，该模型将机器学习用于分割、分类、重量外推和卡路里推导的整个评估过程。训练数据集由阿格德大学研究人员创建的 FoodX 数据集中的图像组成。这些训练图像上标注了重量和营养素数值，并在拍摄的食物旁边放置了一把尺子，用于测量重量。尽管该系统能够成功地实现该过程的每一步，但其准确性有待提高，该实验的平均误差为 62%。

CHOKER M 等试验了针对快餐食物的类似系统[44]，该系统不是从食谱中列出的成分中获取热量和体积信息，而是从匹兹堡快餐图像数据集中采集了六种不同类别食物的 1 000 张图像。用在线餐厅网站或营养数据库获得的信息在图像上标注各自的大小和卡路里，这些图像随后被用于系统的训练。该系统从同一数据集获取的测试图像的平均绝对误差仅为 9%。然而，该数据集取自 11 家受欢迎的快餐店的集合，这些食物的外观基本上彼此相似，如果照片是在自由生活的条件下拍摄的，可能不会带来同样程度的挑战。

4. 深度映射　　深度映射通过像素（体积像素）投影在 3D 空间中物体所占区域表示[45]。这项技术提供了食物体积测量的机会，甚至可以在不规则形状的物体上捕捉到精确的细节。物体的深度图可以通过诸如立体视觉、结构光、深度感知或深度学习的各种方法来确定。如前所述，这些光学方法能够确定图片中物体的相对距离，从而允许在图片中计算食物的三维表面积，而不需要基准标记。

Dehais 等利用像素技术匹配从食物上方拍摄的一对立体图像，借助方格基准标记外推食物的垂直深度[46]。两幅图像之间几何标志的位置变化的匹配允许构建像素深度图，从而可以确定食物量。该方法相对准确，测试食物的平均绝对百分比误差在 7%~10%。

Makhsous 等提出使用配备有结构光附件的移动手机进行食物体积分析[34]。这种结构光系统将一系列的点投射到食物上，根据食物结构造成的扭曲，可以绘制出 3D 深度图。尽管该方法的总体百分比误差很低，为 11%，但其对用户来说并不友好，要求用户随身携带智能手机的附加附件，并拍摄想评估食物的完整 360 度视频。

Ando 等利用 iPhone X 上的多个摄像头生成深度图像[47]，通过该设备拍摄的 RGB 深度（RGB-D）图像，能够收集关于食物的三维结构信息，与其他形式的 2D 图像分析相比，对食物体积的评估更准确。然而，这种方法有一些局限性，因为其只考虑食物的顶部表面，可见表面下的任何食物区域都被遮挡，系统计算中包括食物可见表面以下至参考平面的所有体积。食物放置在倾斜表面（如碗中）、相互重叠的物品或形状不规则的食物（如鸡翅）

等情况下，可能会在体积计算中出现一定程度的不准确。

减少用户需要拍摄的图像数量在实际应用中是理想的，但这可能会因为在单视图图像中不可见的遮挡而导致量化体积的不准确。为了避免这一问题，研究人员整合了深度传感技术与深度学习，允许基于可见表面预测食物对象的 3D 深度图。与先前依赖于相对估计的深度学习在食物量估计不同，这种方法提供了一种更为准确的体积计算方法。

MYERS 等训练了一个基于 CNN 的系统，该系统使用通过真实食物和塑料食物模型拍摄的多张 RGB-D 图像来识别和预测深度图[48]。当用该系统测试满盘食物的 2D RGB 照片时，能够基于可见的食物表面生成体素深度图。尽管研究人员无法对一些测试食品达到最佳精度，但该技术可以从食品图像的遮挡部分推断数据，显示出很好的应用前景。

最近，LO 等借助大型 3D 食物模型数据库训练了一个单独的系统，该数据库包含每种食物的 20 000 对深度图像[49]，这些图像是从相反的角度拍摄的，系统需要熟悉遮挡角度。当向系统提供新的单视图图像时，系统能够基于训练信息合成 3D 空间中的遮挡侧，因此能够确定完整的 3D 网格和体积。在两项单独的研究中，研究人员能够以令人满意的结果确定食物量，平均准确率分别为 98% 和 92%。然而，在自由生活条件下，类似种类的食物可能形状各异，除非开发出足够大小和复杂性的 3D 模型食物数据库，否则很难预测。

尽管深度学习和计算机视觉技术取得了进步，但必须考虑这些方法的实用性。为了能够有效地利用深度学习，以上讨论的方法需要相当大的数据集，每种食物类型需要 100 ~ 20 000 张图像。因此，随着所考虑的食物种类和烹饪方式的增加，数据集的开发将是巨大的工程。为了使这项技术适用于一般公众，需要对数千种食物进行拍照、标注并整合到一个中央数据库中。利用互联网、社交媒体和志愿者等公开可用的资源进行数据收集可能是一个很有吸引力的解决方案，但研究人员将不可避免地面临收集不一致和不准确数据的风险，这可能会使过程进一步复杂化。使用超大数据库还将需要巨大的存储空间和处理能力，可能需要使用云资源和远程处理，从而限制其在脱机环境中的使用。如果要将深度学习作为体积估计过程的一部分，则需要克服这些障碍。

四、营养素获得

数据库的准确性对于最终结果的准确性至关重要。世界各国不同地区食物种类繁多，不同国家拥有各自独立管理的营养数据库，如美国农业部食品数据库（FoodData Central）和欧洲食品安全局欧洲综合食品消费数据库[50]等。美国农业部食品数据库包括物种不同的数据类型，提供有关食物和营养成分的信息：基础食品、膳食研究食品和营养数据库、标准参考传统版本的国家营养数据库、美国农业部全球品牌食品数据库（品牌产品）和实验食品。这些数据类型中的每一种都有独特的用途和独特的属性。任何大型的综合数据库都应该包括补充剂、品牌产品、餐厅菜肴、无标签食品、特定文化食品、食品类别、食品模式和产品配方的最新数据。但由于用于评估营养素的方法存在差异，一些数据库可能不包括全部营养素。农业来源、加工步骤以及可用食物配方的变化也会导致营养价值的显著差异。

以图像为基础的膳食评估方法应用上述传统的食品数据库进行营养素计算，密度是基于图像评估中的一个重要因素。然而大多数大型营养数据库没有将密度作为一个因素，而是将质量作为一个度量单位[51]。将重量转换为体积的常用方法包括使用标准参考，如水果的典型尺寸或家庭计量，如杯子或汤匙。然而，研究证明，这种方法在很大程度上是不准确的。目前，最广泛的食物密度数据集由联合国粮食及农业组织维护，但许多条目都是单一成分食物，而不是现实场景中常见的复合食物。即使密度因子已完全确定，由于绝对密度和体积密度之间的差异，营养测定可能存在限制。XU 等评论了测量沙拉等食品体积的困难，因为从单角度图像计算出的体积不会考虑叶片之间的空间[52]。烘焙时间较长的面包也可能比发酵较少的面包密度低。当用于推导营养计算时，体积测量中的这些差异导致营养素计算不准确。为了使图像为基础的膳食评估技术取得成功，需要对当前数据库进行评估和改进，以确保能够计算出准确的数据。

最近几年陆续发布了一些公开的食物图像数据库（publicly available food datasets，PAFD），用于图像为基础的膳食评估。第一个公开发布的是 2009 年匹兹堡快餐图像数据集（PFID），PFID 描绘了流行快餐连锁店的 101 种不同食物。由于许多食品可能会与其他食品混淆，可能只在馅料方面有所不同，因此 101 种食品类别已合并为 7 大类快餐。之后陆续发布了 UEC-Food 100、NTU-FOOD 等食物图像数据库，具体见表 1-4-1。利用食物图像数据库可以直接得到食物营养素含量。但是上述食物图像数据库的食物种类和图像数量都非常有限。将来，如果基于图像的膳食摄入评估方法成为食物营养素摄入评估的主要方法，在现有食物和营养素数据库的基础上建立一个有组织的食物图像数据库将是至关重要的。

表 1-4-1　公开可用的食物图像数据库

名称	建立时间	食物种类/种	图像数/张	烹饪方法	参考文献
Pittsburgh fast-food image dataset（PFID）	2009 年	61	1 089	快餐	[53]
UEC-Food 100	2012 年	100	10 000	日式	[54]
NTU-FOOD	2012 年	50	5 000	多种族	[55]
UNICT-FD889	2014 年	889	3 583	多种族	[56]
Food-101	2014 年	101	101 000	多种族	[57]
UEC-Food 256	2014 年	256	31 397	多种族	[55]
Ambient Kitchen	2014 年	12	1 800	多种族	[58]
UPMC Food-101	2015 年	101	90 840	多种族	[59]
Dishes	2015 年	3832	117 504	多种族	[60]
Menu-Match	2015 年	41	646	亚洲、意大利式	[61]
FooDD	2015 年	23	3 000	多种族	[62]

续表

名称	建立时间	食物种类 / 种	图像数 / 张	烹饪方法	参考文献
Instagram800K	2016 年	43	808 964	多种族	[63]
UNICT-FD1200	2016 年	1200	4 754	多种族	[56]
EgocentricFood	2016 年	9	5 038	多种族	[64]
VIREO Food-172	2016 年	172	110 241	中式	[65]
FOOD-5k	2017 年	2	5 000	多种族	[66]
FOOD-11	2016 年	11	16 643	多种族	[66]
NTUA-Food 2017	2017 年	82	3 248	多种族	[67]
ECUST Food dataset	2017 年	19	2 978	多种族	[68]
Madima 2017	2017 年	21	21 807	中欧	[69]
ChineseFoodNet	2017	208	192 000	中式	[70]
Eating Occasion Image of Food Energy	2020	21	96	多种族	[71]
ChinaFood-100	2021	100	10 074	中式	[72]
VIPER-FoodNet	2021	82	14 991	多种族	[73]

（李岩）

参考文献

[1] BURROWS T L, ROLLO M E, WILLIAMS R, et al. A Systematic Review of Technology-Based Dietary Intake Assessment Validation Studies That Include Carotenoid Biomarkers [J]. Nutrients, 2017, 9 (2): 140.

[2] HANKIN J H, WILKENS L R. Development and validation of dietary assessment methods for culturally diverse populations [J]. Am J Clin Nutr, 1994, 59 (1 Suppl): 198S-200S.

[3] 汪之顼. 回顾性膳食调查辅助参照食物图谱（便携版 V1.0）[M]. 江苏：江苏凤凰科学技术出版社，2021.

[4] FORSTER H, FALLAIZE R, GALLAGHER C, et al. Online dietary intake estimation: the Food4Me food frequency questionnaire [J]. J Med Internet Res, 2014, 16 (6): e150.

[5] PETTITT C, LIU J, KWASNICKI R M, et al. A pilot study to determine whether using a lightweight, wearable micro-camera improves dietary assessment accuracy and offers information on macronutrients and eating rate [J]. Br J Nutr, 2016, 115 (1): 160-167.

[6] GEMMING L, RUSH E, MADDISON R, et al. Wearable cameras can reduce dietary under-reporting: doubly labelled water validation of a camera-assisted 24 h recall [J]. Br J Nutr, 2015, 113 (2): 284-291.

[7] TAY W, KAUR B, QUEK R, et al. Current Developments in Digital Quantitative Volume Estimation for the

Optimisation of Dietary Assessment [J]. Nutrients, 2020, 12 (4): 1167.

［8］ CIOCCA G, NAPOLETANE P, SCHETTINI R. Food Recognition: A New Dataset, Experiments, and Results [J]. IEEE J Biomed Health Inform, 2017, 21 (3): 588-598.

［9］ KAWANO Y, YANAI K. Automatic expansion of a food image dataset leveraging existing categories with domain adaptation [C]//European Conference on Computer Vision - ECCV Workshops. 2014.

［10］ OKAMOTO K, YANAI K. An Automatic Calorie Estimation System of Food Images on a Smartphone [C]//MADiMa '16: Proceedings of the 2nd International Workshop on Multimedia Assisted Dietary Management, 2016.

［11］ LEE J, BANERJEE A, GUPTA S K S. MT-Diet: Automated Smartphone based Diet Assessment with Infrared Images [C]//IEEE International Conference on Pervasive Computing and Communications. IEEE, 2016.

［12］ ZHU F, BOSCH M, WOO I, et al. The use of mobile devices in aiding dietary assessment and evaluation [J]. IEEE J Select Topics Signal Process, 2010, 4 (4): 756-66.

［13］ SISWANTORO J, PRABUWONO A S, ABDULLAH A, et al. Automatic Image Segmentation using Sobel Operator and k-Means Clustering: A Case Study in Volume Measurement System for Food Products [C]//2015 International Conference on Science in Information Technology. IEEE, 2015.

［14］ LEE J, BANERJEE A, GUPTA S K S. MT-diet demo: Demonstration of automated smartphone based diet assessment system [C]//2016 IEEE International Conference on Pervasive Computing and Communication Workshops (PerCom Workshops). IEEE, 2016.

［15］ CHEN J C, LIN K W, TING C W, et al. Image-based nutrition composition analysis with a local orientation descriptor [C]//IEEE International Conference on Systems, Man, and Cybernetics (SMC). IEEE, 2016.

［16］ POULADZADEH P, YASSINE A, SHIRMOHAMMADI S. FooDD: Food Detection Dataset for Calorie Measurement Using Food Images [C]//International Workshop on Recent Advances in Digital Security: iometrics and Forensics. ICIAP, 2015.

［17］ CHEN H C, JIA W, SUN X, et al. Saliencyaware food image segmentation for personal dietary assessment using a wearable computer [J]. Measure Sci Technol, 2015, 26 (2): 025702.

［18］ ALUBAIDI L, ZHANG J, HUMAIDI A J, et al. Review of deep learning: concepts, CNN architectures, challenges, applications, future directions [J]. J Big Data, 2021, 8 (1): 1-74.

［19］ MARTINEL N, PICIARELLI C, MICHELONI C, et al. A structured committee for food recognition [C]// Proceedings of the IEEE International Conference on Computer Vision, 2015.

［20］ YANG H, ZHANG D, LEE D J, et al. A sparse representation based classification algorithm for Chinese food recognition [C]//Advances in Visual Computing. ISVC, 2016.

［21］ DALAKLEIDI K, SARANTEA M, NIKITA K S. A Modified All-and-One Classification Algorithm Combined with the Bag-of-Features Model to Address the Food Recognition Task [C]//Proceedings of the 10th International Joint Conference on Biomedical Engineering Systems and Technologies, 2017.

［22］ ALUBAIDI L, ZHANG J, HUMAIDI A J, et al. Review of deep learning: concepts, CNN architectures, challenges, applications, future directions. J Big Data, 2021, 8 (1): 53.

［23］ MCALLISTER P, ZHENG H, BOND R, et al. Towards personalized training of machine learning algorithms for food image classification using a smartphone camera [C]//Ubiquitous Computing and Ambient Intelligence. 2016.

［24］ MENG J, WANG Z J, JI X. Superpixel-based image recognition for food images [C]//2016 IEEE Canadian Conference on Electrical and Computer Engineering (CCECE). 2016.

［25］FARINELLA G M, ALLEGRA D, MOLTISANTI M, et al. Retrieval and classification of food images [J]. Computers Biol Med, 2016 (77): 23-39.

［26］MCALLISTER P, ZHENG H, BOND R, et al. Combining deep residual neural network features with supervised machine learning algorithms to classify diverse food image datasets [J]. Computers Biol Med, 2018 (95): 217-33.

［27］SUBHI M A, ALI S H, ABDULAMEER M. Deep convolutional networks for food detection and classification [J]. J Computational Theoretical Nanoscience, 2019, 16 (5): 2433-8.

［28］YUE, Y, JIA, W, SUN, M. Measurement of food volume based on single 2-D image without conventional camera calibration [J]. Annu Int Conf IEEE Eng Med Biol Soc, 2012 (2012): 2166-2169.

［29］JIA W, YUE Y, FERNSTROM J D, et al. Imaged based estimation of food volume using circular referents in dietary assessment [J]. J Food Eng, 2012, 109 (1): 76-86.

［30］EGE T, SHIMODA W, YANAI K. A New Large-scale Food Image Segmentation Dataset and Its Application to Food Calorie Estimation Based on Grains of Rice [C]//The 5th International Workshop. 2019.

［31］AKPA E H, SUWA H, ARAKAWA Y, et al. Smartphone-Based Food Weight and Calorie Estimation Method for Effective Food Journaling [J]. Sice J ControlMeas Syst Integr, 2017 (10): 360-369.

［32］POULADZADEH P, SHIRMOHAMMADI S, AL-MAGHRABI R. Measuring Calorie and Nutrition from Food Image [J]. IEEE Transactions on Instrumentation & Measurement, 2014, 63 (8): 1947-1956.

［33］SUBHI M A, ALI S H M, IAMAIL A G, et al. Food volume estimation based on stereo image analysis [J]. Ieee Instrum Meas Mag, 2018, 21 (6): 36-43.

［34］MAKHSOUS S, MOHAMMAD H M, SCHENK J M, et al. A Novel Mobile Structured Light System in Food 3D Reconstruction and Volume Estimation [J]. Sensors, 2019, 19 (3): 564.

［35］YANG Y, JIA W, BUCHER T, et al. Image-based food portion size estimation using a smartphone without a fiducial marker [J]. Public Health Nutr, 2019, 22 (7): 1180-1192.

［36］ANDO Y, EGE T, CHO J, et al. DepthCalorieCam: A mobile application for volume-based food calorie estimation using depth cameras [C]//5th International Workshop on Multimedia Assisted Dietary Management. Association for Computing Machinery, 2019.

［37］LIANG Y, LI J. Deep Learning-Based Food Calorie Estimation Method in Dietary Assessment [J/OL]. 2017.DOI: 10.48550/arXiv.1706.04062.

［38］ZHANG W, YU Q, SIDDIQUIE B, et al. "Snap-n-Eat" Food Recognition and Nutrition Estimation on a Smartphone [J]. J Diabetes Sci Technol, 2015, 9 (3): 525-533.

［39］OKAMOTO K, YANAI K. An automatic calorie estimation system of food images on a smartphone [C]// the 2nd International Workshop. 2016.

［40］JIA W, CHEN H C, YUE Y, et al. Accuracy of food portion size estimation from digital pictures acquired by a chest-worn camera [J]. Public Health Nutr, 2014, 17 (8): 1671-1681.

［41］TANNO R, EGE T, YANAI K. AR DeepCalorieCam V2: Food calorie estimation with cnn and ar-based actual size estimation [C]//24th ACM Symposium on Virtual Reality Software and Technology. 2018.

［42］ZHOU L, ZHANG C, LIU F, et al. Application of Deep Learning in Food: A Review [J]. Compr Rev Food Sci Food Saf, 2019, 18 (6): 1793-1811.

［43］EGE T, YANAI K. Simultaneous estimation of food categories and calories with multi-task CNN [C]// Fifteenth IAPR International Conference on Machine Vision Applications (MVA), 2017.

［44］CHOKR M, ELBASSUONI S. Calories Prediction from Food Images [C]//AAAI Conference on Artificial Intelligence, 2017.

［45］ MEYERS A, JOHNSTON N, RATHOD V, et al. Im2Calories: Towards an automated mobile vision food diary [C]//IEEE International Conference on Computer Vision, 2015.

［46］ DEHAIS J, ANTHIMOPOULOS M, SHEVCHIK S, et al. Two-View 3D Reconstruction for Food Volume Estimation [C]//IEEE Trans, 2017.

［47］ ANDO Y, EGE T, CHO J, et al. DepthCalorieCam: A mobile application for volume-based food calorie estimation using depth cameras [C]//International Workshop on Multimedia Assisted Dietary Management, 2019.

［48］ MEYERS A, JOHNSTON N, RATHOD V, et al. Im2Calories: Towards an automated mobile vision food diary [C]//IEEE International Conference on Computer Vision, 2015.

［49］ LO FP, SUN Y, QIU J, et al.. Food Volume Estimation Based on Deep Learning View Synthesis from a Single Depth Map [J]. Nutrients, 2018, 10 (12): 2005.

［50］ European Food Safety Authority (EFSA). The EFSA Comprehensive European Food Consumption Database [DB]. https://www.efsa. europa.eu/en/food-consumption/comprehensive-database.

［51］ PARTRIDGE E K, NEUHOUSER M L, BREYMEYER K, et al. Comparison of Nutrient Estimates Based on Food Volume versus Weight: Implications for Dietary Assessment Methods [J]. Nutrients, 2018, 10 (8): 973.

［52］ XU C, HE Y, KHANNAN N, et al. Image-based food volume estimation [C]//International Workshop on Multimedia for Cooking & Eating Activities, 2013.

［53］ CHEN M, DHINGRA K, WU W, et al. PFID: Pittsburgh Fast-Food Image Dataset [C]//IEEE International Conference on Image Processing (ICIP), 2010.

［54］ MATSUDA Y, HOASHI H, YANAI K. Recognition of multiple-food images by detecting candidate regions [C]//IEEE International Conference on Multimedia and Expo, 2012.

［55］ KAWANO Y, YANAI K. FoodCam-256: a large-scale real-time mobile food recognition system employing high-dimensional features and compression of classifier weights [C]//ACM International Conference on Multimedia, 2014.

［56］ FARINELLA G M, ALLGRA D, STANCO F. A benchmark dataset to study the representation of food images [C]//Computer Vision—ECCV 2014 Workshops, 2015.

［57］ BOSSARD L, GUILLAUMIN M, VAN G L. Food-101—mining discriminative components with random forests [C]//Computer Vision—ECCV 2014, 2015.

［58］ XIN W, KUMAR D, THOME N, et al. Recipe recognition with large multimodal food dataset [C]//IEEE International Conference on Multimedia & Expo Workshops (ICMEW), 2015.

［59］ HERRANZ L, XU R, JIANG S. A probabilistic model for food image recognition in restaurants [C]//IEEE International Conference on Multimedia and Expo (ICME), 2015.

［60］ BEIJBOM O, JOSHI N, MORRIS D, et al. Menu-Match: restaurant-specific food logging from images [C]//IEEE Winter Conference on Applications of Computer Vision, 2015.

［61］ POULADZADEH P, YASSINE A, SHIEMOHAMMADI S. FooDD: Food Detection Dataset for Calorie Measurement Using Food Images [C]//International Workshop on Recent Advances in Digital Security: iometrics and Forensics, 2015.

［62］ RICH J, HADDADI H, HOSPEDALES T M. Towards bottom-up analysis of social food [C]//Proceedings of the 6th International Conference on Digital Health Conference, 2016.

［63］ BOLANOS M, RADEVA P. Simultaneous food localization and recognition [C]//23rd International Conference on Pattern Recognition (ICPR), 2016.

［64］ CHEN J, NGO C W. Deep-based ingredient recognition for cooking recipe retrieval [C]//24th ACM

International Conference on Multimedia, 2016.

［65］ SINGLA A, YUAN L, EBRAHIMI T. Food/Non-food Image Classification and Food Categorization using Pre-Trained GoogLeNet Model [C]//International Workshop on Multimedia Assisted Dietary Management. ACM, 2016.

［66］ KOGIAS K, ANDREADIS I, DALAKLEIDI K, et al. A two-level food classification system for people with diabetes mellitus using convolutional neural networks [C]//International Conference of the IEEE Engineering in Medicine and Biology Society，2018.

［67］ LIANG Y, LI J. Computer vision-based food calorie estimation: dataset, method, and experiment [J/OL]. (2017-05) [2023-09-04]. DOI: 10.48550/arXiv.1705. 07632.

［68］ ALLEGRA D, ANTHIMOPOULOS M, DEHAIS J, et al. A multimedia database for automatic meal assessment systems [C]//New Trends in Image Analysis and Processing—ICIAP, 2017.

［69］ CIOCCA G, NAPOLETANO P, SCHETTINI R. Learning CNN-based Features for Retrieval of Food Images [C]//International Conference on Image Analysis and Processing, 2017.

［70］ CHEN X, ZHU Y, ZHOU H, et al. Chinesefoodnet: a largescale image dataset for Chinese food recognition [J/OL]. (2017-10-15)[2023-10-21]. DOI: 10.48550/arXiv.1705.02743.

［71］ HE J, SHAO Z, WRIGHT J, KERR D, et al. Multi-task image-based dietary assessment for food recognition and portion size estimation [C]//IEEE Conference on Multimedia Information Processing and Retrieval (MIPR), 2020.

［72］ MA P, LAU C P, YU N, et al. Image-based nutrient estimation for Chinese dishes using deep learning [J]. Food Res Int, 2021 (147): 110437.

［73］ MAO R, HE J, SHAO Z, et al. Visual aware hierarchy based food recognition [J/OL]. (2021-02-21) [2023-10-21]. DOI: 10.48550/arXiv.2012.03368.

第二部分

精准营养技术

组学技术包括基因组学、转录组学、蛋白质组学、代谢组学和肠道微生物组学等是精准营养的基础和核心技术，通过对这些技术获得的数据进行分析，可综合精准评估个体基因型、基因表达差异对特定食物或饮食模式的反应，根据蛋白质、代谢物等生物标志物以及肠道微生物组成差异表征营养缺乏或过量，监测对饮食干预的反应，从而确定个体最有效的饮食或生活方式干预措施，带来积极的健康益处，实现精准营养的目标。

第五章 营养基因组学技术

人类基因组计划的完成为基因研究提供了全新的视角，使科学家们能够更深入地探究基因与健康、疾病之间的关系。营养基因组学研究人类基因组和营养之间的相互作用，旨在揭示营养分子、遗传变异和生物系统之间的复杂关系，可以更加精准地研究人体对营养的吸收、代谢、利用等方面的个体差异，提供个体化营养指导，有助于精准营养干预策略的制定，有效预防营养相关慢性代谢性疾病的发生。本章将介绍营养基因组学的研究技术及其在营养领域的应用。

第一节
营养基因组学概述

近年来，精准医学是全球医疗行业发展和创新的新方向，精准营养也日益受到营养学界的广泛关注。精准营养旨在考察个体遗传背景、生活特征（如膳食、运动、生活习惯等）、代谢指征、肠道微生物特征和生理状态（如营养素水平、疾病状态等）因素基础上，开展高效安全的个体差异化的营养干预，达到促进人体健康的目的[1]。

营养科学从研究营养素对单个基因表达及其作用，逐渐转向研究基因组及其表达产物在人体营养代谢及调节中的作用，即向营养基因组学方向发展，并迅速成为营养学的前沿学科之一。营养基因组学是一门交叉学科，主要涉及遗传学、营养学和分子生物学等多个学科。其主要研究基因对人体营养代谢、营养素吸收、利用和代谢等方面的影响，以及它们与环境因素如饮食、生活方式和环境污染的相互作用。研究营养基因组可以为个体化的营养干预提供科学依据，对人体健康的影响和疾病风险评估起到重要的作用。

营养基因组学已经从早期的基因和营养素的关联研究，逐步发展到研究基因如何影响人体代谢反应，如基因如何影响人体对葡萄糖和脂肪的代谢，以及对不同类型食物的反应。当前研究重点已逐渐转向基因和健康之间的关联分析，并且朝着个体化营养方向发展，提供基于基因信息的个体化营养治疗和膳食指导，以更好地满足个体的营养需求。2016 年，国际营养基因组学学会提出了"个体化营养"的概念。这一概念强调基于个体遗传、生理、代谢、环境等多方面因素制定个性化营养方案的重要性。个体化营养通过对个体基因、饮食习惯、代谢特征、健康状况等信息进行分析，以达到最佳的营养状况和疾病预防效果[2]。

营养基因组学主要研究与营养相关的基因和它们的功能变异，包括编码代谢酶、激素、细胞信号传导等方面的基因。在这些基因中，常见的变异包括单核苷酸多态性（single nucleotide polymorphism，SNP）、插入/缺失、基因重排等，这些多态性可能导致基因功能的改变，从而影响人体对不同营养素的利用[3]。SNP 是指基因组中一种最常见的遗传变异，其影响基因表达和蛋白质功能，也是目前研究最广泛的遗传变异，通常被用于研究人体对不同营养物质的吸收、代谢和利用方面的个体差异，以及对营养相关疾病风险的评估。功能强大的系统生物高通量检测技术与生物信息学方法的不断融合和改进，有效推进了营养基因组学的快速发展。营养基因组学已经从候选基因位点筛选特有的 SNP 来研究其与特定营养素的相互作用，发展到更为全面的全基因组关联分析（GWAS）来分析多个基因多个位点与饮食模式的交互作用。

<hr>

第二节

营养基因组学研究方法

　　营养基因组学主要研究基因对营养素摄入和代谢的影响，揭示其作用机制，为促进健康和预防疾病提供科学依据。通过 GWAS 和全基因组分析等方法，筛选与营养相关的基因和功能区域，发现与营养相关的基因变异，如 SNP，确定营养素与基因之间的相互作用，包括基因与特定营养素之间的关系，以及营养素对基因表达和代谢的影响，深入研究基因对营养代谢和健康的影响，并寻找基因与环境之间的相互作用，为维持机体健康和预防疾病奠定科学理论基础。

基因组样本采集与 DNA 制备

（一）常见标本类型

1. **血液标本**　常用的血液标本包括全血、血清和血浆等。
2. **组织标本**　常用的组织标本包括人体正常组织、胎盘组织等。
3. **粪便标本**　常用于研究肠道微生物群落与机体健康之间的关系。
4. **口腔黏膜标本**　口腔拭子标本中含有口腔黏膜细胞的 DNA，易获取，无创伤，是比较常见的标本类型。

（二）生物样本的收集方法

1. **静脉全血**　可使用乙二胺四乙酸（ethylene diamine tetraacetic acid，EDTA）抗凝管，采集全血 3ml 以上，上下颠倒抗凝采血管 8 ~ 10 次，轻轻混匀。全血标本 2 ~ 8℃保存，不可冷冻。全程保持 2 ~ 8℃冰袋运输，24 小时送达实验室，如所限时间内无法送达，可寄送血浆样本。也可使用 Cell-Free DNA BCT Streck 无创采血管，采集全血 8 ~ 10ml，轻柔上下颠倒 10 次，常温条件下（8 ~ 25℃）保存并运输，72 小时内送达实验室，如无法送达，可寄送血浆样本。

2. **口腔黏膜**　使用口腔拭子采集口腔黏膜细胞，取样拭子应是头部为合成聚丙烯纤维头或植绒拭子头的塑料杆拭子，不推荐使用棉拭子和木柄。采集前 30 分钟将口腔内杂物洗漱干净，打开包装取出采样拭子，将采样拭子头在口中内腮上下刮拭 20 次以上，力度以腮部微凸为准。采样后用手推采样拭子后杆或折断拭子，使采样拭头落入带保存液的采样管中，将管盖旋紧。经上述处理后的待测样本可立即用于检测，新鲜采集样本可在 2 ~ 8℃条件下保存 48 小时或 –20℃保存不超过 3 个月，长期保存应置于 –70℃以下。应避免反复冻融。冰袋 2 ~ 8℃运输，72 小时内送达实验室。

（三）DNA 制备

DNA 提取是指将生物材料中的 DNA 从其他大、小分子中分离出来，尤其是与组织细胞的主要组成成分蛋白质分开。一般真核细胞基因组 DNA 有 10^7 ~ 10^9 bp，可以从新鲜组织、培养细胞或低温保存的组织细胞中提取，通常在 EDTA 以及十二烷基硫酸钠（sodium lauryl sulfate，SDS）等试剂存在下，用蛋白酶 K 消化细胞，随后用苯酚 / 氯仿抽提。这一方法获得的 DNA 不仅经酶切后可用作聚合酶链式反应（polymerase chain reaction，PCR）的模板，而且还可用于 DNA 印迹分析、基因组文库构建等实验研究[4]。

提取 DNA 时，应考虑以下两个原则：①防止和抑制 DNA 酶（DNase）对 DNA 的降解；②尽量减少对溶液中 DNA 的机械剪切破坏。

DNA 提取分为 3 个基本步骤，每个步骤的具体方法可根据样品种类、影响提取的物质以及后续步骤的不同而有所区别。①生物材料的获得及利用采取研磨或者超声的方法破碎组织细胞，并通过加入去污剂除去膜脂；②加入蛋白酶、醋酸盐沉淀蛋白质，或者加入苯酚 / 氯仿抽提，以除去细胞内的蛋白质，如与 DNA 结合的组蛋白；③将 DNA 在冷乙醇或异丙醇中沉淀，因为 DNA 不溶于酶而聚集在一起，该步骤也能除去大多数盐分。

DNA 提取完成后需要对其含量进行检测和纯化，可利用分光光度法检测 DNA 含量，测定波长为 260nm 及 280nm 时的吸光度值（A），根据 A_{260}＝1 时，双链 DNA 浓度为 50pg/ml，单链 DNA 或 RNA 浓度为 40pg/ml，按公式计算样品的 DNA 浓度。

$$样品 DNA 浓度（\mu g/ml）＝ A_{260}×40pg/ml× 稀释倍数$$

也可利用凝胶电泳法检测 DNA 含量。取 2 ~ 5μl DNA 溶解液与 0.4μl 6X 上样缓冲液混合，用 0.75% 琼脂糖凝胶［含溴乙啶（EB）0.5μg/ml］电泳检测。溴乙啶可迅速嵌于 DNA 双螺旋结构中，嵌入 DNA 中的溴乙啶受紫外光激发而发出荧光，这种荧光强度与 DNA 总质量数成正比，通过比较样品与标准品的荧光强度，对样品中的 DNA 进行定量。DNA 纯化可采用胶回收法，利用琼脂糖凝胶电泳将不同分子量的 DNA 片段分开，然后将某一特定分子量区域的琼脂糖凝胶切下，利用 DNA 提取试剂盒将 DNA 从琼脂糖凝胶中溶出并浓缩或沉淀出来。

（四）DNA 测序技术

营养基因组学涉及多种技术和方法，DNA 测序技术是最常用的技术之一，其对生物体的 DNA 序列进行测定，从而了解基因组的序列信息。常用的 DNA 测序技术有以下几种[5]。

1. Sanger 测序 也称为第一代测序技术。Sanger 测序是一种经典的基因测序技术，通过使用 DNA 聚合酶和特定的 ddNTP 来进行 DNA 合成，这些 ddNTP 会随机插入到扩增的 DNA 序列中，导致 DNA 链终止。使用不同的 ddNTP 重复此过程，最终形成一系列长度不同的 DNA 片段。这些片段可以通过凝胶电泳进行分离并解码，以确定原始 DNA 序列。该技术直到现在依然被广泛使用，由于其测序精度高，可读长度较长，目前仍是验证其他高通量测序技术结果的标准方法。但 Sanger 测序一次只能获得一条长度在 700～1 000 个碱基的序列，具有相对较低的通量和较高的成本。随着高通量测序技术的发展，Sanger 测序技术已经逐渐被淘汰。

2. 第二代测序 第二代测序（next-generation sequencing，NGS）是一组高通量的基因测序技术。这些技术使用不同的方法来分析 DNA，但通常都涉及将 DNA 分解成较小的片段，并将其放入大量的反应管中进行扩增。这些片段随后被分离并读取，并通过计算机软件将这些片段重新组合成完整的基因组序列。NGS 是对传统 Sanger 测序的革命性变革，解决了一代测序一次只能测定一条序列的限制，一次运行即可同时得到几十万到几百万条核酸分子的序列。NGS 虽然测序的通量大大增加，但是其获得单条序列长度很短，想要得到准确的基因序列信息需要依赖较高的测序覆盖度和准确的序列拼接技术，因此最终得到的结果中可能存在一定的错误信息。

3. 第三代测序 也称为单分子测序，是一种无须 PCR 扩增和直接读取 DNA 序列的测序技术，利用不同的物理、化学或生物学特性来直接读取单个 DNA 分子的信息。在保证测序通量的基础上，对单条长序列进行从头测序，能够直接得到长度为数万个碱基的核酸序列信息。Oxford Nanopore 技术是基于纳米孔技术的测序，该技术将 DNA 单分子通过纳米孔，根据 DNA 序列中不同的碱基，测量电流信号的变化，直接读取 DNA 序列信息。PacBio 技术是单分子实时（SMRT）测序，该技术利用荧光标记的核苷酸，通过监测核苷酸加入链式扩增（LAMP）的过程，测量核苷酸的荧光强度变化，直接读取 DNA 序列信息。但是单分子测序技术目前仍然存在一些挑战，例如较高的误差率和较低的覆盖度，以及数据分析更为复杂等。

基因测序技术已经在众多领域得到广泛应用，可以对生物体整个基因组中所有的基因进行测序，包括基因序列、基因结构和调控元件等信息，也可以针对特定基因或基因区域进行测序，检测特定基因的突变或者 SNP 等信息，还包括生物的基因组图谱绘制、环境基因组学和微生物多样性、表观遗传学和物种进化演替过程等。

（五）SNP 分型技术

单核苷酸多态性（SNP）是指基因组 DNA 中单个核苷酸位置的变异，是遗传学和基因组学研究中最常见的遗传变异形式之一，在营养基因组学中被广泛应用，可以用于预测人体对营养素的需求和代谢速率，帮助了解个体差异和个体化营养治疗的需求；也可以用于研究营养素代谢途径中基因变异与代谢的关系，帮助人们了解自身的基因型特征和营养需求，更好地调整饮食和生活方式，预防疾病和改善健康。

常见的 SNP 分型技术有以下几种[6]。

1. 基因芯片检测　这是最常用的 SNP 检测方法之一。通过使用基因芯片上探针检测目标 DNA 序列中 SNP 的存在。每个探针仅与目标序列中一个 SNP 位点匹配，可以同时检测数百万个 SNP 位点。这种方法适用于大规模的 SNP 分析，具有高通量、高灵敏度、数据量大、可自动化等优点。但也存在受制于芯片设计的探针限定，如有新的基因或突变发现，需要重新设计芯片，以及不能覆盖全基因组，只能检测特定的基因区域等缺点。常见的技术平台有 Affymetrix、Illumina、Agilent Technologies、Roche NimbleGen、Thermo Fisher-Scientific，均可提供基因表达分析、SNP 检测、拷贝数变异（CNV）检测等多种芯片产品。

2. PCR 检测　这种方法是通过 PCR 扩增目标 DNA 片段，并使用引物特异性识别目标 SNP 位点。通过 PCR 扩增的方法可以在较短时间内检测少量样品。该方法在医学诊断和个体基因组学中广泛应用，常见的 PCR 扩增技术有限制性片段长度多态性（restriction fragment length polymorphism，RFLP）技术，其利用限制性内切酶的特异性切割来区分不同等位基因。在 PCR 扩增过程中，通过特异性引物将 SNP 位点周围的 DNA 序列扩增，然后利用限制性内切酶对扩增产物进行酶切，切割后的产物可以通过凝胶电泳进行分离和检测。其次是 TaqMan SNP 分型技术，利用双荧光探针的特异性结合来检测 SNP 位点。TaqMan 探针是一段短的核苷酸序列，针对基因组上 SNP 位点设计的探针的 5'- 端和 3'- 端，分别标记一个荧光报告基团和一个荧光淬灭基团。当探针完整时，荧光基团和淬灭基团距离很近，荧光基因所产生的荧光信号被淬灭基团屏蔽。如果探针与目的 DNA 模板杂交，形成双链 DNA，在对目的基因进行 PCR 扩增过程中，当扩增至探针杂交的位置时，由于 Taq 酶具有核酸外切酶的活性，从而将探针 5'- 端链接的荧光分子从探针上切割下来，荧光基团和淬灭基团分离，荧光基团所产生的荧光就能被仪器所检测到。荧光信号的强度和比例可以用来检测不同等位基因[7]。

3. 测序　通过对目标 DNA 序列进行测序，确定目标位点上的 SNP。测序方法可以是 Sanger 测序、NGS 测序或 PacBio 等第三代测序技术。这种方法可以检测 SNP 以外的其他变异类型，如插入、缺失等。基于测序的 SNP 分型技术平台主要有 Illumina HiSeq X Ten 高通量测序平台、Ion Torrent Proton 半导体测序技术平台、Pacific Biosciences RS Ⅱ 单分子测序技术平台以及 Oxford Nanopore Technologies MinION 纳米孔测序技术平台，均可以用于 SNP 分型。

4. 质谱检测　该技术通过 PCR 扩增目标基因片段，并针对 SNP 位点引入标记，例如核苷酸探针、引物等。扩增的 DNA 片段经过特定的纯化、消化、提取等步骤，然后进行质谱分析。分析时，分子会被离子化并进入质谱仪，根据分子的质量和相对丰度确定样品中 SNP 的类型。这种方法适用于检测少量样品和低频 SNP 变异。常见的技术平台有 Applied Biosystems MassARRAY 平台、Illumina iPLEX 平台、Sequenom MassARRAY 质谱技术以及 Thermo Fisher Scientific 的 Sequenom MassARRAY 系统，均可用于 SNP 检测及分析。

（六）基因组数据分析

1. SNP 数据分析步骤

（1）数据预处理：包括数据清洗、质量控制、SNP 的过滤和基因型的检验等步骤。

（2）分析基因型在表型方面的贡献度，确定基因型与营养代谢之间的关系。

（3）基因型和表型的相关性分析。

（4）生物信息学分析，对 SNP 进行注释和功能预测，分析 SNP 对基因表达、蛋白质结构和功能的影响。

（5）基因关联分析，寻找 SNP 和表型之间的关联，确定 SNP 对表型的影响程度。

（6）分析 SNP 在代谢通路中的位置，研究 SNP 对代谢通路的调控作用。

需要注意的是，营养基因组 SNP 数据分析需要结合丰富的基因组信息、营养代谢信息和表型信息，并使用多种分析方法和工具，以便更好地理解和解释分析结果。

2. GWAS 分析　GWAS 是一种用于探索基因与复杂性状如疾病、药物反应等之间关系的方法。GWAS 通过比较大量样本的基因组数据，寻找与疾病或性状相关的遗传变异，从而揭示这些变异对复杂性状的贡献。GWAS 通常基于 SNP 作为遗传变异的标记，通过高通量基因芯片或 NGS 测序技术检测 SNP 变异，并将这些变异与目标性状之间的关联进行统计分析。GWAS 的统计方法通常采用基因组关联分析或整合型分析方法（meta-analysis），从而增加研究的力度和准确性[8]。

GWAS 在营养基因组学中有广泛的应用，主要包括以下几个方面。

（1）营养素代谢相关基因的筛选：GWAS 可以发现营养素代谢相关基因与营养素与健康之间的相关性，有助于挖掘营养素代谢调控机制并评估患病风险。

（2）营养素相互作用研究：GWAS 可以鉴定基因多态性与营养素相互作用导致的慢性疾病的发生风险增加，并评估营养素治疗的效果。

（3）营养素个体差异研究：GWAS 可以发现营养素代谢途径中的 SNP 与营养素个体差异相关联，从而揭示个体营养需求的差异，有助于个性化营养方案的制定。

（4）营养素基因标记的鉴定：GWAS 可以帮助鉴定与营养素代谢相关的 SNP 位点，并作为基因标记用于筛选营养素敏感性基因型，用于人群的膳食指导。

总之，GWAS 技术在营养基因组学中的应用可以帮助我们更好地了解营养素的代谢、作用机制及其与慢性疾病的关系，为制定更加科学、有效的营养干预方案提供重要的数据和信息支持。

（七）常用的营养基因组数据库及 SNP 数据库

1. NutriGenetic　一个针对营养基因组学的数据库，提供与营养和健康相关的基因、SNP、营养素摄入量和代谢途径等信息。

2. NutriVar　一个营养相关遗传变异数据库，包括与营养代谢相关的 SNP、CNV、INDEL 等遗传变异信息。

3. **Human Genome Epidemiology（HuGE）Navigator**   一个专门为人类基因组流行病学研究设计的数据库，提供与人类健康和疾病相关的基因、SNP、环境因素等信息。

4. **GWAS Catalog**   一个全球范围的 GWAS 数据库，收集了全球范围内各种人群的 GWAS 研究数据，包括疾病和基因型之间的关联结果。

5. **National Center for Biotechnology Information（NCBI）**   一个综合性的生物信息学数据库，提供基因序列、SNP、基因表达谱等信息。

6. **GeneCards**   一个包含人类基因组信息的数据库，提供基因的命名、描述、相关疾病、表达谱等信息。

7. **Kyoto Encyclopedia of Genes and Genomes（KEGG）**   一个描述生物化学反应和代谢途径的数据库，提供基因和代谢途径之间的关系，可用于研究营养素和代谢途径之间的关系。

8. **dbSNP**   由美国国家生物技术信息中心（NCBI）维护的大型公共 SNP 数据库，包括人类和其他物种的 SNP 信息。

9. **1 000 Genomes Project**   由多个国际研究组织合作建立的大型基因组学计划，收集了全球多个人种的基因组序列数据和 SNP 信息。

10. **HapMap**   由国际 HapMap 计划建立的数据库，包括多个人种的 SNP 信息，旨在研究人类遗传变异和基因组多态性。

这些数据库为营养基因组学的研究提供了丰富的数据资源和分析工具，可以帮助研究人员更深入地探究基因、营养素和健康之间的关系。

第三节
SNP 分型技术在营养基因组学研究中的应用

SNP 分型在营养基因组学研究中具有广泛的应用前景，可以深入了解营养素代谢、疾病风险评估、营养干预指导，为个体化营养干预和健康管理提供科学依据[9-10]。SNP 在人类基因组中发生频率比较高，多态性丰富，已经广泛应用于群体遗传学研究，是营养基因组学研究的有力工具。利用 PCR 结合一代测序技术、芯片技术和高通量测序技术都可以进行 SNP 检测。常用的 SNP 分型技术及其各自特点如下。

一、全基因组测序

全基因组测序是目前检测 SNP 最全面的方法，但价格昂贵，不仅可以检测已知基因和编码区的 SNP，也可以检测未知基因和非编码区的 SNP，适用于针对全基因组 SNP 的从头研究。2018 年一项针对 108 名个体的健康研究（The pioneer 100 wellness project，P100）在 9 个月进行三轮动态数据收集，每轮包括临床检测指标、全基因组测序、肠道微生态、代谢组、蛋白质组等各类数据，并包括可穿戴设备记录的每日活动数据，全部整合到一个综合框架中，包含遗传信息、生理和疾病相关的各种生物标志物、肠道菌群数据等。应用这些数据通过多基因评分、行为指导等，将疾病的发生风险与日常行为指导、健康饮食管理相结合，为参与者提供个性化饮食方案及建议，研究结果显示参与者糖尿病和心血管风险的生物标志物水平得到显著改善，健康状况明显受益[11]。2020 年 POUNDS LOST（the Preventing Overweight Using Novel Dietary Strategies）项目研究不同遗传亚型肥胖人群进行减肥饮食干预后其血糖变化特征。对 692 名超重参与者（84% 美国白人）为期两年的干预试验中，根据 GWAS 获得的 159 个与身体质量指数（BMI）和 / 或腰臀比（WHR）相关的 SNP，采用多基因评分（PGSs）对肥胖的四种遗传亚型进行评估，对四种 PGSs 与空腹血糖、胰岛素、β 细胞功能（HOMA-B）和胰岛素抵抗（HOMA-IR）变化之间的关系进行了研究，结果显示，糖尿病遗传风险较低的个体可能从低蛋白质减肥饮食中获益更多，可改善胰岛素抵抗和 β 细胞功能，而高蛋白饮食可能对遗传风险较高的白人患者更有益处[12]。

二、外显子组测序

外显子组测序通过基因序列捕获技术进行外显子组测序，可以得到较全面的基因编码区的 SNP 信息，价格也比较昂贵。2018 年 Piening 报告[13]，23 名 BMI 为 25 ~ 35kg/m² 超重至中度肥胖的非糖尿病健康参与者进行了一项可控的短期增重和减重干预。通过外显子测序获得 SNP 信息，分析参与者在体重增加和降低期间个人综合的多组学数据，发现个体对超重的反应是不同的，也无法进行预测，但体重的增加与血液中炎性指标和胰岛素抵抗的组学特征相关，这也提示了一种新的研究思路。

三、基因组 SNP 芯片

基因组 SNP 芯片利用核酸杂交和荧光扫描技术完成检测，目前 Illumina（Infinium 和 Godengate 平台、甲基化 450K 等）和 Affymettrix（CytoScan、SNPs6.0 等）都是比较常用的全基因组 SNP 芯片。检测费用稍低，但只能针对已知基因序列进行检测。2020 年 Jun Li 报道了一项队列研究[14]，对西班牙 1 859 名参加 PREDIMED 项目志愿者进行地中海饮食评估，发现了一种包含 67 种代谢产物的代谢特征，该特征与地中海饮食显著相关，代谢特征与脑血管疾病（CVD）发病率呈显著负相关，并在英国护士健康研究以及美国卫生专业人员随访研究（NHS/HPFS）的 6 868 名志愿者中得到了验证。研究者采用 Affymetrix 基因芯片检测 SNP，后续的全基因组关联分析表明，该代谢特征与脂肪酸和氨基酸代谢相关的遗传位点显著相关。孟德尔随机分析显示，通过遗传位点可推断代谢特征与冠心病（CHD）和脑卒中的风险显著相关。英国护士健康研究（NHS）是一项前瞻性队列研究[15]，研究对象为 121 700 名 30 ~ 55 岁的注册女性护士，研究开始于 1976 年，所有参与者都提供了病史和生活方式的邮寄问卷，1989—1990 年 32 826 名妇女提供了血液样本。1986 年开始的美国卫生专业人员随访研究（HPFS）也是一项前瞻性队列研究[16]，研究对象为 51 529 名 40～75 岁美国男性卫生专业人员，1993—1999 年 18 159 名男性提供了血液样本。2015 年研究者报告应用 Affymetrix Genome-Wide Human Array 6.0 基因芯片检测这两项独立队列中的 3 052 份研究样本，获得腰臀比（WHR）位点 SNP 信息，基于 14 个已知 WHR 位点遗传评分来评估中心性肥胖的遗传易感性与 2 型糖尿病风险之间的相关性。

四、质谱法

质谱法通过利用基质辅助激光解吸电离飞行质谱（MALDI-TOF-MS）精准测量多重 PCR 反应的单碱基延伸产物的相对分子质量，可以精准检测几十个碱基序列的 SNP 位点（1～36 个），无须预制芯片、预订荧光探针，但要合成常规的 PCR 引物进行多重 PCR 反应，摸索和优化反应条件难度比较大，适合对已经确定的、数量有限的位点进行验证和基因分型的深度研究，如用于对几十个到上百个位点进行数百至数千份样本检测验证。2009 年对瑞典马尔默膳食模式与癌症研究中的 4 839 名受试者进行了一项横断面研究[17]，基于 MassARRAY 平台的 MALDI-TOF-MS 检测了 *FTO* 基因的多态性，分析饮食相关数据与 *FTO* 基因 rs9939609 位点变异之间的关系，证实了 *FTO* 基因型遗传变异与高脂肪饮食和低体力活动水平导致的肥胖之间的相关性。

五、KASP SNP 基因分型

竞争性等位基因特异性 PCR（Kompetitive Allele Specific PCR，KASP），基于终端荧光信号的读取判断，每孔反应都采用双色荧光检测一个 SNP 位点的两种基因型，不同的 SNP 对应不同的荧光信号。可对广泛的基因组，如动物、植物、人体的 DNA 样品，针对目标 SNP 进行精准的双等位基因分型，是一种灵活、高效的基因分型技术。主要特点为准确度高、成本低、结果分析简单快捷。2017 年 Food 4 me 研究报告[18]欧洲 7 国 1 269 名成年人参与的基于网络的个性化营养随机对照试验，分析不同个性化营养建议对饮食行为的影响。研究者采用 KASP SNP 基因分型技术，对参与者与营养相关的基因组合 *FTO*（rs9939609）、*FADS1*（rs174546）、*TCF7L2*（rs7903146）、*ApoE*（rs429358/ rs7412）、*MTHFR*（rs1801133）进行了检测，结果显示在欧洲成年人中，通过互联网提供干预的个性化营养建议在饮食行为方面比传统方式有更多、更有益的改变。但在表型和表型加基因型信息两组并没有观察到明显受益。

六、TaqMan 探针法

TaqMan 探针法每次一个 PCR 反应管中测一个位点的 SNP，通量最低，但结果准确，适用于少量 SNP 位点分析。该方法在孕产妇及时干预补充叶酸，预防神经管畸形（NTDs）

的研究中积累了非常丰富和翔实的数据[19-20]，检测亚甲基四氢叶酸还原酶（MTHFR）基因 C667T、A1298C 型及甲硫氨酸合成酶还原酶（MTRR）基因 A66G 多态性，根据基因突变情况来评估叶酸利用能力风险等级，并给予孕产妇个体化叶酸补充指导，可有效降低 NTDs 的发生。据不完全统计，该技术还在与维生素 D 缺乏相关 GC 基因和 CYP2R1 基因、肥胖相关 FTO 基因、载脂蛋白 E4 基因（ApoE4）以及胆碱缺乏症易感性基因等 SNP 研究中得到了广泛应用[21]。

随着越来越多慢性疾病相关 SNP 位点的发现，研究者也逐渐认识到肥胖等多因素慢性营养性疾病病因学研究的复杂性[22]，在这些疾病的发生发展过程中，单因素的影响效应较弱，基因 - 基因、环境 - 基因和环境 - 环境之间的相互作用复杂多变。研究者尝试将一些新的分析方法应用到多 SNP 位点的复杂疾病的深度分析中，如遗传风险评分（genetic risk score，GRS）或多基因评分（PGS）的计算[23]。全基因组关联分析（GWAS）通常使用相关性来衡量基因对疾病的影响[24]，但并不研究基因和环境因素之间的相互作用，如饮食或运动。GRS 或 PGS 是在 GWAS 的基础上，通过整合多个 SNP 信息来综合评价基因序列变异和营养之间的关联关系，计算多个 SNP 位点上高风险基因的累积效应，从而对营养风险进行预测。

营养基因组学研究了个体之间的遗传变异对营养需求、健康状况以及营养相关慢性疾病的发病风险，个体和特定种族之间基因谱的多样性影响营养需求、代谢以及对营养和膳食干预的反应，以及对摄入的膳食营养素和生物活性化合物的生物反应。SNP 对能量代谢、营养素吸收代谢和膳食生物活性化合物的生物反应影响已经非常明确，但对于复杂的慢性疾病，很少是由单一遗传变异引起的，而是环境因素和遗传因素交互作用的结果，此时遗传变异只是风险的预测因素[25]。多 SNP 位点遗传风险评分（GRS）的计算等深度分析方法，能够有效综合遗传和环境因素的影响，形成基因型为导向的个性化营养指导方案，能更有效地预防慢性营养相关性疾病。营养基因检测可用来评估增加或减少事件风险的遗传变异，为预测性基因检测，但不能单独进行诊断，不应取代治疗所需的其他评估，可作为个体化营养指导的补充。但需要关注对营养基因组学测试结果的解读，以尽可能减少给受试者带来的心理压力和健康问题[26]。

研究表明，随着生物学技术和计算分析技术的发展，营养基因组学研究具有广阔的发展前景和应用前景，个体和特定种族基因谱的多样性影响营养物质的吸收、代谢，以及对膳食干预的反应，综合遗传和环境因素的影响，可形成基因型为导向的个性化营养指导方案。同时，营养基因组学也是一门新兴的交叉学科，不仅食物与人体的代谢和作用机制复杂，研究手段和数据分析还有待完善和提高，还需要关注有关社会和伦理道德的问题。

（韩超　毛宏梅）

参考文献 ....

［1］ADAMS S H, ANTHONY J C, CARVAJAL R, et al. Perspective: Guiding Principles for the Implementation of Personalized Nutrition Approaches That Benefit Health and Function [J]. Advances in Nutrition, 2020, 11 (1): 25-34.

［2］FERGUSON L R, DE C R, GORMAN U, et al. Guide and Position of the International Society of Nutrigenetics/Nutrigenomics on Personalised Nutrition: Part 1 - Fields of Precision Nutrition [J]. Journal of nutrigenetics and nutrigenomics, 2016, 9 (1): 12-27.

［3］HESKETH J. Personalised nutrition: how far has nutrigenomics progressed? [J]. Eur J Clin Nutr, 2013, 67 (5): 430-435.

［4］于军. 基因组学与精准医学［M］. 上海：上海交通大学出版社，2017.

［5］杨焕明. 基因组学［M］. 北京：科学出版社，2021.

［6］府伟灵. 临床精准分子诊断学［M］. 上海：上海交通大学出版社，2020.

［7］KAPUT J, RODRIGUEZ R L. Nutritional genomics: the next frontier in the postgenomic era [J]. Physiol Genomics, 2004, 16 (2): 166-177.

［8］FENECH M, EL-SOHEMY A, CAHILL L, et al. Nutrigenetics and nutrigenomics: viewpoints on the current status and applications in nutrition research and practice [J]. J Nutrigenet Nutrigenomics, 2011, 4 (2): 69-89.

［9］CELIS-MORALES C, MARSAUX C F, LIVINGSTONE K M, et al. Can genetic-based advice help you lose weight? Findings from the Food4Me European randomized controlled trial [J]. Am J Clin Nutr, 2017, 105 (5): 1204-1213.

［10］HUANG T, LEY S H, ZHENG Y, et al. Genetic susceptibility to diabetes and long-term improvement of insulin resistance and β cell function during weight loss: the Preventing Overweight Using Novel Dietary Strategies (POUNDS LOST) trial [J]. Am J Clin Nutr, 2016, 104 (1): 198-204.

［11］PRICE N D, MAGIS A T, EARLS J C, et al. A wellness study of 108 individuals using personal, dense, dynamic data clouds [J]. Nat Biotechnol, 2017, 35 (8): 747-756.

［12］CHEN Y, ZHOU T, SUN D, et al. Distinct genetic subtypes of adiposity and glycemic changes in response to weight-loss diet intervention: the POUNDS Lost trial [J]. European Journal of Nutrition, 2021, 60 (1): 249-258.

［13］PIENING B D, ZHOU W, CONTREPOIS K, et al. Integrative Personal Omics Profiles during Periods of Weight Gain and Loss [J]. Cell Syst, 2018, 6 (2): 157-170.

［14］LI J, GUASCH-FERRE M, CHUNG W, et al. The Mediterranean diet, plasma metabolome, and cardiovascular disease risk [J]. Eur Heart J, 2020, 41 (28): 2645-2656.

［15］FRANKWICH K A, EGNATIOS J, KENYON M L, et al. Differences in Weight Loss Between Persons on Standard Balanced vs Nutrigenetic Diets in a Randomized Controlled Trial [J]. Clin Gastroenterol Hepatol, 2015, 13 (9): 1625-1632.e1.

［16］CHOUINARD-WATKINS R, CONWAY V, MINIHANE A M, et al. Interaction between BMI and APOE genotype is associated with changes in the plasma long-chain-PUFA response to a fish-oil supplement in healthy participants [J]. Am J Clin Nutr, 2015, 102 (2): 505-13.

［17］SONESTEDT E, ROOS C, GULLBERG B, et al. Fat and carbohydrate intake modify the association between genetic variation in the FTO genotype and obesity [J]. The American journal of clinical nutrition, 2009, 90 (5): 1418-25.

［18］ CELIS-MORALES C, LIVINGSTONE K M, MARSAUX C F, et al. Effect of personalized nutrition on health-related behaviour change: evidence from the Food4me European randomized controlled trial [J]. Int J Epidemiol, 2017, 46 (2): 578-588.

［19］ CRIDER K S, ZHU J H, HAO L, et al. MTHFR 677CT genotype is associated with folate and homocysteine concentrations in a large, population-based, double-blind trial of folic acid supplementationl [J]. Am J Clin Nutr, 2011, 93 (6): 1365-72.

［20］ YANG J, LUO G, CHEN X. Individualized Supplement of Folic Acid Based on the Gene Polymorphisms of MTHER/MTRR Reduced the Incidence of Adverse Pregnancy Outcomes and Newborn Defects [J]. Niger J Clin Pract, 2021, 24 (8): 1150-1158.

［21］ XIANG L, WU H, PAN A, et al. FTO genotype and weight loss in diet and lifestyle interventions: a systematic review and meta - analysis [J]. Am J Clin Nutr, 2016, 103 (4): 1162-1170.

［22］ NIELSEN D E, SHIH S, EL-SOHEMY A. Perceptions of Genetic Testing for Personalized Nutrition: A Randomized Trial of DNA-Based Dietary Advice [J]. J Nutrigenet Nutrigenomics, 2014, 7 (2): 94-104.

［23］ AMIN N, VAN DUIJN C M, JANSSENS A C. Genetic Scoring Analysis: a way forward in Genome Wide Association Studies? [J]. Eur J Epidemiol, 2009, 24 (10): 585-587.

［24］ SABATTI C, SERVICE S K, HARTIKAINEN A L, et al. Genome-wide association analysis of metabolic traits in a birth cohort from a founder population [J]. Nat Genet, 2009, 41 (1): 35-46.

［25］ TAO H, QIBIN Q, YAN Z, et al. Genetic Predisposition to Central Obesity and Risk of Type 2 Diabetes: Two Independent Cohort Studies [J]. Diabetes Care, 2015, 38 (7): 1306-1311.

［26］ WANG T, HUANG T, ZHENG Y, et al. Genetic variation Of fasting glucose and changes in glycemia in response to 2-year weight-loss diet intervention: the POUNDS LOST trial [J]. Int J Obes (Lond), 2016, 40 (7): 1164-1169.

第六章　营养转录组学技术

转录组学是一门研究 RNA 的学科。1961 年 Jacob 和 Monod 将由蛋白质编码基因转录产生的中间物命名为 mRNA。随后核糖体 RNA、转运 RNA 及非编码 RNA 陆续被发现。转录组学的研究内容也随着人们对 RNA 认识的深入而不断扩展。转录组（transcriptome）的概念由 Velculescu V E 等于 1995 年首次提出，是指特定组织或细胞在某一发育阶段或功能状态下转录出来的所有 RNA 的集合，包括信使 RNA、核糖体 RNA、转运 RNA 以及非编码 RNA[1-2]，也称广义转录组。狭义转录组是指特定组织或细胞在某一发育阶段或功能状态下可直接参与翻译蛋白质的 mRNA 的总和。转录组学（transcriptomics）是一门在整体水平上研究细胞中基因转录的情况及转录调控规律的学科。随着转录组检测技术的飞速发展，大量与疾病相关的候选 RNA 标志物被发现，进一步研究这些 RNA 的功能及其在疾病诊疗中的作用，是精准医学、精准营养研究的重要内容。本章对转录组学技术及其在营养领域的应用进行介绍。

第一节
转录组学样品采集与 RNA 制备

样本质量是影响转录组学实验结果的关键因素，因此实验样本在采集、贮存、运输和制备的过程中应尽可能迅速，以最大限度避免 RNA 的降解。常见的转录组测序的样品主要为细胞样品和血液样品。

一、样品采集

1. **细胞样品**　转录组测序中，细胞要达到足够的数量，以保证抽提的 RNA 的量。对收集好的细胞用 PBS 清洗几次，加入适量的 Trizol 裂解液并反复吹打混匀，直至形成清亮透明的液体，转移至无酶管中，置于 –80℃冰箱保存。

2. **血液样品**　血液样本一般要求 2ml 以上。全血样品：如果可能尽量使用专用 RNA 采血管，采血后轻轻倒转采血管混匀，置于 –80℃冰箱保存。血浆样品：使用柠檬酸钠或 EDTA 抗凝采血管采集，采集后颠倒混合，于 4℃冰箱静置分层或离心分离出血浆，分装，置于液氮速冻，–80℃冰箱保存。血清样品：使用不加抗凝剂的采血管采集全血，于 4℃静置分层或离心分离出血清，分装，置于液氮速冻，–80℃冰箱保存。

二、RNA 样本制备

将样本按 RNA 提取试剂盒要求进行总 RNA 提取，用分光光度计检测 RNA 浓度和纯度并进行质控：A260/A280 值为 1.8 ~ 2.0，可以认为 RNA 纯度较好；A260/A280 值 < 1.8，表明有蛋白质杂质；A260/A280 值 > 2.1，表明 RNA 已经降解；A260/A230 值 > 2.0，表明裂解液中有 β- 巯基乙醇和异硫氰酸胍残余。利用琼脂糖凝胶电泳和毛细管凝胶电泳检测 RNA 的完整性。

第二节

转录组学研究技术

转录组学研究技术平台主要包括两种：①基于杂交技术的基因表达芯片（expression array）技术；②基于测序的转录组测序技术。转录组测序是利用测序技术平台将细胞或组织中的 mRNA、小 RNA（miRNA）和长链非编码 RNA（lncRNA）、环状 RNA 等各种类型的转录本进行分析的技术。具体包括基于 Sanger 测序的基因表达系列分析（serial analysis of gene expression，SAGE）技术和大规模平行测序（massively parallel signature sequencing，MPSS）技术；基于第二代测序（高通量测序）技术的 RNA 测序技术（RNA sequencing，RNA-seq）；以及基于第三代测序技术的全长转录组测序技术（isoform sequencing，Iso-seq）。

一、基于芯片的实验技术

该技术的原理是在固体表面上集成已知序列的基因探针，被测生物细胞或组织中大量标记的核酸序列与上述探针阵列进行杂交，通过检测相应位置杂交探针，实现基因信息的快速检测。微阵列技术根据探针分子的构成可以分为 cDNA 微阵列和寡聚核苷酸微阵列。

二、基于测序的实验技术

（一）第一代测序技术

20 世纪 70 年代，由 Sanger 等创立的双脱氧链终止法和由 Maxam 和 Gilbert 发明的化学降解法几乎同时发表，实现了对核酸序列的测定，标志着第一代测序技术的诞生。第一代测序每个反应可以得到一条 700 ~ 1 000bp 的序列，准确度较高，被称为测序行业的"金标准"。然而，由于第一代测序技术获得大量序列的测序成本高、耗时久、通量低等缺点，难以应用在大规模组学测序研究中。

（二）第二代测序技术

高通量测序（high-throughput sequencing，HTS）技术，也称二代测序（next generation sequencing，NGS）技术或下一代测序技术，对传统的 Sanger 测序技术进行了革命性变革，一次测序可以同时得到几十万甚至几百万条核酸序列，实现了测序的高通量，加速了转录组学研究的快速发展。目前成熟的第二代测序技术分别以 Roche 公司的 454 技术、ABI 公司的 SOLiD 技术和 Illumina 公司的 Solexa 技术为代表。二代测序技术同样适用于对 RNA 反转录后形成的 cDNA 进行测序，即 RNA-seq。运用 RNA-seq 高通量测序技术，可以实现对 mRNA、miRNA、lncRNA 等不同类型的 RNA 在不同细胞、组织等的表达进行精确定量。

1. 454 测序技术　454 测序技术由 Jonathan Rothberg 于 2005 年发明，该技术主要基于焦磷酸测序原理并整合了油包水聚合酶链式反应（PCR）技术、微流体技术和微阵列技术，是第二代测序技术中最早实现商业化运作的测序平台。

2. Solexa 测序技术　Solexa 测序平台于 2006 年问世，其测序原理是可逆终止化学反应。测序过程主要分为 3 个步骤：①单链 DNA 文库构建：利用不同方法将 DNA 打碎成 DNA 碎片，在碎片两端接上设计好的接头，经 PCR 扩增构建单链 DNA 文库。②固定和桥式扩增：文库中的 DNA 流经同样附着有接头的流动池（flow cell）时，两个接头相互配对，待测 DNA 固定于流动池，并经过桥式扩增。③测序：采取边合成边测序的方法进行测序。

3. SOLiD 测序技术　SOLiD 技术是基于 DNA 连接酶、4 种荧光标记寡核苷酸探针的边连接边测序反应，并采用独特的"双碱基编码原理"解读测序结果的技术。测序过程包括：单链 DNA 文库构建、油包水 PCR、含 DNA 模板的磁珠固定和双碱基测序及读数。

（三）第三代测序技术

第三代测序技术是指单分子测序技术，测序时不需要经过 PCR 扩增，而是基于单分子的电信号或化学反应信号检测，实现了对每一条 DNA 分子的单独测序。

第三代测序技术主要分为两种技术原理。第一种为单分子荧光测序，代表性技术为美国太平洋生物（PacBio）的单分子实时测序技术（single molecule real time sequencing，SMRT-seq）。SMRT 测序平台应用边合成边测序的方法，以 SMRT 芯片为测序载体，芯片上有数以万计的纳米小孔（也称零模波导）。测序时，系统将测序文库、DNA 聚合酶和带有 4 种不同荧光标记的 dNTP 放置于纳米孔的底部进行 DNA 合成反应。DNA 聚合酶分子通过共价结合的方式固定在纳米孔底部，通常一个纳米孔固定一个 DNA 聚合酶分子和一条 DNA 模板。当相应荧光标记的 dNTP 被掺入 DNA 链时，通过检测 dNTP 荧光信号，计算分析获得 DNA 碱基顺序。

第二种为纳米孔测序，代表性技术为英国牛津纳米孔公司（Oxford Nanopore Technologies）的纳米孔单分子技术。Nanopore 测序平台采用电泳技术，借助电泳驱动单个分子逐一通过纳米孔来实现测序。由于纳米孔的直径非常细小，仅允许单个核酸聚合物通过，而 ATCG 单个碱基的带电性质不一样，通过电信号的差异就能检测出通过的碱基类别，从而实现测序。

相比第二代测序技术，第三代测序技术具有测序速度快、测序通量高、测序序列长、精度高（达到 99.999 9%）、可以直接测 RNA 序列和甲基化 DNA 序列等优点。

第三节
转录组学研究方法

转录组学是从整体水平系统研究不同组织或细胞在特定条件下的基因转录图谱，具有时间性和空间性，通过转录组分析，可以鉴定出组织或细胞在特定条件下的差异表达基因，从而揭示基因表达和生命现象之间的内在联系，明确这些基因在转录调控及疾病发生中的作用。转录组学的主要研究目的包括转录本的鉴定与分类（mRNA、lncRNA、sRNA）、转录本结构鉴定和功能分析及转录本的表达水平定量等。本节以 RNA-seq 转录组数据为例进行介绍。

一、转录组学数据质量控制

RNA-seq 为转录组提供了海量转录组原始数据。和所有测序技术一样，RNA-seq 也存在偏好性、测序错误和人工影响，RNA-seq 在样品制备、反转录、文库构建和上级测序过程中都有可能引入测序错误，因此需要对数据质量进行评估和质量控制，将其中的低质量测序序列（reads）和接头序列等去除，得到质控后的高质量序列用于后续分析[3]。转录数据的质量评估内容包括数据质量值、GC 含量、核苷酸组成、碱基质量分布、重复序列、接头序列等。常用的检测数据质量软件有 FastQC、HTQC、BIGpre、NGS QC Toolkit 和 FASTX-Toolkit 等，常用的原始序列过滤软件有 Trimmomatic、FASTX-Toolkit 和 Cutadapt 等。

二、转录本组装

转录本组装就是将测序数据组装成转录本。根据是否有参考基因组，可以将转录本的组装分为两类方法。一类是依赖于基因组序列的转录本组装方法，如 Cufflinks[4]、Scripture、Strawberry、StringTie 等。该方法把获得的 RNA-seq 序列比对到参考基因组 / 转录组序列上，根据比对结果，可以获得每个基因或转录本的读段个数，从而构建出转录本的结构。另一类是不依赖基因组序列的转录本组装方法，如 Bridger、Trinity[5]、Trans-AbySS、Velvet 等。对于无参考基因序列的转录组数据，为了获得完整的转录本序列，需要对测序序列进行从头组装。为了准确的转录本组装及后续基因表达量数据分析，RNA-seq 实验设计需要考虑生物学重复和测序深度。一般情况下生物学重复越多，测序深度越大，越有利于后续数据分析。而对于无参考序列的转录组数据，往往需要更多的测序数据来满足从头组装的要求。

三、转录本鉴定和功能注释

对于有参考基因组序列的物种，转录本的结构主要是根据测序得到的 reads 进行比对，reads 覆盖了全部的转录本序列，依靠基因组序列可以组装出完整的转录本信息。对于无参考基因组序列的物种，需要从头组装的方法自行组装出基因的转录序列。得到的基因或转录本序列可以与同物种或近源物种的 UniGene 和 EST 数据库进行比较，以判断得到的基因或转录本序列的可靠性。mRNA 可变剪接、融合基因、RNA 编辑、环状 RNA、长链非编码 RNA（lncRNA）及 piRNA 的鉴定和功能注释如下。

1. mRNA 可变剪接　内含子的去除过程称为 RNA 剪切。有些基因的一个 mRNA 前体通过不同的剪接方式（选择不同的剪接位点）产生不同的 mRNA 剪接异构体，这一过程称为 mRNA 可变剪接。通过选择性剪接前体 mRNA，大多数多外显子基因可以产生多个 mRNA，转录本可变剪接分析的基础是利用不同的外显子 - 外显子连接来鉴定和区分可变剪接转录本。

2. 融合基因鉴定　融合基因是指两个原先分开的基因融合形成一个杂合基因或嵌合基因。融合基因的传统鉴定方法包括染色体显带技术、荧光原位杂交、RT-PCR 和微阵列等，随着测序技术的出现，基于全基因组测序的方法和基于 RNA-seq 的方法大大提高了对融合基因的鉴定能力[6]。

3. RNA 编辑鉴定　RNA 编辑是指 RNA 分子中特定核苷酸改变的一个分子生物学过程。RNA 编辑在转录组中是普遍存在的，并且与多种疾病的发生有关，因此 RNA 编辑的鉴定是转录组研究中的常规分析。RNA 编辑鉴定主要经历了 3 个阶段：第一阶段是传统的单个基因 RNA 编辑鉴定，主要通过逆转录 PCR（RT-PCR）与测序的方法；第二阶段是利用生物信息学方法鉴定，主要通过比较基因组、cDNA 序列和基因组序列比较等方法；第三阶段是基于第二代测序技术的 RNA-seq 方法鉴定。

4. 环状 RNA 鉴定和功能注释　环状 RNA 是一类特殊的非编码 RNA 分子。与传统的 RNA 不同，环状 RNA 分子呈封闭环状结构，不受 RNA 外切酶影响，表达更稳定，不易降解。在功能上，近年的研究表明，环状 RNA 分子富含 miRNA 结合位点，在细胞中起到 miRNA 海绵的作用，进而解除 miRNA 对其靶基因的抑制作用，升高靶基因的表达水平。通过与疾病关联的 miRNA 相互作用，环状 RNA 在疾病进展中发挥着重要的调控作用。环状 RNA 的鉴定方法包括基于注释信息的环状 RNA 识别方法和不基于注释信息的环形 RNA 识别方法[7]。

5. lncRNA 的鉴定和功能注释　lncRNA 是长度大于 200 个核苷酸的非编码 RNA。lncRNA 在剂量补偿效应、表观遗传调控、细胞周期调控和细胞分化调控等众多生命活动中发挥重要作用。对于 lncRNA 的鉴定一般采用生物信息学的方法进行[8]，目前常用的预测软件基于以下几种原理：①开放阅读框预测；②序列比对和同源性检测；③机器学习模型。

6. piRNA 鉴定和功能注释　piRNA 序列不具有保守性，但是序列的首位碱基通常是单磷酸尿嘧啶核苷酸（U），末位碱基是甲基化修饰的核苷酸，序列长度为 25 ~ 31nt。piRNA

通过序列互补识别和调控靶基因，因此按照 piRNA 的来源和靶基因的种类，可以将 piRNA 分类为转座子相关的 piRNA、mRNA 相关的 piRNA 和疾病相关的 piRNA 等。对于 piRNA 的研究基本上依赖于测序技术[9]，通常为常规 piRNA 测序、免疫共沉淀测序和高碘酸钠氧化处理测序。

四、转录本表达水平分析

转录本的表达水平可以通过对 RNA 的表达来定量。RNA 表达量的测定方法很多，包括 RNA 印迹法、RT-qPCR 方法、芯片杂交、EST、SAGE、CAGE 和 RNA-seq 等。相比其他方法，由于 RNA-seq 可以不依赖已知基因序列来研究样本的转录情况，大大扩宽了转录组研究的范围，如可以进行新基因的鉴定、基因组未知物种的转录组研究和融合基因鉴定等。利用 RNA-seq 方法进行转录本表达水平分析，将 reads 比对到相应的基因组位置或从头组装出转录本后，得到每个基因或转录本上的 reads 数，在一定程度上可以反映其表达丰度。由于不同样本含有的读段数可能不同、文库构建方法、测序平台及核苷酸组成等引入的技术偏差，在不同样本之间进行转录本表达量比较时，需要对样本间的数据进行标准化处理[10]。读段数据标准化的处理方法主要有 RPKM（reads per kilobase per million mapped reads）、FPKM（fragments per kilobase per million mapped reads）或 TPM（transcripts per million）。Cufflinks（FPKM）、cuffdiff（FPKM）、RSEM（TPM）、DESeq/DESeq2、EDGR 等软件可用来进行表达量的确定。另外在比较分析不同样本间基因表达量时，由于同时对成千上万的基因进行统计检验，需要考虑多重检验引入的假阳性升高，因而常用 FDR 等多重检验校正的方法对比较分析的显著性进行校正。

五、常用资源库和研究工具

目前，已经开发了用于转录组数据分析的各种数据库和软件工具（表 2-6-1）。如 Gene Expression Atlas 数据库包含人及大鼠、小鼠、斑马鱼等模式生物在内的 31 个物种的表达量数据。KEGG 数据库是基因组破译方面的数据库。Cufflinks 是利用 Tophat 比对的结果组装转录本，预测转录本的丰度，并检测样本间的差异表达和可变剪接。借助上述资源库及研究工具对转录本进行组装、鉴定、功能注释及差异表达分析，从而对疾病诊断、预测干预作用靶点及发病机制进行进一步研究。

表 2-6-1　转录组相关数据资源库及研究工具

工具	资源定位地址
NCBI	http://www.ncbi.nlm.nih.gov/genome/
Gene Expression Atlas	http://www.ebi.ac.uk/gxa/home

续表

工具	资源定位地址
NGDC	http://ngdc.cncb.ac.cn/
ENCODE	http://www.encodeproject.org/
Cufflinks	http://cole-trapnell-lab.github.io/cufflinks/
GTEx	http://www.gtexportal.org/home/
ChIPBase	http://deepbase.sysu.edu.cn/chipbase/
RNA-Seq Atlas	http://medicalgenomics.org/rna_seq_atlas
Expressionblast	http://www.expression.cs.cmu.edu/
KEGG	http://www.genome.jp/kegg/
GO	http://geneontology.org

第四节
转录组学技术在精准营养评估中的应用

　　转录组学是研究基因表达及调控的重要手段，可以更加精确地研究疾病的发病机制，并可能提供新的生物标志物和潜在靶点。转录组学检测需要细胞能够表达相应的基因，由于基因表达通常具有组织特异性，且部分人体组织难以获取，只能从皮下脂肪组织、血液单核细胞或骨骼肌等组织中选择[11]，使得转录组学的检测还存在一定的局限性。目前的检测通常使用聚合酶链反应测量基因组与饮食相互作用中的基因表达，另外，微阵列技术能够识别个体在营养干预前后基因表达与代谢途径中发生的变化。得益于实时 PCR 和微阵列等技术，转录组学研究已经成为常规。此外，RNA 测序已发展为转录组研究的替代方案，因为其涵盖了更广泛的 RNA，提供了更多有用的信息[12-13]。转录组学分析提供了在给定营养条件下研究转录组的机会，提供了细胞内 RNA 表达的全面视图[14]。转录组学检测可以用于观察基因表达对于不同因素的反应。在营养干预方面，膳食中的常量和微量营养素会影响基因表达，并因此影响个体的健康水平[15]。转录组学检测可以评估营养干预前后数千个基因的表达，显示健康和不健康个体之间的差异，帮助发现新的疾病诊断生物标志物。转录组学可以在给定的一组营养条件下，对一个细胞或一组生物细胞进行全基因组信使 RNA（mRNA）表达水平的研究。例如，转录谱分析已被广泛用于评估花青素（许多可食用蔬菜和水果中天然存在的色素）对人类脂肪细胞中肥胖相关基因表达的可能影响[16]，以及探索血液中基因表达谱分析的潜力，以研究人类干预研究中营养暴露的影响[17]。营养微组学探索了饮食对基因表达的影响，与 miRNA 相关的表观遗传过程的结果，可能会影响慢性疾病的进展风险[18-19]。miRNA 对 mRNA 的翻译至关重要，且 miRNA 不仅可以从饮食中获得，内源性 miRNA 的表达也受饮食影响，使得 miRNA 的检测也可以应用于精准营养中[20]。miRNA 是内源性非编码小 RNA 分子，通过与靶信使 RNA 结合，导致 mRNA 降解或翻译抑制，从而对基因表达进行转录后调节。它们可能受到环境和营养因素的调节，主要是受到单一营养素或生物活性食物成分的调节[21]，这表明饮食控制可能具有作为控制慢性疾病风险的治疗方法的潜力。研究已经提出 miRNA 不仅是内源性合成的，而且可能从饮食中获得[20]。尽管这一问题仍有争议，但有人提出外源性 miRNA 可能调节血清 miRNA 谱，从而影响生物学过程[22]。NGS 和基于组学的分析提供了一个强大的工具来识别饮食 miRNA 以及理解营养、miRNA、基因靶点和人类健康和疾病之间的复杂关系[23]。NGS 和"多组学"技术的广泛应用，实现了包括人类在内的几个物种在整个发育期内，对数十种细胞类型的表观基因组构成进行全基因组分类[24]。

在人类饮食干预研究中应用转录组学技术的首批研究之一旨在确定高碳水化合物与高蛋白早餐相比对健康男性血液白细胞基因表达谱的影响[17]。高碳水化合物早餐的摄入导致主要参与糖原代谢的基因差异表达，而高蛋白早餐的摄入导致主要参与蛋白质生物合成的基因差异表达。餐后反应本身的特征在于涉及 T 细胞受体信号传导和核转录因子 kappa B 信号传导的基因，考虑到在白细胞中进行转录组学以捕获细胞途径变化的事实，这并不奇怪[17]。重要的是该研究证明，通过血细胞的基因表达谱分析，可使用现成的血细胞测量对饮食暴露的更多机械反应，因此，白细胞和外周血单核细胞（PBMC）已被用作营养基因组学方法的靶细胞。另一个重要发现是，血液白细胞中的基因表达谱在受试者之间有很大的差异，但在受试者内部在时间上相对恒定，这一现象似乎也适用于其他营养基因组学结果的整个范围。在 PBMC 中采用可比较的转录组学方法确定了摄入多不饱和脂肪酸（PUFA）、单不饱和脂肪酸（MUFA）和饱和脂肪酸（SFA）对健康男性志愿者基因表达谱的餐后影响[25]。已知某些脂肪酸（如 PUFA）可影响广泛基因的表达，主要通过激活转录因子（如过氧化物酶体增殖物激活受体和肝 X 受体）进行调节，转录组学方法似乎是恰当的[26]。事实上，PUFA 摄入降低了肝脏 X 受体信号传导中的基因表达，而 SFA 摄入增加了这些基因的表达[25]。这是首批表明 PBMC 中转录组学特征反映食物生物活性物质的合理作用机制的研究之一，但也反映了不同类型脂肪酸的餐后变化。对多名志愿者的数据进行餐后 PBMC 基因表达谱分析，可将"健康"表达谱与"不健康"表达谱进行比较分类，并可识别个体膳食，在未来可将这些人归类为健康或不健康。

转录组可以反映机体的调控，无论是编码 RNA 还是非编码 RNA，均是信息传递的重要参与者。从转录组水平研究精准营养将会带来全新的局面，RNA 调节通路可以为精准营养研究提供新的特异性的诊断标志物，同时也是治疗的潜在靶点，符合精准营养的发展。总体而言，精准营养已经随着各类新的检测技术的发展而逐渐完善，其个性化程度也在逐步加强。随着组学技术的发展，能够用于精准营养的评价指标也越来越多。分子水平的微观调控路径将会越来越清晰，这些指标的进一步应用有助于精准营养提升其精准性，使研究者能更好地帮助个体提高健康水平、预防疾病的发生或改善疾病的预后。

（赵金鹏　李岩　杨倬）

参考文献 ·······

［1］方向东，胡松年. 转录组学与精准医学［M］. 上海：上海交通大学出版社，2017.

［2］崔凯，吴伟伟，刁其玉. 转录组测序技术的研究和应用进展［J］. 生物技术通报，2019，35（07）：1-9.

［3］ROBASKY K, LEWIS N E, CHURCH G M. The role of replicates for error mitigation in next-generation sequencing [J]. Nat Rev Genet, 2014, 15 (1): 56-62.

［4］TRAPNELL C, ROBERTS A, GOFF L, et al. Differential gene and transcript expression analysis of RNA-seq experiments with TopHat and Cufflinks [J]. Nat Protoc, 2012, 7 (3): 562-578.

［5］GRABHERR M G, HAAS B J, YASSOUR M, et al. Full-length transcriptome assembly from RNA-Seq data without a reference genome [J]. Nat Biotechnol, 2011, 29 (7): 644-652.

［6］WANG Q, XIA J, JIA P, et al. Application of next generation sequencing to human gene fusion detection: computational tools, features and perspectives [J]. Brief Bioinform, 2013, 14 (4): 506-519.

［7］GUO J U, AGARWAL V, GUO H, et al. Expanded identification and characterization of mammalian circular RNAs [J]. Genome Biol, 2014, 15 (7): 409.

［8］WASHIETL S, WILL S, HENDRIX D A, et al. Computational analysis of noncoding RNAs [J]. Wiley Interdiscip Rev RNA, 2012, 3 (6): 759-778.

［9］WANG K, HOEKSEMA J, LIANG C. PiRNN: deep learning algorithm for piRNA prediction [J]. PeerJ, 2018 (6): e5429.

［10］RITCHIE M E, PHIPSON B, WU D, et al. limma powers differential expression analyses for RNA-sequencing and microarray studies [J]. Nucleic Acids Res, 2015, 43 (7): e47.

［11］AFMAN L A, MULLER M. Human nutrigenomics of gene regulation by dietary fatty acids [J]. Prog Lipid Res, 2012, 51 (1): 63-70.

［12］TACHIBANA C. Transcriptomics today: Microarrays, RNA-seq, and more [J]. Science, 2015 (349): 544.

［13］ZHAO S, FUNG-LEUNG W P, BITTNER A, et al. Comparison of RNA-Seq and Microarray in Transcriptome Profiiling of Activated T Cells [J]. PLoS ONE, 2014, 9 (1): e78644.

［14］LIU B, QIAN S B. Translational regulation in nutrigenomics [J]. Adv Nutr, 2011, 2 (6): 511-519.

［15］TRUJILLO E, DAVIS C, MILNER J. Nutrigenomics, proteomics, metabolomics, and the practice of dietetics [J]. J Am Diet Assoc, 2006, 106 (3): 403-413.

［16］TSUDA T, UENO Y, YOSHIKAWA T, et al. Microarray profiiling of gene expression in human adipocytes in response to anthocyanins, Biochem [J]. Pharmacol, 2006, 71 (8): 1184-1197.

［17］VAN ERK M J, BLOM W A, VAN OMMEN B, et al. High-protein and high-carbohydrate breakfasts differentially change the transcriptome of human blood cells [J]. Am J Clin Nutr, 2006, 84 (5): 1233-1241.

［18］QU Z, LI W, FU B. MicroRNAs in Autoimmune Diseases [J]. BioMed Res Int, 2014 (2014): 527895.

［19］EVANGELATOS G, FRAGOULIS G E, KOULOURI V, et al. MicroRNAs in rheumatoid arthritis: From pathogenesis to clinical impact [J]. Autoimmun Rev, 2019, 18 (11): 102391.

［20］CUI J, ZHOU B, ROSS S A, et al. Nutrition, microRNAs, and human health [J]. Adv Nutr, 2017, 8 (1): 105-112.

［21］KURA B, PARIKH M, SLEZAK J, et al. The Inflfluence of Diet on MicroRNAs that Impact Cardiovascular Disease [J]. Molecules, 2019, 24 (8): 1509.

［22］ZHANG L, CHEN T, YIN Y, et al. Dietary microRNA-A Novel Functional Component of Food [J]. Adv Nutr, 2019, 10 (4): 711-721.

［23］ CHIANG K, SHU J, ZEMPLENI J, et al. Dietary MicroRNA Database (DMD): An Archive Database and Analytic Tool for Food-Borne microRNAs [J]. PLoS ONE, 2015, 10 (6): e0128089.

［24］ SARDA S, HANNENHALLI S. Next-generation sequencing and epigenomics research: A hammer in search of nails [J]. Genom Inform, 2014, 12 (1): 2-11.

［25］ BOUWENS M, GROOTTE B M, JANSEN J, et al. Postprandial dietary lipid-specific effects on human peripheral blood mononuclear cell gene expression profiles [J]. Am J Clin Nutr, 2010, 91 (1): 208-217.

［26］ FRANCIS G A, FAYARD E, PICARD F, et al. Nuclear receptors and the control of metabolism [J]. Annu Rev Physiol, 2003 (65): 261-311.

第七章 营养蛋白质组学技术

自 1994 年提出蛋白质组概念后，蛋白质组学技术得到了迅速发展，许多潜在疾病相关蛋白质和大量功能蛋白质标志物被发现并且鉴定，如何进一步分析这些蛋白质、阐明其功能和在疾病中的作用，已变得越来越重要。目前，蛋白质组学技术在营养学方面主要应用于食物营养成分的研究、调控机制的揭示与营养相关疾病的蛋白质表征等方面。本文对蛋白质组学技术及其应用逐一介绍。

第一节
蛋白质组学概述及研究方法

蛋白质组（proteome）的概念，最早由澳大利亚 Macquarie 大学的 Wilkins 和 Williams 于 1994 年首先提出，是指一个基因组，或一个细胞、组织表达的所有蛋白质。蛋白质组可以定义为某个特定时间点的细胞内总蛋白含量，包括蛋白质的定位、翻译后修饰、相互作用和更新，利用生物信息技术从整体的角度获得蛋白质水平上的关于疾病发生、细胞代谢等过程的变化，阐明生理或病理条件下的变化机制。

宏蛋白质组学是用蛋白质组学技术对微生物群落表达的蛋白进行研究，在特定的时间对微生物群落所有蛋白质的组成进行鉴定，对进一步了解肠道菌群的具体功能十分重要。定量蛋白质组学（quantitative proteomics）是对一个基因组表达的全部蛋白质或一个复杂混合体系内所有蛋白质进行精确鉴定和定量，可用于筛选和寻找任何因素引起的样本之间的差异表达蛋白，结合生物信息学揭示细胞生理病理功能，同时也可对某些关键蛋白进行定性和定量分析。

蛋白质组学是以蛋白质组为研究对象，以样品分离、质谱检测以及数据分析等方法作为主要的技术手段。其中质谱是蛋白质组学的核心工具，在过去的几十年里，质谱仪器高速发展，在精度、准度、速度和灵敏度等方面都有了巨大的提升，如线性离子阱、离子淌度质谱等技术的更新，大大加快了基于质谱的蛋白质组学的发展，被广泛应用于生命科学多个领域。蛋白组学实验方法如下。

一、样品制备

样品制备的目标是使样品中所需提取的蛋白质能完全溶解、分离、变性且还原。因此，样品制备时应注意以下 5 个问题：①保证蛋白质的完全溶解。提取液的配方应以能溶解所需提取的全部蛋白质组分为前提，且在电泳分离过程中必须始终保持蛋白质处于溶解状态。②尽量避免蛋白质的降解或丢失。在制备过程中保持低温或添加蛋白酶抑制剂，以防止蛋白质降解。③制备样品的方法越简单越好，步骤越复杂，越易造成蛋白质丢失和人为化学修饰的概率升高。④去除杂质的干扰。在蛋白质样品制备与分离过程中可能出现的杂质有核酸、多糖、脂类物质等，这些物质会对蛋白质造成污染，影响分离的效果。⑤勿反复冻融已制备好的样品。样品应该新鲜制备，避免反复冻融影响蛋白质的分离效果。

蛋白质样品制备的方法一般包括细胞的破碎、裂解、蛋白质沉淀及杂质的去除等步骤。应根据不同样品、不同状态及不同的实验目的合理选择，以达到细胞裂解和去除杂质的目的。

为了对细胞内蛋白质进行完整的分析，必须先对细胞有效地破碎。破碎细胞的方法包括反复冻融法、渗透压法、酶裂解法、超声破碎法、循环压力破碎法、液氮研磨法等。这些方法共同的原则是最大限度地提取出目的蛋白并减少蛋白质水解和其他形式的蛋白质降解变性。如何选择细胞破碎方法，取决于待分析的样品和所针对的是全蛋白还是部分蛋白。应减少操作过程中温度或其他物理化学因素对蛋白质变性的影响，还须注意减少对样品本身的污染。

二、蛋白的裂解和提取

蛋白质裂解是对样品中蛋白质进行增溶性溶解的过程，其目的是破坏蛋白质与蛋白质分子之间、蛋白质与非蛋白质之间的共价与非共价相互作用，使蛋白质变性及还原，去除非蛋白质组分（如核酸、脂类）等。为了达到这一目的，在蛋白质样品制备过程中需使用表面活性剂、还原剂及离液剂。

蛋白质提取最常用的是一步提取法，应满足以下通用原则：①应使所有待分析的蛋白样品全部溶解（包括尽可能多地溶解疏水性蛋白）；②防止样品在聚焦时发生蛋白质聚集和沉淀；③防止在样品制备过程中发生样品抽提后的化学修饰（如酶或化学性降解等）；④完全去除样品中的核酸和某些干扰蛋白；⑤尽量去除干扰作用的高丰度或无关蛋白质，从而保证目标蛋白可检测[1]。

一步提取法的裂解液配方通常为：Tris-HCI（pH 7.5）50mmol/L，NaCl 250mmol/L，EDTA 0.1mmol/L，NP40 0.5%，Leupeptin 10μg/ml，PMSF 1mmol/L，NaF 4mmol/L，Triton X-100 1%。

一步提取法的具体步骤：①研磨剪碎组织，加入 200μl 裂解液，研磨至无肉眼可见的碎片。裂解液和组织的比例是 0.5ml 裂解液：100mg 组织样品。②吸取组织悬液至离心管中，用 200μl 裂解液研磨器，把组织混悬液尽量都冲洗下来，吸入离心管中，重复 1 次，获得 600μl 组织混悬液，冰上裂解 1 小时。③离心，4℃、15 000r/min 条件下离心 30 分钟，取上清液。

三、蛋白含量测定

测定蛋白质含量的方法一般可分为间接法和直接法。间接法是通过测定样品中蛋白质的含氮量推算其含量；直接法则是根据蛋白质的物理和化学性质，直接测定其含量。利用蛋白质的主要性质（如含氮量、肽键、折射率等）和蛋白质含有的特定氨基酸残基（如芳香基、酸性基、碱性基等）来测定蛋白质含量的方法，主要有凯氏定氮法（国际经典测定方法）、分光光度法和滴定法等。其中二喹啉甲酸法（BCA 法）是一种敏感的蛋白质含量测定法，其原理是蛋白质的肽链在碱性溶液中能与 Cu（Ⅱ）络合，将其还原成 Cu（Ⅰ），与 BCA 试剂结合，在 562nm 形成稳定吸收峰的紫色复合物。紫色复合物与蛋白质浓度具有很强的线性关系。BCA 法测定蛋白质浓度时不受样品中绝大部分化学物质的影响，可以耐受样品中高达 5% 的 SDS、Triton X-100 或 Tween 60 和 Tween 80，但由于 BCA 的显色反应依赖 Cu（Ⅱ）的还原，还原剂（二硫苏糖醇、巯基乙醇等）和离子络合剂（EDTA、EGTA 等）会干扰显色反应。因此在测试过程中要确保 EDTA 的浓度低于 10mmol/L，二硫苏糖醇浓度低于 1mmol/L，巯基乙醇的浓度低于 0.01%。该方法快速灵敏、稳定可靠，对不同种类蛋白质变异系数较小，是目前已知的最灵敏的蛋白质检测试剂之一。除试管外，测定工作也可在微孔板中进行，大大节约样品和试剂用量。

四、蛋白分离

即使使用最先进的仪器，传统质谱分析鉴定的蛋白质数量通常也是有限的，在质谱分析之前对蛋白质样品进行分离对于增加分析动态范围和蛋白质组覆盖范围至关重要[2]。在蛋白质电泳分离技术中，凝胶电泳技术，特别是以固相 pH 梯度等电点聚焦（isoelectric focusing，IEF）为第一向的二维电泳技术是当前分辨率最高、信息量最大的电泳技术，已成为蛋白质组学研究不可缺少的核心技术之一。1975 年，O'Farrell 等建立了 2-DE，第一向为 IEF，第二向为 SDS-PAGE。该技术目前已发展为最经典、最成熟的蛋白质组分离技术[3]。

目前 2-DE 技术面临的挑战主要是：①低拷贝蛋白的鉴定，由于一些微量蛋白质对调节起到重要作用但又往往很难被鉴定出来，因此，除增加 2-DE 方法的灵敏度外，还可以把介质辅助的激光解吸 / 离子化质谱应用到 PVDF 膜上，以检出低拷贝数的蛋白质；②极酸或极碱蛋白的分离；③极大（分子量 $>2 \times 10^5$）或极小（分子量 $<10\,000$）蛋白质的分离；④难溶蛋白质的检测，如一些重要的膜蛋白等。

（一）第一向：固相 pH 梯度 IEF 电泳

IEF 电泳利用蛋白质是两性分子这一特点实现蛋白质分离。由于 pH 梯度的变化程度和电场的强度决定了分离的效果，IEF 电泳一般都在非常高的电压（通常 >1 000V）下进行。而且，为了得到最佳的分离效果和清晰的结果，IEF 通常在含有尿素的变性凝胶系统中进行。

固相 pH 梯度（immobilized pH gradient，IPG）技术的发展得益于固定化电解质（Immobilines）试剂的出现，该试剂是一类具有弱酸或弱碱缓冲基团的 Acr 衍生物，与 Acr 和 Bis 有相似的聚合行为。Immobilines 分子的一个双键在聚合过程中通过共价结合镶嵌到 PAA 骨架中，另一端有缓冲基团 −R，在聚合物中形成弱酸或弱碱的缓冲体系，pH 梯度的范围和形状通过两个相对酸和相对碱的混合溶液配方聚合而成。Immobilines 拥有 CH_2＝CH−CO−NH−R 结构的 8 种丙烯酰胺衍生物系列，其中 −R 代表羧基或者叔氨基基团，构成了 pH 在 3 ~ 10 范围的缓冲体系。研究人员利用 Immobilines 试剂开发了固相的 pH 梯度技术。

经计算后，将适宜的 IPG 试剂添加至混合物中用于凝胶聚合。在聚合过程中，缓冲基团通过乙烯键共价聚合至 PAA 骨架中，形成 pH 梯度。

与传统载体两性电解质预制胶相比，IPG 胶具有机械性能好、重现性好、易处理、上样量大等优点，而且避免了电渗透作用，可以进行特别稳定的 IEF 分离，达到真正的平衡状态，基本解决了阴极漂移和重复性差的问题。Immobilines 的组成可以随意调配，这样就可以控制生产不同 pH 分离范围的干胶条。宽范围胶条有 pH 3 ~ 10、pH 3 ~ 12；窄范围胶条有 pH 4 ~ 7、pH 6 ~ 11、pH 5 ~ 8 等，甚至可以限定到一个 pH 单位中。在实验室可以根据样品的 pH 分布范围来选择。

IEF 的操作步骤如下（以水化液中含蛋白质样品为例）。

1. 取样品均匀注入聚焦盘槽中（7cm 胶条每槽 125μl；17cm 每槽 300μl 为例）。尽量将样品保持在两电极之间。

2. 放入胶条　用两支原厂配套镊子，小心夹住胶条顶端的两侧，撕去胶条上的保护膜。将 IPG 胶条按胶面朝下的方式，从一端缓慢放入聚焦盘有样品的槽中。要注意胶条两端的极性和正负电极两端对应。同时要小心置放胶条，避免产生气泡。

3. 加矿物油　在胶条上均匀加上矿物油，避免样品因蒸发而烧干。

4. 将聚焦盘的上盖盖好，聚焦盘置于电泳槽的正确位置上，注意正负极的位置。运行电泳程序，进行电泳。

（二）第二向：根据分子量分离蛋白质

SDS-PAGE 是依据分子量不同对蛋白质进行分离的一种方法。该项技术是在含变性剂 SDS 的聚丙烯酰胺凝胶上实现。SDS 是一种阴离子表面活性剂，包含一个十二碳烷基尾和一个带离子的头部基团，通过围绕多肽并与其定量结合使蛋白质变性。SDS 会使单位质量的蛋白质带一个净负电荷，掩盖蛋白质分子自身所带的电荷，且 SDS 会使氢键断裂，阻碍疏水作用，使蛋白质部分去折叠，这样可去除蛋白质二级和三级结构。这主要是由蛋白质和还原剂（如二硫苏糖醇或 B- 硫基乙醇）的相互作用引起。还原剂能使半胱氨酸残基内的二硫键断裂，在此条件下，去折叠的蛋白质呈椭圆棒，被 SDS 包围。在分子筛凝胶电泳过程中，蛋白质分子量的对数和 SDS- 多肽微团的相对迁移距离之间呈线性关系。

（三）双向凝胶的染色

最普通的方法是用染料或银离子与蛋白质相结合。主要染色剂与染色方法如下。

1. 考马斯亮蓝染色　通常用于制备型胶，在一个点上可检测到 8 ~ 50ng 蛋白质。此方法灵敏度最低，但因其操作简单以及与质谱匹配度好，一直被广泛使用。

2. 银染法　因具有高灵敏度的检测范围，每个点上只需含蛋白质 2 ~ 4ng 便可检出。但该方法操作复杂且与质谱不匹配，在感光步骤中所用的戊二醛能与蛋白质结合，银离子也会干扰质谱分析。

3. 与质谱匹配的银染法　此方法是对传统银染法的一种重要改进，提高了质谱在蛋白质组学上的重要性。

4. 荧光染色方法　近年来随着荧光染料 SYPRO Ruby 染色技术的发展，2-DE 荧光染色方法有了很大的改进。此方法的灵敏度与银染法相似，操作较简便，但实验费用较高。

5. 磷蛋白染色　由于蛋白质的磷酸化状态是其功能的关键调节因子，因此该染色方法变得日益重要。

（四）图像采集及分析

常用的图像采集系统有电荷耦合装置、光密度扫描仪、激光诱导荧光检测器等。无论何种采集系统，都必须具备透射扫描的功能。一般来说，该光密度值与蛋白质点的表达丰度成正比，因而保持了图像的真实性，使图像中包含了更丰富的信息，便于软件分析时的定量比较。图像分析的核心目的是依据各个蛋白质点的光密度值进行蛋白质的相对大小分析。通过扫描凝胶获取图像和数据，并将其转化为数字化的文件保存。

双向电泳图谱经扫描或摄影等转换为以像素为基础、具有不同灰度强弱和一定边界方向的斑点的电脑信号。双向电泳图谱分析的主流分析软件包是 PDQuest 和 Image Master。分析双向电泳凝胶图像，典型流程包括以下步骤。

1. 凝胶图像的采集，扫描双向电泳图谱，获取图像数据。
2. 图像加工，背景消减以及斑点的分割等。
3. 凝胶图像间及图像内的匹配。
4. 检测斑点的蛋白质定量。
5. 数据分析，包括进行相似性、聚类和等级分类等统计分析。
6. 数据呈递和解释，生理或病理状态下蛋白质斑点的上调、下调、出现或消失。
7. 双向电泳数据库的建立。

五、质谱分析

质谱法是蛋白质研究和一般生物分子研究的核心分析技术。由于需要在越来越高的灵敏度和越来越复杂的样品中识别、表征和量化蛋白质，因此出现了一系列新的基于质谱的分析平台和实验策略[4]。质谱分析目前蛋白质组常用的质谱包括：基质辅助激光解吸电离 - 飞行时间质谱（MALDI-TOF-MS/MS）、离子轨道阱质谱和电喷雾三重四级杆串联飞行时间质谱（ESI-Q-TOF-MS/MS），广泛应用于定量蛋白质组分析、蛋白质翻译后修饰（如糖基化、磷酸化）及蛋白质相互作用等研究领域。同位素标记相对和绝对定量（isobaric tags for relative and absolute quantification，iTRAQ）技术中两大最普遍的质谱仪分别为 MALDI-TOF-MS/MS 和 ESI-Q-TOF-MS/MS。串联质谱标签（Tandem mass tags，TMT）标记和非标记技术常用的质谱仪为 Q Exactive 和 Orbitrap Fusion[5]。

非标记定量主要有两种定量方式，一种是通过比较肽段的一级离子峰强度来进行定量，离子强度是特定蛋白质或肽段的质谱峰信号强度；另一种是通过比较肽段或蛋白质匹配的谱图数来进行定量，谱图数定量通过使用肽段鉴定的频率来作为相对丰度检测的标准。

标记定量是通过同位素对相同肽段进行标记，对不同标记峰的强度进行测定，从而得到蛋白质的相对丰度，且可以多通道同时检测，缩短仪器检测的时间。同位素标记定量分为基于一级质谱的定量和基于二级质谱的定量。基于一级质谱的同位素标记方法有化学反应标记，这种方法是将同位素标记到氨基酸的侧链或肽段两端的反应基团上，如同位素亲和标记（isotope-coded affinity tag, ICAT），就是将同位素标签标记到肽段侧链的半胱氨酸上；另外一种基于一级质谱的化学反应标记方法是通过化学反应将二甲基标记在肽段的 N 端或赖氨酸上，即二甲基标记。还有一种代谢标记，其使用含有稳定同位素的培养基或饮食来培养细胞或生命体，从而使得同位素在蛋白质合成的过程中被标记到整个蛋白质组中。基于二级质谱的同位素标记方法主要是同位素标记相对和绝对定量法（iTRAQ）和串联质谱标签（TMT）定量法，目前使用最多的是 TMT 标记。

上述定量方法主要是相对定量的方法，在大部分研究中都足够使用，但也有一些特殊的实验需要对蛋白质进行绝对定量。绝对定量需要有已知含量的标准品，通过与标准品进行比较，从而获得其他蛋白质的绝对含量。目前合成绝对定量标准品的方法主要有三种，分别是化学合成稳定同位素标记的肽段、生物合成人工定量串联肽段以及完整同位素标记的蛋白标准品。

六、蛋白质鉴定

蛋白质鉴定是蛋白质组学研究的关键步骤之一，其核心在于对质谱数据的处理和解析。目前常用的数据库检索软件包括 MaxQuant、Mascot、Sequest 等。MaxQuant 是常用的标记和非标记定量蛋白质组学数据分析平台。Mascot 和 Sequest 是利用分子序列数据检索的方法鉴定样本中蛋白质组成的经典软件，允许使用多重替代碎裂技术直接比较鉴定肽段，可作为独立工具或集成到现有的数据分析流程中。Mascot 软件与 Proteome Discoverer 软件结合，对质谱分析原始数据为 RAW 的文件进行查库和定量处理，校正报告基团的肽谱峰值，与从 UniProt 下载的数据库比对，查库鉴定蛋白质。

七、数据分析

1. GO 功能注释和蛋白质分类分析   GO（gene ontology）分析主要依据相似性原理，具有相似序列的蛋白质应该具有相似的功能，因此，不仅可以将已知蛋白质归类分析，也可以对目标蛋白质尤其是研究不足的蛋白质进行功能预测注释分析。GO 功能注释分别从分子学功能、参与的生物途径及细胞中的组成对蛋白质进行注释。

2. 代谢通路富集分析   差异蛋白质代谢通路分析可以了解实验条件下显著改变的代谢通路，在机制研究中显得尤为重要。针对所有鉴定到的蛋白质集合或筛选出的差异表达蛋白质进行 KEGG 通路注释，分析并确定这些蛋白质参与的最主要代谢和信号转导途径。KEGG 通路富集分析方法与 GO 富集分析相似，即以 KEGG 通路为单位，确定在差异表达蛋白质中显著性富集的通路，从而确定差异表达蛋白质参与的最主要的代谢和信号转导途径。

3. 蛋白质聚类分析   为检验所选取的差异表达蛋白质或特征差异表达蛋白质的合理性和准确性，利用筛选出的蛋白质，对各组样本进行层次聚类。对目标蛋白质集合的定量信息进行归一化处理；对样品和蛋白质的表达量两个维度进行分类；使用软件生成层次聚类热图。

4. 蛋白质相互作用网络分析   从目标蛋白质序列来源的数据库中获取目标蛋白质的基因符号，查阅蛋白质相互作用数据库（如 IntAct、MINT、DIP 等）和相关文献，确定鉴定到的蛋白质或差异表达蛋白质之间相互作用和与之直接作用的其他蛋白质，并使用软件生成相互作用网络并对网络进行分析。

第二节
营养蛋白质组学技术及应用

新的组学技术和生物信息学工具为营养学的发展提供了巨大潜力。随着蛋白质组学研究的进展，营养蛋白质组学（nutriproteomics）应运而生。该研究能够检测到营养素对整个细胞、整个组织或整个系统及作用通路上所有已知和未知分子的影响，因此能真正全面了解营养素的作用机制。目前蛋白质组学技术在营养学领域主要应用于以下几个方面。

一、发现营养相关疾病的生物标志物及阐明疾病发病机制

生物标志物通常是与疾病发生相关的蛋白质，在疾病的诊断、分级、预后及治疗监测过程中常被作为诊断指标进行定量测定。利用蛋白质组学技术已经在糖尿病、脂质代谢异常、血管疾病等疾病鉴定出一些生物标志物，这些标志物可能是糖尿病筛查、诊断和预后的有效工具[6]。此外，营养蛋白质组学的研究成果将有助于人类对营养素作用分子机制的

揭示。Rao 等学者比较了糖尿病患者和正常人尿液的蛋白组，结果发现，出现蛋白尿的糖尿病患者有 7 个糖蛋白表达上调和 4 个糖蛋白表达下调，这些糖蛋白可能是糖尿病诊断的重要生物标志物[7]。Sims 等采用蛋白质组学方法筛选糖尿病视网膜病变和肾病患者尿中的特异表达蛋白，以期找到早期诊断的生物标志物。脂类物质营养过剩将导致脂质代谢异常疾病[8]。Park 等研究发现高脂致动脉粥样硬化（AS）饲料喂饲对 AS 易感的小鼠和对 AS 不敏感的小鼠 8 周后，两种小鼠肝脏蛋白质组有 30 种蛋白质表达出现明显差异。其中只在对 AS 易感的小鼠中发生变化的有衰老标志物蛋白 30 和硒结合蛋白 2 等 14 种蛋白质；而在两种小鼠均发生变化的有谷胱甘肽转硫酶、apoE 和伴侣素蛋白等 16 种蛋白质。上述研究结果提示，两种小鼠喂饲 AS 饲料后氧化应激蛋白和脂代谢相关蛋白的表达存在明显差异，这可能是两种小鼠对 AS 易感性不同的原因[9]。然而，目前还未发现仅在肿瘤中产生的特定蛋白质。尽管蛋白质组学方法已被广泛应用于肿瘤研究中以识别蛋白质，但该方法很少能鉴定出肿瘤生物标志物。此外，在分析肿瘤蛋白质组学研究中产生的差异数据时，必须考虑以下几个因素：肿瘤异质性、实验设计、样本类型、样本收集和选择、蛋白质组工具的敏感性和特异性等。在发达国家，血管疾病是造成死亡的重要原因，其主要是由血液中胆固醇和甘油三酯水平升高造成。脑血管疾病或脑卒中在最易引起死亡和伤残类疾病中位居第三。血浆蛋白质组的研究是生物标志物研究的一个很好的方式，特别是对于心血管疾病。Iglesias 使用亲和蛋白质组学技术发现了心血管和动脉粥样硬化疾病的重要生物标志物，该过程不需要去除样本中的大量蛋白质，而且只需使用几微升样本[10]。已有大量的流行病学调查研究显示，妊娠期高血压（hypertension in pregnancy，HIP）可能导致子代罹患心血管疾病风险明显增加。研究人员应用 iTRAQ 定量蛋白质组学技术对脐动脉蛋白质组内的差异蛋白进行分析，推测出 HIP 子代血管蛋白质组的变化，从而对暴露于 HIP 宫内不良环境如何影响子代血管系统功能和结构，进而造成远期心血管疾病发生风险升高的原因找到思路。此外，iTRAQ 技术还检测了川崎病冠状动脉内皮细胞损伤的蛋白质组，从 518 个显著差异表达蛋白中筛选出 9 个最相关的蛋白标记物，为川崎病的病理机制和治疗靶标提供了新的依据[11]。蛋白质组学等组学技术的应用极大地促进了与饮食等因素相关的新的生物标志物的发现。可以预期，未来基于组学的人类营养研究可以为疾病预防提供个性化的饮食建议[12]。

二、应用于食物营养成分分析

不同的食物因含有蛋白质数量和种类的不同而发挥不同的营养作用，通过蛋白质组学方法研究食物营养成分，建立食物营养成分蛋白图谱，将对科学的食物搭配具有重要的指导意义。在欧洲和美国临床试验中，采用比较蛋白质组学方法研究了常用的大豆蛋白成分差异。大豆蛋白经 2-DE 分离，MALDI-TOF-MS/MS 技术鉴定了主要成分之一的球蛋白及其分解产物。Amalraj 等分析建立了甘蔗茎组织蛋白质组图谱，并鉴定出 36 个非冗余的蛋白质[13]。

三、开展营养物质在体内代谢与调控研究

Kawashima 等采用营养蛋白质组学策略研究了食用 ω-3 和 ω-6 两种脂肪酸对蛋白表达变化的影响，给两组小鼠分别喂养富含 ω-3 脂肪酸和富含 ω-6 脂肪酸的食物，分析小鼠肝脏蛋白质组的变化。结果发现，125 个蛋白表达量发生了显著的上调或下调，并且这些显著变化的蛋白质与催化活性和功能密切相关，参与代谢、应激、转运、调节等诸多生物学过程，这一结果为揭示 ω-3 脂肪酸和 ω-6 脂肪酸对抗炎症的分子机制奠定基础[14]。Ye 等应用蛋白质组技术发现，缺锌大鼠相关肝组织中羟甲基辅酶 A 合成酶前体、脂肪酸结合蛋白等 7 种蛋白水平下调。该研究初步阐明了锌缺乏致肝代谢相关蛋白表达改变的可能机制[15]。

精准营养旨在研究个体遗传背景、代谢特点、生理状态、肠道微生态等对营养需求和干预效果的影响，从而达到满足人体生长发育、维持人体健康和正常机体生理功能以及预防和控制疾病发生发展的目的[16]。多组学融合是精准营养研究必不可少的技术方法[17]，营养蛋白质组学技术是精准营养研究的重要手段，是运用分子生物学先进的科学仪器和技术手段，对生物体细胞或组织等样本中的蛋白质进行鉴定，并分析当研究对象处于不同生长阶段或生理环境中蛋白质所发生的一系列变化，进而探讨研究环境和自身因素的改变对细胞代谢、蛋白质功能、相互作用及对机体整体代谢的影响，有助于深入理解膳食营养与健康及疾病的关系。目前国内外以蛋白质组学技术为基础的精准营养研究仍处于起步阶段，相关研究还较少，但蛋白质组学技术作为分子生物学研究的重要技术手段，在机体营养与健康研究方面有很大优势，虽然蛋白质组学技术仍然存在诸如技术缺陷、花费较大等问题，但随着科学的发展和技术的改进，该技术会越来越多地应用于机体精准营养等研究领域，并对学科发展产生巨大的推进作用。

（宫照龙）

参考文献

[1] 孟凡刚，孟雅冰. 蛋白质组学与应用 [M]. 北京：化学工业出版社，2022.
[2] YANG F, SHEN Y, AMP D G, et al. High-pH reversed-phase chromatography with fraction concatenation for 2D proteomic analysis [J]. Expert Rev Proteomics, 2012, 9 (2): 129-134.
[3] 张双庆，黄振武. 营养组学 [M]. 北京：中国协和医科大学出版社，2015.
[4] DOMON B, AEBERSOLD R. Mass spectrometry and protein analysis [J]. Science, 2006, 312 (5771): 212-217.
[5] 杨月欣，葛可佑. 中国营养科学全书 [M]. 北京：人民卫生出版社，2019.
[6] CHEN Z Z, GERSZTEN R E. Metabolomics and Proteomics in Type 2 Diabetes [J]. Circ Res, 2020, 126 (11): 1613-1627.

［7］ RAO P V, LU X, STANDLEY M, et al. Proteomic identification of urinary biomarkers of diabetic nephropathy [J]. Diabetes Care, 2007, 30 (3): 629-637.

［8］ SIMS E K, EVANS-MOLINA C. Urinary biomarkers for the early diagnosis of retinopathy and nephropathy in type 1 diabetes mellitus: a "steady stream" of information using proteomics [J]. Transl Res, 2014, 163 (3): 183-187.

［9］ PARK J Y, SEONG J K, PAIK Y K. Proteomic analysis of diet-induced hypercholesterolemic mice [J]. Proteomics, 2004, 4 (2): 514-523.

［10］ IGLESIAS M J, SCHWENK J M, ODEBERG J. Affinity Proteomics Assays for Cardiovascular and Atherosclerotic Disease Biomarkers Methods [J]. Mol Biol, 2021 (2344): 163-179.

［11］ 郭梦溪. 妊娠期高血压疾病致子代血管功能障碍的机制研究［D］. 杭州：浙江大学，2017.

［12］ ZHANG X, YAP Y, WEI D, et al. Novel omics technologies in nutrition research [J]. Biotechnol Adv, 2006, 26 (2): 169-176.

［13］ AMALRAJ R S, SELVARAJ N, VELUSWAMY G K, et al. Sugarcane proteomics: establishment of a protein extraction method for 2- DE in stalk tissues and initiation of sugarcane proteome reference map [J]. Electrophoresis, 2010, 31 (12): 1959-1974.

［14］ KAWASHIMA Y, SINGH A, KODERA Y, et al. Nutritional Proteomics: Investigating molecular mechanisms underlying the health beneficial effect of functional foods [J]. Functional Foods in Health and Disease, 2013, 3 (7): 300-309.

［15］ CHU Y, MOUAT M F, COFFIELD J A, et al. Expression of P2X6, a purinergic receptor subunit, is affected by dietary zinc deficiency in rat hippocampus [J]. Biol Trace Elem Res, 2003, 91 (1): 77-87.

［16］ SCHORK N J, GOETZ L H. Single-subject studies in translational nutrition research [J]. Annual Review of Nutrition, 2017 (37): 395-422.

［17］ ÖZDEMIR V, KOLKER E. Precision Nutrition 4.0: A Big Data and Ethics Foresight Analysis-Convergence of Agrigenomics, Nutrigenomics, Nutriproteomics, and Nutrimetabolomics [J]. OMICS, 2016, 20 (2): 69-75.

第八章　营养代谢组学技术

代谢组学是系统生物学领域中继基因组学、蛋白质组学、转录组学之后发展起来的以代谢物组分析为基础，以高通量检测和数据处理为手段，以信息建模与系统整合为目标的新的交叉学科，已成为生命科学领域的研究热点之一。随着科研技术水平的不断发展，代谢组学（metabonomics）这一新兴技术已逐渐成为研究小分子代谢物的有力工具。在营养、疾病诊疗等研究上，基因组学告诉我们可能发生什么；转录组学、蛋白质组学可检测到基因与蛋白质的变化，告诉我们即将发生什么；而代谢组学可以与生物学功能建立直接联系，将代谢物与生物表型构建直接相关性，告诉我们正在发生什么。代谢组最接近生物体表型，基因变化引起蛋白质的表达改变，最终会在代谢物的水平得到放大[1]。

第一节
代谢组学概述

代谢组学是反映生物体内源性代谢物质的整体情况及其变化规律的科学。作为系统生物学的一部分，其从代谢产物的角度，进一步体现了基因、蛋白质在机体内的作用过程。这种技术可以无伤害地观察机体生理、病理状态，动态评价基因、蛋白质及干预的作用效应，故又被称为代谢指纹图。代谢组学是以物理学基本原理为基础的分析化学、以数学计算与建模为基础的化学计量学和以生物化学为基础的生命科学等学科交叉的学科[2-3]。

有记录表明，古希腊中世纪就有"尿液图表"的广泛使用，将尿液的颜色、气味等与医疗领域相结合，此种方法的本质就是根据代谢物来进行疾病诊断。1997年，Oliver通过定量分析酵母代谢产物评估基因的遗传功能，首次将代谢水平和基因水平联系起来。1999年，Nicholson等提出代谢组学这一概念，将生命体看作是一个完整的系统，通过对代谢物定性定量测定，以动态视角研究机体发生的生理变化和病理特征。目前，代谢组学是研究生物体系（细胞、组织或生物体）受外部刺激所产生的所有代谢产物变化的一门科学，其研究对象主要包括糖类、脂类、氨基酸和核苷酸等相对分子质量小于2 000的小分子内源代谢物[4-6]。

与其他组学学科相似，作为一门探索发现性的学科，代谢组学也是一门高度依赖技术平台的学科。技术方法，特别是分析仪器性能的每一次重大提升都能给代谢组学的发展带来革命性的进步。生物体液中有上千种代谢物，在单次代谢组学仪器分析中往往只能准确测到其中的二三百种。当然，在目前的技术条件下，同时测到所有的代谢物显然是不可能的，也没有必要。科学家们发现，相同或相近种类的代谢物往往具有相似的生物学活性和生理学意义。因此，相比追求大而全的全谱扫描技术，发展某些特色和指向性的代谢组学方法具有更重要的意义[7]。

根据不同的研究对象和目的，可以将代谢组学的研究目的分为 4 个层次：①代谢物靶标分析（metabolite target analysis），即对某个或某几个特定组分的分析，在这个层次中，需要采取一定的预处理技术，去除干扰物，以提高检测的灵敏性；②代谢轮廓（谱）分析（metabolic profiling analysis），即对少数所预设的代谢产物的定量分析，如对某一类结构、性质相关的化合物（如氨基酸、顺二醇类）、某一代谢途径的所有中间产物或多条代谢途径的标志性组分的分析；③非靶向代谢组学分析（metabonomics/metabolomics），一般是对限定条件下的特定生物样本所有低分子量代谢产物进行的定性和定量分析；④代谢指纹分析（metabolite finger printing analysis），用于描述某种生理状态的代谢类型的集合，对所有代谢产物进行高通量的定性分析，一般不进行定量分析，不分离、鉴定具体的单一组分（如表型的快速鉴定）[7]。

第二节
代谢组学生物标本采集与制备

目前基于代谢组学的研究样本主要包括血液、尿液、唾液、粪便和组织样本，血液和组织样本的采集具有侵入性，非侵入性样本如唾液、尿液、粪便等代谢物浓度波动范围大，成分复杂，为后续的数据分析带来极大的挑战。另外，生物标志物容易受到环境暴露和遗传因素影响，造成个体间代谢物变化，很多生物标志物的机制研究不足，导致其应用受限。在样本选择方面，可考虑分析唾液、尿液、粪便等非侵入性样本中的代谢物变化寻找生物标志物。在代谢组学样本研究方面，存在一些挑战。

代谢组学技术捕捉和检测到的代谢物反映了微观代谢物之间的相互作用，代谢物与环境因素的关系，如饮食和肠道菌群等对代谢物的影响，因此样本收集的时间点将决定其是否具有较高的研究价值。如没有根据实验目的制定合理的样本纳入筛查及采集规范，一些其他条件的干扰将会影响后期的评价效果，甚至导致错误的结果。例如，在早期代谢组学研究中，往往由于缺乏或没有完整而详细的研究对象的基础信息，包括饮食、生活习惯、疾病史等，很容易造成假阳性或假阴性，因此可以发现许多类似研究产生的结果不一致，甚至彼此相反。与实验动物代谢相对稳定的样本相比，人类生物样本更容易受到影响，常见的影响因素包括饮食和生活方式，如吸烟、饮酒，尤其是在肠道菌群分析研究中。因此在进行队列研究等项目前，应明确研究中受试者的相关信息。

样本中的目标成分在适合环境下，生物样本中的各种酶类或微生物仍会继续工作，导致下游的小分子代谢产生二次变化，以往的很多队列研究和多中心横断面研究缺乏针对样本采集、存储、处理的标准化程序，也会影响后续数据的准确性。越来越多的实验表明，样本存储环境，包括存储时间、存储温度及冻融次数等对样本质量和后续代谢组学分析有不可忽视的影响。

针对不同检测分析目的，研究人员会选择制定不同的样本收集方案。遵循的原则主要有：①采集的样本种类和部位必须与分析目的保持一致，血液和尿液代谢物为全身各细胞、组织、器官代谢的分泌物，但其只代表生物体的平均代谢状态，不能获得具体组织的代谢信息。一些疾病本身可能只影响局部的组织，血液和尿液样本可能并没有相应的变化，因此组织代谢研究具有重要的意义。采样时准确采集到研究者想要分析的样本。②生物样本的采集大部分是在活体进行，采集量最多是几毫升或几毫克，由于样本量很少，所以要特别注意收集的样本必须具有代表性。③生物样本一般都有一定的生物活性，样本采集后应立即加以处理，如取好血样后要立即加抗凝剂，取好某些组织器官后要立即加一些防腐剂，或者立即进行速冻或脱水处理。④采样分析前，应明确相关样本的存储历史。低温运输至实验室的组织、血液、尿液和粪便样本应及时放入超低温冰箱的指定位置，相应基础信息尽量齐全。

样本分析仪器本身也存在局限性。现有小分子内源性代谢物的分析仪器和技术，最初主要是针对简单化合物的分析而设计，并不适合复杂的生物样本。与化学样本比较，来自人类的生物样本如血液和尿液，基质比较复杂，由于代谢酶的存在导致其更不稳定，样本中存在大量目标分析物以外的组分，对被分析的目标物有显著干扰，并影响分析结果的精密度和准确性。即使是特异性强的质谱，也同样需要考虑如何避免基质效应，提高质谱分析仪器的响应。

在样本分析制备过程中，要尽量除去显著性杂质，防止和避免对待测组分的干扰，尽可能避免无关化合物引入造成样本污染。制备过程中防止和避免待测组分发生化学变化或丢失。当待测组分存在于体液时可采用各种萃取方法将待测组分提取后制备成适合仪器分析的样本，也可将干扰组分，如蛋白、DNA、多糖等通过沉淀的方法除去，然后再将待测组分制成适合仪器分析的样品。当待测组分存在于生物体细胞或组织中时，首先要在分析前将细胞和组织破碎，使待测组分释放出来，生物体不同组织破碎的难易程度不一样，使用的方法也不完全相同，如胰脏、肝脏、脑组织一般比较柔软，用普通的匀浆器研磨即可；肌肉及心脏组织较韧，需预先绞碎再做匀浆。破碎后再采用萃取或沉淀等方法将待测组分制备成适合仪器分析的样本。

第三节
新型代谢组学仪器和技术

在生物系统中，生物体内的代谢物数量众多，如人类代谢组学数据库（human metabolome database，HMDB）现已收录超过 10 万种代谢物，代谢物通常呈现多样化的物理和化学性质，浓度范围也跨度 9 个数量级，甚至可以从皮摩尔跨越至毫摩尔，因此代谢组全景分析具有极大挑战，对相应的实验分析平台要求很高。目前，主要开发的实验技术有核磁共振（nuclear magnetic resonance，NMR）和质谱分析（mass spectrometry，MS），能同时测定复杂样本中的成千上万种化合物，将色谱、质谱、磁共振、库仑分析、红外光谱、紫外吸收、荧光散射、放射性检测、光散射等分离分析手段及其组合应用在代谢组学研究中。这些分析技术各具优势，目前应用最多的是质谱法[8]。

NMR 技术是一种原子级的分析方法，利用静磁场和射频磁场引起特定原子核共振释放能量的衰减差异成像原理，对化合物进行鉴定。常用的有氢谱（^1H NMR）、碳谱（^{13}C NMR）和磷谱（^{31}P NMR）3 种。NMR 技术在代谢组学领域中有许多优势，样品预处理和制备简单，减少对样品的破坏性，能够定量多种生物体液、细胞提取物和组织中丰富的化合物。NMR 能够完成大多数代谢物样品检测，且具有多参数动态分析、无偏向性分析以及对所有化合物灵敏度均相同等特性。由于灵敏度低、分辨率不高、难以检测丰度较低的化合物以及同一代谢物会出现多个信号重叠等问题，NMR 在代谢组学领域的应用受到限制。针对这些弊端，研究人员做了许多改进工作，如使用同位素标记策略、微线圈核磁共振等[9-11]。

色谱 - 质谱联用技术结合了色谱的高分离度、质谱的高灵敏度及高特异度等特点，可以快速定性代谢物并准确进行定量分析，同时对低丰度化合物也较灵敏。从气相色谱 - 质谱联用技术到液相色谱 - 质谱联用技术，从超高效液相色谱 - 质谱联用技术再到高效液相色谱 - 高分辨质谱技术，色谱 - 质谱联用技术经历了一系列有关分离效率、检测灵敏度、测定组分覆盖范围等方面的变革，克服了分离组分定性困难等问题，已广泛用于各种代谢组学研究。

随着代谢组学研究领域的不断拓宽，以及高分辨质谱（high resolution mass spectrometry，HRMS）的快速发展，基于质谱的分析技术逐渐成为组学研究不可或缺的工具。代谢组学研究中常用的 HRMS 主要包括：飞行时间质谱（time of flight MS，TOF MS）、傅里叶变换静电场轨道阱质谱（Fourier transform Orbitrap MS，FT Orbitrap MS）和傅里叶变换离子回旋共振质谱（Fourier transform ion cyclotron resonance MS，FTICR MS）[12]。相对于低分辨质谱（如三重四极杆质谱），HRMS 具有更高的质量分辨率和质量精度，更有利于发现新的有意义的生物分子，已在非靶向代谢组学研究中得到广泛应用[13]。为了满足不同层面的代谢组学研究需求，近年来不断涌现了基于高分辨质谱的代谢组学新技术，如与微纳尺度液相色谱、多维色谱联用技术，纳喷电离（nanoelectrospray，nESI）高分辨质谱，基质辅助激光解吸电离（matrix - assisted laser desorption/ionization，MALDI）高分辨质谱以及原位电离（ambient ionization，AI）高分辨质谱技术等。

色谱 - 高分辨质谱联用是代谢组学研究的主流分析技术之一。代谢物经色谱高效分离后进入质谱，可显著降低质谱离子抑制，有利于代谢物的定性和定量分析。与气相色谱相比，超高效液相色谱（ultrahigh performance liquid chromatography，UHPLC）具有分离速度快、分离效率高、灵敏度高、重复性好、无须衍生化处理、与高分辨质谱兼容性好等优势，且具有多种分离模式，对代谢组的检测覆盖度更高，已成为与高分辨质谱联用的首选色谱系统[14-15]。UHPLC-HRMS 是非靶向代谢组学研究中最常用的分析技术之一，可获得丰富的代谢物定量、定性信息[16]。为了改善快速 UHPLC - HRMS 法由于分析物共洗脱导致质谱特征数减少的问题，研究人员将 UHPLC 与离子淌度质谱（ion mobility spectrometry - MS，IMS - MS）联用，以增加质谱特征的检出数量，并提高图谱质量。离子淌度质谱是将 IMS 与质谱联用的二维质谱技术，可提高系统峰容量。通过增加淌度分离维度，提供代谢物分子碰撞截面积（collision cross - section，CCS）信息，实现异构体分辨[17]。

多维液相色谱（multi - dimensional liquid chromatography，MDLC）采用分离机理不同且相互独立的液相色谱柱系统，经第一维色谱分离的组分在后续分析过程中不会或很少再混合[18]。与传统一维色谱方法相比，可以显著提高柱系统的分离度和峰容量，与高分辨质谱技术联用，有望为复杂代谢组分析提供有效手段[19]。但在线 MDLC 存在二维流动相不兼容、组分转移至第二维过程中存在严重稀释效应，以及两维分离条件的优化等制约因素，限制了其在代谢组学研究中的应用[20]。针对上述瓶颈问题，许国旺课题组提出"分而治之"的研究策略，在基于 MDLC - HRMS 的代谢组学分析新技术方面开展了系统研究，改善了相关制约瓶颈技术[21-23]。

高分辨质谱成像技术可以展现代谢物空间分布信息，对生物分子作用机理的研究具有重要作用。代谢物空间分布信息对生物分子作用机理的研究至关重要。高分辨质谱成像技术（mass spectrometry imaging，MSI）可以在较高分辨率下显示代谢物的空间分布信息，检测覆盖度广，且无须标记。目前常用的 MSI 技术主要有基质辅助激光解析电离 - 高分辨质谱成像（MALDI MSI），MALDI - HRMS 作为一种可以提供空间分布信息的检测手段，具有软电离特性且耐盐性好等优点，已被广泛用于生物成像研究。其中，基质对离子化效率有非常重要的作用。传统基质在小分子代谢物检测方面存在明显不足，如低质量端存在严重的基质背景干扰，基质 - 样品共结晶的不均匀性导致信号重复性差等[24]。近年来，MALDI - HRMS 主要集中在发展样品前处理技术、新型基质以及 MALDI 成像电离装置等。新型 MALDI 有机基质的发现及合成主要是根据"试错"原则，即从大量化合物中进行系统筛选，一般遵循传统有机基质的化学特性，如有较强的紫外吸收、真空环境下低挥发性和含有酸性或碱性基团[25]。Zhang 等筛选出一种新型基质——肉桂酸衍生物 3,4- 二甲氧基肉桂酸（3,4-dimethoxycinnamic acid，DMCA），该基质具有较强的紫外吸收及较低的基质背景干扰，与多种传统基质（2,5- 二羟基苯甲酸、α- 氰酸 -4- 羟基肉桂酸、2- 硫醇基苯并噻唑、氧化石墨烯和银纳米颗粒）对比显示，代谢物检测覆盖度显著提升。双极性基质能够显著拓宽代谢物的检测覆盖度，利用同一块组织切片可以同时获得正负离子模式的代谢物信息[26]。Huang 等设计并合成了一系列同时含有氨基和羧基双官能团的邻氨基苯甲酸衍生物，在脂类、蛋白质等生物分子的正负离子模式同时检测中优势明显[27]。

第四节

代谢组学数据分析平台

代谢组学数据主要指通过核磁、色谱、质谱等仪器对组织、血样、尿样等生物样品进行分析，获得的各种内源小分子代谢物的浓度数据。任何代谢组学研究的基石都是获取高质量的数据。随着实验仪器开发技术的发展，分辨率不断提高，高通量分析技术的发展逐渐导致代谢组学数据集变得更为复杂。例如，基于液相色谱 - 质谱联用（LC-MS）的分析方法可以在单次测量中同时检测出上千个峰，导致获取的实验数据规模和复杂性急剧增加。因此，在代谢组学研究的分析工作流程中，数据预处理对于获得有意义的、高质量的定量数据非常重要，如何从复杂的代谢组学数据中提取有用信息，对于更好更深入地了解生物体中各种复杂的相互作用及其本质原因都起着非常关键的作用。然而，传统的数据分析方法难以适应代谢组学数据在维度和复杂度上的改变，其中主要挑战之一就是如何有效降低代谢组学数据的高维数而实现具有识别能力的变量筛选。

与传统的数值型数据不同，代谢组学首先产生高通量图谱数据，需要对其进行合理的图谱转换再进行统计学分析，统计分析后筛选的特征变量还需进行大量的代谢物化学结构鉴定工作，整个分析过程十分复杂和烦琐，工作量极大。通常，上述分析过程需要不同专业研究人员在不同分析平台完成，难以形成统一的标准。

代谢组学数据分析平台主要内容包括三个方面：图谱数据预处理及注释分析，高维数据的统计学分析，特征变量的物质鉴定分析。

高通量仪器检测生物样品得到大量的代谢组学图谱数据，在统计分析前需要对图谱数据进行预处理转换分析，主要通过滤噪处理、峰识别、峰匹配、保留时间校正、峰填补分析，获得用于统计分析的标准格式数据。代谢组学检测中软电离方法（如 LC/ESI-MS）的应用，使得除准分子离子峰以外的各种离子产生，可能包括加合物（如 $[M^+K]^+$、$[M^+Na]^+$ 等）和碎片（如 $[M^+H^-H_2O]^+$、$[M^+H^-NH_3]^+$ 等）。对 LC-MS 数据进行注释和解析，包含准分子离子峰、同位素峰、加合物和碎片峰，可大大提高后期物质鉴定的效率。

在数据预处理后进行统计分析以揭示病例组和对照组之间的显著差异，以确定候选生物标志物[28]。统计分析包括单变量和多变量方法。单变量方法常用于识别与致病相关的代谢物，包括线性回归模型、广义线性模型、t 检验或方差分析等[29]。多变量方法包括主成分分析（principal component analysis，PCA）、偏最小二乘法（partial least squares，PLS）、偏最小二乘判别分析（partial least squares discriminant analysis，PLS-DA）、正交偏最小二乘判别分析（orthogonal partial least squares discriminant analysis，OPLS-DA）、随机森林模型（random forest model，RF）[30]和支持向量机（support vector machine，SVM）[31]等。

（1）数据标准化和归一化处理：归一化是针对样品的操作，即使用代谢物的相对浓度，以此来校正个体差异或其他因素对代谢物绝对浓度的影响。标准化是对不同样品中代谢物的操作，即统计学意义上的变量标准化，其目的主要是消除不同代谢物浓度数量级的差别影响。

（2）单变量分析：单变量分析方法简便、直观和容易理解，在代谢组学研究中通常用来快速考察各个代谢物在不同类别之间的差异。组间差异的比较经常选择 Welch's t 检验和秩和检验。由于代谢组学数据具有高维度、小样本的特点，单变量检验时往往面临多重比较中总体一类错误的控制风险问题。实际中，为有效解决代谢组学高维数据的多重比较问题，比较常用的方法是计算假阳性错误率（false discover rate，FDR）。为了简单直观地衡量代谢物的变化大小及方向，通常计算代谢物在两组间的均数变化值（fold change，FC）。代谢组学研究中，通常用相对标准偏差（relative standard deviation，RSD%），即统计学意义上的变异系数，来衡量代谢物的检测稳定性，并在质量控制样本中计算而得。

（3）多变量分析：代谢组学产生的是高维数据，单变量分析不能揭示变量间复杂的相互作用关系，因此多变量统计分析在代谢组学数据分析中具有重要作用。PCA 在代谢组学主要作为代谢组学数据的预分析和质量控制步骤。PLS-DA 方法是代谢组学研究中最常使用的有监督学习方法。基于所建立的 PLS-DA 模型，可计算衡量对模型贡献大小的 VIP 值。代谢组学中常利用 VIP 值进行变量筛选，如 VIP>1。作为 PLS-DA 的扩展模型，OPLS-DA 也是代谢组学常用的有监督学习方法。同样，可以计算对 OPLS-DA 模型贡献大小的VIP 值。

随机森林（RF）是一种基于分类树算法的组合分类模型。RF 具有很高的预测准确率，对异常值和噪声有很强的容忍度。作为一种常见的机器学习方法，支持向量机（SVM）能够在高维空间中通过构造线性判别函数实现原始空间中的非线性判别，其在非线性判别问题上具有一定优势。

由于代谢组学数据具有高维、小样本的特性，使用有监督学习方法进行分析时容易产生过拟合的现象。实际中为判断是否产生过拟合可以采用交叉验证和置换检验对模型进行诊断。目前，PLS-DA 交叉验证分析时，往往主观选择主成分数进行建模，有研究证实该方法仍然存在一定程度的过拟合现象。而 PLS-DA 双重交叉验证在建模选择主成分时，通过内嵌在建模数据中的验证数据确定，结果更加客观可靠[32]。

代谢组学最具有挑战的任务之一就是代谢物的化学结构鉴定，特别是对于液质联用检测数据。只有鉴定出特征变量的化学结构，才能继续开展后续的生物学探索以及临床转化研究。但是由于代谢组学数据的复杂性以及代谢物化学结构的多样性，代谢组学物质鉴定、未知化合物的成分结构识别工作显得十分烦琐而艰巨。通常的做法是，检测到的未知化合物与已知数据库中收集的信息进行比对，从而对特定代谢物组别模式变化进行评估，反映蛋白质、基因和代谢活性本身的直接关系。但遗憾的是，这些相关数据库中提供的化合物结构信息并不完整。

第五节
代谢组学数据库

任何代谢组学研究的基石都是获取高质量的数据。高通量分析技术的发展逐渐导致代谢组学数据集变得更为复杂，例如，基于 LC-MS 的分析方法可以在单次测量中同时检测出上千个峰，因此，在代谢组学研究的分析工作流程中，数据预处理对于获得有意义的、高质量的定量数据非常重要。数据预处理是降低数据复杂性和提取原始数据重要特征的关键步骤，而提取的特征信息又为后续数据分析和解释提供依据。特征信息的提取通常应用检测到的未知化合物与已知数据库中收集的信息进行比对后进行分析和解释。

代谢组学的基本研究方法包括非靶向代谢组学（untargeted metabolomics）和靶向代谢组学（targeted metabolomics）。靶向代谢组学研究的重点是采用分析标准来准确鉴定和定量生物样品中有限数量的已知代谢物，例如临床分析中常见的代谢物。通常，这组代谢物是由特定的生化问题或数据分析软件中可用的代谢物库的大小预先确定，再结合统计数据分析工具，进一步评估相关性，以了解组间潜在的代谢差异[33]。这种方法具有稳健性，临床上用于识别滥用药物或监测药物代谢[34]。与靶向代谢组学相反，非靶向代谢组学是指基于所有可测量的低分子量代谢物的浓度分布对生物系统（例如组织、生物流体、细胞培养物）代谢状态的高通量分析。非靶向代谢组学方法具有全局性，其目的在于同时无偏差地测量尽可能多的代谢物（包括未知信号的分析物鉴定），而无须预先了解评估代谢物的性质和特性[35]。但是，由于检测方法的高灵敏度以及生物基质的复杂性，在非靶向代谢组学研究中获得的数据集往往是高维的，且数据库中缺乏非靶向研究中检测到的大量信号的图谱，因此许多代谢物至今仍然没有被表征，未知代谢物的鉴定被视为非靶向代谢组学的瓶颈。目前，已经开发了许多生物信息学工具和软件包来协助非靶向数据的处理，例如广泛使用的开源软件 XCMS、Mzmine、MS-Dial 等[36-38]。近几年，利用新的代谢物扩展代谢组学数据库的研究取得了良好的进展。鉴于非靶向方法的灵敏度、高通量和最低样品要求，非靶向代谢组学在无数生物学问题中具有广泛的适用性。例如，非靶向代谢组学已被广泛应用于潜在生物标志物的发现和疾病相关代谢途径调节的阐明[39]。

目前，已经开发了用于识别质量信号的各种数据库和软件工具。如 MassBank 数据库可用于各种常用质谱信息；麦迪逊代谢组学联合会数据库（The Madison Metabolomic Consortium Database，MMCD）可以使用精确质量搜索代谢物。生物学解释仅获得已识别差异代谢物的列表并不能解释所研究表型的深入的生物学过程，差异代谢物通常被置于生物学背景中，例如注释代谢物、代谢途径或代谢网络，以获得生物学理解和有意义的数据解释。有两种主要的方法通路映射与可视化和富集分析被广泛使用。人类代谢组数据库（Human Metabolome Database，HMDB）拥有最全面的人体代谢组数据集合等。有些通路数据库和可视化工具是公开可用的[40-42]，见表 2-8-1。对差异代谢物的生物学功能解释，有助于对疾病诊断、预测干预作用靶点及发病机制进行进一步研究。

表 2-8-1　代谢组学相关数据库和可视化工具列表

工具	统一资源定位地址
HMDB	https://hmdb.ca/
PubChem	https://pubchem.ncbi.nlm.nih.gov/
KEGG	https://www.genome.jp/kegg/
HumanCyc	http://humancyc.org

续表

工具	统一资源定位地址
SDBS	http://sdbs.db.aist.go.jp
MetScape	http://metscape.ncibi.org
PathVisio	http://www.pathvisio.org
ChemSpider	http://www.chemspider.com/
ChEBI	https://www.ebi.ac.uk/chebi/init.do

代谢组学自提出至今经历了二十多年的完善与丰富，仍存在一些问题亟待解决，如目前的代谢物提取及分析技术无法涵盖所有代谢物，需要针对样品选择最合适的分析及检测平台；代谢组学的数据分析是研究重点，需要利用生物信息学、多元统计学等方法进行挖掘，但目前相关的研究方法不够成熟，仍有待进一步完善；数据库的局限性也是限制代谢组学发展的主要因素，需要及时完善、更新代谢库的检索功能。代谢组学的进步也将推动多组学联合分析的发展，研究方法将从表观整体水平到不同层级的整合分析，对研究对象展开全面研究，从而阐明生物体复杂的调控机制[43]。

（刘婷婷）

参考文献

［1］ OLIVER S G. From gene to screen with yeast [J]. Curr Opin Genet Dev, 1997, 7 (3): 405-409.

［2］ 许国旺，路鑫，杨胜利. 代谢组学研究进展［J］. 中国医学科学院学报，2007，29（6）：701-711.

［3］ MONTON M R, SOGA T. Metabolome analysis by capillary electrophoresis-mass spectrometry [J]. J Chromatogr A, 2007, 1168 (1/2): 237-246.

［4］ NICHOLSON J K, LINDON J C, HOLMES E. Metabonomics: understanding the metabolic responses of living systems to pathophysiological stimuli via multivariate statistical analysis of biological NMR spectroscopic data [J]. Xenobiotica, 1999, 29 (11): 1181-1189.

［5］ OTT K H, ARANIBAR N, SINGH B, et al. Metabonomics classifies pathways affected by bioactive compounds. Artificial neural network classification of NMR spectra of plant extracts [J]. Phytochemistry, 2003, 62 (6): 971-985.

［6］ 葛宇，吾斯曼·吐尼亚孜，陈余，等. 代谢组学在畜禽中的研究进展［J］. 中国畜牧杂志，2021，57（12）：42-46.

［7］ 李伟，周京琳. 口腔代谢组学研究［J］. 国际口腔医学杂志，2019，46（3）：249-252.

［8］ 孙晓珊，路鑫，许国旺. 基于高分辨质谱的代谢组学分析技术研究进展［J］. 质谱学报，2021，42（5）：787-803.

［9］ MARKLEY J L, BRUSCHWEILER R, EDISON A S, et al. The future of NMR-based metabolomics [J].

Curr Opin Biotechnol, 2017 (43): 34-40.

［10］ DUMAS M E, KINROSS J, NICHOLSON J K. Metabolic phenotyping and systems biology approaches to understanding metabolic syndrome and fatty liver disease [J]. Gastroenterology, 2014, 146 (1): 46-62.

［11］ 唐玥，韩宇博，隋艳波，等. 代谢组学技术在代谢综合征诊疗中的应用进展［J］. 医学综述，2022，28（3）：579-583.

［12］ JUNOT C, FENAILLE F, COLSCH B, et al. High resolution mass spectrometry based techniques at the crossroads of metabolic pathways [J]. Mass Spectrom Rev, 2014, 33 (6): 471-500.

［13］ ALVAREZ-RIVERA G, BALLESTEROS-VIVAS D, PARADA-ALFONSO F, et al. Recent applications of high resolution mass spectrometry for the characterization of plant natural products [J]. TrAC Trends in Analytical Chemistry, 2019 (112): 87-101.

［14］ PEZZATTI J, BOCCARD J, CODESIDO S, et al. Implementation of liquid chromatography-high resolution mass spectrometry methods for untargeted metabolomic analyses of biological samples: atutorial [J]. Anal Chim Acta, 2020 (1105): 28-44.

［15］ KAUFMANN A. Combining UHPLC and highresolution MS: a viable approach for the analysis of complex samples [J]. TrAC Trends in Analytical Chemistry, 2014 (63): 113-128.

［16］ CHETWYND A J, DAVID A. A review of nanoscale LC-ESI for metabolomics and its potential to enhance the metabolome coverage [J]. Talanta, 2018 (182): 380-390.

［17］ 王玉娜，孟宪双，刘丽娟，等. 离子淌度质谱技术及其应用研究进展［J］. 分析测试学报，2018，37（10）：1130-1138.

［18］ WANG Y, MENG X, LIU L, et al. Research progress on ion mobility spectrometry-mass spectrometry and its applications [J]. Journal of Instrumental Analysis, 2018, 37 (10): 1130-1138.

［19］ GIDDINGS J C. Two-dimensional separations: concept and promise [J]. Anal Chem, 1984, 56 (12): 1258A-1270A.

［20］ LV W J, SHI X Z, WANG S Y, et al. Multidimensional liquid chromatography - mass spectrometry for metabolomic and lipidomic analyses [J]. TrAC Trends in Analytical Chemistry, 2019 (120): 115-302.

［21］ WANG S Y, LI J, SHI X Z, et al. A novel stop-flow two-dimensional liquid chromatography-mass spectrometry method for lipid analysis [J]. J Chromatogr A, 2013 (1321): 65-72.

［22］ WANG S, SHI X, XU G. Online three dimensional liquid chromatography/mass spectrometry method for the separation of complex samples [J]. Anal Chem, 2017, 89 (3): 1433-1438.

［23］ WANG S, ZHOU L, WANG Z, et al. Simultaneous metabolomics and lipidomics analysis based on novel heart-cutting two-dimensional liquid chromatography-mass spectrometry [J]. Anal Chim Acta, 2017 (966): 34-40.

［24］ IAKAB S A, RÀFOLS P, TAJES M, et al. Gold nanoparticle-assisted black silicon substrates for mass spectrometry imaging applications [J]. ACS Nano, 2020, 14 (6): 6785-6794.

［25］ HORATZ K, GIAMPÀ M, KARPOV Y, et al. Conjugated polymers as a new class of dual - mode matrices for MALDI mass spectrometry and imaging [J]. J Am Chem Soc, 2018, 140 (36): 11416-11423.

［26］ HE H, QIN L, ZHANG Y, et al. 3,4-Dimethoxycinnamic acid as a novel matrix for enhanced in situ detection and imaging of low-molecular-weight compounds in biological tissues by MALDI-MSI [J]. Anal Chem, 2019, 91 (4): 2634-2643.

［27］ HUANG P, HUANG C Y, LIN T C, et al. Toward the rational design of universal dual polarity matrix for MALDI mass spectrometry [J]. Anal Chem, 2020, 92 (10): 7139-7145.

［28］ MENNI C, ZIERER J, VALDES A M, et al. Mixing omics: combining genetics and metabolomics to study rheumatic diseases [J]. Nat Rev Rheumatol, 2017, 13 (3): 174-181.

［29］ TANG J, WANG Y, LUO Y, et al. Computational advances of tumor marker selection and sample classification in cancer proteomics [J]. Comput Struct Biotechnol J, 2020, 18 (7): 2012-2025.

［30］ CHEN T, CAO Y, ZHANG Y, et al. Random forest in clinical metabolomics for phenotypic discrimination and biomarker selection [J]. Evid Based Complement Alternat Med, 2013 (2013): 298183.

［31］ SONG L, YIN Q, KANG M, et al. Untargeted metabolomics reveals novel serum biomarker of renal damage in rheumatoid arthritis [J]. J Pharm Biomed Anal, 2020 (180): 113068.

［32］ 柯朝甫，张帆，李昂，等. 代谢组学高维数据分析平台的构建［C］//2016 年中国生物统计学术年会论文集. 北京：中国预防医学会生物统计分会，2016：111-122.

［33］ PATTI G J, YANES O, SIUZDAK G. Innovation: metabolomics: the apogee of the omics trilogy [J]. Nature Reviews Molecular Cell Biology, 2012, 13 (4), 263-269.

［34］ TAUTENHAHN R, PATTI G J, RINEHART D, et al. XCMS online: a web-based platform to process untargeted metabolomic data [J]. Analytical Chemistry, 2012, 84 (11): 5035-5039.

［35］ PLUSKAL T, CASTILLO S, VILLAR-BRIONES A, et al. MZmine 2: modular framework for processing, visualizing, and analyzing mass spectrometrybased molecular profile data [J]. BMC Bioinformatics, 2010 (11): 395.

［36］ TSUGAWA H, CAJKA T, KIND T, et al. MS-DIAL: data-independent MS/MS deconvolution for comprehensive metabolome analysis [J]. Nature Methods, 2015, 12 (6): 523-526.

［37］ LI Z, LU Y, GUO Y, et al. Comprehensive evaluation of untargeted metabolomics data processing software in feature detection, quantification and discriminating marker selection [J]. Analytica Chimica Acta, 2018 (1029): 50-57.

［38］ BINGOL K. Recent advances in targeted and untargeted metabolomics by NMR and MS/NMR methods [J]. High-Throughput, 2018, 7 (2): 9.

［39］ BAIG F, PECHLANER R, MAYR M. Caveats of untargeted metabolomics for biomarker discovery [J]. Journal of the American College of Cardiology, 2016, 68 (12): 1294-1296.

［40］ KUSONMANO K, VONGSANGNAK W, CHUMNANPUEN P, et al. Informatics for metabolomics [J]. Adv Exp Med Biol, 2016 (939): 91-115.

［41］ YANG Q, WANG Y, ZHANG Y, et al. NOREVA: enhanced normalization and evaluation of time-course and multiclass metabolomic data [J]. Nucleic Acids Res, 2020, 48 (W1): W436-W448.

［42］ MENNI C, ZIERER J, VALDES A M, et al. Mixing omics: com bining genetics and metabolomics to study rheumatic diseases [J]. Nat Rev Rheumatol, 2017, 13 (3): 174-181.

［43］ 张楠，孔丹，杨淑佳，等. 代谢组学及其在肿瘤研究中的应用［J］. 肿瘤代谢与营养电子杂志，2022，9（1）：117-121.

第九章 营养肠道微生物组学技术

人体肠道微生物群是人体消化道系统中栖息的微生物总称,是一个高度复杂的群落,这些微生物与人体长期共进化,形成平衡的微生态系统。人体微生物群与健康和疾病密切相关,被视为人体最大的内分泌"器官"。肠道微生物群与摄入食物营养密切互作,膳食中的脂肪、蛋白质和碳水化合物作为主要的营养素,在为人类提供能量的同时,也对肠道微生物群的组成产生重要影响。

第一节
肠道微生物概况

胃肠道作为人体最大的微生物寄居区域,栖息着约 100 万亿微生物[1],是人体细胞总数的 10 倍,包括细菌、古生菌和真核生物(真菌、原生动物和后生动物寄生虫),以及真核和原核病毒(噬菌体)。人体微生物总重量大约为 1 271g,其中肠道微生物 1 000g,占人体总微生物量的 78%。人类从出生直至生命终结的全周期中,肠道微生物群始终对机体的健康维护和疾病发生、发展起到至关重要的作用,因而对肠道微生物群影响机体机制的认识不仅对人体的健康保持和疾病防控具有重要指导意义,而且对宏观生态的微观保护和修复同样具有指导意义。

在过去的十几年中,随着基因检测技术和复杂的生物信息学工具的进步,肠道微生物的研究发生了革命性的变化。高通量测序平台可以分析生态系统中的所有基因组样本(鸟枪宏基因组学),或通过测序保守的标记基因,如细菌和古细菌的 16S rRNA 基因(标记基因宏基因组学),对给定群落中的分类群进行描述,从而消除克隆培养的要求[2]。同时多组学分析技术的快速发展也使得我们可以更深入更便捷地了解肠道微生物对人体健康和疾病的作用。

肠道微生物群与人体处于共生状态,是细菌与人类经过长期互为环境、同步进化的结果。一方面,人体为健康菌群的生存和繁殖提供了场所和营养,并且不对其产生强烈的免疫反应;另一方面,健康菌群保障人体防御感染、维护屏障、免疫、代谢和营养等必要的生理功能。肠道微生物群可通过神经递质调节"微生物-肠-脑轴"内分泌信号通路参与肠神经系统和中枢神经系统的双向应答过程[3, 4]。因此,肠道微生物群失调不仅会引起多种胃肠道疾病,还会引起代谢紊乱诱发的肥胖、糖尿病和代谢综合征,以及焦虑和抑郁等神经性精神疾病[5]。因此,人体微生物群及其与机体相互作用平衡网络研究,将为精准医学的诊断、治疗和预后评估带来革命性变化。精确微生物组学可以描述为使用肠道微生物组作为生物标志物,预测特定饮食成分对宿主健康的影响,并使用这些数据设计精确饮食和干预措施，以确保人体处于最佳健康状态。肠道微生物群的组成及其功能由宿主的遗传背景和外部因素共同决定，而膳食是最为关键的外部因素之一。人体所摄入的食物会在胃肠道内被消化和吸收，而未被消化的部分会成为肠道微生物的代谢底物，肠道微生物群借此参与宿主的物质能量代谢。

第二节
肠道微生物在生命不同阶段的特点

在早期发育中，婴儿肠道微生物的定植受到诸多产前环境因素和产后环境因素的影响。产前环境因素包括母体肠道微生物、胎龄和分娩方式等，产后环境因素包括抗生素治疗、喂养方式等。婴儿在多种微生物环境中的暴露将有助于其体内微生物组的成熟和免疫系统的发育。在婴儿生命早期，兼性厌氧菌是最早的肠道定植者，此后包括双歧杆菌属、拟杆菌属、梭菌纲和副拟杆菌属在内的专性厌氧菌逐渐开始占据主导地位[6-9]。通过自然分娩的婴儿皮肤、口腔以及肠道中的微生物群落与母体阴道微生物群落相似，富含乳酸杆菌属；而在以剖宫产方式分娩的婴儿中，葡萄球菌属、链球菌属或丙酸杆菌较为常见。婴幼儿时期的肠道微生物群多样性会随着年龄增长而增加。随婴儿膳食中固体食物（包括不可消化的碳水化合物）的引入，肠道微生物群落的主要构成由之前的双歧杆菌属，开始向拟杆菌属和厚壁菌门进行转变，直至3岁左右完全固体食物引入后，婴儿肠道微生物群的组成和多样性已经趋向稳定，并近似于成年人的微生物群结构[10-12]。

儿童的肠道微生物群比婴儿的肠道微生物群更稳定，其组成在很大程度上受饮食习惯和地理位置的影响。目前，专门调查健康人的青春期前和青春期微生物群的研究较少。来自得克萨斯州休斯敦一群儿童的观察结果显示，与健康成年人相比，青春期前的微生物群（7~12岁）仍处于不成熟状态，但厚壁菌和放线菌丰度及菌群多样性更高[11]。研究还发现，青春期前的微生物群在发育过程中可能涉及的功能也更加丰富，例如与成人微生物群相关的维生素和叶酸合成。在青少年微生物群方面，Agans等确定了46种核心微生物群，这46种是成年人和青少年（11~18岁）共有的，他们食用标准的西方饮食。然而，青少年中双歧杆菌属和梭菌属的丰度明显高于成年人[13]。

健康成人肠道微生物群主要由厚壁菌门和拟杆菌门，以及放线菌门、变形菌门和疣状菌门组成[14, 15]。与任何年龄组一样，由于个体间的广泛差异，几乎不可能定义"健康"成人肠道微生物群的组成，其组成仍然易受饮食、环境改变等因素干扰。女性怀孕对肠道微生物群结构影响较大，尤其是孕晚期，变形菌门和放线菌门的菌种丰度增加，可能影响母亲的精神状态等。"肠型"概念是在2011年引入的[16]，当时来自美国、欧洲和日本的个体的粪便亚基因组被发现由三种不同细菌群落中的一种占主导地位，即拟杆菌（肠型1）、普雷沃氏菌（肠型2）或瘤胃球菌（肠型3）。此后，在评估肠道微生物群时，肠型"概念"在其他研究中使用。

肠道微生物群的组成会随年龄的增长而持续变化，衰老对肠道微生物群的结构改变有显著影响。在衰老过程中，牙齿数目的减少、咀嚼功能与感官功能的退化、胃肠功能下降以及膳食结构的改变均会影响肠道微生物群的多样性。与此同时，肠道微生物群多样性的降低也会影响衰老过程及老年人的健康状况。到老龄阶段（65岁以上），肠道微生物群则以拟杆菌门为主，与微生物群相关的代谢产物，如维生素 B_7、肌酸和肌酸酐以及它们的生物合成途径随衰老而减少，这与肌肉的萎缩和脆弱性有关[17]。同时，衰老通常伴随着摄入含纤维食物的数量和种类的减少，从而导致与产生短链脂肪酸相关的有益菌拟杆菌的丰度降低。

第三节
肠道微生物与机体健康的关系

肠道微生物群是机体健康不可或缺的组成部分，具有多种功能。肠道微生物与人体和环境因素构成了平衡的微生态系统。当机体内环境发生变化而引起肠道微生物群生态失调时，其主要生理表现为微生物群多样性降低。越来越多的研究表明，肠道微生物群的失调与多种肠道和肠外疾病的发病机制有关，主要机制为降低机体抵御感染和炎症能力，增加自体免疫疾病以及降低代谢性疾病发生风险。

一、营养与生物活性代谢物

水果、蔬菜和谷物是人类饮食的主要组成部分，为机体提供必需的碳水化合物和膳食纤维。Cantarel 等[18]在人类基因组中仅鉴定出17种酶来分解碳水化合物的营养物质（包括淀粉、乳糖和蔗糖）。植物细胞壁多糖和抗性淀粉是构成膳食纤维的主要成分，不能被小肠消化吸收而直接进入结肠进行微生物分解和发酵。这些微生物群还以动物来源的膳食碳水化合物（来自软骨和组织的糖胺聚糖和 n-链聚糖）、宿主上皮糖组和来自常驻肠道微生物或食源性微生物的微生物来源的碳水化合物为食。总的来说，微生物群所消耗的碳水化合物被称为"微生物群可获得的碳水化合物"（microbiota accessible carbohydrates，MACs）[19]。

碳水化合物活性酶（CAZymes）可将 MACs 分解为可发酵的单糖[20]。微生物发酵所得单糖的最终产物是短链脂肪酸（short chain fatty acids，SCFAs），包括丁酸、丙酸和乙酸等，它们在结肠中的联合浓度可达到 50~150mmol/L，比例为 1∶1∶3[21]。SCFAs 能为宿主肠壁细胞提供能量来源，也可通过门静脉转运至外周循环，作为信号分子，调节宿主体内多种信号机制。SCFAs 只有5%通过粪便排出[22]。丁酸盐主要由厚壁菌门产生，丙酸盐由拟杆菌门产生，乙酸盐由大多数肠道厌氧菌产生。丁酸盐是上皮细胞的主要能量来源[23]，在脑功能中起重要作用[24]；还因其抗癌和抗炎特性以及在肠道屏障发展中的作用而闻名[25-27]。丙酸有助于肝脏的糖异生，与丁酸一起，已被证明可以激活肠道糖异生，尽管两者使用不同的回路[28]。来自肠道微生物群的丙酸盐也被证明可以减少肝脏中癌细胞的增殖[29]。SCFAs 也参与调节免疫反应，乙酸盐最近被证明通过 G 蛋白偶联受体 GPR43 促进肠道抗体 IgA 对肠道微生物群的反应，肠道 IgA 的作用是专门保护肠道黏膜。这些 SCFAs 还刺激肠道激素的分泌，如胰高血糖素样肽 1（GLP-1）和血浆肽 YY（PYY），通过 SCFAs 受体 GPR41 和 GPR43 参与食欲调节和产生饱腹感，从而在体内能量调节中发挥作用[30]。

水溶性维生素参与了能量代谢和重要酶学功能，其缺乏可以导致一些特异的或非特异的症状和疾病。除了正常膳食获取的这类维生素在小肠吸收外，大肠微生物群亦可合成这些维生素，包括 B 族维生素，如钴胺素、叶酸、生物素、硫胺素、核黄素、烟酸、焦二辛和泛酸，以及维生素 K。它们可以被大肠黏膜吸收，参与能量代谢和不同条件的遗传适应[31]。

胆汁酸（或胆汁酸盐）是类固醇酸，由肝脏代谢胆固醇产生，通过胆汁分泌，主要发挥调节膳食脂肪代谢和脂溶性维生素及胆固醇的吸收作用[32]。这种肠肝循环每天要进行 8 次左右，90%～95% 的胆汁酸被肠道吸收返回肝脏，在肠道中主要与牛磺酸和甘氨酸结合形成胆盐。5%～10% 的胆汁酸被肠道微生物群生物转化，也有一些经粪便排出。胆汁酸在肠道中主要通过厌氧菌拟杆菌属、真杆菌属和梭菌属进行生物转化，通过胆盐水解酶去掉牛磺酸和甘氨酸的结合以释放胆汁酸。这些自由的胆汁酸随后形成次级胆汁酸，如去氧胆汁酸盐和石胆汁酸盐[33-36]，然后再次被回肠上皮的胆汁酸转运蛋白吸收，也会被动地由肠道吸收。宿主与肠道微生物群对胆汁酸的共代谢产物是核激素受体的主要配基，特别是激活该家族的重要成员法尼酯 X 受体。该受体信号通路影响很多靶基因，包括负责胆汁酸合成和运输、脂质和碳水化合物代谢的基因，也参与调控肠道天然免疫[37, 38]。肠道微生物群可以在肠腔中参与胆汁酸代谢，影响参与能量和脂质代谢的信号通路，从而导致脂质过氧化反应、肝脏脂肪酸产生和甘油三酯储存的改变。

近年来，人们越来越认识到肠道微生物群产生的神经化学物质的能力，它们可以影响外周肠道和中枢神经系统[39]。例如，γ- 氨基丁酸（GABA）是大脑中的一种主要抑制性神经递质，包括焦虑和抑郁在内的神经精神疾病与 GABA 系统功能障碍有关[40]。从人体肠道中提取可培养的乳酸菌和双歧杆菌菌株，即短乳杆菌、齿双歧杆菌、青春双歧杆菌和婴儿双歧杆菌，可以产生 GABA。此外，有研究表明粪便细菌的相对丰度水平与重度抑郁症患者中与抑郁症相关的大脑特征呈负相关。细菌产生的 GABA 是由谷氨酸脱羧酶（GAD）产生的，该酶催化谷氨酸不可逆的 α- 脱羧生成 GABA，并被认为可以保护微生物免受胃酸的影响[41]。

血清素（5- 羟色胺，5-HT）是一种大脑神经递质，在肠道和其他器官系统中发挥调节功能[42]。其来源于色氨酸，在情绪调节中发挥重要作用，因此一些抗抑郁药作用于大脑中的血清素转运体。有研究表明，人和小鼠来源的肠道细菌促进结肠嗜铬细胞中血清素的生物合成，结肠嗜铬细胞向管腔、黏膜和循环血小板提供血清素。以梭状芽孢杆菌为主的孢子形成细菌被发现可引起这种效应。此外，研究还发现，常规小鼠的血浆血清素水平是无菌小鼠的 2.8 倍[43]。这种外周产生的分子在生理条件下不能通过血脑屏障，但作为一个重要的信号分子，参与肠道蠕动、分泌、血管舒张、疼痛感和恶心以及促进炎症和参与神经元发育和维护肠道神经系统，而来自肠道的血小板血清素则影响骨骼发育等功能[44, 45]。肠道微生物介导的血清素生物合成的机制尚未完全阐明，但被认为与微生物对肠嗜铬细胞中色氨酸羟化酶的代谢物刺激有关。

色氨酸在肠道中的代谢产生色氨酸分解代谢产物，对宿主有深远的影响。肠道微生物直接将色氨酸转化导致多种分子的形成，包括配体激活的芳香烃受体（AhRs）的配体[46]。AhRs 是一种转录因子，由适应性免疫系统和先天免疫系统的多个细胞表达[47]。当 AhRs 与其配体分子结合后，激活的转录因子易位到细胞核中，进而介导细胞特异性转录组的变化[48]。因此，AhRs 信号通路在健康和疾病的免疫功能中起着关键作用。Lamas 等[49]的研究表明，用能够通过产生色氨酸代谢物激活 AhRs 的乳酸菌菌株处理后，肠道微生物群为不能代谢色氨酸的微生物群的小鼠肠道炎症被减弱。在同一研究中，健康受试者的粪便样本比炎症性肠病（IBD）受试者的粪便样本诱导了更显著的 AhRs 激活，后者含有的色氨酸和色氨酸代谢物明显较少。色氨酸代谢菌株鲁氏肽链球菌在小鼠结肠炎中具有保护作用，这与其产生色氨酸代谢和 AhRs 配体吲哚丙烯酸的能力有关，吲哚丙烯酸可以缓解炎症反应并促进肠道屏障功能。研究者还注意到 IBD 患者粪便样本中色氨酸代谢能力下降，代谢物吲哚已被证明可以增强上皮屏障功能和减轻炎症指标[50, 51]。

二、定植抗性

肠道微生物群保护其宿主免受外源性病原体的定植，并防止潜在的致病性内源性成员的过度生长，称为定植抗性[52]。这种现象是通过对营养物质和定植位点的竞争、通过抗菌物质的产生直接抑制病原体，以及通过调节腔内环境和涉及上皮屏障功能的宿主-共生相互作用、调节宿主细胞表面和宿主免疫系统间接引起[53]。

已建立的微生物群的成员由"底物竞争"控制。"底物竞争"是指一个物种/菌株比其他物种更能利用一种或几种底物，并通过这些底物的有限浓度控制该种群[54]。此外，一种微生物的副产品可以作为另一种微生物的底物。肠道中的营养资源需求巨大，同时又有限，这使得建立或与常驻微生物群竞争具有挑战性。事实上，小鼠结肠微生物群的营养利用被证明可以抑制艰难梭菌的生长，因为其不能与小鼠微生物群竞争可用的碳源[55]。共生发酵所产生的不利环境条件也会抑制不良微生物的生长。婴儿双歧杆菌菌株利用母乳低聚糖，尤其是主要分泌相关低聚糖 2-岩藻糖基乳糖，导致其比例增加，乳酸浓度增加，随后 pH 降低，表明在体外厌氧发酵期间，大肠杆菌和产气荚膜梭菌的比例降低[56]。此外，上皮细胞消耗丁酸盐作为一种能量来源，对维持肠腔内的缺氧环境也很重要，丁酸盐也被证明可以下调沙门菌的毒力基因的表达[57]。

在生态竞争方面，Lee 等[58]鉴定了拟杆菌属中保守的特定定植因子，拟杆菌属是人类微生物群中最突出的属之一，共生定植 f 因子（ccf）的特定基因位点在脆弱类杆菌中表达上调。在肠道定植过程中，特别是在结肠表面，该菌株能够深深地存在于隐窝通道内，而ccf突变体在隐窝结合方面存在缺陷。这种物种特异性与宿主的物理相互作用提供了一个直接竞争生态位占有的例子。

肠道微生物群是细菌素生产者的丰富储存库。细菌素是一种核糖体合成的多肽，对广泛的物种或狭窄的近缘物种具有抗菌活性。细菌素合成的遗传机制编码在基因簇或操纵子中，其中许多基因是保守的。基于此，Walsh等[59]使用计算机方法在人类微生物组项目的参考基因组数据库GIT子集的基因组中鉴定了74个细菌素基因簇，其中最常见的是细菌素，然后是抗生素和活性物质。细菌素的生产也可以帮助生产菌株占据生态位。事实上，在小鼠模型中，含有细菌素编码的结合质粒pPD1的粪肠球菌产生的细菌素被证明取代了本身肠球菌，并超过了缺乏该质粒的粪肠杆菌菌株[60]。由肠道微生物群产生的其他抗生素也可以帮助其产生定植耐药性。例如，一种单一的细菌种类，即闪烁梭状芽孢杆菌，被证明在体内对艰难梭菌感染具有定植抗性。在这种情况下，由宿主来源的胆汁细胞的闪烁菌产生的次级胆汁酸被发现可以抑制病原体[61]。

三、免疫和黏膜完整性

微生物对宿主免疫系统起很重要的作用，同时免疫系统与这些不断进化和发展的微生物形成共生关系，这种关系可以诱导应对病原体的保护性反应参与保持无害抗原的耐受性的调节[62]。人体内免疫细胞出现最多的地方是微生物存在的皮肤或胃肠道内；反过来，为了保护自己，肠道内起主导作用的微生物会加强免疫力形成安全屏障。宿主依靠严格控制微生物与上皮细胞表面的接触来维持与肠道微生物群的平衡关系，从而减少组织炎症和细菌移位（bacterial translocation），这种隔离通过上皮细胞、黏液、免疫球蛋白A（immuno-globulin A，IgA）、抗菌肽和免疫细胞联合作用完成[63]。IgA在黏膜免疫中起着至关重要的作用，其由肠道内特定菌群诱导响应来保护黏膜表面，且有助于宿主和微生物共生[64]。肠道相关淋巴组织（gut-associated lymphoid tissue，GALT）是免疫网络的重要组成之一，可以抵御肠道微生物，保持胃肠道的完整[65]。

杯状细胞是一种分泌黏液的特殊上皮细胞，主要由被称为黏蛋白的O-糖基化蛋白组成，从而形成黏液层，其组成和密度受到共生微生物群的影响。黏液层为上皮细胞创造了一个保护性屏障，使病原体难以获得上皮细胞受体。无菌小鼠已被证明有一个极薄的结肠黏液层，可以恢复到传统小鼠暴露于细菌产物后观察到的水平，包括肽聚糖和脂多糖。用抗生素甲硝唑处理的小鼠黏液层变薄，这与小鼠病原体鼠柠檬酸杆菌的附着增加有关[66]。某些共生体已被证明可以调节黏蛋白基因表达和糖基化模式，可能是通过SCFAs的活性来实现的，其已被证明可以增加黏蛋白相关基因的表达[67]。此外，SCFAs丁酸盐为上皮细胞提供能量，通过上调紧密连接蛋白Claudin-1参与增强肠道屏障[68]。

肠道微生物群与机体互相作用，构成了一个微生态平衡体系。这个体系的紊乱会导致机体长期低度慢性炎症，进而导致各种疾病的发生；人体代谢及免疫反应的失衡，又进一步加剧了肠道微生物群的紊乱，最终导致疾病状态下的肠道微生物群紊乱谱，这些菌谱被称为致病共栖菌谱（pathobionts），这里称为"菌谱"不仅仅指细菌的紊乱，还包括其他肠道微生物（古菌、真菌、病毒和原生生物）所构成的紊乱谱。因此，研究者对于疾病的认识需要从过去的单一病原（pathogen）因果关系转变到致病共栖菌谱的紊乱微生物群的角度来考虑疾病的诊断、预防、预后判定与治疗[69]。

第四节
膳食模式在肠道微生物群形成中的作用

　　膳食与人体健康密切相关，近年来的研究也证明膳食是影响肠道微生物群的重要因素，其影响程度甚至强于遗传因素。大量报道表明，不同膳食模式、特定膳食成分以及功能性膳食因子均可显著影响肠道微生物群的结构、组成和功能，进而影响人体健康。

一、不当膳食模式诱导肠道微生物群紊乱破坏机体健康

　　以红肉、加工食品、高精制糖和低膳食纤维为特征的西方饮食可导致宿主肠道微生态失衡，菌群的多样性下降，肠屏障通透性受损，进一步破坏肠道 Th17/Treg 平衡，引发促炎反应，从而增加炎症性肠病的风险。西方饮食可诱导促炎微生物如 *Escherichia coli* 的过度生长，导致 SCFAs 浓度显著降低，肠腔内胆盐组成改变，最终导致小鼠肠道屏障功能损伤。这些对肠道微生物群和肠道通透性的影响还会进一步加剧产内毒素的革兰氏阴性菌向血液中转移，引发系统性炎症，降低脑部胰岛素敏感性和增加神经炎症，最终对记忆功能产生负面影响。一项关于西方饮食与心脏功能障碍的研究表明，长期摄入西方高糖和饱和脂肪的饮食通过增加循环系统中氧化三甲胺（TMAO）的水平，引发小鼠心脏功能障碍；TMAO是一种肠道微生物群依赖性代谢产物，已被认为是心血管疾病发病的关键因素之一。将3,3-二甲基-1-丁醇（三甲胺形成的抑制剂）补充喂饲西式饮食的小鼠后，其显著降低了血浆 TMAO 水平并预防心脏功能的损伤[70]。

　　2019 年 *Gut* 杂志上一篇报道研究了等热量但不同脂质含量（20%、30%、40%）的 3 种饮食对成年人（n=217，为期 6 个月）肠道微生物群和粪便代谢物的影响，发现低脂饮食显著增加菌群 α 多样性以及 *Blautia* 和粪杆菌属的丰度，同时血液中代谢疾病相关代谢产物（对甲酚和吲哚）也随着减少；而高脂饮食导致肠道中 *Alistipes* 和拟杆菌属显著增加、粪杆菌属显著减少、总 SCFAs 水平降低，并伴随着血液中促炎因子增加[71]，对代谢系统带来隐患。一项针对母亲孕期饮食类型与婴儿肠道微生物群变化的研究（n=163）发现，母亲在孕期饮食不同，胎粪微生物群组成不同；母亲在孕期摄入高脂饮食，导致婴儿胎粪中拟杆菌缺失，婴儿出生 6 周后该菌依然缺失[72]。此外，近年来多项研究表明，高脂饮食导致的肠道微生物群失调还可进一步导致精子质量降低、食物过敏、骨骼损害、食管癌变等。

二、有益膳食模式对肠道微生物群的调节改善机体健康

与以高脂高糖为特征的西方饮食模式相比，以植物性食物（即蔬果，豆类，谷类食品）为主，食用橄榄油、每日适量奶酪、酸奶，每周适量鱼、禽、蛋类的地中海饮食被认为是更为健康的膳食模式。流行病学研究和随机临床试验表明，地中海饮食对几种疾病具有保护作用，包括肥胖、糖尿病、高血压、心血管疾病、脑卒中、许多癌症、过敏性疾病，以及帕金森病和阿尔茨海默病。2016 年发表在 *Gut* 上的一篇研究评估了 153 个意大利人的肠道微生物群、肠道代谢组与饮食类型的关系，发现地中海饮食能显著增加普氏菌属和某些降解纤维的厚壁菌；对地中海饮食依从性越高的人，其粪便中 SCFAs 越高，尿液中 TMAO 水平越低[73]。相似研究也发现，地中海饮食可增加菌群的多样性和短链 / 支链脂肪酸的产生，减少次级胆汁酸、对甲酚、乙醇的产生，同时地中海饮食富集出的特定细菌类群（*Faecalibacterium prausnitzii*，*Bacteroides thetaiotaomicron*，*Prevotella copri* 等）与老年人的健康指标及认知能力改善呈正相关，并与炎症标志物呈负相关[74]。

——— 第五节 ———
膳食成分和肠道微生物群之间的相互作用

蛋白质、碳水化合物和脂肪是维持身体功能并为身体提供所需能量的宏量营养素。联合国粮农组织 / 世界卫生组织建议，每日膳食脂肪不应超过总能量摄入量的 30%，蛋白质应占 10% ~ 15%，碳水化合物应占其余部分（55% ~ 65%）。女性膳食纤维摄入 25g/d，男性摄入 38g/d。然而，在典型的西方饮食中这些常量营养素的比例倾向于含有大量饱和脂肪和糖的高能量和低营养密度食物，据报道，在发达国家 90% 的人口中，纤维摄入量低至 15g/d。此外，这些常量营养素都有不同的类型，研究表明，这些差异以及消耗的数量会显著影响肠道微生物群的组成和功能。

一、蛋白质

肠道微生物发酵蛋白质，不仅满足自身生长需求，也为宿主提供必需氨基酸，参与机体代谢过程。膳食蛋白质对肠道微生物群结构的影响主要表现在两个方面，分别是膳食中蛋白质含量与蛋白质种类。例如，与正常蛋白质饮食（20% 蛋白质、56% 碳水化合物）相比，喂食高蛋白质饮食（45% 蛋白质、30% 碳水化合物）的 Wistar 大鼠结肠微生物群结构发生了改变，其中链球菌、*E.coli/Shigella* 和肠球菌菌群丰度分别增加 5.36 倍、54.9 倍和 31.3 倍，而瘤胃球菌与艾克曼菌属菌群丰度则显著降低[75]。肠道微生物群结构的变化改变了机体的代谢特征，粪便中产生丁酸盐的微生物群减少，进而增加了结肠疾病的患病风险。此外，对蛋白质种类的研究发现，与喂饲白肉、红肉以及酪蛋白的小鼠相比，喂饲大豆蛋

白能够使小鼠粪便中短链脂肪酸的数量显著增加[76]。Butteiger 等研究[77]发现，与喂养乳蛋白分离物的仓鼠相比，大豆蛋白能够使仓鼠小肠中拟杆菌和变形菌的数量增加，并且使血清总胆固醇、甘油三酯和致动脉粥样硬化脂蛋白颗粒的浓度显著降低。此外，人体肠道模拟实验研究发现，糖化豌豆蛋白可以增加乳酸杆菌和双歧杆菌水平[78]。在小鼠实验中，苦荞麦蛋白质可以促进属水平上的乳酸杆菌、双歧杆菌和肠球菌的生长，同时抑制大肠杆菌的生长。然而 Beaumont[79]对高蛋白质等热量膳食的对照试验结果显示，大豆蛋白和酪蛋白作为热量补充剂对人体肠道微生物群结构没有显著影响，但是这些蛋白质及其代谢产物可通过诱导氨基酸降解反应来改变细菌生长环境。高蛋白膳食有助于降低体重，改善机体血液代谢参数；然而需要引起注意的是，在蛋白质降解过程中，不同蛋白质也会对微生物群发酵产物产生影响，并可能产生对人体健康不利的物质。

二、碳水化合物

每天进入人体结肠的膳食碳水化合物的量估计约为 40g。进入结肠的膳食碳水化合物可以分为抗性淀粉、非淀粉多糖、低聚糖，以及一些二糖和单糖，与其他宏量营养素一样，碳水化合物的数量和类型对肠道微生物群也有影响。研究表明，长期高糖膳食结构会影响肠道中普氏菌属的菌群结构，从而调节血糖和体重并预防肥胖和糖尿病的发生。Sen 等[80]通过对喂饲高脂肪 / 高糖、低脂肪 / 高糖和低脂肪 / 低糖膳食 4 周后的小鼠粪便样本进行分析发现，高糖膳食喂养的小鼠体重和体脂明显增加。16S rRNA 测序结果表明，高糖膳食喂养的小鼠均表现出肠道微生物群失调，其特征表现为菌群多样性降低，厚壁菌门与拟杆菌门比例增加，乳酸杆菌丰度降低。其中低脂肪 / 高糖膳食会引起变形菌门（Proteobacteria）丰度特异性增加。因此，富含膳食纤维的膳食结构能够有效调节肠道微生物群结构。不同的纤维类型支持特定微生物群的生长和不同的代谢途径，阿拉伯半乳聚糖刺激了一些促进健康的菌属的生长，包括双歧杆菌、拟杆菌、粪球菌和绒毛梭状芽孢杆菌。阿拉伯半乳糖蛋白、木聚糖和黏蛋白可增强丙酸，而半乳糖、低聚果糖或菊粉不能增强丙酸。黏蛋白的发酵产生了乙酸、丙酸和数量最高的丁酸，并促进了梭状芽孢杆菌属和副拟杆菌属的生长。

三、脂肪

膳食脂肪主要以甘油三酯为主，由一个甘油和三个脂肪酸构成。其中构成脂肪酸碳链的长短以及其是否含有双键对脂肪酸的结构和功能有着很大的影响。高脂膳食结构可使自由基在组织或细胞内累积，引起肠道氧化应激反应，使肠黏膜受损，促使病原微生物的入侵，最终导致兼性厌氧菌丰度增加，专性厌氧菌丰度下降。对喂饲高脂饱和 / 多不饱和脂肪酸膳食 8 周后的小鼠粪便样本进行分析发现，与多不饱和脂肪酸（橄榄油和红花油）膳食模式（HF-OO 和 HF-SO）相比，饱和脂肪酸（棕榈油）膳食模式（HF-PO）对小鼠体重增加和肝脏甘油三酯积累具有更强的刺激作用。此外，饱和脂肪酸的摄入降低了小鼠肠道菌群多样性，但增加了厚壁菌与拟杆菌的比例。相关研究数据显示，HF-PO 膳食模式提高了位于小肠末端的参与脂质代谢相关基因的表达水平，从而增加了棕榈油在肠道末端的流动过程，引起肠道微生物群结构和肠黏膜基因表达的变化。因此，高脂膳食不仅会降低菌群丰度，影响肠道微生物群代谢途径从而引起肠道轻微炎症反应，也会进一步加剧胃肠道微生态的失衡，促进脂肪沉积，导致肥胖。最新的研究数据显示，肠道微生物群受生酮饮食调节，对癫痫发作起到保护和缓解作用。Olson 等[81]研究发现，喂饲生酮饮食 4 天后的小鼠肠道中艾克曼菌属、副拟杆菌属、萨特氏菌属（Sutterella）和韦荣球菌科（Erysipelotrichaceaes）菌群丰度显著增加，其主要作用于结肠内 γ- 谷氨酰化氨基酸（γ-glutamylated amino acid）的代谢过程以及抑制 γ- 谷氨酰化。

肠道微生物群也可通过影响胆汁酸的代谢来影响宿主的代谢通路。胆汁酸是由膳食胆固醇和肝脏中合成的胆固醇为原料产生，其主要功能是促进膳食中的脂质以及脂溶性营养素的吸收。肠道微生物群代谢的胆汁酸及其复合物可以激活法尼酯 X 受体（farnesoid X receptor），调节激素 GLP-1 的分泌，从而调节脂肪和葡萄糖代谢。除此之外，肠道中胆汁酸浓度的降低也与细菌的过度生长和炎性反应有关。

近年来发表的大量研究已经阐述了营养、肠道微生物群和健康之间的联系。长期的饮食习惯可能对肠道微生物群的质量以及其对人体的功效有着最深远的影响。在这方面，健康的饮食模式与足量的水果和蔬菜，确保丰富的膳食纤维来源，以及健康脂肪（不饱和脂肪酸和多不饱和脂肪酸）和趋势向植物蛋白质可能有助于促进肠道微生物群多样性和功能，使其能够有效地服务宿主。但随着各国更加工业化和选择范围的扩大，包括可供消费的食品，消费者在许多情况下倾向于为了满足口味和 / 或方便而以牺牲营养价值为代价进食。此外，并非每个人都能有效地响应旨在改善健康的饮食干预措施。其造成的后果是，包括癌症和代谢相关疾病在内的非传染性疾病激增。人们已经开始了解肠道微生物群在饮食 - 健康序列中的具体作用。因此，通过饮食、益生菌和益生元来改变肠道微生物群，可能为预防许多这些"西方相关"疾病提供可行的机会，特别是在代谢相关疾病的情况下，微生物群的质量和数量可能是一个重要方面。研究还探索了通过改善饮食和干预措施，在不同生活阶段（养老院的老年人、妊娠期、身体活动少和处于高压力环境中的人）优化健康的机会。个人层面上的微生物组测试在解释个人如何对饮食成分作出反应以及应采取哪些干预措施以改善更健康的结果方面发挥重要作用，从而支持精确营养的目标。同时还研究了微生物群如何被用作生物标志物来预测对特定膳食成分的反应性的具体例子，并强调了必要的进一步研究。

第六节
肠道微生物组学技术

微生物与人类共生了数百万年，在基因构成和代谢功能上与宿主形成"超生物体

（superorganism）"，微生物种属构成、相互作用、遗传进化与人类的健康和疾病密切相关。传统研究方法依赖于菌株分离与纯培养，通过表型和生化特性鉴定，研究的微生物不到 1%，不能在深度和广度上发掘余下众多微生物群系的系统发育及群落功能。近 20 年来高通量测序、生物信息学等现代生物学技术和大数据处理技术的发展，逐渐建立了以 16S rDNA 系统分析为基础、宏基因组为发展方向的整体微生物组学研究方法。

一、肠道微生物组学样品采集与 DNA 制备

从粪便样品中提取高质量的、具有代表性的肠道微生物群总 DNA 是肠道微生物分子生物技术研究的基础。目前提取肠道微生物群总 DNA 的方法相对成熟，酚 / 氯仿抽提法是粪便样本 DNA 提取的常规方法之一，步骤如下。

1. 将粪便样本放在 2.0ml EP 管中，加入 500μl 提取缓冲液和 250μl 20% SDS 裂解液，颠倒混匀 15 分钟，65℃孵育 2 小时，其间可以轻柔涡旋帮助完全裂解。

2. 吸取上清至新的 2ml EP 管中，加入等体积的饱和酚 / 氯仿 / 异戊醇（25 : 24 : 1），颠倒混匀，室温静置 5 分钟后，12 000rpm 离心 5 分钟。

3. 小心吸取上清至新管中（注意枪头不可碰触分层处），加入等体积的氯仿 / 异戊醇，颠倒混匀，室温静置 2 分钟后，12 000rpm 离心 5 分钟。

4. 吸取上清至新的 1.5ml EP 管中，加入 3/4 体积的异丙醇，混匀后 −20℃放置 20 分钟，12 000rpm 离心 10 分钟。

5. 倒出液体，注意不要倒出沉淀。用 1ml 75% 乙醇洗涤 2 次，剩余的少量液体可再次离心收集，然后用枪头吸出。

6. 于超净工作台中吹干或室温晾干（避免 DNA 样品过于干燥，难于溶解）。

7. 加入 50μl ddH$_2$O 溶解 DNA 样品，振荡器助溶。

8. 加入 2μl RNaseA，颠倒混匀后 37℃温育 15 分钟。

另外，一些商业试剂盒，比如 Fast DNA kit、Quantum Prep Aquapure Genomic DNAisolation kit、QIAamp DNA Stool Mini kit 等也被广泛应用。

二、基于 16S rDNA 基因序列的微生物组学研究

16S rDNA 的测序是近年来微生物生态领域最核心、最具突破性的技术。通过 Roche 454 焦磷酸测序、Illumina Solexa 合成测序等第二代测序仪高通量测定 16S rDNA 可变区序列，获得全面、系统、结构化的群落结构信息。该方法设计针对 16S rDNA 基因的 V3-V1、V2-V4、V4、V3-V6、V9 等不同区域的引物，通过聚合酶链式反应（PCR）和高通量基因测序，生物信息学分析测序结果。16S rDNA 的测序通过提供丰富的全局性物种类群信息，可在微生物集群的层面揭示它们之间的相互作用。但此方法局限在于注释是基于实用分类单元（OTU），一般情况下仅可将微生物分析到科或属水平，不能精确地鉴定到物种水平。

同时，特定的基因并不直接测序，加之微生物间基因水平转移和数量众多未知菌株的存在，极大地限制对未知微生物的发现和进一步研究。

三、基于微生物组学的宏基因组研究

　　基于全基因测序的宏基因组技术，通过鸟枪法高通量测序，可以在获得菌群分类数据的同时采集到功能基因信息。此外，该技术可以减少 PCR 扩增导致的偏差，原因在于检测时一般直接测序。宏基因组数据分析常包括如下步骤：序列质控 - 序列组装（也可不经组装，直接比对目标数据库）- 比对检测序列与已知微生物基因数据（统计门、纲、目、科、属、种的分类和丰度）- 比较物种多样性（如采用主成分分析、聚类分析、筛选与样品分组显著相关因子）- 分析基因组分（前噬菌体预测、可转座原件、基因预测）- 功能注释（比对 KEGG、EggNOG、CAZy 等数据库，分析代谢通路、主要化合物活性酶、同源性）- 抗生素耐药组的比对分析等。

（王丽媛）

参考文献

［1］ SENDER R, FUCHS S, MILO R. Are we really vastly outnumbered? Revisiting the ratio of bacterial to host cells in humans [J]. Cell, 2016, 164 (3): 337-340.

［2］ OULAS A, PAVLOUDI C, POLYMENAKOU P, et al. Metagenomics: Tools and insights for analyzing next-generation sequencing data derived from biodiversity studies [J]. Bioinform Biol Insights, 2015 (9): 75-88.

［3］ SANDHU K V, SHERWIN E, SCHELLEKENS H, et al. Feeding the microbiota-gut-brain axis: diet, microbiome, and neuropsychiatry [J]. Transl Res, 2017, 179 (1): 223-244.

［4］ SOCALA K, DOBOSZEWSKA U, SZOPA A, et al. The role of microbiota-gut-brain axis in neuropsychiatric and neurological disorders [J]. Pharmacol Res, 2021, 172 (10): 105840.

［5］ GROCHOWSKA M, WOJNAR M, RADKOWSKI M. The gut microbiota in neuropsychiatric disorders [J]. Acta Neurobiol Exp, 2018 (78): 69-81.

［6］ HILL C J, LYNCH D B, MURPHY K, et al. Evolution of gut microbiota composition from birth to 24 weeks in the INFANTMET Cohort [J]. Microbiome Jan, 2017, 5 (1): 4.

［7］ BACKHED F, ROSWALL J, PENG Y, et al. Dynamics and stabilisation of the human gut microbiome during the first year of life [J]. Cell Host Microbe, 2015, 17 (6): 690-703.

［8］ NAGPAL R, TSUJI H, TAKAHASHI T, et al. Ontogenesis of the gut microbiota composition in healthy, full-term, vaginally born and breast-fed infants over the first 3 years of life: A quantitative bird's-eye view [J]. Front Microbiol, 2017 (8): 1388.

［9］ VALLÈS Y, ARTACHO A, PASCUAL-GARCÍA A, et al. Microbial succession in the gut: Directional trends of taxonomic and functional change in a birth cohort of Spanish infants [J]. PLoS Genet, 2014, 10

(6): 1004406.

［10］ ECKBURG P B, BIK E M, BERNSTEIN C N, et al. Diversity of the human intestinal microbial flora [J]. Science, 2005, 308 (5728): 1635-1638.

［11］ HOLLISTER E B, RIEHLE K, LUNA R A, et al. Structure and function of the healthy pre-adolescent pediatric gut microbiome [J]. Microbiome, 2015 (3): 36.

［12］ FOUHY F, WATKINS C, HILL C J, et al. Microbiome Memory of perinatal factors that affect the gut microbiota four years after birth [J]. Nat Commun, 2019, 10 (1): 1517.

［13］ AGANS R, RIGSBEE L, KENCHE H, et al. Distal gut microbiota of adolescent children is different from that of adults [J]. FEMS Microbiol Ecol, 2011, 77 (2): 404-412.

［14］ FALLONY G, JOOSSENS M, VIEIRA-SILVA S, et al. Population-level analysis of gut microbiome variation [J]. Science, 2016, 352 (6285): 560-564.

［15］ LI J, JIA H, CAI X, et al. An integrated catalog of reference genes in the human gut microbiome [J]. Nat Biotechnol, 2014, 32 (8): 834-841.

［16］ ARUMUGAM M, RAES J, PELLETIER E, et al. Enterotypes of the human gut microbiome [J]. Nature, 2011, 473 (7353): 174-180.

［17］ KUNDU P, BLACHER E, ELINAV E, et al. Our gut microbiome: The evolving inner self [J]. Cell, 2017, 171 (7): 1481-1493.

［18］ CANTAREL B L, LOMBARD V, HENRISSAT B. Complex Carbohydrate utilization by the healthy human microbiome [J]. PLoS ONE, 2012 (7): e28742.

［19］ SONNENBURG E D, SONNENBURG J L. Starving our microbial self: The deleterious consequences of a diet deficient in microbiota-accessible carbohydrates [J]. Cell Metab, 2014, 20 (5): 779-786.

［20］ ELl K A, ARMOUGOM F, GORDON J I, et al. The abundance and variety of carbohydrate-active enzymes in the human gut microbiota [J]. Nat Rev Microbiol, 2013, 11 (7): 497-504.

［21］ MACFARLANE G T, GIBSON G R. Carbohydrate fermentation, energy transduction and gas metabolism in the human large intestine [J]. In Gastrointestinal Microbiology, 1997 (1): 269-318.

［22］ LIN L, ZHANG J. Role of intestinal microbiota and metabolites on gut homeostasis and human diseases [J]. BMC Immunol, 2017, 18 (1): 837.

［23］ ROEDIGER W E. Role of anaerobic bacteria in the metabolic welfare of the colonic mucosa in man [J]. Gut, 1980, 21 (9): 793-798.

［24］ STILLING R M, VAN DE WOUW M, CLARKE G, et al. The neuropharmacology of butyrate: The bread and butter of the microbiota-gut-brain axis? [J]. Neurochem Int, 2016 (99): 110-132.

［25］ BULTMAN S J. Molecular pathways: Gene environment interactions regulating dietary fibre induction of proliferarion and apoptosis via butyrate for cancer prevention [J]. Clin Cancer Res, 2014, 20 (4): 799-803.

［26］ WEI W, SUN W, YU S, et al. Butyrate production from high-fibre diet protects against lymphoma tumor [J]. Leuk Lymphoma, 2016, 57 (10): 2401-2408.

［27］ DONOHOE D R, HOLLEY D, COLLINS L B, et al. A gnotobiotic mouse model demonstrates that dietary fiber protects against colorectal tumorigenesis in a microbiota- and butyrate-dependent manner [J]. Cancer Discov, 2014, 4 (12): 1387-1397.

［28］ DE V F, KOVATCHEVA-DATCHARY P, GONCALVES D, et al. Microbiota-generated metabolites promote metabolic benefits via gut-brain neural circuits [J]. Cell, 2014, 156 (1/2): 84-96.

［29］ BINDELS L B, PORPORATO P E, DEWULF E M, et al. Gut microbiota-derived propionate reduces cancer cell proliferation in the liver [J]. Br J Cancer, 2012, 107 (8): 1337-1344.

［30］ WU W, SUN M, CHEN F, et al. Microbiota metabolite short chain fatty acid acetate promotes intestinal

IgA response to microbiota which is mediated by GPR43 [J]. Mucosal Immunol, 2017, 10 (4): 946-956.

［31］BIESALSKI H K. Nutrition meets the microbiome: Micronutrients and the microbiota [J]. Ann N Y Acad Sci, 2016, 1372 (1): 53-64.

［32］NICHOLSON J K, HOLMES E, KINROSS J, et al. Host-gut microbiota metabolic interactions [J]. Science, 2012, 336 (6086): 1262-1267.

［33］TAYLOR S A, GREEN R M. Bile acids, microbiota and metabolism [J]. Hepatology, 2018, 68 (4): 1229-1231.

［34］WAHLSTROM A, KOVATCHEVA-DATCHARY P, STAHLMAN M, et al. Crosstalk between bile acids and gut microbiota and its impact on farnesoid X receptor signaling [J]. Dig Dis, 2017, 35 (3): 246-250.

［35］PEAN N, DOIGNON I, TORDJMANN T. Gut microbiota and bile acids: An old story revisited (again) [J]. Clin Res Hepatol Gastroenterol, 2014, 38 (2): 129-131.

［36］NIE Y F, HU J, YAN X H. Cross-talk between bile acids and intestinal microbiota in host metabolism and health [J]. J Zhejiang Univ Sci B, 2015, 16 (6): 436-446.

［37］IKEGAMI T, HONDA A. Reciprocal interactions between bile acids and gut microbiota in human liver diseases [J]. Hepatol Res, 2018, 48 (1): 15-27.

［38］TRAUNER M, FICKERT P, TILG H. Bile acids as modulators of gut microbiota linking dietary habits and inflammatory bowel disease: A potentially dangerous liaison [J]. Gastroenterology, 2013, 144 (4): 844-846.

［39］FORSYTHE P, SUDO N, DINAN T, et al. Mood and gut feelings [J]. Brain Behav Immun, 2010, 24 (1): 9-16.

［40］CRYAN J F, KAUPMANN K. Don't worry "B" happy! A role for GABA (B) receptors in anxiety and depression [J]. Trends Pharmacol Sci, 2005, 26 (1): 36-43.

［41］COTTER P D, GAHAN C G, HILL C. A glutamate decarboxylase system protects Listeria monocytogenes in gastric fluid [J]. Mol Microbiol, 2001, 40 (2): 465-475.

［42］YANO J M, YU K, DONALDSON G P, et al. Indigenous bacteria from the gut microbiota regulate host serotonin biosynthesis [J]. Cell, 2015, 161 (2): 264-276.

［43］WIKOFF W R, ANFORA A T, LIU J, et al. Metabolomics analysis reveals large effects of gut microflora on mammalian blood metabolites [J]. Proc Nat, 2009, 106 (10): 3698-3703.

［44］MAWE G M, HOFFMAN J M. Serotonin signalling in the gut-functions, dysfunctions and therapeutic targets [J]. Nat Rev Gastroenterol Hepatol, 2013, 10 (8): 564.

［45］DE V F, GRASSET E, MANNERAS H L, et al. Gut microbiota regulates maturation of the adult enteric nervous system via enteric serotonin networks [J]. Proc Nat, 2018, 115 (25): 6458-6463.

［46］AGUS A, PLANCHAIS J, SOKOL H. Gut microbiota regulation of tryptophan metabolism in health and disease [J]. Cell Host Microbe, 2018, 23 (6): 716-724.

［47］GUTIÉRREZ-VÁZQUEZ C, QUINTANA F J. Regulation of the immune response by the aryl hydrocarbon receptor [J]. Immunity, 2018, 48 (1): 19-33.

［48］ESSER C, RANNUG A. The aryl hydrocarbon receptor in barrier organ physiology, immunology, and toxicology [J]. Pharmacol Rev, 2015, 67 (2): 259-279.

［49］LAMAS B, RICHARD M L, LEDUCQ V, et al. CARD9 impacts colitis by altering gut microbiota metabolism of tryptophan into aryl hydrocarbon receptor ligands [J]. Nat Med, 2016, 22 (6): 598-605.

［50］BANSAL T, ALANIZ R C, WOOD T K, et al. The bacterial signal indole increases epithelial-cell tight-junction resistance and attenuates indicators of inflammation [J]. Proc Nat, 2010, 107 (1): 228-233.

［51］SHIMADA Y, KINOSHITA M, HARADA K, et al. Commensal Bacteria-dependent indole production enhances epithelial barrier function in the colon [J]. PLoS ONE, 2013, 8 (11): e80604.

[52] LAWLEY T D, WALKER A W. Intestinal colonisation resistance [J]. Immunology, 2012 (138): 1-11.

[53] ROLHION N, CHASSAING B. When pathogenic bacteria meet the intestinal microbiota [J]. Philos Trans Soc B Biol Sci, 2016, 371 (1707): 20150504.

[54] FRETER R, BRICKNER H, BOTNEY M, et al. Mechanisms that control bacterial populations in continuous-flow culture models of mouse large intestinal flora [J]. Infect Immun, 1983, 39 (2): 676-685.

[55] WILSON K H, PERINI F. Role of competition for nutrients in suppression of Clostridium difficile by the colonic microflora [J]. Infect Immun, 1988, 56 (10): 2610-2614.

[56] YU Z T, CHEN C, KLING D E, et al. The principal fucosylated oligosaccharides of human milk exhibit prebiotic properties on cultured infant microbiota [J]. Glycobiology, 2013, 23 (2): 169-177.

[57] GANTOIS I, DUCATELLE R, PASMANS F, et al. Butyrate specifically down-regulates Salmonella pathogenicity island 1 gene expression [J]. Appl Environ Microbiol, 2006, 72 (1): 946-949.

[58] LEE S M, DONALDSON G P, MIKULSKI Z, et al. Bacterial colonisation factors control specificity and stability of the gut microbiota [J]. Nature, 2013, 501 (7467): 426-429.

[59] WALSH C J, GUINANE C M, HILL C, et al. In silico identification of bacteriocin gene clusters in the gastrointestinal tract, based on the Human Microbiome Project's reference genome database [J]. BMC Microbiol, 2015 (15): 183.

[60] KOMMINENINENI S, BRETL D J, LAM V, et al. Bacteriocin production augments niche competition by enterococci in the mammalian GI tract [J]. Nature, 2015, 526 (7575): 719-722.

[61] BUFFIE C G, BUCCI V, STEIN R R, et al. Precision microbiome reconstitution restores bile acid mediated resistance to Clostridium difficile [J]. Nature, 2015, 517 (7533): 205-208.

[62] BELKAID Y, HAND T W. Role of the Microbiota in Immunity and Inflammation [J]. Cell, 2014, 157 (1): 121-141.

[63] MACPHERSON A J, SLACK E, GEUKING M B, et al. The mucosal firewalls against commensal intestinal microbes [J]. Semin Im-munopathol, 2009, 31 (2): 145-149.

[64] MACPHERSON A J, GEUKING M B, MCCOY K D. Immunoglobulin A: a bridge between innate and adaptive immunity [J]. Curr Opin Gastroenterol, 2011, 27 (6): 529-533.

[65] BRENCHLEY J M, SCHACKER T W, RUFF L E, et al. CD4[+] T cell depletion during all stages of HIV disease occurs predominantly in the gastrointestinal tract [J]. J Exp Med, 2004, 200 (6): 749-759.

[66] PETERSSON J, SCHREIBER O, VELCICH A, et al. Importance and regulation of the colonic mucus barrier in a mouse model of colitis [J]. Am J Physiol Liver Physiol, 2011, 300 (2): G327-G333.

[67] WLODARSKA M, WILLING B, KEENEY K M, et al. Antibiotic treatment alters the colonic mucus layer and predisposes the host to exacerbated Citrobacter rodentium-induced colitis [J]. Infect Immun, 2011, 79 (4): 1536-1545.

[68] WILLEMSEN L E, KOETSIER M A, VAN D S J, et al. Short chain fatty acids stimulate epithelial mucin 2 expression through differential effects on prostaglandin E1 and E2 production by intestinal myofibroblasts [J]. Gut, 2003, 52 (10): 1442-1447.

[69] 毕玉晶，杨瑞馥. 人体肠道微生物群、营养与健康［J］. 科学通报，2019，64（3）：12.

[70] CHEN K, ZHENG X, FENG M, et al. Gut microbiota-dependent metabolite trimethylamine N-oxide contributes to cardiac dysfunction in western diet-induced obese mice [J]. Frontiers in Physiology, 2017, 8 (1): 1-9.

[71] WAN Y, WANG F, YUAN J, et al. Effects of dietary fat on gut microbiota and faecal metabolites, and their relationship with cardiometabolic risk factors: a 6-month randomised controlled-feeding trial [J]. Gut,

2019, 68 (8): 1417-1429.

[72] CHU D M, ANTONY K M, MA J, et al. The early infant gut microbiome varies in association with a maternal high-fat diet [J]. Genome Medicine, 2016, 8 (1): 1-12.

[73] FRANCESCA D F, NICOLETTAL P, LUCIA V, et al. High-level adherence to a Mediterranean diet beneficially impacts the gut microbiota and associated metabolome [J]. Gut, 2016, 65 (11): 1812-1821.

[74] GHOSH T S, RAMPELLI S, JEFFERY I B, et al. Mediterranean diet intervention alters the gut microbiome in older people reducing frailty and improving health status: the NU-AGE 1-year dietary intervention across five European countries [J]. Gut, 2020 (1): 1-11.

[75] MU C, YANG Y, LUO Z, et al. The Colonic Microbiome and Epithelial Transcriptome Are Altered in Rats Fed a High-Protein Diet Compared with a Normal-Protein Diet [J]. Journal of Nutrition, 2016, 146 (3): 474-483.

[76] ZHU Y, LIN X, ZHAO F, et al. Meat, dairy and plant proteins alter bacterial composition of rat gut bacteria [J]. Scientific Reports, 2015, 5 (1): 16546.

[77] BUTTEIGER D N, HIBBERD A A, MCGRAW N J, et al. Soy Protein Compared with Milk Protein in a Western Diet Increases Gut Microbial Diversity and Reduces Serum Lipids in Golden Syrian Hamsters [J]. Journal of Nutrition, 2016, 146 (4): 697-705.

[78] ŚWIATECKA D, NARBAD A, RIDGWAY K P, et al. The study on the impact of glycated pea proteins on human intestinal bacteria [J]. International Journal of Food Microbiology, 2011, 145 (1): 267-272.

[79] BEAUMONT M, PORTUNE K J, STTEUER N, et al. Quantity and source of dietary protein influence metabolite production by gut microbiota and rectal mucosa gene expression: a randomized, parallel, double-blind trial in overweight humans [J]. Am J Clin Nutr, 2017, 106 (4): 1005-1019.

[80] SEN T, CAWTHON C R, IHDE B T, et al. Diet-driven microbiota dysbiosis is associated with vagal remodeling and obesity [J]. Physiol Behav, 2017 (173): 305-317.

[81] OLSON C A, VUONG H E, YANO J M, et al. The Gut Microbiota Mediates the Anti-Seizure Effects of the Ketogenic Diet [J]. Cell, 2018, 173 (7): 1728-1741.

第三部分

营养素与精准营养

　　营养素是生命的结构物质和代谢物质，是机体健康的保障。机体每个系统都需要持续不断地供给营养素才能维持和工作。例如，钙对骨骼、铁对肌肉以及葡萄糖对大脑都很重要。如果营养素供应不足或过量，机体就会发生各种营养不良，如微量营养素缺乏有关的营养不足，宏量营养素过剩有关的超重、肥胖等。随着生命科学和信息化等技术的高速发展，目前机体营养素不足或过剩状况的评估已逐渐进入精准营养或个性化营养评估阶段，为针对不同个体的特定营养需求进行精准化营养干预奠定了良好的基础。本部分重点介绍包括多组学等技术在内的多种精准营养研究技术在机体宏量及微量营养素检测评估中的应用进展。

第十章　宏量营养素精准营养

宏量营养素（macronutrients）是指人体内含量及需要量相对较多的营养素，包括蛋白质、脂类和碳水化合物。由于这三类营养素可在体内代谢过程中产生能量，供机体生命活动利用，因此又称产能营养素。在传统营养学中，宏量营养素仅被认为是能量和氨基酸的来源，为维持细胞的稳态、代谢过程及蛋白质合成所必需。随着"营养基因组学""营养代谢组学"等学科的发展，将营养与组学技术相结合研究营养对基因、代谢等的影响，越来越多的证据表明，宏量营养素摄入对基因的表达以及相关基因多态性都有重要的影响。

第一节
宏量营养素摄入对基因表达的影响

宏量营养素并非只为机体提供能量，其不同的摄入量还可影响机体的基因表达。目前研究显示，糖类通过激活碳水化合物响应元件结合蛋白（carbohydrate-responsive element binding protein，ChREBP）、脂肪通过激活过氧化物酶体增殖物激活受体（peroxisome proliferator-activated receptors，PPAR）以及氨基酸和蛋白质通过激活 GCN2（general control nonderepressible 2）/转录因子 4（activating transcription factor 4，ATF4）和 mTORC1 等途径影响不同基因的转录活性，从而调节宏量营养素的代谢稳态[1, 2]。

一、碳水化合物摄入通过 ChREBP 对基因表达的调节

葡萄糖是主要的供能营养素，也是细胞中许多代谢物的合成底物，尽管摄入量有差别，但机体有保持血中葡萄糖稳定的机制。传统上认为，激素调节如胰岛素和胰高血糖素对调节血糖水平的平稳和葡萄糖的利用起主要作用，但近年研究发现，仅仅这些激素的作用是不够的，还有一些关键酶的转录调控也起重要作用。高碳水化合物饮食可以诱导糖酵解及脂肪生成的关键酶的转录，包括用于糖酵解的葡萄糖激酶（GK）和丙酮酸激酶，用于脂肪生成的 ATP 柠檬酸裂解酶、乙酰辅酶 A 羧化酶（ACC）、脂肪酸合成酶（FAS）及硬脂酰辅酶 A 去饱和酶 1（SCD1），用于戊糖途径的葡萄糖 6-磷酸脱氢酶，这些酶的作用是促进糖转化为甘油三酯（TG）并在体内储存。而碳水化合物激活这些酶基因的转录是通过 ChREBP 介导完成的。ChREBP 是一种螺旋-环-螺旋亮氨酸拉链转录因子，由定位于染色体 7q11.23 区域的一个基因编码。在参与葡萄糖和果糖的反应时，该蛋白与其伴侣 MLX 形成异二聚体，结合含有碳水化合物反应元件（ChoRE）序列的靶基因并激活其转录，在糖诱导的脂肪生成和葡萄糖整体稳态中起关键作用[3]。

ChREBP 位于线粒体的外膜，因此被该因子激活的转录发生在其转入细胞核的首要位置。ChREBP 调控的目标基因在启动子区域都有 ChoRE 元件，该元件由串联的 E-box 组成，中间有 5 个核苷酸间隔。两个 ChREBP MLX 异二聚体连接两个 E-box 即形成活性转录复合物。目前发现 ChREBP 有 2 个异构体，ChREBP-α 和 ChREBP-β。这两个异构体的差异在 N 端，ChREBP-α N 端包含两个核输出信号（NES1、NES2），此外还一个核定位信号（NLS），更重要的是，这个 N- 末端含有高度保守的葡萄糖识别模块（GSM），由低血糖抑制域（LID）和保守的葡萄糖反应激活元件（GRACE）组成。GRACE 结构域参与 ChREBP 靶基因的反向激活，在低葡萄糖条件下被 LID 高度抑制。这种抑制可由铰链机制解释，其中分子内的相互作用阻止了其与 DNA 的结合。ChREBP-β N 端比 ChREBP-α 缺少了 177 个氨基酸，因此缺少了 NES、NLS 和 LID 结构域，仅含有 GRACE 元件。由于缺少 LID 抑制结构域，ChREBP-β 比 ChREBP-α 表现出更强的转录活性。因此，ChREBP-α 在低葡萄糖浓度下其活性被抑制，而 ChREBP-β 在低葡萄糖浓度下保持活性。最近的证据表明，ChREBP-β 还可抑制 ChREBP-α 的转录，建立葡萄糖信号控制的负反馈环。ChREBP 在脂肪生成组织如肝脏和脂肪组织等的含量比较丰富，在胰腺、肾脏、骨骼肌和小肠中也有表达。ChREBP 在维持健康方面的作用及其与代谢疾病的联系一直是一个重要的议题。一般来说，ChREBP 促进脂质合成，可能导致肥胖或肝脂肪变性。然而，ChREBP 通过将过量葡萄糖转化为脂肪酸并调节脂质组成，在胰岛素敏感性方面起重要作用。因此，ChREBP 在过量饮食的生理适应中至关重要[4-6]。

在肝脏中，ChREBP 与 SREBP-1c（由胰岛素激活）协同作用，控制葡萄糖和脂质代谢。具有 SREBP-1c 活性的 ChREBP 敲除小鼠显示出正常的脂肪生成但糖酵解酶表达降低。相反，ChREBP 活性正常的 SREBP-1c 敲除小鼠，表现为糖酵解正常，脂肪生成酶表达降低[7]。因此，在胰岛素和碳水化合物存在的情况下，可实现脂肪酸合成的最大化。在健康和疾病方面，ChREBP 的作用是矛盾的。一方面，在肥胖和胰岛素抵抗小鼠，ChREBP 可能参与了脂肪生成和脂肪肝发病，因为敲除 ChREBP 可逆转这些小鼠的肝脂肪变性。另一方面，ChREBP 诱导了微粒体甘油三酯转移蛋白（MTTP）的表达，该蛋白对形成极低密度脂蛋白（VLDL）是必需的，VLDL 对脂肪从肝脏转移到其他组织起作用[8]。此外，ChREBP 敲除小鼠的胰岛素敏感性被破坏，ChREBP 促进肝脏胰岛素增敏的机制之一可能是通过表达硬脂酰辅酶 A 去饱和酶 -1 基因（Scd-1），SCD-1 将饱和脂肪酸转化为单不饱和脂肪酸（MUFA），避免了饱和脂肪酸对胰岛素信号中 Akt 磷酸化的抑制作用。这一点已通过脂质学研究得到证实，该研究显示肝脏脂肪变性中不饱和脂肪酸增加，同时，ChREBP 的表达也增加[9]。另一种可能的机制是 ChREBP 介导了肝细胞 FGF21 的表达。该因子在肥胖时增加，可提高糖耐量并降低高甘油三酯血症。研究发现，碳水化合物也通过 ChREBP 增加 FGF21 的表达，作为对热量摄入增加的适应。FGF21 是如今已知的协调不同营养应激反应的关键信号，如禁食、生酮饮食、氨基酸缺乏和碳水化合物摄入。最近研究显示 FGF21 的作用之一是其对中枢神经系统的影响，可减少对糖和酒精的偏好。这可能是对肥胖状态的另一种适应性反应[10]。

在脂肪组织中，ChREBP 大量表达并促进脂肪新生，而且脂肪组织特异性 ChREBP 敲除小鼠与广泛的胰岛素抵抗有关。这种情况可以通过抑制脂肪细胞中 GLUT4 向膜的移位以及这些敲除小鼠的羟基硬脂酸棕榈酸酯（PAHSA）水平的降低来解释。PAHSA 是一种脂肪酸衍生物，可促进胰岛素分泌、脂肪细胞中胰岛素依赖性葡萄糖摄取并减少炎症，使其成为 2 型糖尿病（T2DM）的一种有前景的治疗思路[11]。肥胖者白色脂肪组织（WAT）中 ChREBP-β 表达较少，新生脂肪生成较少，而胰岛素抵抗倾向更大。在棕色脂肪组织（BAT），ChREBP-β 被冷激活以促进脂肪生成，增加热量生成。因此，ChREBP 参与了 WAT 和 BAT 的主要功能[12, 13]。

在胰腺中，葡萄糖通过 ChREBP 促进胰腺 β 细胞的增殖，诱导细胞周期蛋白的表达。然而，在慢性高血糖的情况下，ChREBP-β 通过激活 FAS 和硫氧还蛋白相互作用蛋白（TXNIP）的氧化还原失衡诱导脂肪生成，导致氧化应激增加，胰岛素的转录和分泌减少，胰腺 β 细胞凋亡，这是证明糖脂毒性的典型反应[14]。

上述证据表明，饮食过量会导致主要组织中葡萄糖代谢的失调，部分是由 ChREBP 起作用。在胰腺和肝脏中，ChREBP-β 的过度表达导致葡萄糖转入和脂质合成的过度激活，导致肝脏脂肪变性和胰腺 β 细胞凋亡。相反，在脂肪组织（通过 ChREBP-β 亚型的表达减少）中，葡萄糖摄取减少，从而限制了这些组织对胰岛素增敏的贡献。毫无疑问，ChREBP 在代谢调节中具有多效性作用，这反过来意味着其作为 T2DM 或脂肪肝等疾病的治疗靶点的研究可能会产生不利影响。即便如此，对 ChREBP 的进一步研究可能有助于阐明其所有功能，并发现该因子的调节或其信号传导效应如何提供健康益处。

二、脂肪摄入通过 PPAR 对基因表达的调节

脂肪在生物体中的作用是多年来一直受关注的研究主题。对脂质代谢调控机制的研究发现，饱和脂肪与不饱和脂肪摄入不平衡，甚至多不饱和脂肪类型摄入不平衡，通常与不同的疾病有关，包括心血管疾病和代谢性疾病，如糖尿病，甚至多种癌症[15]。早期，研究者认为脂肪酸调节这些过程仅基于其结构功能，通过改变膜的脂质成分影响信号转导及其对能量的贡献。然而，在 20 世纪末，研究者发现了脂肪酸的新功能——直接诱导的基因调控。这一发现是从脂肪酸可以与疏水性激素有类似的作用，结合并激活核受体的证据中推断出来的。而核受体是调节多种基因表达的转录因子。

与脂肪应答的核受体家族，包括 PPAR、肝 X 受体（LXR）、肝细胞核因子 4α（HNF4α）和类视黄醇 X 受体（RXR）。其中对 PPAR 的研究最为深入，其包括三种亚型：PPARα、PPARβ 和 PPARγ，它们都可都被脂肪酸激活，并且优先被长链多不饱和脂肪酸（PUFA）激活，也可被一些脂肪酸衍生物如花生酸以及酰基辅酶 A 激活。每种亚型的 PPAR 都有组织依赖性的表达和功能，在调节脂质代谢中相互补充，以确保体内平衡[2]。

PPAR 的天然配体是脂肪酸及其衍生物，这些配体来源于膳食、脂肪从头合成或复杂的脂肪分解。不饱和脂肪酸是 PPAR 的配体，而 PUFAs 更为优先。

PPAR 以与 RXR 形成异二聚体的形式作为转录因子发挥作用。异二聚体与基因组启动子区的 PPAR 反应元件（PPRE）结合，该元件由一个核苷酸分隔的 "AGGTCA" 重复序列组成，由于其特殊的空间构型被称为 DR1。三种 PPAR 可分别与各自表达的细胞类型中不同靶基因的典型 DR1 结合。一般来说，大多数 PPAR 应答基因都可以被这三种亚型激活，而 DR1 的 5' 端侧翼区域可能有对各亚型结合的特异性 PPAR 核受体，被其配体激活是由构象变化引起的，激活后促进靶基因的转录。当没有脂质与 PPAR 结合的情况下，异二聚体 PPAR/RXR 通过与 RXR 配体（9- 顺式视黄酸或脂肪酸）结合获得活性构象，这种激活弱于 PPAR 配体结合所引发的构象[16]。

（一）PPAR 的代谢作用机制

PPARα 对脂肪酸的氧化至关重要，主要在肝脏组织中表达，其次在心脏、肾脏和棕色脂肪组织中发挥作用。在肝脏中，在有营养物质可利用的情况及进食后，其作用受到抑制。为了在禁食期间保持能量稳态，PPARα 诱导肝脏中与脂肪酸进入线粒体以及与 β- 氧化（脂蛋白脂酶、肉碱棕榈酰转移酶、酰基辅酶 A 氧化酶和脱氢酶）和生成葡萄糖或酮体（羟甲基戊二酰辅酶 A 合酶）的多种酶的表达[17]。此外，PPARα 诱导肝成纤维细胞生长因子 21（FGF21）的分泌，FGF21 在脂肪组织中起作用，改善胰岛素敏感性并改善全身葡萄糖代谢，还促进其他器官中的脂肪酸氧化和棕色脂肪组织中的产热。此外，该受体通过促进低密度脂蛋白（LDL）和极低密度脂蛋白质（VLDL）的降低和高密度脂蛋白的增加来调节载脂蛋白的表达。因此，该受体的激动剂 fibrates 可用于降低血液中的甘油三酯，从而提高胰岛素敏感性。而在 PPARα 敲除小鼠中出现相反的效果，表现为低血糖、低酮血症和高甘油三酯血症。有趣的是，一些研究表明，PPARα 仅由饮食中新加入的脂肪酸或新合成的脂肪酸（称为 "新脂肪"）激活，而 "旧脂肪" 即脂肪细胞甘油三酯中的脂肪酸不能将其激活[18]。

PPARγ 有两种亚型：PPARγ1 和 PPARγ2。PPARγ1 仅在脂肪组织中表达，而 PPARγ2 在其他部位，尤其是巨噬细胞中有表达。PPARγ1 是脂肪组织形成和维持的关键因素，因此在 PPARγ 敲除小鼠中，成纤维细胞向脂肪细胞的分化被阻止。此外，脂肪组织特异性 PPARγ 敲除的小鼠和人类负显性 PPARγ 突变都与脂肪营养不良和胰岛素抵抗有关。因此，PPARγ 的主要功能是激活脂肪生成和胰岛素敏感性。PPARγ 促进胰岛素增敏的机制之一是酶和转运蛋白的转录，这些酶和转运因子包括 CD36、FATP 和 SREBP，促进脂肪组织中的脂肪生成和脂质储存，从而减少循环中的脂肪酸和甘油三酯。除了脂质的再分布，PPARγ 还抑制肿瘤坏死因子 α（TNF-α）和抵抗素的合成，这两者都与炎症和胰岛素抵抗有关，此外，PPARγ 诱导有利于脂肪酸氧化的脂联素合成。另外，有证据表明，PPARγ 通过激活钙结合蛋白（CABP）和 GLUT4 转运蛋白促进葡萄糖摄取，在胰腺和骨骼肌中具有直接抗糖尿病作用。在棕色脂肪组织中，PPARγ 的辅激活因子 PGC-1α 促进线粒体生物活性[19]。

PPARβ 在体内广泛分布，在肝脏中最多。其代谢作用与 PPARγ 相反，与 PPARα 类似，PPARβ 也促进脂肪酸的氧化。PPARα 主要在禁食状态时发挥重要作用，而 PPARβ 在运动时发挥重要作用。因为 PPARα 在骨骼肌中表达较低，PPARβ 在骨骼肌中促进脂肪酸的氧化，并促进 I 型氧化性肌纤维转化及通过 GLUT4 增加葡萄糖的摄取[20]。同样，在心肌中，PPARβ 促进氧化代谢和线粒体合成，改善心脏功能。在胰腺中，PPARβ 也有助于氧化代谢和胰岛素分泌。PPARβ 通过降低 SREBP-1c 的稳定性抑制肝脏中的脂肪生成，并有利于脂肪组织中脂肪酸的氧化。在棕色脂肪组织，通过解偶联蛋白（UCP-1）促进产热。过表达 PPARβ 的小鼠表现出对肥胖的抵抗和马拉松运动员表型，而 PPARβ 敲除的小鼠则表现出超重倾向。因此，PPARβ 在治疗肥胖、T2DM 和心血管疾病方面具有潜力[21]。

总之，三种 PPAR 通过激活脂肪酸的氧化或将其作为甘油三酯储存在脂肪组织中以防止脂肪酸引起的脂肪毒性。脂肪酸也通过 PPAR 对其代谢进行控制。

（二）PPAR 抗炎机制

PPAR 抗炎机制是通过抑制转录因子 NF-κB 作用，阻止其与应答基因启动子的结合。PPARα 与 NF-κB、CBP 或 c-Jun 结合均可抑制炎症性白介素 -6（*IL-6*）基因的转录[22]。PPAR 还通过调节活性氧（ROS、NOS）发挥抗炎作用。一些抗氧化酶如超氧化物歧化酶和过氧化氢酶表达的增加均与 PPAR 的作用相关，因为其基因启动子具有 PPRE 特征。PPARγ 已被证明通过抑制蛋白复合物如诱导型一氧化氮合酶（iNOS）的稳定来抑制炎症基因表达[23]。PPAR 抑制诱导的抗炎作用与糖皮质激素相似，这意味着有可能开发用于治疗炎症依赖性疾病或基于饮食的免疫系统调节新药。例如，棕榈酰乙醇酰胺即是一种通过 PPARα 作用减轻疼痛和炎症的天然化合物。PPAR 还有促炎作用，如 PPARγ 通过诱导 COX-2 的表达发挥促炎作用，这可能与前列腺素的底物 PUFAs 促进其加工酶 COX-2 的表达有关；此外，PPARβ 也可以上调 COX-2 的表达和 PGE2 的产生，随后增加促炎细胞因子的分泌，以及 AKT 信号传导，从而导致癌细胞可利用的促炎和促生存环境[24]。在内毒素血症环境中，PPARα 也可以刺激引发促炎反应，通过 LDL 氧化激活内皮细胞产生单核细胞趋化蛋白 -1（MCP-1）或增加 TNF 水平。因此，PPAR 对炎性反应的作用须进一步研究。

三、蛋白质摄入通过 GCN2 和 mTORC1 对基因表达的影响

蛋白质对生命至关重要，主要是从中获取必需氨基酸（EAA）以维持蛋白质代谢并支持几乎所有的生命过程。蛋白质代谢是蛋白质合成和降解的净结果，确保了蛋白质功能的维持。当蛋白质代谢不平衡时，将发生对转录组和代谢组的影响：蛋白质分解增加、合成减少或蛋白质摄入增加时导致氨基酸库增加，而合成增加、分解减少或蛋白质摄入量减少时导致氨基酸库减少。氨基酸稳态的维持取决于细胞感知氨基酸可用性的能力。

人类的蛋白质基本上来源动物和植物，这些蛋白质的数量和组成不同，其质量取决于 EAA 的含量。健康均衡的饮食必须满足对氨基酸的需求，并应包括来自不同来源和一定比例的蛋白质。循环中的氨基酸水平取决于体内蛋白质的合成和分解[25]。

（一）氨基酸反应：GCN2/ATF4 通路感知低氨基酸水平

氨基酸反应（AAR）是应对氨基酸缺乏的典型途径。EAA 水平低于细胞阈值会导致相应 tRNA 的脱乙酰化。这些不带电的 tRNA 能够结合并激活 GCN2 激酶，并启动 AAR 信号转导级联。GCN2 被认为是氨基酸的直接传感器。当被激活后，GCN2 磷酸化真核启动因子 2α（eIF2α），导致整合应激反应（ISR）的激活，以维持细胞稳态。ISR 通过降低 eIF2B 活性来减缓或延缓 mRNA 翻译的起始步骤，从而减少一般的蛋白质合成。但同时会激活转录因子 4（ATF4）mRNA 的翻译增加，ATF4 直接或间接触发特定靶基因的转录，以适应饮食压力[26, 27]。

GCN2/eIF2α/ATF4 是响应氨基酸饥饿的主要信号通路，有研究显示，GCN2 缺乏时上游的 ATF4 会进行代偿，以维持长期蛋白质限制饮食中 FGF21 的表达增加[28]。

（二）氨基酸缺乏膳食对代谢的影响

除了蛋白质稳态外，膳食中氨基酸的含量对脂质代谢、健康和寿命有直接影响。亮氨酸缺乏的小鼠通过对肝脏、WAT 和 BAT 的转录效应，表现出能量摄入减少、能量消耗（EE）增加和脂质储存的动员。这些动物脂肪组织的交感神经活性增加，诱导脂肪酸氧化基因的表达增加，导致 WAT 中脂肪生成基因和 FASN 活性降低，而 BAT 中解偶联蛋白 1（UCP1）和 2 型脱碘酶（Dio2）过度表达[29]。缺乏亮氨酸的饮食会导致肝脏中与脂肪酸和 TG 合成相关的基因表达减少，但与脂肪酸转运或氧化相关的基因表达不会减少，有研究提出，肝脏和 WAT 中 SREBP-1c 表达的减少是亮氨酸缺乏饮食导致脂肪生成基因表达减少的主要机制。所有这些效应会导致体重减轻、脂肪质量减少和胰岛素敏感性提高。

同样，蛋氨酸缺乏膳食（MR）也有相似的对脂肪代谢、胰岛素敏感性及线粒体解偶联效应。MR 膳食给予的大鼠和小鼠会出现贪食、EE 增加、胰岛素敏感性改善及脂肪沉积、肝脏 TG 和血脂减少。当给予小鼠 MR 膳食后，其 WAT 中 FAO 相关基因的表达升高，FASN 和 SCD1 基因的上调，而肝脏中脂肪生成相关基因下调[30, 31]。

应对氨基酸缺乏饮食的代谢反应与 FGF21 有关。FGF21 是成纤维细胞生长因子（FGF）家族的成员，主要由肝脏产生，在 WAT、BAT、骨骼肌和胰腺 β 细胞也有表达。其表达由 ATF4 等转录因子调节，因此 GCN2/eIF2α/ATF4 可能是低蛋白饮食（LPD）或缺乏亮氨酸饮食诱导 FGF21 表达的主要途径。

MR 饮食的动物可抵抗饮食诱导的肥胖，改善葡萄糖稳态、增加肝脏脂肪酸活化和氧化、WAT 中脂肪分解、BAT 中 UCP1 表达和血中 FGF21 水平。部分研究显示，MR 饮食可诱导 FGF21，FGF21 是 MR 饮食对 EE、WAT 重塑和胰岛素敏感性的代谢影响的关键因素。有研究显示，MR 饮食中 FGF21 的过度表达与 GCN2 信号无关。一些研究者提出，半胱氨酸是 MR 饮食代谢效应的关键因素，补充半胱氨酸可减弱 MR 饮食的代谢反应[32]。

　　并非只有 EAA 缺乏饮食才具有对代谢影响的效应，低蛋白饮食（LPD）也表现出与亮氨酸或蛋氨酸缺乏类似的代谢表型。LPD 会导致体重下降，并增加食物摄入量和 EE，增加血中 FGF21 水平，诱导肥胖大鼠 BAT 中产热标志物产生。给予特异性敲除肝 FGF21 小鼠低蛋白饮食，其对脂肪代谢、膳食摄入及 EE 的作用会发生钝化，表明 FGF21 在 LPD 代谢反应中起重要作用[33]。

（三）哺乳动物雷帕霉素（mTOR）信号通路感知氨基酸的可用性

　　mTOR 是一种广泛表达的丝氨酸 / 苏氨酸激酶。人类的 mTOR 是多蛋白复合物 TORC1 和 TORC2 的核心蛋白。其中 TORC1 是整合营养信号、细胞能量状态及其应激水平的复合物。TORC1 被生长因子激活，但也可在有足够的能量、氧气和氨基酸时激活；在压力或禁食期间，由于缺乏资源阻止合成代谢途径的启动时 mTOR 即被抑制[34]。

　　大多数情况下，氨基酸通过 RAG GTPase 复合物激活 TORC1，这种 RAG 复合物位于溶酶体的膜中，氨基酸的存在触发 RAG 蛋白转化为 GTP 结合状态，通过与 TORC1 复合物 RAPTOR 亚基的相互作用将 TORC1 募集到溶酶体中。除了与 RAG 的相互作用外，TORC1 还需要通过 mTOR 的催化结构与溶酶体中 RHEB 蛋白相互作用，因为删除 RHEB 会阻断依赖氨基酸的 TORC1 活化，因此，氨基酸是激活 TORC1 的必要条件。

　　TORC1 复合物通过促进蛋白质和脂质合成、细胞周期和合成代谢途径以及阻断分解代谢和自噬来控制细胞生长。

　　TORC1 磷酸化 p70S6 激酶 1（S6K1）和真核翻译起始因子 4E（eIF4E）结合蛋白（4EBP）。S6K1 是一种丝氨酸 / 苏氨酸蛋白激酶，当激活时，磷酸化与 mRNA 翻译起始步骤相关的几种蛋白。4EBP 被 TORC1 磷酸化，导致其与 eIF4E 分离。而 4EBP 去磷酸化时，通过与 eIF4E 结合，阻止 eIF4F 复合物的组装来阻断蛋白质翻译。

　　TORC1 通过激活 SREBP1 促进脂肪从头合成。TORC1 有两种不同的机制激活 SREBP。第一种依赖于 S6K1 活性促进 SREBP1 活化。第二种涉及 TORC1 对 LIPIN1 的磷酸化。当去磷酸化时，LIPIN1 是活性的，并抑制 SREBP 转录活性。一旦被 TORC1 磷酸化，LIPIN1 不能进入细胞核，则 SREBP 活化。这两种机制都增加了参与胆固醇和脂质生物合成的酶的基因表达[35]。

　　在葡萄糖代谢方面，TORC1 通过诱导其翻译增加 HIF1a 蛋白水平。HIF1a 促进糖酵解酶的基因表达和葡萄糖摄取。糖酵解的诱导和 TORC1 信号下游氧化磷酸化的减少有助于将营养素作为生物合成前体而不是能量供应。另外，TORC1 对 SREBP 的激活也促进了磷酸戊糖途径氧化酶的基因表达，从而将生成的 NADPH 用于生物合成[36]。

　　综上总结了宏量营养素诱导基因表达的分子机制，可使营养信号与代谢稳态进行整合。如果上述信号途径失调，会引发代谢紊乱（如肥胖和 2 型糖尿病）的发生和进展，这也展现了代谢稳态的复杂调控机制网络。

第二节

宏量营养素与脂类调控基因的相互作用

心脑血管疾病是全球主要的疾病负担，其中血脂异常是重要的影响因素。血脂异常是指血中高密度脂蛋白（HDL-C）浓度降低，低密度脂蛋白（LDL-C）和甘油三酯（TG）升高，由营养失衡导致。研究显示，脂类相关基因的单核苷酸多态性（SNPs）对膳食宏量营养素引起的血脂改变有影响，其中研究比较多的是胆固醇酯转移蛋白基因（*CETP*）、脂蛋白脂肪酶基因（*LPL*）和载脂蛋白 E 基因（*ApoE*）。

一、膳食宏量营养素与 *CETP* 基因 SNPs 相互作用

胆固醇酯转移蛋白（CETP）是一种血浆糖蛋白，由肝脏分泌，其作用是在 HDL-C 和 VLDL、LDL 的载脂蛋白 B 之间运输胆固醇酯和 TG，将 HDL-C 中的胆固醇酯转运到非 HDL-C 当中，同时将后者中的 TG 逆转运到 HDL-C 之中，从而改变血浆中 HDL-C 的浓度和 HDL-C 的颗粒大小。因此，CETP 可以降低血液中 HDL-C 的水平。

人类 *CETP* 基因的具体位置在第 16 号染色体（16q12-21）上，基因由 16 个外显子以及 15 个内含子组成，总长 25kb 左右。*CETP* 基因在多个位点上存在多态性，是普遍存在于人群中的遗传变异。近年来对这些多态性的研究主要集中在 Taq IB、I405V 和 -629C/A 等几个多态位点上[37]。

（一）Taq IB（rs708272 G>A）

Taq IB 多态位点是 *CETP* 基因变异频率较高的位点之一，其研究也最广泛。该多态位点位于内含子 1 中第 277 位核苷酸，由于 G 变为 A，导致 Taq IB 酶切识别位点消失，其 B2 等位基因（无酶切位点）的频率在亚洲人群的分布为 0.45，在白种人为 0.42，美国非洲裔人群仅为 0.26。等位基因 G 又被称为 B1，等位基因 A 又被称为 B2。

伊朗一项涉及 129 名无血脂异常的 2 型糖尿病（T2DM）患者的横断面研究中，"B1B1" 及 "B2B2" 基因型的患者，与低脂肪摄入者（<34.9% 总能量）相比，高脂肪摄入者（>34.9% 总能量）的 HDL 更高，且在 "B1B1" 基因型患者中显著性更高，但在 "B1B2" 基因型患者中未观察到此相互作用[38]。美国一项 603 名 T2DM 男性（其中 96% 为白人）的前瞻性队列研究显示，高总脂肪（>33.5% 总能量摄入量）、动物脂肪（>19.9% 总能量摄入量）、SFA（>11.47% 总能量摄入）和 MUFA（>12.75% 总能量摄取）的 "B1B1" 基因型患者与 "B2B2" 基因型患者相比，其血液中 HDL 更低[39]。上述两项研究的差异可能在于研究的脂肪类型不同，伊朗的研究只考虑了总脂肪，而美国的研究考虑了不同脂肪类型。此外，伊朗的研究受试者例数偏少，129 例无血脂异常者中只有 8 例是 "B1B1" 型，而美国的 603 例患者中 192 例是 "B1B1" 型。一项纳入 2 858 名中国人、761 名马来人和

588 名亚裔印度参与者的横断面研究显示，与"B1B1"和"B1B2"基因型的参与者相比，"B2B2"型参与者在饮食胆固醇摄入量增加时，HDL 的增加明显更高，但这种相互作用仅在亚裔印度人中显著[40]。

对 56 名健康中国人进行的一项为期 6 天的饮食干预研究结果表明，携带"B2"等位基因者的 HDL 浓度较高，但在"B1B1"基因型个体中未观察到此相互作用[41]。一项对 405 名健康荷兰参与者使用 SFA、反式脂肪、饮食胆固醇和咖啡豆醇的 26 种饮食干预研究的荟萃分析结果显示，与"B1B1"基因型相比，SFA 可使"B2B2"基因型参与者的 HDL 增加更多，且携带"B1"等位基因者，膳食胆固醇引起的 LDL 增加量与"B2B2"基因型者相比要少[42]。一项对 95 名伊朗 T2DM 患者和 73 名健康对照者进行的随机三盲交叉试验中，使用三种食用油：芝麻油、菜籽油和芝麻 + 菜籽油，结果表明，在 T2DM 组中"B1B1"基因型患者食用芝麻油和芝麻 + 菜籽油后，血脂比率（TC∶HDL、LDL∶HDL 及 TG∶HDL）显著降低，但携带"B2"等位基因者中未观察到此作用。在对患有轻度高胆固醇血症的西班牙青春期前儿童进行的交叉干预中，分别给予脱脂牛乳和富含初榨橄榄油的脱脂牛乳，干预周期为 6 周。与携带"B2"等位基因的受试者相比，食用富含橄榄油脱脂牛乳可使血脂 HDL 的增加更大，LDL∶HDL 比率降低[43]。

综上，Taq IB 的"B1"等位基因被认为与较高的 CETP 活性相关，导致血清低 HDL 和高 TG，并被认为是血脂异常的危险因素。许多研究支持这一观点，因为"B1B1"基因型参与者的 HDL 更低。尽管如此，携带此种基因型者可以通过食用芝麻油、菜籽油、橄榄油等来增加高密度脂蛋白水平，并改变其遗传风险，有必要对不同种族进行更大规模的研究，以根据种族和遗传特性制定营养建议。

（二）I405V（rs5882 G>A）

I405V（rs5882）是一种错义突变，其外显子 14 上的 A 突变为 G，导致 CETP 蛋白一级结构上在密码子 405 位的异亮氨酸突变成缬氨酸。等位基因 G 又被称为 I，而等位基因 A 又被称为 V。V 等位基因的频率全球约为 34%，非洲人为 58%，亚洲人为 48%，欧洲白种人为 32%。

研究显示，I405V 位点多态性与膳食因素对血脂的影响有显著性相互作用。对美国 101 名不同种族个体进行的横断面分析表明，携带 V 等位基因的参与者中，较高 MUFA 摄入量（>31g/d）与 TG 较低相关，但在"II"基因型的个体中没有发现显著性交互作用[44]。一项对 4 700 名伊朗参与者长达 3.6 年的纵向研究报告显示，MUFA 摄入量越高，携带"V"等位基因的参与者 TG 水平越高，但在"II"基因型参与者中未观察到这种相互作用。该研究还观察到在携带"V"等位基因的人群中，总脂肪摄入量的增加与 TG 水平的增加相关，但在携带"II"基因型的人群中这种相互作用并不显著。此外，在"V"等位基因携带者中，碳水化合物摄入量的增加与 TG 水平的降低有关，但在"II"基因型个体中，这种相互作用并不明显[45]。伊朗一项纳入 441 名代谢综合征患者和 844 名健康对照者的巢式病例对照研究显示，与"II"基因型相比，在"V"等位基因携带者中，低 MUFA 摄入量（<8.4% 总能

量）有使低 HDL 风险降低的作用，而高 MUFA 摄入量（占总能量的 9.6% ~ 11%）有使低 HDL 风险增加的作用[46]。这些研究结果表明，SNP rs5882（I405V）可能改变宏量营养素摄入和血脂之间的联系。伊朗受试者的研究显示，携带"V"等位基因者摄入较高的 MUFA 和总脂肪似乎是不利的，因为这会导致 TG 水平升高和低 HDL 风险增高，而碳水化合物摄入似乎有助于降低这些"V"等位基因者的 TG 水平。美国人群的研究表明，MUFA 对携带"V"等位基因的个体有益。由于这项研究是在不同种族的参与者中进行的，因此很难将种族作为 MUFA 反应不同的原因。但是，这项研究是在超重和肥胖者中开展，这可能会影响结果，因为众所周知，肥胖会改变饮食和基因型对脂肪的相互作用。

一项纳入 553 名因纽特人的横断面研究中观察到，与携带"V"等位基因者相比，携带"I"等位基因者的红细胞（RBC）中较高水平的 ω-3 多不饱和脂肪酸（n-3 PUFA）与较高 HDL 相关，且与总胆固醇（TC）呈负相关，其高 TC 水平与摄入高总脂肪相关。该研究表明，n-3 PUFA 的摄入对携带"I"等位基因的因纽特人有益，但较高的总脂肪摄入对这些人是不利的[47]。

加拿大同卵双胎（12 对）干预研究显示，每天给予超过需要量 1 000kcal 能量，持续 100 天，与"VV"基因型个体相比，"II"基因型组的 HDL、HDL2 和 HDL3 显著降低。SNP rs5882 的"II"基因型被认为可影响 CETP 蛋白介导胆固醇酯交换 TG 的能力，导致 TG 浓度增加，"VV"基因型与血浆 CETP 水平降低和 HDL 增加有关。总之，SNP rs5882 可能会改变饮食对脂类的反应，但需要进一步研究来解释某些研究结果的差异[48]。

（三）C-629A（SNP rs1800775 C>A）

SNP rs1800775 位于 CETP 启动子区域，该位点由 C 变异为 A，影响 CETP 启动子转录活性，因为核转录因子 Sp1/Sp1 可与 629A 特异性结合，抑制启动子转录活性。该基因多态性在多个种族均有报道，亚洲 A 等位基因的频率 0.50，略高于欧洲白种人的 0.48。

一项由爱尔兰和法国 568 名心肌梗死患者及 668 名健康对照者组成的病例对照研究表明，携带主要等位基因（A）的个体，包括健康对照者和未接受降脂药物治疗的患者，饮酒与高 HDL 相关，而在"CC"基因型个体，酒精摄入量与 HDL 之间没有关联[49]。此外，SNP rs1800775（C-629A）的"A"等位基因与 SNP TaqIB 的"B2"等位基因存在高度连锁不平衡，研究者认为这种关联是"B2"等位基因保护效应的原因，然而，虽然此 SNP 被报道与血脂相关，但其与膳食的相互作用尚未得到广泛研究，需要开展研究证实膳食因素如何影响该 SNP 位点而引起血脂的改变。

二、膳食宏量营养素与 *ApoE* 基因 SNPs 相互作用

载脂蛋白 E（ApoE）在胆固醇和含 TAG 颗粒的运输和代谢中起着关键作用，其作为一种受体结合配体，介导饮食源性乳糜微粒、肝源性极低密度脂蛋白（VLDL）及其残余物从循环中清除。人类 *ApoE* 基因位于 19 号染色体，该基因有 3 个内含子和 4 个外显子。在第

四外显子的同一个基因位置上有 E2、E3 和 E4 这三种等位基因，并可以表达 6 种基因型，分别为 E2/E2、E3/E3、E4/E4、E2/E3、E2/E4 和 E3/E4。这 6 种基因型在人群种分布的比例相差很大，其中 E3/E3 约占 60%，而 E2/E2、E2/E4、E4/E4 加起来不超过 10%。E2、E3 和 E4 分别编码三种 ApoE 蛋白，其主要差异是其 112 位点和 158 位点上氨基酸的不同，其中 E3 为 112-Cys-158-Arg，被认为是野生型，E2 为 112-Cys-158-Cys，E4 为 12-Arg-158-Arg。虽然三种 ApoE 蛋白只有这两个氨基酸残基的差别，但在空间构象上却差别很大，使其与相关受体结合力明显不同，造成 ApoE 在血脂代谢及心脏、大脑、肾脏疾病中有截然不同的影响。E2 由于与 LDLR 结合力明显降低，从而影响富含 TG 的脂蛋白的清除，从而导致循环中 TG 增加。而 E4 与 VLDL 结合力升高，影响 TC 的清除，提高循环中 TC 和 LDL-C 的浓度，因此增加了心血管病风险[50]。

膳食因素对不同 ApoE 基因型影响血脂水平和心血管病风险的作用目前存在争议。有研究显示，高脂饮食可增加冠心病（CHD）的发病风险，且 ApoE4 基因携带者此种影响更明显，因此认为饮食因素在 ApoE4 增加 CHD 患病风险中有联合作用。然而，一项对 22 915 名受试者进行的饱和脂肪酸饮食以及纤维素饮食在不同 ApoE 基因型中对血脂水平以及 CHD 影响的研究显示，所有 ApoE 基因型人群中长期饱和脂肪酸饮食摄入，血浆 TC、LDL-C 水平均呈升高趋势，而长期纤维素饮食人群血浆胆固醇有下降趋势，但这些结果在不同 ApoE 基因型中无明显差别，提示饮食因素对加强 ApoE 致 CHD 的作用有限[51]。另一项分析以 FFQ 方法对 660 名 PRECISE 项目和 1 238 名 CaPS 项目中受试对象的研究显示，E2 等位基因者有较低的血胆固醇水平，但未发现膳食影响 SNP 对血脂的影响[52]。因此，需进一步在更大范围人群中验证膳食对 ApoE 基因型影响血脂和 CHD 的作用。

三、膳食宏量营养素与 *LPL* 基因 SNPs 相互作用

脂蛋白脂酶基因（*LPL*）的遗传变异与脂质代谢有关，并部分解释了血脂水平的表型变异。LPL 是一种脂肪水解酶，可催化富含 TG 的所有主要脂蛋白中 TG 的水解。该酶的高活性与有益的脂质水平相关，包括相对较低的 TG 浓度。

LPL 基因位于 8p22，长度约 30kb，包含 10 个外显子和 9 个内含子。该基因突变比较常见，目前已发现 110 多种基因多态性位点，研究最广泛的 LPL SNP 为 rs328 C>G（S447X）、rs320 T>G（Hind Ⅲ）、rs285（Pvu Ⅱ）C>G 和 rs1121923 C>T（Val135Val）等。

S447X 由位于第 6 外显子（exon9）中的 1 595 位核苷酸 C 被 G 置换所致，使原来 Ser447 的密码子 TCA（丝氨酸）变为 TGA（终止密码子），导致翻译提前终止，酶蛋白羧基端缺少丝氨酸、甘氨酸残酶的催化活性增强。

Pvu Ⅱ 位点位于 LPL 基因第 6 内含子，其多态性是由碱基 C 被 T 替换所致，经 Pvu Ⅱ 限制性内切酶酶切后，根据有无 Pvu Ⅰ 酶切位点可分为"P＋"和"P－"两种等位基因。大部分研究认为，"P＋"等位基因可能与高 TG 及低 HDL-C 有关。

Hind Ⅲ 位于 LPL 基因的第 8 内含子，在近 495 位置核苷酸 T 被 G 替代，导致 Hind Ⅲ

的酶切位点消失。对于 Hind Ⅲ 基因多态性的研究仍存在较多争议。在对欧洲和南印度洋人群进行研究时发现，与携带 Hind Ⅲ "GG" 基因型个体相比，携带 Hind Ⅲ "TT" 基因型个体 TG 水平明显升高，HDL 水平显著降低。埃及的 CHD 人群中，"TT" 基因型个体的血浆总胆固醇水平显著升高，HDL 明显降低。但对日本人群的研究却发现，T 等位基因与血脂水平无明显相关性。

目前只有少部分研究涉及膳食与 *LPL* 基因多态性相互作用对血脂的影响。

研究者对 12 000 名美国白人和黑人的研究显示，S447X GG 型受试者 HDL-C 浓度更高。将膳食因素纳入后发现，在白人中，S447X GG 纯合子在总脂肪、饱和脂肪和单不饱和脂肪摄入量较低时 HDL-C 最高，但在这些脂肪摄入量较高时 HDL-C 最低[53]。

研究者对欧洲队列人群的研究显示，当 S447X GG＋GC 型受试者 n-6 多不饱和脂肪酸摄入低于中位数时，空腹 TG 和富含 TG 的脂蛋白较低。此外，与 CC 型相比，携带 rs328 SNP 次要等位基因者 n-6 PUFA 水平较低的受试者显示出较高的非酯化脂肪酸（NEFA）血浆浓度[54]。

纳入 788 例 T2DM 患者及 1 057 例对照的印度人群病例对照研究显示，rs1121923 对脂肪摄入与 HDL-C 的浓度有作用。在高脂肪饮食的受试者中（28.4%±2.5%），与 CC 纯合子基因型相比，T 等位基因携带者有较高的 HDL-C 水平，并且降低了 30% 的低 HDL-C 风险。但是，单独的脂肪亚群，即 PUFA、MUFA 和 SFA 摄入水平对该基因多态性与 HDL-C 浓度没有影响[55]。

因此，膳食特别是宏量营养素与 *LPL* 基因 SNP 相互作用对血脂的影响研究结果不一致，需进一步进行研究和验证。

第三节

蛋白质精准营养

作为宏量营养素之一，蛋白质的作用绝不仅是提供能量，蛋白质对生物体的作用至关重要，贯穿了全部的细胞过程。比如作为酶催化代谢反应；作为结构和功能的重要物质，如细胞骨架维持细胞形状，肌动蛋白和肌球蛋白使身体运动，参与细胞信号和免疫反应等。人类短暂的蛋白质摄入不足，会导致疲劳、易怒和嗜睡等。随着蛋白质缺乏的持续，可能会发展为营养缺乏病如夸希奥科病（kwashiorkor），这种病的特点是生长衰竭、肌肉量丢失、全身肿胀（水肿）和免疫力下降等。膳食蛋白质摄入不仅要注重数量，还要注重质量。膳食蛋白的质量取决于其限制性氨基酸含量，如玉米蛋白的限制性氨基酸为色氨酸，小麦蛋白的限制性氨基酸为赖氨酸，牛肉蛋白的限制性氨基酸为含硫氨基酸（蛋氨酸和半胱氨酸）。因此，平衡膳食中需要有不同来源的蛋白质以保证氨基酸的供给，另外，蛋白质的质量还与其可消化性和吸收率有关。

一、蛋白质摄入的基因组学及其生物标志物

充足的蛋白质摄入对生命的生存至关重要。导致蛋白质摄取减少的遗传缺陷将使个体和细胞在营养缺乏的情况下处于不利的生存境况。当然在某些疾病情况下需要改变蛋白质摄入量，如先天性尿素循环缺陷患者和定期接受透析的肾病患者，必须限制蛋白质摄入。

目前还没有分析习惯性蛋白质摄入与人类基因多态性相关的报道，也没有太多蛋白摄入对肥胖的影响研究。有研究回顾了几项纵向食物频率问卷数据，表明基线蛋白质摄入与后续随访中体重或体质指数（BMI）的增加没有任何关联，并且，增加限制能量膳食中的蛋白质含量是降低体重的有效营养干预措施。蛋白质已被证明通过增强饱腹感、食物热效应和瘦体重来影响能量平衡，这些因素有利于控制体重[56, 57]。

为了更好地理解蛋白质量与体重管理的关系，欧洲开展了 DiOGenes（diet, obesity, and genes）项目。将 773 名受试对象随机分配到五种减肥饮食组，其中以蛋白质含量适度增加和食物血糖指数适度降低为特征的饮食能更好地保持体重下降。分析这些受试对象血浆中脂肪因子、胰岛素和相关激素、免疫蛋白、生长因子、饱腹感激素和一些类固醇激素等 30 多种蛋白，有趣的是，在低能量喂养的 8 周期间，血管紧张素转换酶（ACE）的显著降低是随后 6 个月体重维持阶段后期体重下降的最重要预测因素[58, 59]。虽然 ACE 在饮食介导的减肥中的作用尚不清楚，但在《人类肥胖基因图谱：2005 年版》中，其被列为肥胖的候选基因之一。ACE 基因的多态性显著影响血中 ACE 的含量和活性。研究显示，ACE I/D 基因型是男性超重和腹部肥胖的重要预测因子，DD 纯合型与老年人体重和血压较大幅度增加以及超重发生率较高有关。在中国人群中，BMI 与 ACE "D" 等位基因也存在显著关联。因此，需要进一步明确 ACE 控制体重的调节机制[60]。

在代谢组学方面，研究者使用串联质谱（MS/MS）测量了 73 名肥胖受试者和 67 名较瘦受试者的血浆氨基酸和酰基肉碱谱，与瘦人相比，某些氨基酸在肥胖人群中更丰富，包括支链氨基酸（BCAA）、蛋氨酸、谷氨酸/谷氨酰胺、苯丙氨酸和酪氨酸以及 C3 和 C5 酰基肉碱等[61]。许多研究发现，BCAA 及其代谢产物与胰岛素抵抗呈正相关。在临床上，病理性肥胖最有效的治疗方法是胃旁路手术。观察发现，除了快速减轻体重外，此种手术还改善胰岛素敏感性，而且，术后血浆中的 BCAA 浓度也大幅降低[62]。

有研究者开展了血浆 BCAA 水平与后期糖尿病发生风险的研究。该研究选择了 2 422 名 Framingham Offspring 队列的非糖尿病受试者，随访 12 年后 189 人发展为糖尿病，匹配了 189 个未发展为糖尿病的健康受试对象后，结果显示 5 种 BCAA（异亮氨酸、亮氨酸、缬氨酸、酪氨酸和苯丙氨酸）与糖尿病发展有显著关系。与低四分位数的氨基酸评分受试对象相比，高四分位数的受试对象发展为糖尿病的风险高 5 ~ 7 倍[63]。也有动物实验显示，给予 BCAA 补充剂后胰岛素抵抗水平提高[63]。其可能的机制是血浆 BCAA 水平提高，影响了胰岛素信号通路。但是，由于蛋白质的食物生热效应，增加饱腹感以及增加瘦体质的优点，长期食用 BCAA 含量高的蛋白质的健康效应需进一步明确。

二、食物蛋白作用的组学研究

从 20 世纪 60 年代开始，对蛋白质特别是大豆蛋白降低血胆固醇的效应进行了深入研究。针对 38 个临床研究的 meta 分析确认了大豆蛋白降低血清总胆固醇和 LDL-C 水平。因此，美国 FDA 批准了口服大豆蛋白（25g/d）作为降低总脂肪和胆固醇的膳食健康声称，认可其通过降低血中胆固醇水平降低心血管病的风险[64]。为了揭示大豆蛋白或大豆分离蛋白改善血液胆固醇水平的机制，有研究开展喂食大豆分离蛋白或酪蛋白饮食的动物实验，测量了动物的血浆参数和肝脏转录组谱。研究结果显示，喂食大豆分离蛋白质饮食的大鼠血浆总胆固醇水平下调；转录组学分析表明，有 115 个基因差异表达，其中 61 个基因上调，54 个基因下调。在上调的基因中，近 20% 参与了类固醇代谢。喂饲大豆蛋白饮食的啮齿类动物的甾醇调节元件结合蛋白 2（SREBP2）和 3- 羟基 -3- 甲基戊二酰辅酶 A 还原酶（HMGCR）均上调，HMGCR 既是 SREBP2 的靶基因，也是胆固醇生物合成的限速酶[65]。

三、食物来源的生物活性肽

研究者对不同动物和植物来源的蛋白质进行蛋白组特征研究。食物来源的蛋白质和多肽的功能不仅是宏量营养素及体内蛋白合成的原料，其生物活性和功能还包括作为生长因子、抗菌剂、抗高血压药、免疫调节剂或食物摄入量调节剂等，正日益受到重视。有生物活性的多肽链通常在其前体中无活性，一旦被蛋白水解酶释放，才可能与受体相互作用并发挥生物活性。生物活性肽可在消化过程中由宿主或微生物酶释放，也可以在食品加工（工业加工）或成熟（自然加工）过程中产生。为了在系统水平（即血液中）和器官水平（例如胃肠道中）研究其生物利用度和生物效率，需要从食物基质到人体目标组织中识别和量化生物活性肽和蛋白质。

以奶及奶制品的生物活性多肽为例，人乳中的蛋白主要包括酪蛋白和乳清蛋白，比例为 50∶50（w/w），占母乳蛋白质总量的 99% 以上。酪蛋白作为各种生物活性肽的前体，乳清蛋白在免疫调节和防御中表现出活性，乳清蛋白主要包括 a- 乳清蛋白、乳铁蛋白、白蛋白和各种免疫球蛋白。母乳是新生儿和婴儿营养的黄金标准，分泌性免疫球蛋白、溶菌酶、干扰素和生长因子被称为母乳的免疫 "资产"。母乳部分促进了病原体的抑制，有利于保护结肠微生物群的生长。除了为新生儿提供基本营养外，母乳还保护新生儿和乳腺免受感染；母乳喂养的新生儿通常经历较少的胃肠道感染和炎症、呼吸道疾病和过敏性疾病。这些益处归因于母乳中的多种保护因子。母乳中还有一种特异性生物活性蛋白是可溶性单核细胞分化抗原 CD14（sCD14）。来自牛奶和人乳的生物活性肽已被证明在体外和体内发挥功能和生理作用，包括免疫调节、抗菌、抗高血压和类阿片类药物特性。此外，值得注意的是，除酪蛋白和乳清蛋白外其余 <1% 的母乳蛋白包含生物活性蛋白和肽的复杂混合物，远未被完全表征和利用[66]。

蛋白质摄入效应的全基因组解读提供了膳食蛋白质对健康影响的机制解析。经典的

"食物金字塔式"宏量营养素模式建议适用于一般人群，但不能满足个体的需求。蛋白质消费的营养基因组分析已经开始更多地揭示个体间蛋白质需求在数量或质量水平上的差异，为个性化营养奠定了基础。基因组学，特别是蛋白质组学，动物和植物蛋白质组成可进一步对不同来源蛋白质质量进行更详细的分析。为了提高蛋白质含量的标准化和可比性，这些信息应越来越多地纳入营养干预措施。

（卓勤）

参考文献

［1］ HARO D, MARRERO P F, RELAT J. Nutritional Regulation of Gene Expression: Carbohydrate-, Fat- and Amino Acid-Dependent Modulation of Transcriptional Activity [J]. Int J Mol Sci, 2019, 19, 20 (6): 1386.

［2］ BRAVO-RUIZ I, MEDINA M Á, MARTINEZ-POVEDA B. From Food to Genes: Transcriptional Regulation of Metabolism by Lipids and Carbohydrates [J]. Nutrients 2021, 13 (5): 1513.

［3］ HAVULA E, HIETAKANGAS V. Sugar sensing by ChREBP/Mondo-Mlx-new insight into downstream regulatory networks and integration of nutrient-derived signals [J]. Curr Opin Cell Biol, 2018 (51): 89-96.

［4］ MA L, ROBINSON L N, TOWLE H C. ChREBP · Mlx is the principal mediator of glucose-induced gene expression in the liver [J]. J Biol Chem, 2006, 281 (39): 28721-28730.

［5］ SAKIYAMA H, WYNN R M, LEE W R, et al. Regulation of nuclear import/export of carbohydrate response element-binding protein (ChREBP): Interaction of an α-helix of ChREBP with the 14-3-3 proteins and regulation by phosphorylation [J]. J Biol Chem, 2008, 283 (36): 24899-24908.

［6］ DAVIES M N, OCALLAGHAN B L, TOWLE H C. Activation and repression of glucose-stimulated ChREBP requires the concerted action of multiple domains within the MondoA conserved region [J]. Am J Physiol Endocrinol Metab, 2010, 299 (4): E665.

［7］ LINDEN A G, LI S, CHOI H Y, et al. Interplay between ChREBP and SREBP-1c coordinates postprandial glycolysis and lipogenesis in livers of mice [J]. J Lipid Res, 2018, 59 (3): 475-487.

［8］ NIWA H, LIZUKA K, KATO T, et al. ChREBP rather than SHP regulates hepatic VLDL secretion [J]. Nutrients, 2018, 10 (3): 321.

［9］ BENHAMED F, DENECHAUD P D, LEMOINE M, et al. The lipogenic transcription factor ChREBP dissociates hepatic steatosis from insulin resistance in mice and humans [J]. J Clin Investig, 2012, 122 (6): 2176-2194.

［10］ LIZUKA K, TAKEDA J, HORIKAWA Y. Glucose induces FGF21 mRNA expression through ChREBP activation in rat hepatocytes [J]. FEBS Lett, 2009, 583 (17): 2882-2886.

［11］ YORE M M, SYED I, MORAES-VIEIRA P M, et al. Discovery of a class of endogenous mammalian lipids with anti-diabetic and anti-inflammatory effects [J]. Cell, 2014, 159 (2): 318-332.

［12］ EISSING L, SCHERER T, TODTER K, et al. De novo lipogenesis in human fat and liver is linked to ChREBP-β and metabolic health [J]. Nat Commun, 2013 (4): 1528.

［13］ SANCHEZ-GURMACHES J, TANG Y, JESPERSEN N Z, et al. Brown Fat AKT2 Is a Cold-Induced Kinase that Stimulates ChREBP-Mediated De Novo Lipogenesis to Optimize Fuel Storage and Thermogenesis [J]. Cell Metab, 2018, 27 (1): 195-209.

［14］ POUNGVARIN N, LEE J K, YECHOOR V K, et al. Carbohydrate response element-binding protein (ChREBP) plays a pivotal role in beta cell glucotoxicity [J]. Diabetologia, 2012, 55 (6): 1783-1796.

［15］ SIMOPOULOS A P. An increase in the Omega-6/Omega-3 fatty acid ratio increases the risk for obesity [J]. Nutrients, 2016, 8 (3): 128.

［16］ SZELES L, POLISKA S, NAGY G, et al. Research resource: Transcriptome profiling of genes regulated by RXR and its permissive and nonpermissive partners in differentiating monocyte-derived dendritic cells [J]. Mol Endocrinol, 2010, 24 (11): 2218-2231.

［17］ DUBOIS V, EECKHOUTE J, LEFEBVRE P, et al. Distinct but complementary contributions of PPAR isotypes to energy homeostasis [J]. J Clin Investig, 2017, 127 (4): 1202-1214.

［18］ CHAKRAVARTHY M V, PAN Z, ZHU Y, et al. "New" hepatic fat activates PPARα to maintain glucose, lipid, and cholesterol homeostasis [J]. Cell Metab, 2005, 1 (5): 309-322.

［19］ INAGAKI T, SAKAI J, KAJIMURA S. Transcriptional and epigenetic control of brown and beige adipose cell fate and function [J]. Nat Rev Mol Cell Biol, 2016, 17 (8): 480-495.

［20］ SCHNUCK J K, SUNDERLAND K L, GANNON N P, et al. Leucine stimulates PPARβ/δ-dependent mitochondrial biogenesis and oxidative metabolism with enhanced GLUT4 content and glucose uptake in myotubes [J]. Biochimie, 2016 (128): 1-7.

［21］ BOJIC L A, TELFORD D E, FULLERTON M D, et al. PPAR—Activation attenuates hepatic steatosis in Ldlr Mice by enhanced fat oxidation, reduced lipogenesis, and improved insulin sensitivity [J]. J Lipid Res, 2014, 55 (7): 1254-1266.

［22］ KORBECKI J, BOBINSKI R, DUTKA M. Self-regulation of the inflammatory response by peroxisome proliferator-activated receptors [J]. Inflamm Res, 2019, 68 (6): 443-458.

［23］ DING G, FU M, QIN Q, et al. Cardiac peroxisome proliferator-activated receptor γ is essential in protecting cardiomyocytes from oxidative damage [J]. Cardiovasc Res, 2007, 76 (2): 269-279.

［24］ YUAN H, LU J, XIAO J, et al. PPARδ induces estrogen receptor-positive mammary neoplasia through an inflammatory and metabolic phenotype linked to mTOR activation [J]. Cancer Res, 2013, 73 (14): 4349-4361.

［25］ CHOU C J, AFFOLTER M, KUSSMANN M. A nutrigenomics view of protein intake: Macronutrient, bioactive peptides, and protein turnover [J]. Prog Mol Biol Transl Sci, 2012 (108): 51-74.

［26］ QIU H, DONG J, HU C, et al. The tRNA-binding moiety in GCN2 contains a dimerization domain that interacts with the kinase domain and is required for tRNA binding and kinase activation [J]. EMBO J, 2001, 20 (6): 1425-1438.

［27］ MOHAMMAD-QURESHI S S, JENNINGS M D, PAVITT G D. Clues to the mechanism of action of eIF2B, the guanine-nucleotide-exchange factor for translation initiation, Biochem [J]. Soc Trans, 2008, 36 (Pt 4): 658-664.

［28］ KILBERG M S, SHAN J, SU N. ATF4-dependent transcription mediates signaling of amino acid limitation [J].Trends Endocrinol Metab TEM, 2009, 20 (9): 436-443.

［29］ CHENG Y, MENG Q, WANG C, et al. Leucine deprivation decreases fat mass by stimulation of lipolysis in white adipose tissue and upregulation of uncoupling protein 1 (UCP1) in brown adipose tissue [J]. Diabetes, 2010, 59 (1): 17-25.

［30］ HASEK B E, STEWART L K, HENAGAN T M, et al. Dietary methionine restriction enhances metabolic flexibility and increases uncoupled respiration in both fed and fasted states [J]. Am J Physiol Regul Integr Comp Physiol, 2010, 299 (3): R728-R739.

［31］ ABLES G P, PERRONE C E, ORENTREEICH D, et al. Methionine-restricted C57BL/6J mice are resistant to diet-induced obesity and insulin resistance but have low bone density [J]. PLoS ONE, 2012, 7 (12): e51357.

［32］ LEES E K, KROL E, GRANT L, et al. Methionine restriction restores a younger metabolic phenotype in adult mice with alterations in fibroblast growth factor 21 [J]. Aging Cell, 2014, 13 (5): 817-827.

［33］ ELSHORBAGY A K, VALDIVIA-GARCIA M, MATTOCKS D A, et al. Cysteine supplementation reverses methionine restriction effects on rat adiposity: Significance of stearoyl-coenzyme A desaturase [J]. J Lipid Res, 2011, 52 (1): 104-112.

［34］ SAXTON R A, SABATINI D M. mTOR Signaling in Growth, Metabolism, and Disease [J]. Cell, 2017, 169 (2): 361-371.

［35］ PETERSON T R, SENGUPTA S S, HARRIS T E, et al. mTOR complex 1 regulates lipin 1 localization to control the SREBP pathway [J]. Cell, 2011, 146 (3): 408-420.

［36］ DUVEL K, YECIES J L, MENON S, et al. Activation of a metabolic gene regulatory network downstream of mTOR complex 1 [J]. Mol Cell, 2010, 39 (2): 171-183.

［37］ WUNI R, KUHNLE G G C, WYNN-JONES A A, et al. A Nutrigenetic Update on CETP Gene-Diet Interactions on Lipid-Related Outcomes [J]. Curr Atheroscler Rep, 2022, 24 (2): 119-132.

［38］ KALANTAR Z, ESHRAGHIAN M R, SOTOUDEH G, et al. Diferences in the interaction between CETP Taq1B polymorphism and dietary fat intake on lipid profle of normolipedemic and dyslipidemic patients with type 2 diabetes mellitus [J]. Clin Nutr, 2018, 37 (1): 270-275.

［39］ LI T Y, ZHANG C, ASSELBERGS F W, et al. Interaction between dietary fat intake and the cholesterol ester transfer protein TaqIB polymorphism in relation to HDL cholesterol concentrations among US diabetic men [J]. Am J Clin Nutr, 2007, 86 (5): 1524-1529.

［40］ TAI E S, ORDOVAS J M, CORELLA D, et al. The TaqIB and -629C>A polymorphisms at the cholesteryl ester transfer protein locus: associations with lipid levels in a multiethnic population. The 1998 Singapore National Health Survey [J]. Clin Genet, 2003, 63 (1): 19-30.

［41］ DU J, FANG D Z, LIN J, et al. TaqIB polymorphism in the CETP gene modulates the impact of HC/LF diet on the HDL profle in healthy Chinese young adults [J]. J Nutr Biochem, 2010, 21 (11): 1114-1119.

［42］ WEGGEMANS R M, ZOCK P L, ORDOVAS J M, et al. Genetic polymorphisms and lipid response to dietary changes in humans [J]. Eur J Clin Investig, 2001, 31 (11): 950-957.

［43］ RAMEZANI-JOLFAIE N, AGHAEI S, YAZD E F, et al. The combined efects of cholesterylester transfer protein (CETP) TaqIB gene polymorphism and canola, sesame and sesame-canola oils consumption on metabolic response in patients with diabetes and healthy people [J]. J Cardiovasc Thorac Res, 2020, 12 (3): 185-194.

［44］ HANNON B A, EDWARDS C G, THOMPSON S V, et al. Genetic variants in lipid metabolism pathways interact with diet to infuence blood lipid concentrations in adults with overweight and obesity [J]. Lifestyle Genom, 2020, 13 (6): 155-163.

［45］ HOSSEINI-ESFAHANI F, ESFANDIAR Z, MIRMIRAN P, et al. The interaction of cholesteryl ester transfer protein gene variations and diet on changes in serum lipid profiles [J]. Eur J Clin Nutr, 2019, 73 (9): 1291-1298.

［46］ ESFANDIAR Z, HOSSEINI-ESFAHANI F, DANESHPOUR M S, et al. Cholesteryl ester transfer protein gene variations and macronutrient intakes interaction in relation to metabolic syndrome: Tehran lipid and glucose study [J]. Iran J Basic Med Sci, 2018, 21 (6): 586-592.

［47］ RUDKOWSKA I, DEWAILLY E, HEGELE R A, et al. Gene-diet interactions on plasma lipid levels in the Inuit population [J]. Br J Nutr, 2013, 109 (5): 953-961.

［48］ TERAN-GARCIA M, DESPRES J P, TREMBLAY A, et al. Effects of cholesterol ester transfer protein (CETP) gene on adiposity in response to long-term overfeeding [J]. Atherosclerosis, 2008, 196 (1): 455-460.

［49］ CORBEX M, POIRIER O, FUMERON F, et al. Extensive association analysis between the CETP gene and coronary heart disease phenotypes reveals several putative functional polymorphisms and gene-environment interaction [J]. Genet Epidemiol, 2000, 19 (1): 64-80.

［50］ EISENBERG D T, KUZAWA C W, HAYES M G. Worldwide allele frequencies of the human apolipoprotein E gene: climate, local adaptations, and evolutionary history [J]. Am J Phys Anthropol, 2010, 143 (1): 100-111.

［51］ WU K, BOWMAN R, WELCH A A, et al. Apolipoprotein E polymorphisms, dietary fat and fibre, and serum lipids: the EPIC Norfolk study [J]. Eur Heart J, 2007, 28 (23): 2930-2936.

［52］ SHATWAN I M, WINTHER K H, ELLAHI B, et al. Association of apolipoprotein E gene polymorphisms with blood lipids and their interaction with dietary factors [J]. Lipids Health Dis, 2018, 17 (1): 98.

［53］ NETTLETON J A, STEFFEN L M, BALLANTYNE C M, et al. Associations between HDL-cholesterol and polymorphisms in hepatic lipase and lipoprotein lipase genes are modified by dietary fat intake in African American and White adults [J]. Atherosclerosis, 2007, 194 (2): e131-e140.

［54］ GARCIA-RIOS A, DELGADO-LISTA J, PEREZ-MARTINEZ P, et al. Genetic variations at the lipoprotein lipase gene influence plasma lipid concentrations and interact with plasma n-6 polyunsaturated fatty acids to modulate lipid metabolism [J]. Atherosclerosis, 2011, 218 (2): 416-422.

［55］ AYYAPPA K A, SHATWAN I, BODHINI D, et al. High fat diet modifies the association of lipoprotein lipase gene polymorphism with high density lipoprotein cholesterol in an Asian Indian population [J]. Nutr Metab, 2017, 19 (14): 8.

［56］ SUMMERBELL C D, DOUTHWAITE W, WHITTAKER V, et al. The association between diet and physical activity and subsequent excess weight gain and obesity assessed at 5 years of age or older: a systematic review of the epidemiological evidence [J]. Int J Obes, 2009 (33): S1-S92.

［57］ LEJEUNE M P, KOVACS E M, WESTERTERP-PLANTENGA M S. Additional protein intake limits weight regain after weight loss in humans [J]. Br J Nutr, 2005 (93): 281-289.

［58］ WANG P, HOLST C, ANDERSEN M R, et al. Blood profile of proteins and steroid hormones predicts weight change after weight loss with interactions of dietary protein level and glycemic index [J]. PLoS One, 2011 (6): e16773.

［59］ STRAZZULLO P, IACONE R, IACOVIELLO L, et al. Genetic variation in the renin-angiotensin system and abdominal adiposity in men: the Olivetti Prospective Heart Study [J]. Ann Intern Med, 2003 (138): 17-23.

［60］ WANG J G, HE X, WANG G L, et al. Family-based associations between the angiotensin-converting enzyme insertion/deletion polymorphism and multiple cardiovascular risk factors in Chinese [J]. J Hypertens, 2004 (2): 487-491.

［61］ NEWGARD C B, AN J, BAIN J R, et al. A branched-chain amino acid-related metabolic signature that differentiates obese and lean humans and contributes to insulin resistance [J]. Cell Metab, 2009 (9): 311-326.

［62］ LAFERRERE B, REILLY D, ARIAS S, et al. Differential metabolic impact of gastric bypass surgery versus dietary intervention in obese diabetic subjects despite identical weight loss [J]. Sci Transl Med, 2011 (3): 80re2.

［63］ WANG T J, LARSON M G, VASAN R S, et al. Metabolite profiles and the risk of developing diabetes [J]. Nat Med, 2011 (17): 448-453.

［64］ ANDERSON J W, JOHNSTONE B M, COOK-NEWELL M E. Meta-analysis of the effects of soy protein intake on serum lipids [J]. N Engl J Med, 1995 (333): 276-282.

［65］ TORRE-VILLALVAZO I, TOVAR A R, RAMOS-BARRAGAN V E, et al.. Soy protein ameliorates metabolic abnormalities in liver and adipose tissue of rats fed a high fat diet [J]. J Nutr, 2008 (138): 462-468.

［66］ CHOU C J, AFFOLTER M, KUSSMANN M. A nutrigenomics view of protein intake: macronutrient, bioactive peptides, and protein turnover [J]. Prog Mol Biol Transl Sci, 2012 (108): 51-74.

第十一章　营养组学中维生素靶向谱分析方法与应用

精准营养作为精准医学的重要分支，受到广泛关注。一方面，基于基因水平的代谢组学、营养靶向组学研究已经成为本领域的热点；另一方面，基于"精准"理念，以表现型特点为中心的个体化营养诊断与治疗实践逐渐在各临床医学领域开展，体现了良好的应用价值。随着研究进展，精准营养必将更好地与临床营养相结合[1]。

慢性代谢性疾病发病率迅猛攀升的重要因素之一是营养失衡（营养过剩或营养不良），由于个体间的营养素需求和摄入量存在差别，根据维生素靶向谱结果，针对不同个体以及个体在不同状态下的特定需求，进行精准化营养补充，从而预防和干预慢性疾病，既是营养科学和疾病预防的重要发展方向，也是促进我国居民健康和社会发展的迫切需求。疾病，尤其是慢性病，主要包括心脑血管疾病、癌症、糖尿病以及一些其他系统疾病，是目前影响我国经济社会发展的重大公共卫生问题。维生素靶向组学是指在不同健康状态与疾病状态下，系统性地研究维生素摄入与机体代谢之间相互作用及其对健康的影响。大多数维生素在体内发挥辅酶作用，其中间和末端、初级和次级代谢产物都参与生化过程。

第一节
维生素营养状况评估

一、维生素 A 与营养状况

（一）维生素 A 缺乏的判断与评价

维生素 A 又称为视黄醇，属于脂溶性维生素，只存在于动物性食物中，主要是哺乳动物及鱼的肝脏中。一般黄绿色植物中含有类胡萝卜素，在人体小肠和肝脏中转变为维生素 A，称为维生素 A 原。主要功能是维持正常的视觉功能，特别是暗光下的视觉，同时维持皮肤健康，以及促进生长和增强免疫力。维生素 A 缺乏病是公认的四大营养缺乏病之一，可引起以眼、皮肤损害为主的全身性疾病，干眼症在发展中国家部分地区发病率非常高。

（二）维生素 A 缺乏的基本体征

维生素 A 缺乏病以儿童及青少年较多见，男性多于女性，其病变可累及视网膜、上皮、骨骼等组织，甚至影响免疫、生殖功能。维生素 A 缺乏典型症状有：①眼部症状：干眼症，夜盲症，角膜软化；②皮肤症状：皮肤干燥，毛囊性丘疹，蟾皮症；③骨骼系统：儿童骨组织停止生长，发育迟缓，龋齿；④生殖功能：导致胎儿畸形和死亡，男性精子减少，性激素合成障碍；⑤免疫功能：免疫力下降，患儿易发反复发生呼吸道感染和腹泻。

（三）人群维生素 A 边缘型缺乏和缺乏判定标准

以单位体积血清（血浆）视黄醇含量作为维生素 A 缺乏筛查指标，当实测的血清（血浆）视黄醇含量小于相应参考值时，即判定为维生素 A 边缘型缺乏或者缺乏，判定指标及判定界值见表 3-11-1。

表 3-11-1 人群维生素 A 边缘型缺乏和缺乏的判定指标及判定界值

维生素 A 状况	血清（血浆）视黄醇含量	
	边缘型缺乏（μmol/L，pg/ml）	缺乏（μmol/L，μg/L）
6 岁及以下儿童	0.35 ~ <0.70，0.10 ~ <0.30	<0.35，<0.10
6 岁以上儿童及成人	0.70 ~ <1.05，0.20 ~ <0.30	<0.70，<0.20

注：转换系数 1mol 视黄醇 ＝286.458g 视黄醇。
资料来源：《人群维生素 A 缺乏筛查方法》（WS/T 553—2017）[2]。

二、维生素 D 与营养状况

（一）维生素 D 缺乏的判断与评价

维生素 D 是钙平衡最重要的生物调节因子之一，直接或间接参与骨内进行的所有过程，如骨细胞的增生、分化，骨基质的形成、成熟和钙化，骨质的重吸收等。其缺乏症主要发生在气温偏低、日照不足的地区，在食物中缺乏维生素 D 来源的人群中多见，特别是婴幼儿、孕妇、乳母和老年人。

（二）维生素 D 缺乏的基本体征

维生素 D 缺乏发生于成年人，多见于寒冷贫困地区的妊娠多产妇女及体弱多病的老年人。常见症状：骨痛、肌无力和骨压痛。患病的孕妇、乳母和老年人主要表现为骨骼软化、变形，易折断，严重时发生骨骼脱钙，骨质疏松，有自发性、多发性骨折。

（三）维生素 D 缺乏的判断标准

当人体血清（或血浆）25- 羟基维生素 D 含量低于缺乏的参考判定值时，可判定为维生素 D 缺乏。当人体血清（或血浆）25- 羟基维生素 D 含量低于正常人群的参考判定值，但高于缺乏参考判定值时，可判定为维生素 D 不足。人群维生素 D 营养状况判定指标及参考判定值见表 3-11-2。

表 3-11-2　人群维生素 D 营养状况判定指标及参考判定值

判定指标	正常	不足	缺乏
血清（或血浆）25- 羟基维生素 D 含量	≥20ng/ml 或 ≥50nmol/L	12 ~ <20ng/ml 或 30 ~ <50nmol/L	<12ng/ml 或 <30nmol/L

资料来源:《人群维生素 D 缺乏筛查方法》（WS/T 677—2020）[3]。

三、维生素 C 与营养状况

（一）维生素 C 缺乏的判断与评价

维生素 C 缺乏症又称坏血病，由长期缺乏维生素 C 所致。常见牙龈出血，四肢深部出血、肿胀，全身皮肤与内脏皆可出血，严重时牙齿脱落，危及生命。目前大规模维生素 C 缺乏病较少见，但在婴幼儿和老年人中仍可发生。限制饮食或长期不吃果蔬的人群也会出现维生素 C 缺乏。

（二）维生素 C 缺乏的基本体征

维生素 C 缺乏起病缓慢，需 3 ~ 4 个月方出现症状，早期无特异性症状。皮肤瘀点为其较突出的表现，患者皮肤在受轻微挤压时可出现散在出血点，皮肤被碰撞或受压后容易出现紫癜和瘀斑。维生素 C 不足可影响铁的吸收，贫血常为中度，一般为血红蛋白正常的细胞性贫血。长骨骨膜下出血或骨干骺端脱位可引起患肢疼痛，少数患儿在肋骨、软骨交界处因骨干骺半脱位可隆起，排列如串珠，称"坏血病串珠"。

（三）维生素 C 缺乏的判断标准

维生素 C 缺乏具有特征性的皮肤出血病变，可凭此做出诊断。儿童多见于 6 月龄~ 2 岁的婴幼儿。实验室检查方法为毛细血管脆性实验（出血点数目反映毛细血管受损程度）。血浆及白细胞中维生素 C 含量测定：血浆维生素 C 含量≤11.4μmol/L（2.0mg/L），白细胞中维生素 C 含量 <2μg/10^8 细胞，为缺乏。维生素 C 负荷试验：服用维生素 C 500mg，收集 4 小时后尿液测总维生素 C，>10mg 为正常，<3mg 为缺乏。

四、维生素 B$_2$ 与营养状况

（一）维生素 B$_2$ 缺乏的判断与评价

维生素 B$_2$ 缺乏症系核黄素供给不足所致。维生素 B$_2$ 是许多重要辅酶的组成成分，参与多种生理活动，其缺乏会使生物氧化过程发生障碍，表现出的症状多种多样。核黄素为耐热的水溶性 B 族维生素，在人体内是许多呼吸酶系统的组成部分。与烟酸及其他耐热 B 族维生素共同存在于食物中，如动物心、肝、肾，以及蛋类、奶类、酵母、豆类和新鲜蔬菜等。所以，核黄素缺乏多与其他 B 族维生素缺乏同时出现，尤与烟酸缺乏病

关系密切。若食物中长期缺乏动物蛋白和新鲜蔬菜，或大米淘洗过度，或婴儿所食牛奶多次煮沸等，均可导致核黄素缺乏。再者，患有消耗性疾病，如烧伤、创伤、结核病、肺炎、长期发热时，机体代谢加速，消耗量增加，需要较多量核黄素。另外，核黄素在肠道吸收，反复呕吐、腹泻等慢性胃肠道疾病均可影响核黄素的吸收。我国人群中维生素 B_2 缺乏率较高。

（二）维生素 B_2 缺乏的基本体征

维生素 B_2 缺乏症的临床症状多为非特异性，但常有群体患病的特点，常见的临床症状有阴囊皮炎、口角糜烂、脂溢性皮炎、结膜充血及怕光、流泪等。维生素 B_2 缺乏引起皮肤、黏膜损伤的发生机制可能是因为核黄素缺乏可引起某些条件下的维生素 B_6 缺乏，两种维生素缺乏均可因影响皮肤胶原成熟过程而导致皮肤、黏膜受损。事实上，缺铁、锌及烟酸等营养缺乏病或其他疾病亦可有同样的改变，故完全依靠临床症状诊断维生素 B_2 缺乏往往不可靠。有研究者研究了维生素 B_2 缺乏临床症状与维生素 B_2 生化检查之间的关系，发现有上述症状的患者中，只有约 25% 的人维生素 B_2 实验生化检查异常。可见临床症状对维生素 B_2 缺乏的诊断特异性不强。维生素 B_2 缺乏确能引起许多临床症状，但需要待维生素 B_2 缺乏达一定程度后才会出现，而轻微的维生素 B_2 缺乏可无任何临床症状，因此根据临床症状诊断维生素 B_2 缺乏的敏感性较差。

（三）维生素 B_2 缺乏的判断标准

临床上至今尚无维生素 B_2 缺乏病的统一诊断标准，我国仅有维生素 B_2 缺乏流行病学调查诊断标准。血浆中游离核黄素、黄素腺嘌呤二核苷酸（FAD）和黄素单核苷酸（FMN）均较恒定，测定无诊断价值。常以尿中维生素 B_2 排出量作为诊断依据。由于收集 24 小时尿液比较困难，目前常采用尿核黄素/肌酐测定和尿排泄负荷试验两种方法。此外，红细胞谷胱甘肽还原酶（erythrocyte glutathion reductase，EGR）的活性系数（activity coefficient，AC）测定因其灵敏、准确和简便等优点已广泛用于临床。临床上，维生素 B_2 缺乏的判断标准为：①尿核黄素/肌酐测定：收集任意尿样，用每克肌酐相对量表示尿中维生素 B_2 的排出量，<27μg/g 肌酐者为缺乏，27～79μg/g 肌酐者为不足。②核黄素负荷试验：清晨排第一次尿后，口服 5mg，收集 4 小时尿液测定核黄素，≥3.45μmol/L 为正常，≤1.33μmol/L 为缺乏。③红细胞谷胱甘肽还原酶（EGR）活性系数测定：EGR 是一个以 FAD 辅基的黄素蛋白，维生素 B_2 缺乏时活性下降，如在体外把 FAD 加入含 EGR 的红细胞溶血液中，可使其活性回升。回升后活性与原有活性的比值即为 EGR 的活性系数（AC），AC 值 >1.20 为缺乏。④红细胞核黄素测定：>400μmol/L 为正常，<270μmol/L 为缺乏。⑤尿核黄素测定：24 小时排出量 >300μmol/L 为正常。

第二节
维生素靶向谱分析的主要仪器方法

代谢组学能够在同一时间分析一个样品中广泛的化合物，其主要目标是定量研究生命体对外界刺激、病理生理变化以及本身基因突变而产生的体内维生素类相关代谢物水平的多元动态反应。

最准确的维生素代谢组学方法是质子磁共振波谱（^{1}H-NMR），普遍视其为"金标准"[4]。该方法具有高度的可重复性，能够分析代谢循环物质整体轮廓，灵敏识别维生素缺乏和微量营养素缺乏状态。气相色谱 - 质谱（GC-MS）被公认为检测挥发性化合物的"金标准"[4]。该方法分辨率高，但样品制备过程复杂，是微生物代谢组学和粪便检测中信息最丰富的方法之一。高效液相色谱 - 质谱（HPLC-MS）和超高效液相色谱 - 质谱（UPLC-MS）具有较高的分辨率，在维生素组学中广泛使用。此外，MS/MS 检测器可以显著提高分辨率和数据质量。维生素组学主要检测方法的优缺点见表 3-11-3。

表 3-11-3　组学中维生素靶向谱的检测方法比较

检测方法	优点	局限性
核磁共振氢谱（^{1}H-NMR）	1. 适用范围广泛 2. 分选效率高 3. 样品可以在分析后回收再利用 4. 重现性高 5. 样品需要量少	1. 为了获得更高的灵敏度、更高的场强，须采用低温探针或动态核极化等 2. 通常用于非选择性分析，不适合进行针对性分析
气相色谱质谱仪（GC-MS）	1. 适合小分子代谢物 2. 挥发性化合物的理想选择 3. 分离效率高 4. 高灵敏性 5. 可以准确定量	1. 需要复杂的样品制备 2. 需要挥发性和热稳定性的分析物 3. 样品在分析过程中被破坏，不能被重复用 4. 重现性低于 ^{1}H-NMR
液相色谱质谱仪（HPLC/UPLC-MS）	1. 适用高极性和离子化合物 2. 分离效率高 3. 高灵敏性 4. 可以准确定量	1. 需要复杂的样品制备 2. 样品在分析过程中被破坏，不能被重复用 3. 重现性低于 ^{1}H-NMR

资料来源[4]：VARAEVA Y R, LIVANTSOVA E N, Ukrainets I V, et al. Metabolomics in Vitamin Status Assessment Current Pharmaceutical Design[J]. Curr Pharm Des, 2018, 24（26）：3028-3033.

第三节
样品处理与分析方法

维生素是一组低分子量有机化合物，对维持人体健康稳态和代谢功能至关重要。维生素分为两类：水溶性维生素和脂溶性维生素。水溶性维生素包括维生素 C（抗坏血酸）和

B 族维生素：维生素 B_1（硫胺素）、维生素 B_2（核黄素）、烟酸（维生素 B_3）、泛酸（维生素 B_5）、维生素 B_6（吡哆醛）、叶酸（维生素 B_9）和维生素 B_{12}（氰钴胺素）。脂溶性维生素包括维生素 A（视黄醇）、维生素 E（生育酚）、维生素 D（醇脂）和维生素 K（抗出血维生素）。

目前，具有不同检测器的高效液相色谱法具有较高的分辨率、特异性和灵敏度，是维生素定量分析的主要方法。这些方法需要对样品进行预处理，包括从复杂的基质（如血清、血浆、尿液、母乳、唾液或脑脊液）中分离维生素及其代谢物。样品制备过程非常重要，因为大多数维生素在溶液中是不稳定的，暴露在光下会分解。为了从血浆中分离分析物，已经研究了不同的前处理技术，如蛋白质沉淀、液液萃取法（LLE）和微萃取法（SPE）。

一、生物液体样品中脂溶性维生素的提取与分离

脂溶性维生素在促进营养物质合成和降解、增强免疫功能和生长性能方面发挥着重要作用。维生素 A 对许多过程都至关重要，如视力、生殖、骨骼生长、免疫系统调节、细胞功能和皮肤健康。β- 胡萝卜素是维生素 A 的前体和主要膳食来源，具有明显的自由基清除能力[5]，其血浆浓度通常与视黄醇或其他类胡萝卜素同时测定。

维生素 D 通过调节钙和磷的体内平衡，在牙齿和骨骼矿化方面发挥着重要作用。有证据表明，维生素 D 在预防恶性肿瘤、心血管疾病、骨质疏松和糖尿病方面起作用。维生素 D 以两种形式存在：胆钙化醇（维生素 D_3）和麦角钙化醇（维生素 D_2），在肝脏中分别被羟基化成 25- 羟基维生素 D_3 和 25- 羟基维生素 D_2[5]。因此，测量这些代谢物对于评估维生素 D 的状况很重要。

维生素 E 是一种抗氧化剂，也是自由基清除剂，由许多生育酚类似物（包括 α、β、γ、δ 生育酚和 α、β、γ、δ 三烯生育酚），以及相应的不饱和生育三烯醇组成[5]。维生素 E 具有抗炎活性，其血浆浓度与慢性病有关，如心血管疾病和癌症。

维生素 K 是激活血液凝固和骨骼代谢中特定蛋白质所必需的，以两种不同的形式出现在人类血浆中：K_1（叶醌），存在于绿色植物中；K_2（甲基萘醌类）。其代谢物包括 2- 甲基 -1，4 萘二酚双醋酸酯（K_4）和环氧化物（K_{10}）[5]。由于饮食中维生素 K 摄入量低而易造成人体缺乏。

脂溶性维生素由于其高亲脂性、对维生素结合蛋白的高亲和力以及循环中多种维生素代谢物的存在，对分析物的精确测量具有挑战性。高效液相色谱法测定生物体液中脂溶性维生素的方法有很多种，由于脂溶性维生素的不同溶解度及其反相保留特性，反相色谱是一种非常适合于分析这类化合物的技术，其流动相主要由有机溶剂组成，如甲醇或乙腈。疏水性的反相保留会确保维生素在整个分析过程中是可溶性的，而固定相（C18 或 C30）和流动相之间的极性差异很小，具有良好的选择性。MS/MS 检测器增加了分析的特异性和准确性，更便于维生素缺乏患者相关样本的检测。此外，还报道了经验证的气相色谱 - 质谱（GC-MS）方法，该方法将分析物预先用氟烷基氯甲酸盐衍生化，提高了灵敏度，适用于测定血清和羊水中的维生素 E。

　　上述分析方法需要对样品进行预处理，包括从复杂生物样品（如血浆或血清）基质中分离脂溶性维生素。为此，通常在液相色谱分析之前，先进行蛋白质和脂质沉淀，然后再进行提取步骤。蛋白质沉淀使用有机溶剂，如甲醇、乙醇和乙腈，通常与2-丙醇或硫酸锌混合，皂化时用氢氧化钾或异丙醇。为了进一步的样品净化，液液萃取法中常用的溶剂为庚烷、正己烷、乙酸乙酯、氯仿、甲基叔丁基醚或正己烷/乙醇/丙酮/甲苯的混合物。但是脱蛋白和液液萃取法容易导致基质内源性化合物进入上清液，影响分析物的分离和测定。因此，为了进一步净化样品，常采用固相微萃取技术。此外，一些HPLC-MS/MS方法测量了体内循环形式的维生素。如Karaniewicz-Ada[6]使用HPLC-ESI-MS/MS检测了200μl人血浆中的视黄醇（A_1）、维生素D及α-生育酚，此方法采用微量液液萃取法，Kinetex F5色谱柱分离，结果提示脂溶性维生素水平可作为心血管疾病进展的生物标志物。Hrvolová[7]使用HPLC-APCI-MS/MS检测了200μl人血清中的视黄醇、25-羟基维生素D_3、维生素A醋酸酯、α-生育酚、维生素D_3和11种类胡萝卜素，采用两步微量液液萃取法，YMC-carotenoid（C30）色谱柱分离，得出了健康志愿者食用高抗氧化剂饮食后，11种类胡萝卜素和脂溶性维生素的浓度升高的结论。

二、生物液体样品中水溶性维生素的样品提取与分离

　　水溶性维生素代谢物参与细胞代谢，主要是作为辅酶预防代谢紊乱。其中大部分是能量代谢所必需的，维生素B_1（硫胺素）的磷酸化形式在三羧酸循环中发挥关键作用；维生素B_2（核黄素）、烟酸（维生素B_3）、泛酸（维生素B_5）、磷酸吡哆醛（维生素B_6循环形式）、5-甲基四氢叶酸（维生素B_9循环形式）和生物素（维生素B_8）涉及氧化/还原反应、脂肪酸和神经递质合成或碳代谢。黄素单核苷酸（FMN）、黄素腺苷二核苷酸（FAD）和NAD、NADP在链反应中携带电子/质子，而辅酶A的前体泛酸则间接作为酰基供体形成全酰基载体蛋白。最终，5-甲基四氢叶酸甲基化同型半胱氨酸形成蛋氨酸。

　　近10年来，液相色谱-串联质谱联用技术（LC-MS/MS）在水溶性维生素的分析中具有灵敏度高、分辨率高等优点，成为一种越来越受欢迎的分析方法。Meisser Redeuil[8]首次报道了一种分离人血浆中21种水溶性维生素和主要循环代谢物的色谱新方法，方法基于LC-MS/MS检测、鉴定和量化这些化合物及其循环代谢物。同位素稀释样品制备包括蛋白质沉淀，酸性甲醇富集稳定同位素标记的内标物，回收率平均达到82%以上。

　　此外，研究者们常常在一个项目中，将LC-MS/MS方法检测的水溶性维生素与GC-MS/MS方法检测的脂溶性维生素一起分析，从而得到机体较全面的维生素数据[9]。Krokeide Midttun[10]开发了一种适用于6种脂肪和26种水溶性生物标志物定量的LC-APCI-MS/MS方法，将50μl血清/血浆与二硫代赤藓醇、乙醇、异辛烷/氯仿混合，采用LC-MS/MS测定脂溶性维生素反式视黄醇、25-羟基维生素D_3和25-羟基维生素D_2等。将剩余的水层与乙醇、水、吡啶和氯甲酸甲酯-甲苯混合液混合，衍生出水溶性生物标志物，得到的甲苯层用于GC-MS/MS分析有机酸和氨基酸类。

第四节

维生素靶向谱学及其应用

维生素靶向谱是人体营养状况中代谢评价的一部分，通常结合膳食调查、体格检查、营养缺乏以及生化检查全面地综合评价人体营养状况。维生素是必不可少的营养元素，催化许多生物化学反应，缺乏或过量都会导致健康问题。因此，监测血浆或其他生物液体中的维生素浓度有助于各种疾病的诊断和治疗。近期，维生素活性潜在生物标志物的分析已成为研究热点。与测定经典脂质和氧化应激标志物相比，代谢组学具有更大的信息量和有效性。代谢谱提供了人群在特定情况下代谢变化的复杂数据，有助于解释这些变化。

表 3-11-4 汇总了一些文献中的数据。多项研究聚焦维生素缺乏与疾病之间的相关性。Houghton 研究组[11]评估了血浆 B 族维生素和单碳循环缺乏与绝经前妇女患乳腺癌风险之间的关系，并用 LC-MS/MS 描述了维生素、叶酸、磷酸吡哆醛、同型半胱氨酸、半胱氨酰甘氨酸与乳腺癌风险的相关性。研究发现，参与一碳单位代谢的维生素、叶酸（维生素 B_9）、维生素 B_6（主要活性形式为磷酸吡哆醛）对于正常细胞和肿瘤细胞的 DNA 合成和甲基化过程具有重要作用。而血浆维生素浓度与所有乳腺癌风险成正比，血浆叶酸浓度与浸润性或管腔型乳腺癌风险成正比，这些数据强调了个性化治疗的重要性。2021 年，由 Sallabi[12] 领导的研究小组使用 HPLC-MS/MS 将人群头发样本中磷酸酯衍生物 5'- 磷酸吡哆醛（pyrldoxal - 5'-phosphate，PLP）、吡哆醛（pyridoxal, PL）、吡哆胺（pyridoxamine, PM）、5'- 磷酸吡哆胺（pyridoxamine-5'-phosphate，PMP）和吡哆醇（pyridoxine, PN）描述为正常维生素 B_6 状态的高精度生物标志物，并定量分析了维生素 B_3（烟酰胺）。研究方法实现了样品收集方便，可以检测长期缺乏维生素 B_3 和维生素 B_6 的情况。研究结果为神经系统维生素 B_6 生理机能状况的评估提供了可能的生物标志物。此外，研究者关注的另一个热点是维生素 C 谱。研究者用 GC-MS 和 HPLC-MS 分析了维生素 C 缺乏小鼠的生物体液中 203 个代谢物[13]，发现超过 69 个代谢物可反映维生素 C 含量不足，特别是与下调磷脂酰胆碱、溶血磷脂酰胆碱、酰基肉碱、生物胺、前列腺素、鞘磷脂、己糖和氨基酸水平呈相关性。维生素 D 也是较受关注的人群营养物质之一。Finkelstein 等[14] 的调查中，多达 50% 的孕妇维生素 D 摄入量不足。研究者分析了 30 名女性的血清样本，发现维生素 D 水平下降常伴随二十烷类、白三烯 B_4 和酮体含量的下降。研究者认为这与全身炎症好转以及吡哆醇水平的改善迹象相关。2016 年，欧洲两项大型人群流行病学采用 ^{1}H-NMR、UHPLC-MS/MS 和 GC-MS 对血清样本进行分析，检测了 415 种血清代谢物[15]。对初始数据进行多阶段分析后，有 30 种代谢物被确认为维生素 D 摄入量的重要生物标志物。检测到的代谢物是个性化维生素处方中维生素 D 活性的潜在诊断生物标志物。目前，这些方法对于医疗实践来说过于昂贵，还需要更多的研究来确定更精确、更经济的技术和高度特异性的生物标志物。

关于其他脂溶性维生素，一项研究[16]检验了血浆视黄醇、α- 生育酚、α- 胡萝卜素及 β- 胡萝卜素、番茄红素、β- 隐黄质、叶黄素和玉米黄质与社区老年人骨密度、代谢综合征

（MS）、颈动脉粥样硬化、非酒精性脂肪肝以及骨骼肌肉量之间的关系。结果经多因素校正，主要显示两方面内容：①血浆 α- 生育酚、视黄醇、α- 胡萝卜素及 β- 胡萝卜素、番茄红素及 β- 隐黄质含量越高骨密度也越高。α- 胡萝卜素关联度最高，β- 胡萝卜素次之，而叶黄素和玉米黄质与骨密度无关联；女性关联度略高于男性。②代谢综合征与 α- 胡萝卜素、β- 胡萝卜素、番茄红素和总类胡萝卜相关，血浆类胡萝卜素越高患病风险越低。但是，脂质和脂溶性维生素和类胡萝卜素状态的循环标志物之间的不一致性也被报道过。研究者[17]对35 名超重和肥胖的男性血液样本进行分析，探寻视黄醇、类胡萝卜素、25- 羟基维生素 D_3、α- 生育酚、γ- 生育酚和叶酸的个体水平差异，评估超重和肥胖成年男性的磷脂、甘油三酯与血液中脂溶性维生素和类胡萝卜素状态的个体间变异之间的关系。研究者发现，脂质对循环中叶醌、α- 生育酚、γ- 生育酚和番茄红素的变化有影响，但对 25- 羟基维生素 D_3、视黄醇、α- 胡萝卜素、β- 胡萝卜素的变化没有影响。由此可见，在现阶段临床快速应用代谢组学的可能性尚存争议，但基于代谢组学表型定义患者维生素状态的想法似乎对提高诊断的准确性以及个性化治疗处方非常有价值。

组学技术的进步也为维生素精准营养研究提供了有力支撑，维生素组学在预防慢性疾病和落实公共卫生实践中必将担任重要角色。开展精准营养预防和干预研究，整合多组学分析、细胞、类器官、动物、人群多种模型等现代医学技术，深入探讨膳食营养中维生素因素与机体的交互作用，揭示其在慢性病发生发展中的变化规律，探索早诊断和早干预的策略，以期最终达到我国居民健康水平进一步改善的目标。

表 3-11-4　维生素组学总结

维生素	文献	研究样本	方法	检出物
参与一碳单位代谢的B族维生素	[11]	绝经前女性血浆	HPLC-MS/MS	检测血浆维生素、叶酸、磷酸吡哆醛、同型半胱氨酸、半胱氨酰甘氨酸，其中维生素、叶酸与乳腺癌风险成正比
维生素 B_6	[12]	人群头发	HPLC-MS/MS	5'- 磷酸吡哆醛（PLP）、吡哆醛（PL）、吡哆胺（PM）、5'- 磷酸吡哆胺（PMP）和吡哆醇（PN）水平与维生素 B_6 相关
维生素 C	[13]	Gulo$^{-/-}$ 小鼠，血清和尿液	靶向 LC-MS/MS，HPLC-MS/MS，FIA-MS/MS	61 种代谢物，包括 39 种磷脂酰胆碱、7 种溶血磷脂酰胆碱、2 种酰基肉碱、5 种生物胺、3 种前列腺素、3 种鞘磷脂、己糖和氨基酸甘氨酸，与抗坏血酸盐的浓度相关
维生素 D_3	[14]	非洲裔美国孕妇血浆	GC-MS，LC-MS/MS	在补充维生素 D_3 时，血浆中吡哆酸、胆红素、木糖和胆酸水平增加，白三烯、1,2- 丙二醇、壬二酸盐、癸二酸盐、炎症相关补体成分 3 肽（HWESASXX）和胡椒碱血浆水平下降

续表

维生素	文献	研究样本	方法	检出物
维生素 D_3	[15]	人群血清	^{1}H-NMR, UHPLC-MS/MS, GC-MS	大的极低密度脂蛋白亚类和小的低密度脂蛋白亚类，甘油三酯，载脂蛋白 B，脂肪酸，Ω-7 单不饱和长链脂肪酸 10- 十八烯酸（17：1n7），肌酐，3-羧基 -4- 甲基 -5- 丙基 -2- 呋喃丙酸（CMPF）血清水平与维生素 D_3 水平相关
脂溶性维生素和类胡萝卜素	[16]	广州城区居民血浆	HPLC	血浆类胡萝卜素越多，骨密度、cIMT 和肌肉量越好，MS 和 NAFLD 患病风险越低；血浆视黄醇和 α- 生育酚越高，骨密度越高；不同类胡萝卜素对不同的结局略有差异，除肌肉外，总体上女性的关联高于男性
脂溶性维生素和类胡萝卜素	[17]	超重和肥胖中年男性血液	LC-MS	研究脂质与脂溶性维生素和类胡萝卜素循环浓度之间的关系，除番茄红素外，脂质组的分析结果并没有进一步表征这些微量营养素的个体差异

第五节
维生素与相关信号通路和生物标志物

维生素是维持机体生命活动过程所必需的一类低分子有机化合物，一般不能在体内合成，必须由食物提供。维生素 D 和维生素 K 可由机体合成，但合成量不能替代从食物中获得的维生素。维生素在生理上并不是构成机体结构的成分，也不提供能量，但通过其自身或进一步的体内代谢产物参与机体众多代谢或细胞调节过程。近年研究表明，维生素对脂质代谢、氧化应激、免疫、成骨代谢等代谢过程及途径均发挥作用，并可参与机体多条代谢通路的构建与应答。

一、维生素 E 与相关信号通路和生物标志物

维生素 E 具有抵抗磷脂代谢和某些凋亡相关事件的能力。其具有通过影响 PI3-K/PDK-1/Akt 信号通路、恢复 PI3-K 活性、防止 PDK-1 和 Akt 脱磷酸化，从而影响磷脂代谢的能力。作为 7- 酮胆固醇（7KC）诱导的磷脂病的有效抑制剂，维生素 E 可以减少与 7KC 相关的细胞凋亡 PI3-K/PDK-1/Akt 信号通路的失活，从而减少磷脂沉积和磷脂鞘的形成，进而阻止动脉粥样硬化斑块发展。维生素 E 作用于磷脂以及磷脂代谢关键酶，如 PP2A 的能力可以部分解释其在细胞中恢复 PI3-K/PDK-1/Akt 信号通路活性的能力[18]。

在糖尿病相关方面，Cu^{2+}- 氧化低密度脂蛋白（CuLDL）通过抑制胰岛素（INS）诱导的信号激酶 ERK 和 PKB/Akt 的磷酸化以及 INS 诱导的转录因子 AP1 和 NFκB 的激活，阻

止 INS 信号通路。在体外实验研究中发现，维生素 E 可以部分恢复胰岛素相关的信号通路以及 CuLDL 干预后造成的损伤。可能的原因是，维生素 E 可以阻止氧化应激的发生以及相关转录因子的激活，从而阻止氧化低密度脂肪酸导致的细胞内活性氧（ROS）和脂质过氧化物的增加。氧化应激与包括糖尿病在内的多种病理条件有关。ROS 已被证明是包括胰岛素在内的多种激素和细胞因子的第二信使。氧化低密度脂蛋白可能不仅参与动脉粥样硬化，而且参与 2 型糖尿病中观察到的胰岛素拮抗。然而，至今尚未观察到补充维生素 E 对 2 型糖尿病发病率的显著影响，可能是因为体外培养的细胞与体内的细胞表现不同[19]。

Torquato P 等使用气相质谱法和液相质谱法对脂肪肝（FL）受试者及健康人群血浆中维生素 E 氧化代谢产物 α- 生育醌（α-TQ）的含量进行了初步的横断面研究。测定 4- 羟基壬烯醛（4-HNE）的蛋白质加合物和多不饱和游离脂肪酸（PUFA）的游离形式作为脂质过氧化的替代指标。与对照组相比，FL 受试者血浆 α- 生育酚（α-TOH）的长链和短链酶代谢物、α-TQ 和 4-HNE 水平升高，PUFA 浓度降低。在体外 HepG2 细胞实验中，补充 α-TOH 或脂肪酸诱导脂肪变性后，α-TOH 含量增加。α-TOH 补充还刺激了 HepG2 细胞的生育酚 ω- 羟基酶活性，其中一小部分细胞生育酚转化为 α-13'OH，通过随后的酶代谢步骤排泄或代谢形成 α-13'COOH 和 α-13'COOH-CMBHC。后者与 α-13'OH 一起代表了细胞中维生素 E 的主要细胞外代谢物，但其在 α-13'OH 下游代谢 α-TOH 的能力非常有限[20]。当 α-TOH 成功抑制脂质过氧化的链增殖时，会生成 α- 生育酚内酯对苯二酚（α-TLHQ）。此外，α-TOH 可以在肝脏中通过酶转化为 α- 羧甲基羟色胺（α-CEHC）。α-TLHQ 和 α-CEHC 随后与葡糖苷酸或硫酸盐结合，分泌到尿液中。α-TLHQ 被认为是 α-TOH 抗氧化活性的标志物和脂质过氧化水平的反映指标[21]。有研究证实，生育酚和三烯生育酚通过 ω- 羟化酶（CYP4F2）引发的侧链氧化代谢，形成 13'- 羟基铬醇（13'-OH）和 13'- 羧基铬醇（13'-COOH）。13'-COOH 通过 β- 氧化和硫酸化进一步代谢为中间体羧铬醇、末端代谢物羧甲基羟色胺（CEHC）和硫酸化类似物。在肝脏中，当所有生育酚和三烯生育酚都被代谢时，非 α- 生育酚形式的维生素 E 比 α- 生育酚形式的维生素 E 更多地通过细胞色素 P450（CYP4F2）引发的 ω- 羟基化和氧化分解代谢，产生 13'-OH 和 13'-COOH。随后，13'-COOH 通过一系列 β- 氧化分解代谢，形成末端代谢物 3'- 羧基铬醇或（2'- 羧乙基）-6- 羟基铬烷。根据对人类细胞和动物细胞的观察，当维生素 E 摄入量相对较高时，铬醇上酚类的硫酸化与 β- 氧化会平行发生[22]。

对非酒精性脂肪肝患者补充 α- 生育酚治疗后可观察到，其体内谷丙转氨酶和 SREBP-1 蛋白减少。α- 生育酚通过降低 SREBP-1 蛋白的形成，最终使得新生脂肪生成及其标志物——极低密度脂肪酸降低。该研究表明，补充维生素 E 可以通过降低非酒精性脂肪肝患者体内新生脂肪生成而使患者肝内甘油三酯降低[23]。

Flma B 等研究了中年人腹部脂肪的不同测量值与尿中 α- 生育酚代谢物水平之间的关联。使用液 - 质谱法色谱法测定 a-TLHQ 和 α-CEHC 作为血清 α- 生育酚和 24 小时尿液中的 α- 生育酚代谢物。对 511 名受试者的数据进行分析后发现，当根据年龄和性别进行调整时，较高的内脂肪组织（VAT）与较低的尿 TLHQ 水平略微相关；对 α- 生育酚代谢物比率的分析中，较高的 BMI、全身脂肪（TBF）和 VAT 与较低的 α-TLHQ/α-CEHC 比率相关。在本横向研究中，研究者的目标是解决 511 名中年人体内脂肪总量和腹部脂肪含量的不同测量方法与血清 α- 维生素 E 和尿 α- 维生素 E 代谢物水平之间的关系。尿中 α- 生育酚代谢物的水平也被表示为相对于 α-CEHC 的 α-TLHQ 量，作为维生素 E 代谢平衡的一个衡量标准。考虑到混杂因素后，研究人员观察到总体研究人群中高 BMI 和低尿 TLHQ 代谢物之间的弱相关性。此外，较高的 BMI 与较低的氧化酶 α-TOH 代谢产物比率有更密切的关系。结果发现 TBF 和 VAT 相似，但腹部皮下脂肪组织和尿液中 α-TOH 代谢产物之间没有明显的相关性。这些结果通常在女性身上观察到，而不是男性，这可能是由于男性和女性身体脂肪分布的差异[21]。

Johnson C H 等使用超高效液相色谱 - 电喷雾电离飞行时间质谱分析给予 α- 生育酚补充膳食的志愿者和缺乏 α- 生育酚饮食后再给予富含 α- 生育酚饮食的小鼠血清和尿液样本，在人类和小鼠的尿液中发现了三种新的 α- 生育酚代谢物：α-CEHC 甘氨酸、α-CEHC 甘氨酸葡糖苷酸和 α-CEHC 牛磺酸。同时，在喂食富含 α- 生育酚饮食的小鼠中，观察到肝脏脂肪酸增加，血清和肝脏中胆固醇降低的现象。在 α- 生育酚补充膳食的志愿者尿液样本中，检测到了 α-CEHC 酰基葡萄糖醛酸、α-CEHC 醚葡萄糖醛酸、α-CEHC 硫酸盐、α- 羧甲基丁基羟色胺（α-CMBHC）醚葡萄糖醛酸、α-CEHC 甘氨酸、α-CEHC- 甘氨酸葡萄糖醛酸和 α-CEHC 牛磺酸 7 种代谢产物，在血清样本中检测到了 α- 生育酚葡萄糖醛酸苷。在补充 α- 生育酚的实验小鼠的尿液样本中，检测到了 α-CEHC 醚葡萄糖醛酸、α-CMBHC 醚葡萄糖醛酸、α-CEHC 甘氨酸、α-CEHC 牛磺酸和 α-CEHC 甘氨酸葡萄糖醛酸 5 种代谢产物。在小鼠的粪便样本中观察到 13- 羟基 -α- 生育酚和 α- 羧二甲基辛基羟基铬烷含量的增加。在小鼠的血清样本中进行组学分析，检测到 α- 生育酚葡糖苷酸，并且观察到血清胆固醇和肝胆固醇下降的现象，肝胆固醇的降幅达到 20%。对小鼠的肝脏组织进行分析，结果显示与喂食缺乏 α- 生育酚饮食的小鼠相比，喂食富含 α- 生育酚饮食的小鼠，其肝脏组织中与 α- 生育酚高度相关的代谢产物中，饱和脂肪酸、单不饱和脂肪酸和多不饱和脂肪酸、花生四烯酸、亚油酸、亚麻酸、肾上腺素酸、油酸、丙酸和 DHA 的含量有所升高[24]。

二、维生素 D 与相关信号通路和生物标志物

使用高分辨代谢组学分别对健康人群、给予安慰剂的囊性纤维化患者和给予大剂量维生素 D_3 治疗的囊性纤维化患者的血浆进行分析发现，在治疗之前，囊性纤维化患者与健康受试者的氨基酸和脂质代谢产物有所不同，患者的胆碱、几种磷脂酰胆碱、鞘氨醇和二氢鞘氨醇普遍较高，表明患者整体处于分解代谢状态。在囊性纤维化患者中，因基线维生素 D 水平的不同，有 343 个代谢产物存在差异，这些代谢产物主要集中在脂肪酸、鞘糖脂代谢、尿素循环代谢、氨基酸和糖代谢在内的 7 个代谢途径中。随着给药时间的推移，维生素 D_3 治疗组和安慰剂治疗组的囊性纤维化患者在以氨基酸、脂质和碳水化合物代谢途径为主的 15 代谢途径中共 316 种代谢产物产生了差异。在安慰剂组中，一些三羧酸循环中间

代谢产物如 2- 酮戊二酸、柠檬酸盐和磷酸丝氨酸有所增加，氨基酸相关代谢产物如 L- 丙氨酸、鸟氨酸、缬氨酸、半胱亚磺酸和亚牛磺酸有所减少；维生素 D_3 治疗组中几乎没有发生这种变化[25]。

通过危重患者维生素 D 缺乏校正试验发现，在接受大剂量维生素 D_3 治疗的受试者体内，随着 25- 羟基维生素 D_3 剂量的加大和治疗时间的推移，鞘磷脂、血浆凝血酶原、溶血酶原类和溶血磷脂类代谢物以及酰基角蛋白与维生素 D_3 剂量呈正相关，酰基肌醇和磷脂酰乙醇胺类代谢物则与维生素 D_3 剂量呈负相关。具体来讲，在治疗的第 0 天到第 3 天期间，鞘磷脂类、浆细胞生成素类、溶血素 - 浆细胞生成素类和溶血磷脂类这几种脂质类别中的 41 种代谢物与维生素 D 剂量呈正相关；酰基镍类、磷脂酰乙醇胺类和氨基酸类中的 92 种代谢物与维生素 D 剂量呈负相关。这些代谢物的变化可能反映了维生素 D 对于应激反应、抗氧化、免疫调节、脂肪酸 β- 氧化方面的影响[26]。

三、维生素 A 与相关信号通路和生物标志物

一项人群干预研究调查了包括 β- 胡萝卜素、番茄红素或其他食物来源的类胡萝卜素对免疫功能的影响，并表明类胡萝卜素只有在回复期和超过推荐摄入量，即 β 胡萝卜素和番茄红素 ≥30mg/d 后才会影响免疫功能。局部视黄酸的产生会影响肠道相关淋巴组织和淋巴细胞肠道归巢。视黄酸对辅助性 T 细胞亚群的影响取决于局部微环境和炎症状态。在这种情况下，尽管视黄酸是影响免疫系统的主要活性代谢物，但临床前数据表明，源自 β- 胡萝卜素 9',10' 加氧酶 -2 的番茄红素代谢物可以通过降低炎症细胞因子 IL-6 来调节免疫功能[27]。

四、维生素 K 与相关信号通路和生物标志物

一项体外研究表明，维生素 K^2 中活性最高的甲萘醌 4（MK-4）可以通过激活 Wnt/β- 连环蛋白信号通路促进牙周膜干细胞的成骨分化。Wnt/β- 连环蛋白信号通路是对骨骼系统发育非常重要的一条通路。在体外试验中，加入 MK-4 处理培养的成骨诱导培养基中的成骨相关蛋白和 Wnt/β- 连环蛋白途径相关蛋白如 p-GSK3β/GSK3β、β- 连环蛋白和 LEF1 蛋白的表达水平最高。MK-4 通过上调这些蛋白的表达，激活 Wnt/β-catenin 信号通路，促进牙周膜干细胞的成骨分化[28]。

在特发性人类生殖细胞再生障碍症与支持细胞中视黄酸信号的增加和睾丸间质细胞中维生素 K 信号的减少有关，并且这些途径调节有助于曲细精管基膜和睾丸细胞外基质的改变，在缺乏维生素 K 的情况下，间质基质相关因子Ⅸ及其调节因子 VKORC1 水平的降低使得曲细精管基膜和睾丸细胞外基质发生改变，最终导致特发性生殖细胞再生障碍[29]。

（马妍　陈曦）

参考文献 ....

［1］韦军民，许静涌. 精准营养的临床应用现状与展望［J］. 中华消化外科杂志，2021，20（11）：1153-1157.

［2］国家卫生计生委. 人群维生素 A 缺乏筛查方法：WS/T553—2017［S］. 北京：中国标准出版社，2017：3.

［3］国家卫生计生委. 人群维生素 D 缺乏筛查方法：WS/T677—2020［S］. 北京：中国标准出版社，2020：3.

［4］VARAEVA Y R, LIVANTSOVA E N, Ukrainets I V, et al. Metabolomics in Vitamin Status Assessment Current Pharmaceutical Design [J]. Curr Pharm Des, 2018, 24 (26): 3028-3033.

［5］KARAŹNIEWICZ-ŁADA M, GŁÓWKA A. A review of chromatographic methods for the determination of water- and fat-soluble vitamins in biological fluids [J]. J Sep Sci, 2016, 39 (1): 132-148.

［6］KARAŹNIEWICZ-ŁADA M, GŁÓWKA A, KOMOSA A, et al. Analysis of retinol, α-tocopherol, 25-hydroxyvitamin d2 and 25-hydroxyvitamin d3 in plasma of patients with cardiovascular disease by hplc-ms/ms method [J]. Biomed Chromatogr, 2018, e4278 (9): e4278.

［7］HRVOLOVÁ B, MARTÍNEZ-HUÉLAMO M, COLMÁN-MARTÍNEZ M, et al. Development of an Advanced HPLC-MS/MS Method for the Determination of Carotenoids and Fat-Soluble Vitamins in Human Plasma [J]. Int J Mol Sci, 2016, 17 (10): 1719-1725.

［8］MEISSER R K, LONGET K, BÉNET S, et al. Simultaneous quantification of 21 water soluble vitamin circulating forms in human plasma by liquid chromatography-mass spectrometry-ScienceDirect [J]. J Chromatogr A, 2015 (1422): 89-98.

［9］刘虎威，白玉. 脂质组学及其分析方法［J］. 色谱，2017，35（1）：86-90.

［10］MIDTTUN Ø, MCCANN A, AARSETH O, et al. Combined Measurement of 6 Fat-Soluble Vitamins and 26 Water-Soluble Functional Vitamin Markers and Amino Acids in 50μl of Serum or Plasma by High-Throughput Mass Spectrometry [J]. Anal Chem, 2016, 88 (21): 10427-10436.

［11］HOUGHTON S C, ELIASSEN A H, ZHANG S M, et al. Plasma B-vitamins and one-carbon metabolites and the risk of breast cancer in younger women [J]. Breast Cancer Res Treat, 2019, 144 (8): 1929-1940.

［12］SALLABI S M, ALHMOUDI A, ALSHEKAILI M, et al. Determination of Vitamin B3 Vitamer (Nicotinamide) and Vitamin B6 Vitamers in Human Hair Using LC-MS/MS [J]. Molecules, 2021, 26 (15): 4487-4496.

［13］AUMAILLEY L, WARREN A, GARAND C, et al. Vitamin C modulates the metabolic and cytokine profiles, alleviates hepatic endoplasmic reticulum stress, and increases the life span of Gulo$^{-/-}$ mice [J]. Aging (Albany NY), 2016, 8 (3): 458-483.

［14］FINKELSTEIN J L, PRESSMAN E K, COOPER E M, et al. Vitamin D status affects serum metabolomic profiles in pregnant adolescents [J]. Reprod Sci, 2015, 22 (6): 685-695.

［15］VOGT S, WAHL S, KETTUNEN J, et al. Characterization of the metabolic profile associated with serum 25-hydroxyvitamin D: a cross-sectional analysis in population-based data [J]. Epidemiol, 2016, 45 (5): 1469-1481.

［16］陈裕明，刘俊，张喆庆，等. 维生素 A，E 和类胡萝卜素与 3 200 名中老年人骨密度、动脉粥样硬化、脂肪肝及肌肉量的关系［C］// 第十二届全国营养科学大会论文汇编. 北京，2015.

［17］KELLY J M, MATUSZEK G, VAN DEN BROEK T J, et al. Associations between Circulating Lipids and Fat-Soluble Vitamins and Carotenoids in Healthy Overweight and Obese Men [J]. Curr Dev Nutr, 2020, 4 (6): nzaa089.

［18］ VEJUX A, GUYOT S, MONTANGE T, et al. Phospholipidosis and down-regulation of the PI3-K/PDK-1/Akt signalling pathway are vitamin E inhibitable events associated with 7-ketocholesterol-induced apoptosis [J]. Journal of Nutritional Biochemistry, 2009, 20 (1): 45-61.

［19］ MAZIÈRE C, MORLIÈRE P, SANTUS R, et al. Inhibition of insulin signaling by oxidized low density lipoprotein: Protective effect of the antioxidant Vitamin E [J]. Atherosclerosis, 2004, 175 (1): 23-30.

［20］ TORQUATO P, BARTOLINI D, GIUSEPPONI D, et al. Increased plasma levels of the lipoperoxyl radical-derived vitamin E metabolite α-tocopheryl quinone are an early indicator of lipotoxicity in fatty liver subjects [J]. Free Radical Biology and Medicine, 2019 (131): 115-125.

［21］ MEULMEESTER F L, LUO J, MARTENS L G, et al. Association of measures of body fat with serum alpha-tocopherol and its metabolites in middle-aged individuals-ScienceDirect [J]. Nutrition Metabolism and Cardiovascular Diseases, 2021, 31 (8): 2407-2415.

［22］ JIANG Q. Metabolism of natural forms of vitamin E and biological actions of vitamin E metabolites [J]. Free Radic Biol Med, 2022 (179): 375-387.

［23］ PODSZUN M C, ALAWAD A S, LINGALA S, et al. Vitamin E treatment in NAFLD patients demonstrates that oxidative stress drives steatosis through upregulation of de-novo lipogenesis [J]. Redox Biology, 2020 (37): 101710.

［24］ JOHNSON C H, SLANAŘ O, KRAUSZ K W, et al. Novel metabolites and roles for α-tocopherol in humans and mice discovered by mass spectrometry-based metabolomics 1-5 [J]. The American Journal of Clinical Nutrition, 2012, 96 (4): 818-830.

［25］ ALVAREZ J A, CHONG E Y, WALKER D I, et al. Plasma metabolomics in adults with cystic fibrosis during a pulmonary exacerbation: A pilot randomized study of high-dose vitamin D_3 administration [J]. Metabolism Clinical & Experimental, 2017 (70): 31-41.

［26］ AMREIN K, LASKY-SU J A, DOBNIG H, et al. Metabolomic basis for response to high dose vitamin D in critical illness - ScienceDirect [J]. Clinical Nutrition, 2021 (40): 2053-2060.

［27］ TOTI E, CHEN C O, PALMERY M, et al. Non-Provitamin A and Provitamin A Carotenoids as Immunomodulators: Recommended Dietary Allowance, Therapeutic Index, or Personalized Nutrition? [J]. Oxidative Medicine & Cellular Longevity, 2018 (2018): 1-20.

［28］ CUI Q, LI N, NIE F, et al. Vitamin K_2 promotes the osteogenic differentiation of periodontal ligament stem cells via the Wnt/β-catenin signaling pathway [J]. Archives of Oral Biology, 2021, 124 (8): 105057.

［29］ ALFANO M, PEDERZOLI F, LOCATELLI I, et al. Impaired testicular signaling of vitamin A and vitamin K contributes to the aberrant composition of the extracellular matrix in idiopathic germ cell aplasia [J]. Fertility and Sterility, 2019, 111 (4): 687-698.

第十二章　矿物质组学分析方法及应用

　　微量元素包括铁、锌、铜、锰、硒、碘等，在机体生命活动中发挥着极其重要的生理学功能，参与蛋白质结构，并通过与蛋白质和其他有机基团结合参与酶、激素和维生素等生物大分子合成。微量元素代谢失衡会发生系列病理改变并最终导致疾病。微量元素不仅参与体内生物合成、物质传递、能量生成和信息传导等许多重要生命过程，而且在遗传信息的转录和翻译、生物分子的修饰，以及代谢活动方面起着至关重要的作用。

　　元素缺乏分四阶段：①起始缺乏阶段：其特征为由于摄入不足而引起的元素本身的代谢变化，这是在供应不足的一段时间内所起的代偿变化，因此检查不出生物结构和功能紊乱。起始缺乏阶段在增加元素摄入后可恢复到正常状态；如果摄入量仍然保持在边缘水平，可能持续整个生命期；当摄入更严重限制时可进展为第二阶段。起始缺乏阶段本身对健康没有不利后果，但代表缺乏的危险性增加，安全界限降低。②代谢代偿阶段：其特征为某些特殊的生化功能受损，如依赖于微量元素的酶活力、受体亲和力的损伤。在缺乏过程中，有时体内平衡机制不足以维持活性部位的元素正常浓度导致某些特殊生化功能的损伤。代谢代偿阶段表示缺乏，因为生物功能受损。只要代偿系统一直在发挥作用，其对健康的直接后果就不显著。任何膳食的改变和环境中相互作用因素的接触均能加重缺乏。因此，"代谢代偿缺乏"的状态与实际上临床缺乏危险性增加相关联。③代谢失代偿阶段：其特征为出现对健康有重要意义的功能缺陷，例如代谢、免疫、识别力、情感、发育及与工作能力有关的功能。这些体征和症状不是临床上的，仅用特殊试验才能检查出。除对健康的危险外，代谢上的偏移如葡萄糖和脂质代谢，代表临床疾病，如糖尿病和心血管疾病可识别的危险因素。④临床阶段：其特征为随着缺乏的严重度增加出现疾病和死亡。

　　人体内微量元素水平处于动态平衡，缺乏和过量都会对人体产生不良影响。如何快速、准确地检测人体微量元素水平，进而推断与疾病的相关性成为临床亟待解决的问题。目前，检测微量元素的方法有原子吸收光谱法（atomic absorption spectroscopy，AAS）、电感耦合等离子体原子发射光谱法（inductively coupled plasma atomic emission spectrometry，ICP-AES）、电感耦合等离子体质谱法（inductively coupled plasma mass spectrometry，ICP-MS）等。每种检测方法各有优劣，近年来，随着质谱技术应用于医学检测实验室，ICP-MS引起了越来越多的关注。同时，AAS作为一种经典方法在医学检测实验室的应用也非常广泛。ICP-MS方法的优点在于可以同时对多种元素进行检测分析，从而实现样本的高通量检测，满足临床对于检测报告周期短的需求。但同时，ICP-MS具有仪器价格昂贵、对操作人员要求比较高、常常需要使用自建方法等多种局限性。相对的，AAS检测通量较ICP-MS低，但对操作人员的要求较低，有成熟的配套试剂盒，操作简单，运行成本低，便于推广。

第一节
铁代谢

　　人类对微量元素的认识经历了一个较长的过程，铁是其中最早被发现的人体必需微量元素，人类对其生理学作用与健康功能早有认识，长期以来对铁的研究主要集中于铁缺乏及缺铁性贫血的原因与防治。随着对铁代谢认识的不断深入，研究人员同时把目光投向了铁对人体健康和疾病影响的另一方面——铁过载的影响研究。当前营养学研究领域，一方面是营养不良造成的生长发育迟缓、智力低下；另一方面是营养过剩造成肥胖、心脑血管病、代谢综合征等慢性非传染性疾病。与之类似，随着对铁代谢认识的不断深入，研究人员在铁代谢研究上也已从铁缺乏扩展到铁过载和铁代谢紊乱及相关疾病的研究。

一、铁的生物学功能

　　北京大学王夔院士是我国生物无机化学研究的先行者之一，他率先在细胞层次上进行无机物的生物效应研究[1]，通过跟踪细胞应答过程中发生的化学事件，研究其与病理和毒理过程的关系，以阐明无机物干预生命过程的机制、研究无机药物。这其中涉及与疾病相关的细胞无机化学的诸多领域，如神经退行性病变中金属离子的作用及细胞中过多铁铜离子的掩蔽和清除；金属离子-活性氧/信号系统-细胞（增殖、分化和凋亡）生命过程的干预和调节机制；病理性生物脱矿/矿化机制在疾病发展中的作用等。王夔院士还首次提出了"预防药学"的研究计划，用以研究和开发预防疾病发生发展的药物，通过对疾病过程中的关键环节以及关键环节中生物分子的研究，筛选和设计干预或调整性药物。

二、铁稳态代谢机制

　　铁稳态平衡是一个精密调控的过程，其机制的复杂程度远远超出人类的想象。随着铁代谢操纵"密码"的逐步破解，人类对铁稳态调控机制的认识不断向纵深发展。王福俤研究组通过合作开展了人群流行病学的铁代谢研究。以全基因关联研究为基础，在 2 139 例缺铁性贫血的中国人群中对可能影响人体铁代谢的多个基因进行了深度分析和验证。结果发现，在众多基因中，只有 TMPRSS6 基因多态性位点与我国汉族和壮族缺铁性贫血存在显著关联。TMPRSS6 基因编码蛋白 Matriptase-2 参与调控激素铁调素（hepcidin）表达和分泌，进而影响小肠上皮细胞 Fpn1 介导的铁吸收过程。TMPRSS6 基因是第一个被发现的人类缺铁性贫血基因，该成果为揭示缺铁性贫血高发的遗传机制，并为高发人群中缺铁性贫血防治提供了重要靶点。聂广军发现了铁代谢的表观遗传学机制和去甲基化药物诱导体外红细胞分化的分子机制和关键的作用位点，证明了转录因子 c-Myc 对于 TfR1 和血红素生物合成中铁螯合酶（ferrochelatase）的调控作用，并阐述了表观遗传变化，特别是相关基因启动子区域甲基化位点和水平的特异性改变，以及对红细胞分化的调控作用和影响；首次研究和报道了系列遗传性铁代谢紊乱导致的人类疾病，包括在中国人群中发现并报道的两例致病性的突变和首例先天性红细胞生长不良性贫血（congenital dyserythropoietic anemia Ⅱ，CDA Ⅱ）病例，并系统研究了 CDA Ⅱ家系的遗传学特性，发现 *SEC-23B* 和 *HFE2* 两个基因突变共同导致了临床上铁沉积的病理特征；利用储铁蛋白 24 聚体的纳米蛋白复合体为生物模板，制备了具有高活性的生物纳米模拟酶和内源性蛋白的荧光标记技术。实现通过对天然蛋白的荧光标记，开展对蛋白体内外的生物分布和功能的研究，是对 GFP 为代表的生物荧光成像技术的有益补充。

三、铁在细胞内的储存机制

细胞内铁的存在形式一直是人们关注的热点，铁蛋白（ferritin）具有将细胞质中的铁储存起来的重要功能，但是铁被运送到铁蛋白中并被有效存储的机制一直不明确。施海峰筛选到影响铁代谢的重要功能基因 *PCBP1*，证实其为胞质中将铁运送到储铁蛋白 ferritin 中的伴侣分子。胡荣贵在金属代谢相关蛋白质翻译后修饰及降解机制方面开展了系列研究。其中以蛋白质翻译后修饰精氨酰化和泛素化等介导的蛋白质降解途径中关键调控步骤及其生理和病理意义研究最深入[2]，在国际上首次发现一氧化氮（NO）合成酶催化产生的 NO 能够直接调节一个蛋白质家族的降解，发现 ATE1 可与血红素形成复合物，并且 ATE 的蛋白质水平与胞内的血红素水平呈负相关，*ATE1* 基因的敲除可以抑制胚胎造血细胞生成，该过程在胚胎的心血管系统发育中起关键调节作用，该机制在轻微脑卒中、伤口愈合等过程中可能发挥重要作用。上述成果加深了人们对血红素调控机制的认识。

四、线粒体铁代谢机制

铁代谢研究领域中另外一个重要方向是线粒体铁代谢研究，其中铁 - 硫簇（Fe-S cluster）和血红素的生物合成及调控是线粒体铁代谢的核心，也是维持线粒体正常功能的重要基础。在哺乳动物中，两者之间有一定的依存关系。Fe-S 簇是普遍存在于生物体中的最古老的生命物质之一，通过解析 Fe-S 簇的合成途径来加深对人类疾病中因 Fe-S 簇的合成受损而引发的线粒体铁代谢紊乱相关疾病的发病机制的认识。聂广军研究了线粒体储铁蛋白调控线粒体铁代谢，特别是在血红素和铁硫蛋白合成等方面的分子机制并首次证明表达线粒体储铁蛋白能够通过调节肿瘤细胞铁代谢而抑制肿瘤生长。李宽钰和石彦波的研究证实 Fe-S 簇的生物合成场所不仅仅局限于线粒体内，在细胞质中同样存在一套相对独立的 Fe-S 簇合成及修复机制。此外，还发现 Fe-S 簇的生物合成障碍是引发线粒体中铁稳态失衡的重要原因，一些重要基因，如 *frataxin*、*ISD11*、*Fdx*、*FdxR* 缺失是导致 Fe-S 簇合成障碍、电子传递链受阻的同时，伴随线粒体中铁反馈性过载的重要原因。由此造成的氧化损伤被认为是 Friedreich 共济失调的亚细胞病理基础；而 *Fdx*、*FdxR* 的缺失则与血红素合成障碍密切相关。这些研究为人们认识线粒体铁代谢平衡的重要性提供了实验依据，同时也为这些疾病的分子水平治疗另辟蹊径。

五、铁代谢异常与神经系统疾病

脑铁稳态平衡直接影响到神经细胞的功能，更是铁代谢研究的主要领域之一，我国科学家在这方面开展了大量研究。钱忠明提出了"脑铁代谢紊乱是神经退行性疾病的一个起因"。通过对脑铁代谢生理及相关疾病机制与神经药理学、转铁蛋白受体铁转运系统在药物靶向转运中的应用研究，得出如下结论：脑铁代谢紊乱是神经退行性疾病的一个重要起因；脑铁代谢紊乱是由先天遗传或后天因素造成的脑铁代谢蛋白表达异常所致；铁引起的氧化应激是神经退行性疾病发展的共同机制。这些研究的重大进展使该类疾病的有效防治成为可能，通过降低脑铁，或长期保持脑铁处于正常或偏低水平，避免脑铁随年龄增加而增加，应该能达到有效预防老年性神经退行性疾病的目的，这一研究为降低脑铁药物的研发提供了理论基础。赵保路博士研究发现，铁缺乏可能主要与阿尔茨海默病（AD）早期关系密切，而铁离子过载可能主要与 AD 后期损伤关系密切。天然抗氧化剂可以调节铁等金属离子代谢失衡，可能在预防 AD 发生和延缓 AD 进程中起作用。常彦忠的铁代谢分子生物学研究室也开展了系统性研究，阐明铁调素调控脑铁代谢的机制，首次提出在脑缺血再灌注引起的损伤过程中，铁调素对铁代谢的异常调控起重要作用；阐明了膜铁转运蛋白和铜蓝蛋白在脑铁代谢中的作用；合作发现线粒体铁蛋白在脑内的表达与年龄有关，证实了线粒体铁蛋白在帕金森病和老年痴呆症发病过程中的保护作用及其机制，发现铁代谢失衡与自由基造成的神经细胞损伤的信号转导通路。

六、铁代谢异常与其他系统疾病

铁代谢与代谢综合征关系是目前人们关注的热点。蔡露研究组发现短暂少量的铁缺乏似乎能预防正常人群中的胰岛素抵抗，并能提高 2 型糖尿病患者对胰岛素的敏感性。相反，长期慢性铁缺乏，例如贫血能进一步加速糖尿病及其并发症的发展。如果铁在体内过量蓄积，能够增加胰岛素抵抗的发生率，甚至诱发 2 型糖尿病，还能增加糖尿病患者心血管系统并发症的发生率。例如，通过摄食红肉而造成铁蓄积可能是诱发糖尿病患者心血管系统并发症的主要原因。王福俤研究组通过人群的关联研究发现，*TMPRSS6* 基因多态性与中国居民 2 型糖尿病密切相关。采用 ICP-MS 技术检测了 1 059 例中年代谢综合征患者血浆中 17 种元素含量，通过生物信息学方法对数据进行建模分析，发现这些元素以单一离子、互作离子（以铁最为显著）或单一兼互作离子（以铜最为显著）三种模式分别影响肥胖或糖尿病的发生。这是首次发现多元素与代谢性疾病间相互作用的特殊规律，并首次提出了"人类疾病离子组学"概念。李敏等对糖尿病、代谢综合征、非酒精性脂肪肝等退行性疾病发病过程中出现铁代谢异常的机制，以及铁代谢失衡与脂类代谢异常的相关性等进行了系统研究。徐又佳等开展了铁代谢与骨代谢的相关研究。通过对 70 岁以上女性髋部脆性骨折患者和对照组血清铁蛋白、髋部和腰椎骨密度（DXA）研究分析，证实绝经后骨质疏松性骨折伴有"铁过载"现象；发现雄性小鼠腹腔注射枸橼酸铁铵（FAC）可引起骨吸收增加，同时伴有血清氧化应激指标增高；高铁环境可促进破骨细胞分化、成熟；铁调素对人成骨细胞膜上的膜铁转运蛋白 Fpn1 表达起直接调控作用。此外还发现，铁调素不仅对细胞内的铁离子有影响，而且对人成骨细胞内的钙离子有影响，铁调素可增加人成骨细胞内的钙离子，此作用受到"正常环境和高铁环境"的影响，在高铁环境下该作用更明显。

第二节
锌代谢

锌是比较活泼的金属元素，自然界中以稳定化合物的形式存在。人类对锌在生物体中的作用研究主要经历了三个阶段。第一阶段是营养学上的研究。1869 年发现锌对黑霉菌的生长必不可少。数年之后发现，植物和动物中含有锌，约百年之后才证实人体的生长和发育离不开锌。第二阶段是对锌的生物化学研究。碳酸酐酶的发现为该阶段的起点。迄今为止，人类从不同物种中已经发现 200 多种含锌蛋白，行使着几十种不同的生物功能，几乎涉及生物体新陈代谢的各个方面，包括遗传物质的转录复制。这些研究为从分子水平上阐明锌的功能奠定了理论基础。第三阶段是侧重于锌在生物体内的稳态代谢平衡以及稳态失衡所引发的人类疾病的相关研究，包括锌在生物体内的吸收、运输、利用、贮存、排泄、丢失；锌在生物体内的分布与存在状态；锌的生理和营养功能；锌代谢紊乱所引发的疾病诊治等方面。

一、锌的生物学功能

程义勇等研究[3]涉及不同营养素和食物成分对学习记忆的改善作用，其中心理应激损伤与神经元的钙、锌状态变化作用、心理应激条件下锌对不同脑区金属硫蛋白表达的影响等研究对预防现代社会日益增加的身心疾病具有重要指导意义。赵法伋研究团队在"锌与脑"领域也开展了系统研究，发现锌缺乏明显抑制神经干细胞的功能；锌缺乏的小鼠出生后学习记忆明显下降，出生后的锌强化并不能很好地逆转学习记忆的下降。

二、锌代谢机制

王福俤等在锌代谢领域开展了系列研究。系统研究了锌离子转运蛋白 ZIP 家族的调控机制，发现 Zip1、Zip2 和 Zip4 蛋白在细胞膜质之间存在转运，其转运与细胞内外锌离子浓度密切相关。该成果已经成为国际上用于鉴定未知蛋白转运功能的标志性指标。发现 Zip5

蛋白分布在小肠上皮细胞基底膜，与 Zip4 蛋白形成小肠上皮摄取锌离子通路体系。肠病性肢端皮炎（AE）是以小肠锌摄取障碍为主要病理改变的人类隐性常染色体遗传病，研究发现 AE 患者中存在 *Zip4* 基因突变，并阐明了 *Zip4* 突变导致锌摄取障碍的分子机制。周兵等研究发现了 AE 的致病基因 *Zip4*。周兵和王福俤的研究工作解开了困扰学术界长达半个世纪的人类遗传病肠病性肢端皮炎的病因之谜。王福俤还发现 Zip1、Zip2、Zip3 和 Zip4 蛋白特异性摄取锌离子、组织分布规律及蛋白表达调控机制；发现 Zip4 存在泛素依赖型降解机制用于保护细胞免于高锌细胞毒性；发现果蝇中第一个 Zip 的同源基因 *FOI* 参与锌离子吸收转运，在性器官发育中具有重要作用；发 ZnT2 分布在胰腺囊泡并参与调控胰腺细胞锌流失过程；酵母细胞新基因 *Msc2* 在内质网可分泌锌离子，*Msc2* 参与锌与内质网蛋白折叠反应（UPR）。利用吗啉代寡核苷酸（morpholino-oligonucleotides，MO）技术成功构建 *Zip7* 敲除斑马鱼模型，发现 *Zip7* 通过调控锌在机体不同组织和器官中的分布水平来影响机体发育，尤其在眼、脑和骨骼的发育中起极其关键的作用；同时，Zip7 还可以通过改变局部的锌水平，间接调控其他锌转运蛋白 Zip3、Zip6、Znt2、Znt5 及 Znt6 的表达[4]，对整个机体锌稳态的维持起重要作用。这些研究成果对理解机体锌离子吸收、转运和代谢提供了宝贵的理论依据。

三、锌稳态失衡与疾病

王占友教授多年来一直从事脑内金属代谢与神经退行性疾病领域的研究。应用 APP/PS1 转基因鼠模型和 RNAi 技术等证实，脑内 ZnT、DMT1 表达及金属离子代谢紊乱与 AD 等发病相关，提出锌缺乏通过干扰神经干细胞增殖分化从而影响学习记忆等生理功能，为金属螯合剂类脑靶向药物和补锌制剂的研发提供了新思路；针对一系列神经退行性疾病治疗药物的研究发现氯碘羟喹可有效抑制 β- 分泌酶、γ- 分泌酶活性，导致 APP 的水解产物 Aβ 明显减少，减缓 AD 的病理生理进程；同样 AD 对症治疗的经典药物石杉碱甲凝胶剂型能抑制 APP 淀粉样代谢途径，促进 APP 蛋白的非淀粉样蛋白代谢，从而减少 Aβ 老年斑形成；姜黄素能保护 MPP＋诱导的多巴胺能神经元凋亡，对 MPTP 制备的帕金森病小鼠模型黑质多巴胺能神经元也具有明显的保护作用。此外，对锌转运体参与胰岛 β 细胞内胰淀粉样蛋白沉积的研究也取得很大进展。周兵利用果蝇平台研究金属和神经退行性疾病的关系，在锌和 AD 的关系方面取得进展。蔡露研究组还论证了锌在胰岛素信号传导及正常功能维持中发挥的重要作用，首次证明了给予实验动物补锌处理能显著抑制糖尿病心肌病、糖尿病肾病等并发症的发展。通过机制研究表明，补锌保护糖尿病心、肾并发症作用可能是通过上调金属硫蛋白（metallothionein，MT）表达实现。

四、锌与金属硫蛋白及人工合成酶

MT 可以作为生物体中的"锌池"，用于机体中锌离子的存储[5]，对锌离子稳态平衡起重要的调控作用。自 1857 年美国科学家 Margoshoes 首次从马肾中分离出含镉的 MT 之后，人们对 MT 的研究兴趣日益增加。通过对 MT 在清除氧化性自由基、不同影响因子对 MT 的合成影响进行探讨，并通过化学和物理学方法对多种不同物种的 MT 进行谱学表征和动力学研究，为认识理解 MT 的结构与功能提供了直接的实验依据。黄仲贤在 MT 的结构功能、锌指蛋白结构功能、血红蛋白结构等方面的研究工作极富代表性，对金属离子在蛋白中的传递机制，锌、铁、铜、锰等元素在细胞中的代谢网络及其调控分子机制等开展了系统性研究。谭相石对多种生理与病理过程中的关键金属蛋白、金属酶的结构、功能及其作用机制进行了系统研究，如阿尔茨海默病中金属稳态平衡调控蛋白（MT3 和 APP）、介导 NO 信号转导和人肝中药物代谢的血红素蛋白（sGC 和 CYP2C8）、锰的稳态平衡调控蛋白（TrOR）和铁的平衡调控蛋白 IRP2 的 E3 连接酶（FBXL5）等。

第三节
硒代谢

　　硒元素的发现到其生物学功能研究与应用已经有近 200 年的历史，其间经历了曲折的发展过程，一些重大事件甚至成为硒研究领域的里程碑。自 1973 年 Rottuck 发现硒是谷胱甘肽过氧化物酶的活性中心后，又相继在哺乳动物中发现了 20 多种硒酶，硒生物化学及硒蛋白组学因此而确立并得到长足发展。硒代半胱氨酸密码子 UGA 的发现，更为硒的研究开辟了新天地。与此同时，具有类似硒酶生物活性的小分子有机硒化合物 Ebselen 的出现，开辟出硒药物化学研究新领域。硒的代谢、硒与肿瘤、硒与其他营养素之间的关系等，依然是目前这一研究领域的重点方向。

一、硒与地方病

　　中国在硒营养研究方面曾做出了重要的国际贡献。20 世纪 50 — 60 年代，我国大范围农村地区暴发了克山病。哈尔滨医科大学于维汉教授，与中国医学科学院营养工作者一起介入克山病病因和防治的研究，提出克山病发病可能与营养有关，并通过补硒得到了预防克山病的肯定效果。此研究成果也确立了硒是人体必需微量元素的地位。

二、硒营养与疾病

　　我国众多科学家参与了硒与肿瘤关系研究。血硒水平与我国三大高发肿瘤即肝癌、胃癌、食管癌呈明显负相关，通过动物实验证明补硒可预防肝脏癌前病变，并且首次发现硒能调节癌细胞膜的流动性及与膜耦联的信息传递系统向正常转化，阻断癌细胞能量供应，从而抑制其增殖。于树玉教授推动了在肿瘤高发区和高危人群中补硒降低肿瘤发病率的干预研究。陈填烽等揭示了含硒化合物作为凋亡诱导剂及化疗增敏剂的作用机制，阐明了 p53 信号通路、MAPK 激酶及线粒体等在硒诱导肿瘤细胞凋亡过程中的重要性；提出以纳米硒作为载体负载活性分子及抗肿瘤药物用于疾病的协同治疗，为推进硒在疾病防治中的应用提供了重要的科学依据。硒在糖尿病发生发展中具有两面性。早期研究表明，硒具有类胰岛素作用，有望用于防治糖尿病，但 2007 年以来人体、整体动物和细胞等多个层次试验表明，长期摄入一定剂量的硒可能诱导胰岛素抵抗和 2 型糖尿病的发生发展，而且受试者的硒摄入量并没有超过硒的每日推荐量上限。补硒防癌未必有效。之前国内外的流行病学调查多数得出硒摄入量（或血硒水平）与患癌风险呈负相关的结论，人体补硒干预试验也显示补硒对降低某些类型的癌症有效。但有报道称，美国于 2001 年启动的 SELECT 干预试验因未见预期的预防前列腺癌效果反而风险有所增加而不得不于 2008 年提前终止试验；2011 年和 2014 年对补硒防癌效果进行的 meta 分析也没有得到硒预防癌症的有效证据，后者的结论是"至今没有任何令人信服的证据提示补硒能预防人类癌症"。

三、硒蛋白功能研究

硒蛋白在防治癌症、心血管病、神经退行性疾病和病毒感染等方面具有潜在的重要作用，因此，对硒蛋白的功能及其与疾病关系的研究是硒研究的热点领域。补硒能抑制氧化性胆固醇对血管的损伤[6, 7]，并提出该作用与血液中前列环素和血栓素浓度的失衡，抗氧化能力提高，减少对 c-myc、bcl-2 等基因表达的抑制有关。鉴于缺硒可导致类似糖尿病的症状，而硒蛋白具有类胰岛素的作用，研究硒蛋白 S（SelS）和硒蛋白 K（SelK）调节内质网（ER）应激的功能和抑制 ER 应激所诱导的细胞凋亡作用，发现 SelK 是一种新的 ER 应激调节蛋白。包括硒蛋白 K 与环腺苷酸应答元件结合蛋白 3、脱碘酶 3 与丝氨酸蛋白酶抑制剂、硒蛋白 R 与凝集素、硒蛋白 M 与细胞色素氧化酶Ⅵ等，这些与硒蛋白相互作用的蛋白都和老年痴呆症密切相关，提示硒在人脑中可能通过硒蛋白及其相互作用蛋白来调节信号通路，抑制神经退行性疾病的发生与发展。

四、硒的生物信息学研究

张焱等通过计算和比较基因组学等方法[8]，成功开发了第一个预测原核生物含硒蛋白基因的算法，在各种生物和环境基因组中陆续发现了 50 余种新的硒蛋白家族，确认了硒蛋白家族各成员在生物体中的功能分类与进化规律，并发现了硒蛋白合成过程中的若干重要基因以及一条全新的硒代谢途径。这些成果大大增强了人们对于硒作为一种重要的抗氧化剂，在各种生理和病理状态中参与代谢网络的认识，也对进一步研究如何利用硒的保护机制来对抗疾病（如糖尿病和癌症）和延缓衰老提供了重要启示。另外，其成功构建并分析了硒蛋白质组及其他相关蛋白在超过 150 个鼠脑区的基因表达谱，对于深入了解硒与哺乳动物脑功能之间的关系具有重要意义,并有助于进一步研究硒与脑部疾病(如 AD)发生发展之间的关系。在微量元素与遗传密码的扩展研究方面,首次揭示了含硒的稀有氨基酸的合成途径和相关遗传密码的解码机制,发现了世界上第一种富含稀有氨基酸的蛋白质的生物,并确认了相关蛋白质组及其主要功能。

第四节
碘与人体健康

碘是人类发现的第二个生物必需的微量元素,是合成甲状腺激素的必需原料,对维持机体正常生理功能发挥重要作用。碘缺乏和碘过量都不利于甲状腺正常发挥其生理功能。由于碘缺乏所引发的碘缺乏病(iodine deficiency disorders,IDD)广泛存在于世界各国,其危害已众所周知。因此,世界各国长期致力于消除低碘对人群的危害。我国曾是世界上 IDD 流行最严重的国家之一,碘缺乏对人类的主要危害不是甲状腺肿和克汀病[9],而是造成人类后代不同程度的智力发育障碍,影响人口素质和社会发展。近年来随着"普遍食盐加碘"(Universal Salt Iodization,USI)的成功实施,碘缺乏问题得到了预防与控制,但因地理环境的多样性,虽然中国的主要问题是碘缺乏,但碘过量问题也得到了学者和社会越来越多的关注。在纠正碘缺乏的同时如何科学、安全补碘,探讨人群碘的安全摄入剂量已成为亟待解决的重要公共卫生问题。长期以来,人们虽然注意到了在亚细胞中存在能与甲状腺激素进行可逆的特异性结合的蛋白,但直到 20 世纪 70 年代,Oppenheimer 等发现了核受体存在后,才使得甲状腺激素与受体蛋白之间相互作用的研究有了突破性进展[10]。近些年的研究亦发现,甲状腺激素通过与核受体甲状腺激素受体(thyroid hormone receptor,TR)结合调控靶基因的表达,可能是其众多作用的基础。因此,碘稳态代谢平衡、甲状腺激素水平、甲状腺激素受体的转录活性是调控碘生物学功能的三个重要因素。得益于 TR 转基因小鼠的研究,对碘的生物学功能的研究在近 10 年中快速向前推进。应浩博士利用多种 TR 转基因小鼠[11],发现甲状腺激素 β 受体基因(*TRβ*)突变是导致机体组织器官产生甲状腺激素抵抗(resistant to thyroid hormone,RTH)的主要原因,利用 RTH 的小鼠模型对 TR 的辅助因子 SRC-3 进行了效应机制研究,阐明了 SRC-3 调控 RTH 的两种可能机制。该研究为 RTH 的治疗找到了新的潜在靶标,对治疗甲状腺素抵抗综合征具有现实意义。此外,围绕 *TRβ* 突变所开展的一系列研究为深入理解 *TRβ* 受体突变与一些人类重要疾病如甲状腺癌等的发病机制提供了重要的实验依据,同时也从另一个角度为这些疾病的治疗提供了思路。

铜代谢

铜（Cu）是人体必需的微量元素，参与生物体的许多重要生理过程，如细胞呼吸、神经递质传递及抗氧化应激等都依赖于铜离子，铜离子是在这些生理过程中起关键作用的酶的辅助因子，这些酶必须结合铜离子才能发挥其相应的催化功能。铜离子在这些生物酶催化的作用主要是基于其氧化还原的化学性质，即 Cu^{2+} 和 Cu^{+} 氧化态之间的转换。Wilson 病和 Menkes 综合征是由人体内细胞的铜离子稳态失衡直接造成的人类遗传病。在铜与自由基研究方面，赵保路在转基因细胞和动物中，利用 ESR 和 RNAi 等技术研究了自由基诱导细胞凋亡和导致疾病规律，提出了 NO 和活性氧（ROS）及铜离子、Aβ、CytC 释放、MAPK 信号通路在神经退行性疾病中细胞凋亡的分子途径[12]，揭示了自由基诱导细胞凋亡和导致退行性疾病的分子机制。研究发现，铜离子缺乏可能主要与 AD 早期关系密切，而铜离子过载可能主要与 AD 后期损伤关系密切。铜是生物体必不可少的微量元素，成人体内含有 100~200mg 铜，是仅次于铁和锌的第三微量元素。铜的价态通常是 +1 价和 +2 价，细胞中铜不会以自由离子形式存在。细胞内的铜处于一个相对稳定的状态，其中铜转运蛋白（hCtrl）的铜摄取和 ATP 酶（ATPase）的铜外排对维持胞内铜的正常水平起至关重要的作用。当铜缺少或过量时，就会导致疾病的产生甚至是威胁生命。另外，利用关键蛋白对铜的依赖性，可以通过调控体内铜的水平进行癌症等疾病的治疗。

一、铜的摄取

铜首先由肠上皮细胞（IECs）摄取，进入细胞后结合于 Cu 相关蛋白质，通过肠侧膜进入外周循环。随后铜被输送到肝脏，铜被肝细胞整合到分泌的血浆铜蓝蛋白（CP）中，该酶可催化血清中亚铁氧化成三价铁，使其能够与转铁蛋白结合，从而实现铁离子的细胞摄取。铜转运蛋白（Ctrl）承担了跨膜运输铜的重任：人类铜转运蛋白（简称 hCtrl）是由 190 个氨基酸残基构成的三跨膜蛋白，N 端在膜的外侧，C 端在膜的内侧，N 端有组氨酸富集和蛋氨酸富集的基序各两个。通常 hCtrl 是由三聚体的模式聚合，在高分辨率的电镜下可以观测到对称的通道状三聚体，形成了一个"离子选择过滤器"，选择性摄取 Cu^{+}。Ctrl 膜 N 端的金属结合域捕获 Cu^{+}，Cu（I）通过 Cu.S 键配位结合于 hCtrl，通过通道内的金属配位氨基酸进入细胞。通过突变或截短 hCtrl 序列发现，N 端、C 端的金属结合域均对铜的摄取有影响。除了 Cu 可以利用 Ctrl 被细胞摄取，一些金属药物也可以利用 Ctrl，如顺铂可利用铜转运蛋白 hCtrl 进入细胞中从而起到诱导肿瘤细胞凋亡的作用。

二、铜的胞内组装

铜进入细胞后与铜伴侣蛋白结合，并被组装到功能蛋白中，以防止游离的铜离子催化胞内生物分子氧化，产生活性氧（ROS）。如超氧化物歧化酶（SOD）发挥酶的功能需要铜离子，但细胞内并不存在自由的铜离子，所以需要利用伴侣蛋白提供铜离子，促使 SOD 成熟。伴侣蛋白为细胞内金属离子运输、分配、平衡起到重要的作用，这一转运体系受损可能导致疾病发生。CCS 蛋白（copper chaperone for superoxide dismutase）是第一个被发现的铜伴侣蛋白，在哺乳动物细胞和酵母细胞内为 SOD 蛋白提供铜离子。酵母细胞实验表明，敲除 yCCS 不影响细胞中 Cu 和 SOD 蛋白的含量，但会降低细胞内 SOD 蛋白的活性；而通过体外实验发现，自由的 Cu^{2+}（Cu-GSH）可以激活 SOD，铜螯合剂 BCS（bathocuproine sulfonate）能够抑制 Cu-GSH 的作用；但 Cu-CCS 可以激活 SOD 且不受 BCS 影响。根据配位结合常数计算表明，细胞的自由铜离子浓度不会超过 18mol/L，如果一个细胞内含有一个铜离子，则浓度为 10mol/L，因此细胞内不存在自由的铜离子。同时这一结果也说明了 CCS 对激活 SOD 的必要。Atox1 由 68 个氨基酸残基组成，有两个保守序列：一个是金属结合位点，另一个是核定位信号。Cu 的配位可以通过 Cys-Cu（I）使蛋白二聚：如果二聚的蛋白是两个 Atox1，通过其上的核定位信号介导蛋白质由细胞质向细胞核内转运，在细胞核内，Atox1 可以作为 cyclinD1 的转录因子，激活 CCND1 的启动子，进而促进 CCND1 的表达，其可以通过激活 CDK 激酶蛋白，在细胞周期中起调控作用。如果二聚的蛋白是一个 Atox1 和一个 ATPase，Cu（I）可以通过改变与其结合的 Cys-Cu（I）共价键，从而将 Cu（I）从 Atox1 传递给 ATPase。ATPase 就是 ATP 酶，可以将 ATP 催化水解成 ADP 和 Pi，也可以作为一种铜转运体，将铜运出或运进细胞。铜转运型 ATPase 分为 ATP7A 和 ATP7B 两种。ATP7A 存在于肝脏之外的多数细胞中，ATP7A 在小肠中帮助细胞摄取铜。其他细胞中的 ATP7A 具有双重功能，通常存在于高尔基体中的 ATP7A 为酶、骨、毛发、神经系统等提供铜；当细胞内铜过多时，ATP7A 会离开高尔基体，转移至细胞膜，将铜泵出细胞。门克斯病（Menkes disease）是一种罕见的基因疾病，由于 *ATP7A* 突变导致小肠的铜吸收受阻，患者体内多种生理功能无法进行。而 ATP7B 主要存在于肝脏，少量在肾、大脑中。在肝脏中，ATP7B 通常存在于高尔基体，为血浆铜蓝蛋白提供铜，再通过血液转运至其他组织；当肝脏铜过多时，ATP7B 蛋白离开高尔基体，将铜泵出至囊泡，通过胆汁排出。如果 *ATP7B* 基因突变，会导致肝豆状核变性疾病（又称威尔逊氏症，Wilson disease），细胞内铜分配不正常，使得铜过量。因此，Atox1 作为一种伴侣蛋白，对铜在细胞中的整体分布起至关重要的作用。在真菌中，首次发现了 Cox17 是细胞色素氧化酶功能所必需的，是一种富含半胱氨酸的蛋白质，之后研究发现，在哺乳动物中同样需要 Cox17，这是激活细胞色素 C 氧化酶（cco）、促进胚胎发育所必需的蛋白质。Cox17 中 6 个 Cys 都是铜的结合位点，完全氧化时形成 3 个二硫键，不能结合金属，部分氧化的 Cox17 有 2 个二硫键，可以结合 1 个 Cu^+，而还原态的 Cox17 没有二硫键，可以与 4 个 Cu^+ 协同结合，形成多核 Cu（I）。Cu 通过 Cox17 运输到线粒体，在额外的蛋白质（如 SCOs 和 Cox17）帮助下，Cu 并入细胞色素 C 氧化酶。研究发现，Cox17 还可以将抗肿瘤药物顺铂传递至线粒体，这一过程对顺铂促进细胞凋亡的药效具有重要的贡献。有趣的是，Cox17 对顺铂的结合具有选择性。

三、铜的调控

由于铜的不可控积累可能会导致氧化应激或与大分子结合不恰当，因此需要对铜的摄取、分布和利用进行严格的稳态调控。此部分主要介绍铜摄取调控。前文提到人体铜的摄取是通过铜转运蛋白 Ctr1 实现的，所以可以通过调节 Ctr1 的表达来控制铜的摄取。而 Ctr1 的表达则由转录因子 Sp1 调控：当胞内铜不足时，Sp1 与 Ctr1 的启动子结合，增强 Ctr1 的表达，同时也能与 Sp1 的启动子结合，增强 Sp1 的表达，作为一种正反馈产生更多的 Ctr1，促进铜的摄取；当胞内铜过量时，过量的铜会取代 Sp1 锌指结构中的锌，改变 Sp1 的结构，破坏 Sp1 对 Ctr1 启动子的识别，从而停止 Sp1 对于 Ctr1 的转录表达，使细胞对铜的摄取减弱，细胞内铜水平降低。人体铜的排出则是通过 ATPase 实现，当铜过量时，ATPase 可以将铜泵出细胞外，从而对细胞内铜的含量起到调控作用。

四、铜缺乏症

门克斯病（Menkes disease）是一种罕见的伴 X 隐性遗传性疾病，患儿出生时正常但多在 2 ~ 4 月龄后就开始出现严重的神经系统退化表现，平均生存年龄仅 1.8 岁，经组氨酸铜治疗可明显改善。ATP7A 的活性缺失导致铜不能从肠上皮细胞进入血液，因此以铜缺乏为特征。铜缺乏的第一个临床表现是贫血；铜缺乏的下一阶段可能涉及结缔组织缺陷，甚至降低骨密度；在铜缺乏症晚期，除了全血细胞减少外，还会有严重的神经病变。由于铜向大脑的传递减少，门克斯病患者会表现出严重的精神和发育障碍，部分原因是铜依赖性酶的活性降低，除了严重的进行性神经变性外，门克斯病临床特征还包括结缔组织异常、肌张力减退、皮肤和头发色素沉着减退。线粒体功能受损是门克斯病导致严重大脑损伤的主要原因。在门克斯病患者的脑中观察到细胞色素 C 氧化酶活性缺乏、大脑乳酸水平升高以及 n- 乙酰天冬氨酸含量降低，它们的合成与神经元线粒体能量的产生相关联，这种变化可以作为线粒体氧化磷酸化失败的进一步指标。铜化合物注射给药用于治疗门克斯病可以改善临床结果，但应在新生儿出生后不久就开始治疗。具有剩余 ATP7A 活性的门克斯病新生儿比完全丧失功能的新生儿更容易对这种治疗做出反应，因此，恢复至少低水平功能的 ATP7A 基因治疗可能成为一种代替治疗方案。

五、铜过量症

威尔逊氏症是一种以青少年为主的常染色体隐性遗传病，通常伴随与肝脏、眼、神经相关的症状，起源于铜运输 ATP 酶——ATP7B 的遗传缺陷。由于 ATP7B 功能受损，铜不能从肝细胞分泌到胆汁并在肝脏和其他组织中积累，导致恶心、呕吐和腹泻等急性肠胃道症状，并产生慢性铜毒性。大约一半的威尔逊氏症患者会出现中枢神经系统毒性，神经节和大脑协调运动的其他部分也可能会受到影响，产生运动障碍。研究发现，患者通常会产生异常的星形胶质细胞即阿尔茨海默病Ⅰ型和Ⅱ型细胞，可以作为威尔逊氏症典型的神经病理特征。威尔逊氏症通常采用 D- 青霉胺或三乙基四曲胺等铜螯合剂进行治疗，以恢复和维持体内的铜稳态。青霉胺是一种还原性螯合剂，其还原步骤可以降低铜对蛋白质的亲和力，使其更有效地被螯合，但青霉胺也有严重的副作用，会导致血液或肾脏毒性。对于未出现症状的患者，可以通过补锌治疗，锌可以诱导肠道金属硫蛋白（MT）的合成而使机体缺铜，MT 蛋白对铜有很高的亲和力，并形成一种铜 - 蛋白复合物，这种铜复合物不能被吸收，并通过粪便排出。由于锌的毒副作用相对较低，已经成为威尔逊氏症维持治疗的首选药物。

六、铜与免疫

近期研究发现，患各种感染性疾病时，血清铜升高，刺激并增加肝脏合成和释放铜蓝蛋白，用来抵抗微生物的侵袭，而血清铜升高主要与中性粒细胞及巨噬细胞被激活时分泌的一种白细胞内源性物质有关，该物质随血流到远端靶组织发挥重要的免疫调节及杀菌功能。实验通过给小鼠喂养不同含铜量的饮食，发现低含铜量饮食组小鼠的器官显示出缺铜的特征性病变时，血清铜、铜蓝蛋白水平降低且免疫反应低下，严重的铜缺乏将损害实验动物的先天和获得性免疫功能。分别用富铜和缺乏铜饮食喂养小鼠，分离脾淋巴细胞且用单克隆抗体标记后，用流式细胞仪分离单个核细胞和决定表型轮廓，结果缺乏铜饮食组小鼠的单个核细胞总数、T 细胞的绝对数均减少，脾单个核细胞对致有丝分裂抗原的反应率下降，且这种对免疫功能的损害在雄性动物比雌性动物更加明显。因此，维持铜稳态平衡对于机体的健康非常重要。最近有报道，通过补充生理剂量铜及其他营养素以改善老年人的免疫反应，取得了良好的效果，且降低感染性疾病的发生率，提示合理补充微量元素可能为免疫功能的恢复提供帮助。

第六节

其他矿物质元素代谢研究

一、钠代谢

钠（食盐）摄入量与健康结局呈 J 型关系。对于食盐与心血管结局的关系，不同的研究看似存在矛盾或不一致的结果。2012 年，Alderman 等对 23 项观察性研究和 9 项随机临床试验进行纵向综合考察，再次证实钠与心血管结局之间存在强烈的 J 型关系：膳食钠摄入量低于或高于某一确定范围（钠：2.5～6.0g/d，食盐6.4～15.2g/d）时，心血管病危险性都增加。已发现的J型事件包括：全因死亡、高血压、心肌梗死、心力衰竭、脑卒中、心血管病死亡、1型糖尿病、2型糖尿病、晚期肾病。而在传统的观念里，食盐吃得越少越好，主张实行普遍减盐策略。

二、锰代谢

锰是人体必需的微量元素之一，分布于各个器官和组织中，人体锰含量正常范围为12～20mg。人体脑下垂体中锰含量最丰富，而脑下垂体又是人体一切高级生命活动的控制中心，因此，锰在人体内的作用相当重要。锰同样参与人体多种酶的合成与激活，不仅可激活100多种酶，还是精氨酸酶、辅氨酸酶、丙酮酸羧化酶等活性中心的组成成分。这就决定了锰具有促进人体生长发育，调节内分泌系统，参与人体骨骼造血以及人体糖、脂肪代谢，加快蛋白质、维生素C、维生素B合成，提高免疫功能等重要作用。临床实践证明，锰对维持人体下丘脑 - 脑干 - 垂体 - 靶组织的生理功能十分重要。男性缺锰易发生输精管退行性变，精子数量少、质量低，性欲减退，性功能障碍，性周期紊乱。有研究观察到，动脉硬化患者的心脏及主动脉内的锰含量明显低于健康人，因此认为心血管疾病与锰的吸收不足也有关。同时，研究发现锰对于稳定核酸的构型和性质、DNA的正常复制有重要作用。医学专家综合调查发现，肝癌患者体内锰含量比正常人明显偏低。此外，研究还发现，锰是超氧化物歧化酶（SOD）的主要成分之一，SOD能消除自由基，对机体起保护作用。

三、硼代谢

硼是植物必需的微量营养元素已被业内熟知，但直到近些年，科学家才开始注意到硼对人体营养的重要性。硼影响人体生命过程中钙、铜、镁、氮、葡萄糖、甘油三酯、活性氧和雌激素等多种物质的代谢，并因此影响血液、脑、肾、骨骼系统的成分和功能。许多研究证实，营养补硼对处于低雌激素水平的绝经后妇女及老年人有明显的预防和治疗骨质疏松的积极意义。对于女运动员，运动常会引起体内雌激素水平下降，而充足的硼营养在维持体内激素平衡的情况下还能预防肌肉损伤，因此女运动员较普通女性有明显多的硼吸收量。大量研究表明，硼还能提高人体许多重要激素和酶的表达和分泌，临床病例分析显示，硼摄取量较高的男性患前列腺炎的概率明显降低。世界卫生组织建议成年人的硼摄入量为1～13mg/d。临床实践证明，硼极易在消化道内吸收，但经尿液排出也很快。硼是人和动物氟中毒的重要解毒剂，硼与氟在人体肠道内形成氟化硼（BF），降低血中氟的浓度，减少肠道对氟的吸收，促进氟的排泄，减轻氟中毒引起的肝脏凝血方面的损伤。

四、钼代谢

钼虽然是发现较晚的一种微量元素，但与人体健康息息相关，不但是人体多种酶辅基的重要成分，其组成的辅酶因子钼酶复合物在氧化代谢中也发挥着极其重要的作用。目前，在生物体内发现的钼酶种类超过 40 种，在人体内主要有黄嘌呤脱氢酶 / 氧化酶、亚硫酸盐氧化酶等。钼酶通过钼辅因子参与调控人体内糖类、脂肪、蛋白质、含硫氨基酸、核酸及铁蛋白中铁等的代谢。钼通过催化尿酸、抗铜储铁和维持动脉弹性等作用来防止疾病发生。据调查，低钼地区人群的心脏和主动脉中钼含量明显低于不缺钼地区人群；尸检结果也发现，心肌梗死者心肌中的钼含量明显降低，心肌含钼越少的部位受损害的程度越严重。对克山病多发区的研究发现，克山病患者常常表现为体内缺硒且缺钼，可能与钼和硒在人体内有一系列耦联作用有关。克山病区甲状腺肿大的患者，病情随着钼的补充得到控制，证实了钼缺乏对甲状腺功能的影响。流行病学研究结果也显示，钼与食管癌、肝癌、直肠癌、宫颈癌和乳腺癌等的发生有一定关系，缺钼人群食管癌的发病率增高，食管癌高发区人群的血液、头发和尿中钼水平较低。

五、铬代谢

许多研究表明，铬的生物化学作用主要是作为胰岛素的加强剂，三价铬是人体必需的微量元素。试验性控制受试者饮食中铬的摄入量可导致葡萄糖耐量异常，补铬后改善糖耐量，循环胰岛素水平降低。铬参与机体的糖脂代谢，研究证实铬缺乏可导致葡萄糖耐量降低，血清胆固醇水平升高，降低外周组织对内在和外在胰岛素的敏感性。葡萄糖耐量受损的大鼠，用啤酒酵母可使其恢复。啤酒酵母中含有一种天然物质——葡萄糖耐受因子（GTF），这种生物活性物质含有铬。对老年人群及糖耐受试验 90 分钟后血糖值 >5.55mmol/L 者补铬可改善其糖耐受。铬还能影响脂类的代谢，对实验动物进行缺铬喂养发现，缺铬与血糖、胆固醇和甘油三酯水平的升高有关。于雪梅等研究表明，对糖尿病鼠补充富铬酵母后血糖明显下降，2 型糖尿病患者血循环胰岛素水平正常或升高，但其生物效应降低，因此出现糖代谢紊乱而致血糖升高。

···············　第七节　···············

矿物质与生物标志物和信号通路

矿物质参与机体的生理代谢和生长发育，是维持人体正常生理功能必需的营养素之一。人体内缺乏特定矿物质元素易引起代谢的改变，从而引发多种疾病。近年来，代谢组学方法被不断应用于筛选特定生物标志物，探索机体代谢通路与相关疾病的关系。

一、矿物质缺乏与生物标志物和信号通路相关研究

目前，已开展的机体内矿物质缺乏的代谢组学研究大多是基于动物体液的研究，关于人体代谢组学的研究较少，矿物质元素主要集中在钙、硒、铁及锌等。

钙是构成骨骼和牙齿的主要成分，具有重要的生理功能。缺钙已成为全球性营养问题，尤其是儿童、孕妇及老年人群。缺钙可能造成血钙水平下降和机体代谢改变。2013 年，王茂清以缺钙大鼠尿液为研究对象，基于超高效液相色谱与四级杆飞行时间串联质谱（UPLC-Q-TOF-MS/MS）的代谢组学技术筛选钙缺乏状态下的生物标志物。研究结果鉴定了 27 种钙缺乏生物标志物，主要包括甘氨酸、氧谷氨酸、焦磷酸、癸二酸、假尿苷、硫酸吲哚氧基、牛磺酸和苯乙酰甘氨酸等；首次发现脂肪酸 ω 氧化代谢异常、三羧酸循环受损和嘌呤核苷酸分解代谢异常可能与钙缺乏密切相关。采用代谢组学方法研究了 70 例绝经期缺钙女性尿液，发现假尿苷和柠檬酸的浓度与钙摄入量有较强的相关性，这两种物质是可靠的钙缺乏生物标志物。另外，营养性佝偻病尿液代谢组学实验中还发现了 35 个生物标志物，其中磷酸和癸二酸的组合可用于营养性佝偻病的诊断，灵敏度和特异度分别为 91.4% 和 61.2%；基于代谢通路分析，发现 5 个新的代谢通路可能与营养性佝偻病相关，钙缺乏可能是佝偻病的主要病因[13]。

硒也是机体必需的微量元素，具有抗炎、抗氧化和增强免疫力等多种生物功能。硒缺乏会引起生物体代谢的紊乱，导致许多疾病的产生[14]。吴婷通过 UPLC-Q-TOF-MS/MS 技术研究了硒缺乏对机体代谢的影响，发现缺硒普氏原羚血液的实验组与对照组的血清代谢谱差异显著。正负离子差异代谢物分别有 40 种和 53 种，大概有 10 多条代谢途径受到影响，主要包括初（次）级胆汁酸、不饱和脂肪酸、氨酰 tRNA 和植物次生代谢产物的生物合成途径，精氨酸、脯氨酸和嘧啶代谢途径，以及胆汁分泌和蛋白质消化吸收途径等，涉及 26 种差异代谢物；研究还发现，血清中假尿苷与普氏原羚硒缺乏显著相关，血清中的假尿苷可以作为生物标志物评估普氏原羚是否处于硒缺乏状态[15]。

铁是红细胞中血红蛋白的重要组成成分。铁缺乏是最常见的微量营养素缺乏症和全球性健康问题，在婴幼儿和孕产妇中尤为多见。研究发现，大脑缺铁，可抑制柠檬酸合成酶和异柠檬酸脱氢酶的活性，上调糖酵解途径，引发大脑对葡萄糖的摄取，进而增加乳酸产生[16]。Rao 等采用核磁共振探讨了大鼠铁缺乏脑脊液代谢组学，发现缺铁组中柠檬酸 / 丙酮酸比值和柠檬酸 / 乳酸比值持续降低，而丙酮酸 / 谷氨酰胺比值升高；随着铁的膳食摄入的增加，这些变化随之消失，意味着机体中脑脊液柠檬酸循环在缺铁时受到抑制[17]。

锌缺乏也可对机体产生不利影响。王茂清等采用代谢组学技术探索锌缺乏大鼠的代谢特征，发现锌缺乏导致大鼠血液中代谢产物发生显著变化，共发现 140 个差异代谢产物，其中 71 个升高，69 个降低。通路富集分析发现了氨基酸代谢和合成、谷胱甘肽代谢、鞘磷脂代谢、胆汁酸合成和嘧啶代谢、氮新陈代谢等 9 条差异显著的代谢通路。人群缺锌验证研究进一步发现，儿童组和中年组中正常组和锌缺乏组的谷胱甘肽转移酶差异显著，缺锌人群中谷胱甘肽转移酶、谷氨酸和血清锌之间相关性显著。因此，可将血清中谷胱甘肽转

移酶作为潜在人群锌缺乏诊断的生物标志物[18]。张翔等运用氢核磁共振技术对遵义地区 1 岁以下健康儿童和锌缺乏症儿童尿液进行了分析，发现锌缺乏组儿童尿液中 4- 羟基苯丙酮酸、苯基乙酰甘氨酸和马尿酸盐代谢物水平下降，这些代谢物在锌缺乏的早期诊断中具有潜在应用价值[19]。

二、矿物质干预与生物标志物和信号通路的关联性

近年来，研究者探讨了矿物质干预机体的代谢组学特征，分析了矿物质干预对机体营养的作用及其可能的代谢机制，评估了干预的效果。目前，碘、钙、铁、硒等元素干预的代谢组学研究报道较多。

我国实施碘盐化后人群碘营养状况逐渐改善。研究表明，人体缺碘或碘过量可能影响甲状腺的正常功能。都杨等采用富碘海带对健康女性进行膳食干预，基于 UPLC-Q-TOF-MS/MS 分析干预前后血清代谢产物，并进行代谢通路的分析。结果发现，干预前后人群尿碘中位数分别为 129.48μg/L 和 795.94μg/L，并筛选出 20 个血清生物标志物，其中甘油磷脂代谢通路、色氨酸代谢通路、戊糖和葡萄糖醛酸转换通路与高碘膳食密切相关[20]。碘过量摄入可能会增加人群甲状腺乳头状癌（PTC）的发病率及甲状腺癌组织类型比率的变化，成为新的公共卫生问题。另外，碘摄入量增加会引发甲状腺结节增加。文佳采用核磁共振对 PTC 患者和健康人群血清的代谢组学分析发现，两组血清学代谢组学差异显著。与健康人群相比，PTC 患者体内的 19- 甲基组氨酸、葡萄糖、甘氨酸、甲醇、甜菜碱、肌酐、谷氨酰胺、蛋氨酸、精氨酸和异亮氨酸的浓度下降，而葡萄糖酸、丙酮、乳酸的浓度升高；不同的碘摄入水平下（碘缺乏、碘适宜及碘超足量），PTC 患者血清代谢的共同特征为糖代谢、甜菜碱参与的脂类代谢及谷氨酰胺代谢增强；不同碘摄入水平下 PTC 的代谢差异显著，主要体现在核苷酸代谢、氨基酸代谢及肌酸代谢方面[21]。

钙是人体内含量最多的矿物质元素。赵猛利用 UPLC-QTOF-MS 对大鼠的血清和肝脏组织进行了代谢组学分析。结果发现，镉的膳食暴露可引起大鼠体内精氨酸、柠檬酸盐、苹果酸、溶血磷脂酰胆碱、苯丙氨酸、延胡索酸、柠檬酸、花生四烯酸、前列腺素、磷脂酰乙醇胺等物质含量的变化，膳食镉暴露的大鼠体内存在三羧酸循环、甘油磷脂代谢、花生四烯酸代谢、苯丙氨酸代谢、精氨酸和脯氨酸代谢紊乱；低剂量钙补充后，大鼠体内异常变化的小分子物质发生回调，紊乱的代谢明显改善。这表明，低剂量钙补充对镉致肝毒性保护的机制可能是通过调节机体能量代谢（三羧酸循环）、脂类代谢（甘油磷脂代谢、花生四烯酸代谢）和氨基酸代谢（苯丙氨酸代谢、精氨酸和脯氨酸代谢）的紊乱而实现[22]。

硒主要以硒代半胱氨酸的形式存在于机体，具有多种生物学功能。孟晓娜研究发现，硒补充剂能够改善妊娠期糖尿病患者的血糖和血脂代谢[23]。付立方基于 LC-MS 代谢组学技术研究了围产前期补饲酵母硒对奶牛初乳和常乳代谢物组分的影响。研究结果发现，补硒的奶牛初乳中亮氨酸、苯丙氨酸、乳糖和鹅去氧胆酸含量显著升高，而植物鞘氨醇和血栓素 B_2 含量降低；常乳中乙酰乙酸、单磷酸腺苷和鹅去氧胆酸含量升高，而植物鞘氨醇、

白三烯 A_4 含量降低。这些代谢物的变化表明，补硒对奶牛初乳和常乳中代谢物的组分具有一定影响。研究还发现，围产前期补硒对奶牛产后血浆代谢与初乳代谢谱有一定影响。血浆代谢变化的关联分析发现，亮氨酸、苯丙氨酸、异亮氨酸、尿囊素为共同差异代谢物，其中亮氨酸与苯丙氨酸在血浆中含量减少而初乳中含量升高，表明机体硒水平升高可能影响乳腺从血浆中摄取亮氨酸和苯丙氨酸并向初乳中释放[24]。朱玉山等基于核磁共振分析了最高耐受摄入量下补充亚硒酸钠对大鼠尿液代谢组学的影响。研究发现，大鼠尿液中甲酸、乙酸、乳酸、丙氨酸、琥珀酸、甘氨酸、马尿酸、苯丙氨酸、色氨酸等代谢物谱峰信号显著增强，而柠檬酸、肌酸、尿素、尿甘素和氧化三甲胺的谱峰信号则显著降低。乳酸、柠檬酸和琥珀酸是体内三羧酸循环的中间产物，其代谢异常是能量代谢紊乱的标志；马尿酸、苯丙氨酸、丙氨酸的代谢异常与肾小球的滤过和回收功能有关，乙酸和甘氨酸的代谢异常则是肝功能损伤的标志[25]。

（王同蕾　程家丽）

参考文献

［1］陈春梅，葛品，郭翀. 人体铁代谢及其调控因素［J］. 基础医学与临床，2022，42（5）：818-822.
［2］YANATORI I, KISHI F. DMT1 and iron transport [J]. Free radic boil med, 2019 (133): 55-63.
［3］卜莉，韩磊. 血清锌、铁含量与 2 型糖尿病患者糖脂代谢的关系［J］. 中国医师杂志,2017,19（8）：1257-1259.
［4］NUNES Y, MOREIRA R G. Effect of osmotic dehydration and vacuum–frying parameters to produce high–quality mango chips [J]. Journal of Food science, 2009, 74 (7): E355-E362.
［5］SULTANA B, HUSSAIN Z, ASIF M, et al. Investigation on the antioxidant activity of leaves, peels, stems bark, and kernel of mango [J]. Journal of Food science, 2012, 77 (8): C849-C852.
［6］王磊，杜菲，张春义. 人体硒代谢与硒营养研究进展［J］. 生物技术发展，2015，5（4）：285-290.
［7］彭祚全，张欣，牟敏，等. 富硒食品含硒量范围标准的研究［J］. 微量元素与健康研究，2013，30（1）：41-43.
［8］周军，白兆帅，徐辉碧，等. 硒蛋白与糖尿病：硒的两面性［J］. 化学进展，2013，25（4）：488-494.
［9］许晓双，叶月，郭梦然. 碘与代谢综合征相关性的研究进展［J］. 基础医学与临床，2022，42（6）：979-982.
［10］李菊，陈晋，王珏，等. 碘过量对小鼠胰岛 β 细胞形态的影响［J］. 现代预防医学，2020（47）：690-693，726.
［11］李菊，李冬，洪守祥，等. 学龄前儿童碘营养状况与体重指数关系的横断面研究［J］. 现代预防医学，2018（45）：4447-4451.
［12］刘骏达，鲁显福，李元海. 铜死亡与铜代谢相关疾病研究进展［J］. 江苏大学学报，2022，32（4）：318-325.
［13］王茂清. 基于 UPLC/Q-TOFMSMS 的钙缺乏和佝偻病尿液代谢组学研究［D］. 哈尔滨：哈尔滨医科大学，2013.

［14］LIU CP, FU J, LIU C, et al. The role of nitric oxide and autophagy in liver injuries induced by selenium deficiency in chickens [J]. RSC Adv, 2015 (5): 50549-50556.

［15］吴婷. 普氏原羚硒缺乏的代谢组学研究［D］. 四川：西南科技大学，2020.

［16］颜新艳，张瑛. 代谢组学方法在识别早期大脑铁缺乏中的应用进展［J］. 世界最新医学信息文摘，2019，19(80）：70-71.

［17］RAO R, TKAC I, SCHMIDT A T, et al. Fetal and neonatal iron deficiency causes volumeloss and alters the neurochemical profile of the adult rat hippocampus [J]. Nutr Neurosci, 2011, 14 (2): 59-65.

［18］王茂清，孙长颢，李颖. 一种用于评价个体锌营养状态的生物标志物及其应用：20210420［P］. 2021-04-20.

［19］张翔，程宇，宋惠玲，等. 遵义地区 1 岁以下留守儿童锌缺乏症生物标志物研究［J］. 中华实用儿科临床杂志，2022，37（9）：697-701.

［20］都杨，范丽珺，高彦辉，等. 高碘膳食干预人群血清差异代谢生物标志物研究［J］. 中华地方病学杂志，2021，40（10）：775-780.

［21］文佳. 不同摄碘人群甲状腺乳头状癌的血清代谢组学研究［D］. 福州：福建医科大学，2019.

［22］赵猛. 低剂量钙补充对镉暴露致大鼠肝脏损伤保护作用的代谢组学研究［D］. 南京：东南大学，2020.

［23］孟晓娜. 硒补充剂对妊娠期糖尿病患者血糖和血脂代谢及妊娠结局的影响分析［J］. 中国实用乡村医生杂志，2022，29（1）：61-67.

［24］付力立. 基于代谢组学研究奶牛初乳与常乳组分差异及补饲酵母硒的影响［D］. 雅安：四川农业大学，2019.

［25］朱玉山，徐辉碧，黄开勋，等. 亚硒酸钠对大鼠代谢产物影响的核磁共振研究［J］. 分析科学学报，2004，20（1）：44-46.

第十三章　营养素与单核苷酸多态性

随着经济的发展和人民生活水平的提高，由供能营养素摄入不足导致的营养不良在我国已被消除，微量营养素维生素和矿物质的缺乏，即隐性饥饿已成为当前我国主要的营养不良问题。铁、碘和维生素 A 的缺乏仍是全球范围内普遍存在的公共卫生问题。营养素的缺乏除了受环境因素（如膳食摄入不足、需求增加、疾病导致消耗增多等）影响外，近年来越来越多的研究显示遗传因素也影响营养不良的发生。为了解基因在微量营养素缺乏中的作用，本章系统梳理了单核苷酸多态性与维生素 A、维生素 D、维生素 E、叶酸及碘、铁、硒、镁缺乏或过量的关系，为营养素缺乏或过量相关疾病的精准防控提供依据。

第一节
维生素 A 相关基因多态性

维生素 A（vitamin A）缺乏是许多发展中国家的主要公共卫生问题[1]。维生素 A 缺乏的发生率比较高，尤其婴幼儿和儿童发生率远高于成人[2]。根据世界卫生组织报道[3]，全球范围内超过 1/3 的学龄前儿童缺乏维生素 A，其中 40%～60% 非洲儿童存在维生素 A 缺乏。调查显示[4]，经济不发达国家儿童因维生素 A 缺乏而导致视力受损、失明，更容易发生感染和免疫力下降。据估计，夜盲症每年影响 25 万～50 万儿童，其中 50% 在次年内死亡。维生素 A 缺乏也导致儿童的生长迟缓，加重了全球疾病负担。近年来我国人群中维生素 A 缺乏的发病率已明显下降。中国居民营养与健康监测数据显示[5]，2015 年我国 12 岁及以下儿童中，维生素 A 缺乏的发病率约为 5.16%，其发病率随着年龄的增长呈下降趋势，农村地区儿童维生素 A 缺乏高于城镇。2016—2017 年，中国 6～17 岁儿童青少年血清维生素 A 总缺乏率为 1.0%，城市及乡村儿童青少年的总缺乏率分别为 0.6%、1.2%。2015 年中国成人血清维生素 A 缺乏率为 0.5%。

一、维生素 A 的化学结构

维生素 A 是指具有视黄醇（RET）生物活性的所有化合物。可提供视黄醇生物活性的物质有两类，一类是视黄醇及其代谢产物，以及具有相似结构的合成类似物，也称为类视黄醇物质（retinoids）或预制维生素 A（preformed vitamin A），其主要膳食来源为动物性食物中含有的视黄醇和视黄酰酯。另一类是维生素 A 原类胡萝卜素（provitamin A carotenoids），主要指植物食物中可以在体内转化为视黄醇的类胡萝卜素（carotenoids），是膳食视黄醇的前体物质，主要包括 β-胡萝卜素、α-胡萝卜素和 β-隐黄素，这部分物质可在小肠和肝细胞内转变为视黄醇和视黄醛，故又称为维生素 A 原。类胡萝卜素的生物利用率变化范围较大，可从小于 10% 到大于 50%[6]。

维生素 A 是一族由 20 碳结构构成的，具有一个 β- 紫罗酮环、一个由 4 个头尾相连的类异戊二烯单元组成的侧链，在 C-15 位结合一个羟基即为视黄醇（retinol），或醛基（视黄醛，retinal），或羧酸基（视黄酸，retinoic acid），或酯基（视黄酯，retinyl ester）的分子集合。视黄醇可以被氧化为视黄醛，视黄醛具备视黄醇的全部生物活性，可被逆向还原为视黄醇，还可以进一步被氧化成视黄酸。视黄酸只具备视黄醇的部分生物活性，不能满足视觉或动物繁殖的需要。维生素 A 参与人体许多代谢和生理生化过程，如视觉、细胞分化、胚胎发育、生长和免疫功能等。参与视觉循环的维生素 A 形式是 11- 顺式视黄醛，而人体内的维生素 A 主要是以视黄酰棕榈酸酯（retinyl palmitate，RP）形式储存于肝脏的肝星状细胞（80%～95%）和肝细胞中，占总量的 90%～95%。维生素 A 是整个生命周期所必需的微量元素，人不能自身合成，主要依赖于膳食摄入。在发达国家和发展中国家，强化食品都可以作为预制维生素 A 的重要膳食来源[7]。世界卫生组织制定了强化食品中微量营养素的指南，除此之外，维生素 A 可以单独提供，也可以作为多种维生素膳食补充剂的组成部分。膳食补充剂的主要成分为预制维生素 A（主要是醋酸视黄酯或棕榈酸盐）和维生素 A 原类胡萝卜素（主要是 β- 胡萝卜素，βC）。发达国家预制视黄醇的摄入量往往高于发展中国家，发展中国家维生素 A 原类胡萝卜素则是膳食维生素 A 的主要来源。随着研究者对维生素 A 在脂肪代谢、免疫功能和表观遗传基因调节中作用的进一步研究，多项研究报告其和哮喘、心血管疾病、传染病和癌症等疾病的发生密切相关[8]。20 世纪 80 年代，美国和法国研究人员又同时发现了视黄酸受体（RARs），开辟了维生素 A 分子作用机制和功能的新的研究领域。

二、血液维生素 A 浓度水平的生理调节

维生素 A 在人体血液循环中有多种形式，如视黄醇（RET）、VA 原类胡萝卜素（主要是 βC）、视黄醇酯（RP）、视黄酸、视黄醇 - 葡萄糖醛酸、视黄酸 - 葡萄糖醛酸等，这些不同形式的维生素 A 在空腹和餐后的血液中浓度差异较大。因此，在评价血液中维生素 A 浓度时，需要明确区分维生素 A 的不同分子形式以及不同时间段。目前很多研究关注维生素 A 的 RET、βC 和 RP 这三种主要形式的生理调节，以及它们在空腹状态或餐后的浓度变化[9]。血清 RET 浓度是稳态调控的，成人空腹时 RET 浓度为 2～4μmol/L，仅在极异常的维生素 A 膳食模式，如餐后为维生素 A 缺乏者提供富含维生素 A 的食物，或疾病状态下 RET 浓度才会发生变化。最新研究结果显示[10]，当肝脏维生素 A 储存极低时，游离的视黄醇结合蛋白（RBP）在肝脏中累积。当摄入大量的维生素 A 到达肝脏时，与累积的游离 RBP 结合，并被迅速释放到血液中，导致血液中 RET 暂时升高。研究者也以此设计出两种评估维生素 A 状态的试验：相对剂量反应试验（relative dose response，RDR）和改进的相对剂量反应试验（modified relative dose response，MRDR）[11]。RDR 是一种能间接估计肝脏维生素

A储备相对充足程度的方法，但需要采集2次血样，缺陷是不能区分"足量"维生素A储备的水平差异。MRDR试验只需要采集1次血样，使用维生素A_2（脱氢视黄醇）作为口服维生素A补剂，维生素A_2与视黄醇一样可与RBP结合，但人类没有内源性维生素A_2，因此该试验和RDR有同样的限制。

目前还没有发现直接调节βC血液浓度的机制，但维生素A的这种形式存在于所有脂蛋白中，尤其在摄入富含βC食物的餐后乳糜微粒中。因此，βC的血液浓度取决于：①采血的状态，如空腹或餐后；②前一餐摄入βC的数量；③脂蛋白的代谢及其调节[12]。有研究者认为视黄醇酯的血液浓度也不能直接被调节。在肠道吸收和代谢后的大部分视黄醇酯被包入乳糜微粒中，其中部分视黄醇酯在极低密度脂蛋白（VLDL）和低密度脂蛋白（LDL）中被还原，视黄醇酯在其血液代谢过程中停留在乳糜微粒内，血液浓度呈现一个钟形曲线变化，与乳糜微粒甘油三酯非常相似[13]。因此，视黄醇酯被认为是乳糜微粒及其残留物有价值的生物标志物，餐后视黄醇酯血液浓度被认为是由调节乳糜微粒代谢的因素调控的，如肠道分泌、血液代谢和肝脏摄取。

总之，维生素A的代谢是围绕以视黄醇和多种可利用的转运形式及其转化途径实现的。血液中维生素A的浓度受多种活性蛋白质调控，如参与乳糜微粒和其他脂蛋白的分泌和血液代谢等环节。

三、影响维生素A血液浓度的基因变异

目前的营养素参考摄入量（dietary reference intakes，DRIs）作为每日平均膳食营养素摄入量的参考值，在理论上可以满足97%~98%特定性别、年龄及生理状况的个体需求量。然而，不同地域、民族、性别、年龄和生理状况的个体对营养的需求量不同，遗传背景的差异也会不同程度地通过影响食物和营养素的消化、吸收、转运、代谢和储存及内环境的稳态调控，最终反映为个体或亚人群在疾病易感性和对营养代谢等方面的差异。如何有效开展维生素A精准及个性化补充研究也是迫切需要解决的研究难点和挑战。

评估个体维生素A状态的金标准是测定肝脏中维生素A的储存量。然而，到目前为止还没有找到一种非侵入性的替代生物标志物。血清RET浓度受稳态调节，仅在肝脏维生素A储存缺乏时发生变化。此外，还受到近期急性感染或慢性炎症的影响。因此，世界卫生组织并不建议使用RET来评估个体维生素A状况。视黄醇同位素稀释法是一种灵敏的定量方法，可广泛用于评估肝脏维生素A存储状况，但因测试成本昂贵，使得该方法的应用受限。血浆中类胡萝卜素的浓度一般反映近期类胡萝卜素摄入情况，也不能反映维生素A体内储存水平。因此，如果通过全基因组关联研究（GWAS）来识别与维生素A营养状况相关的遗传变异则是一个值得期待的研究方向。目前和维生素A营养状况相关的遗传变异研究报道较少。一项研究报道了一个单核苷酸多态性（SNP）与维生素A肝脏存储之间的关联分析[14]，在42例接受肝脏手术的患者中，*PNPLA3*中的一个SNP与RP的肝储存有关，其参与动员肝脏星状细胞释放储存RP的过程。该SNP的G等位基因在拉丁美洲人

群中频率较高（约 70%），而在欧洲和非洲人群中则低得多（约 20%），这可能会导致肝脏 RP 的水解降低。已有证据证明 PNPLA3 的功能缺失突变会降低甘油三酯水解，并通过减少 VLDL 的脂质化来促使细胞内脂质累积[15]。此外，也有研究报告该突变以及 ATGL（可以同时水解 RP 和甘油三酯的一种脂肪酶基因）的突变是慢性肝病的遗传决定因素[16]。

RET 和 βC 是空腹血液中维生素 A 最主要的两种形式，它们的浓度分别可用于评估维生素 A 或 βC 的营养状况，虽然还不能全面客观地评估个体的维生素 A 营养状况，但对人群整体维生素 A 营养状况的评价还是有应用价值的。由于不同饮食习惯人群维生素 A 代谢能力不同，不同人群推荐的膳食摄入量或营养烹饪建议也有所不同，应根据不同种族、不同人群的遗传特异性进行个性化推荐和建议。目前对维生素 A 代谢的遗传变异研究大多集中在与 RET 或 βC 血液浓度的关系。有研究报告[17]，与血液中 RET 的结合蛋白（RBP4）相关的遗传变异可以影响血液 RET 浓度变化，导致转甲状腺素蛋白（TTR）基因分子第 84 位的丝氨酸（Ser）和天冬酰胺（Asn）两个氨基酸发生替换，RBP4 血液浓度明显减低。4 年后，两个德国姐妹的 RBP4 发生突变，导致血液中 RET 浓度极低（<0.19mol/L），进一步表明尽管视黄醇和 TTR 可形成突变体蛋白复合物，但该复合物稳定性明显降低，反之又导致血浆视黄醇和 RBP 浓度下降。已有 GWAS 研究证实，编码血液中运输 RET 的蛋白（如 RBP4 和 TTR）的 2 个基因 SNP 突变和血液中 RET 浓度显著相关[18]。然而，空腹时血液 RET 浓度也可以通过位于组织细胞中蛋白质或酶的遗传变异来进行稳态调节。一项 GWAS 研究[19]和两项候选基因关联研究[20-21]表明，βC 的主要代谢酶 β- 胡萝卜素 -15，15'- 单加氧酶（BCMO1）的 SNP 与其循环浓度相关，编码 BCMO1 的 SNP 与血液 RET 之间存在关联，表明维生素 A 类胡萝卜素也影响血液 RET 浓度的变化。候选基因关联研究也发现了在其他 3 个基因中与血液 βC 浓度相关的 SNP：LPL 基因编码脂蛋白酶，其运输其他 βC 分子参与血液代谢；HL 基因编码的肝脂肪酶，是参与脂蛋白代谢的脂肪酶；SCARB1 基因编码膜蛋白 SR-BI，参与高密度脂蛋白（HDL）的细胞摄取，而 HDL 则起着从肠上皮细胞吸收并转运 βC 的作用。最近一项研究发现，在非酒精性脂肪肝或肥胖患者中，PNPLA3 中的 SNP 与血液 RET 浓度存在关联。另一项研究中[22]，同一 SNP 位点变异也与肝脏 RP 存储增加相关。

一项 GWAS 研究[23]汇集了两个队列研究的数据，并在另外两个独立队列中复制了研究发现。研究者从两个男性队列中抽取 5 006 名白人数据进行 GWAS 分析，分别来自 β- 胡萝卜素预防癌症研究（ATβC）和前列腺癌、肺癌、结肠直肠癌和卵巢癌筛查试验（PLCO），发现了两个与血液视黄醇水平相关的独立单核苷酸多态性，它们位于编码视黄醇主要载体蛋白的 TTR 和 RBP4 基因附近的 SNP 位点 rs1667255 和 rs10882272。研究者在护士健康研究（NHS）和 Invecchiare in Chianti（InCHIANTI）两个队列研究的独立样本中复制了 RBP4 中 rs10882272 的相关性，该研究包括 3 792 名女性和 504 名男性，但没有发现女性血液视黄醇浓度与 TTR 中 rs1667255 的相关性，因此提示可能存在性别二态性。研究与血清视黄醇水平相关的常见遗传变异，可能会进一步深入了解视黄醇和其他维生素 A 化合物对癌症和其他复杂疾病进展的影响。

由于餐后血液维生素 A 浓度相关的遗传变异研究对参与者要求较高又重复采血,因此参与这类研究的受试者数量通常较少(<100 人),只能使用候选基因关联研究(CGAS)来识别相关的遗传变异。目前,这些研究主要集中在 βC 代谢方面,有三项研究[24-26] 主要关注与 βC 生物利用度相关的遗传变异,测定餐后乳糜微粒 βC 或餐后富含甘油三酯脂蛋白的 βC 和 RP 浓度,研究观察到餐后血液 βC 反应的差异(餐后 0～8h 乳糜微粒 βC 浓度的曲线下面积)与 12 个候选基因的 25 个 SNP 组合相关,同一组受试者中有 4 个基因参与了餐后乳糜微粒三酰基甘油反应,新吸收的 βC 通过乳糜微粒从肠道转移到肝脏,其中有 8 个基因与 βC 特异性反应显著相关,特别需要关注的是 *ISX* 基因编码一个转录因子,其是血液 βC 浓度的关键影响因子。另一项研究也报道[27],*BCMO1* 启动子中 *ISX* 基因位点的 SNP(rs6564851)与 βC 转化率降低以及 βC 空腹血液浓度升高有关。其他研究[33-35] 也观察到 *BCMO1* 基因与餐后 βC 和 RP 反应密切相关,进一步证实了该基因及其变异是不同形式维生素 A 血液浓度的关键调控因子之一(表 3-13-1)。

表 3-13-1 与维生素 A 浓度或生物利用度相关的 SNP 汇总表

SNP	MAF	基因	特征	参考文献	研究类型
rs121918584(Ile59Asn)	—	*RBP4*	FB-RET	Biesalski 等[28]	CS
rs1218585(Gly75Asp)	0.115	*RBP4*	FB-RET	Folli 等[29]	CS
c.248 + 1G>A	—	*RBP4*	FB-RET	Khan 等[30]	CS
rs10882272	0.39	*RBP4*	FB-RET	Mondul 等[18]	GWAS
rs1667255	0.5	*TTR*	FB-RET	Mondul 等[18]	GWAS
rs738409	0.2622	*PNPLA3*	FB-RET	Mondul 等[31]	CGAS
rs6564851	0.476	*BCMO1*	FB-βC	Hendrickson 等[20]	GWAS 和 CGAS
rs12926540	0.493	*BCMO1*	FB-βC	Wood 等[32]	GWAS
rs7501331	0.213	*BCMO1*	FB-βC	Leung 等[25]	CGAS
rs12934922	0.357	*BCMO1*	FB-βC	Leung 等[25]	CGAS
rs1800588	0.292	*HL*	FB-βC	Borel 等[33]	CGAS
S447X	—	*LPL*	FB-βC	Herbeth 等[34]	CGAS
SR-BI intron 5	—	*SCARB1*	FB-βC	Borel 等[22]	CGAS
rs61932577	0.033	*SCARB1*	FB-βC/αC	Borel 等[35]	CGAS
rs1984112	0.347	*CD36*	FB-βCryt/αC	Borel 等[35]	CGAS
rs1761667	0.39	*CD36*	FB-βCryt/αC	Borel 等[35]	CGAS
rs7755	0.388	*CD36*	FB-βCryt/αC	Borel 等[35]	CGAS

续表

SNP	MAF	基因	特征	参考文献	研究类型
rs10991408	0.116	*ABCA1*	βC-B	Borel 等[36]	CGAS
rs2791952	0.14	*ABCA1*	βC-B	Borel 等[36]	CGAS
rs3887137	0.123	*ABCA1*	βC-B	Borel 等[36]	CGAS
rs2278357	0.247	*ABCA1*	βC-B	Borel 等[36]	CGAS
rs1042031	0.153	*APOB*	βC-B	Borel 等[36]	CGAS
rs35364714	0.115	*APOB*	βC-B	Borel 等[36]	CGAS
rs4643493	0.082	*APOB*	βC-B	Borel 等[36]	CGAS
rs7196470	0.278	*BCO1*	βC-B	Borel 等[36]	CGAS
rs1247620	0.137	*CXCL8*	βC-B	Borel 等[36]	CGAS
rs1358594	0.291	*CXCL8*	βC-B	Borel 等[36]	CGAS
rs6834586	0.221	*CXCL8*	βC-B	Borel 等[36]	CGAS
rs3798709	0.252	*ELOVL2*	βC-B	Borel 等[36]	CGAS
rs911196	0.252	*ELOVL2*	βC-B	Borel 等[36]	CGAS
rs9468304	0.302	*ELOVL2*	βC-B	Borel 等[36]	CGAS
rs16994824	0.206	*ISX*	βC-B	Borel 等[36]	CGAS
rs202313	0.113	*ISX*	βC-B	Borel 等[36]	CGAS
rs5755368	0.25	*ISX*	βC-B	Borel 等[36]	CGAS
rs11857380	0.157	*LIPC*	βC-B	Borel 等[36]	CGAS
rs12185072	0.198	*LIPC*	βC-B	Borel 等[36]	CGAS
rs1869138	0.117	*LIPC*	βC-B	Borel 等[36]	CGAS
rs8043708	0.237	*PKD1L2*	βC-B	Borel 等[36]	CGAS
rs12139131	0.096	*RPE65*	βC-B	Borel 等[36]	CGAS
rs4926340	0.093	*RPE65*	βC-B	Borel 等[36]	CGAS
rs2501175	0.327	*SOD2*	βC-B	Borel 等[36]	CGAS
rs946199	0.192	*TCF7L2*	βC-B	Borel 等[36]	CGAS

注：CS，维生素 A 极度缺乏病例组；CGAS，候选基因关联研究；GWAS，全基因组关联研究；MAF，最小等位基因频率，检索 PubMed SNP 数据库获得；FB-βC，空腹血 β- 胡萝卜素浓度；FB-βC/αC，空腹血 β- 胡萝卜素或 α- 胡萝卜素浓度；FB-βCryt/αC，空腹血 β- 隐黄素或 α- 胡萝卜素浓度；FB-RET，空腹血视黄醇浓度；βC-B，β- 胡萝卜素生物利用度。

目前还没有研究报告不同组织中调节维生素 A 浓度的遗传变异。尽管 SNP 代表了 95% 以上的基因多态性，但 DNA 也会发生其他遗传变异，如拷贝数变异、碱基对的插入或删除，以及表观遗传修饰。因此，如果评估血液和不同组织中不同形式维生素 A 浓度的遗传变异，应该充分考虑所有可能对这些浓度产生显著影响的因素，另外还需要在不同种族和人群中进行关联研究，以确定这些相关性是否为某些种族或群体特定所有。

尽管全球通过大规模补充维生素 A 措施预防失明和降低死亡风险的努力取得了显著成果，而且世界卫生组织也建议对特定人群补充大剂量维生素 A，但众所周知，维生素 A 过量也是一个值得注意的问题。在西方国家，膳食维生素 A 补充剂大多含有视黄酮酯，如视黄酮醋酸酯或棕榈酸酯。有研究报道，过量、长期摄入高剂量的类胡萝卜素或视黄酯补充剂与几种不良健康事件有关[37]。例如，研究人员进行了一项随机双盲、安慰剂对照的一级预防试验[38]，涉及 18 000 多名接触烟草化学品的个体，得出的结论是 β- 胡萝卜素和维生素 A 的联合补充使肺癌的相对风险增加了 46%，这一发现随后被一项荟萃分析证实。β- 胡萝卜素转化为维生素 A 在健康个体中出现显著差异，从 27% 到 45% 不等，表明不同个体受到遗传变异的明显影响。研究发现[39]在 BCMO1 基因中有两个非同义多态性 rs12934922 和 rs7501331，它们分别修饰了 BCMO1 残基 R267S 和 A379V 的氨基酸序列，并影响酶的催化活性。携带 A379V 等位基因者 β- 胡萝卜素转化为视黄醇的能力降低了 32%，携带 R267S 和 A379V 等位基因者 β- 胡萝卜素转化为视黄醇的能力降低了 69%，虽然这些遗传变异与维生素 A 补充剂的相互作用尚未得到进一步验证，但 BCMO1 变异的发生频率很高（分别为 42% 和 24%），因此在补充 β- 胡萝卜素时建议应考虑这种遗传变异。

四、结论

越来越多的证据表明[40-41]，血液中不同形式的维生素 A 浓度，如空腹血液 RET 浓度、βC 浓度和 βC 生物利用度受某些基因的 SNP 调控。这些 SNP 位点多态性组合的遗传风险评分对于维生素 A 个性化营养和改善维生素 A 缺乏症有潜在的巨大应用价值。遗传变异影响个体对饮食中宏量和微量营养素的反应，精准营养可以指导从一般的膳食指南到个性化的营养干预和建议。尽管正常均衡的饮食可以减少营养不良相关疾病，但生活方式的改变，加之过去十年膳食补充剂的消费急剧增加，导致某些微量营养素缺乏，如全球普遍存在的维生素 D 缺乏症，某些人群对微量营养素的需求增加，如孕妇对叶酸的需求，某些人群对可能提高成绩的物质，如咖啡因的使用，致使人们对食品强化和膳食补充的需求显著增加。若补充膳食补充剂并不能完全达到预期的结果，有必要将遗传变异信息纳入营养补充建议中，以获得最佳的干预效果，同时减少潜在的不良反应。

第二节
维生素 D 相关基因多态性研究进展

维生素 D（vitamin D）是一种类固醇类衍生物，具有脂溶性，通过内分泌、自分泌及旁分泌方式发挥广泛的生理作用，在机体骨骼代谢、呼吸以及免疫系统中发挥重要作用[42-43]。血清 25-羟基维生素 D［serum 25-hydroxyvitamin D，S-25（OH）D］是维生素 D 在人体内的主要存在形式，其浓度常被用来衡量人体维生素 D 代谢综合水平及其流行状况[42]。维生素 D 缺乏已成为世界性营养问题[44-45]，亚洲人群维生素 D 缺乏率显著高于欧美人群，高达51%~61% 的亚洲人群处于维生素 D 缺乏状态[46-47]，过高的维生素 D 缺乏率会显著增加人群骨质疏松症[48]、2 型糖尿病[49]、心血管疾病[50] 等发病风险。除了环境因素[51-52]（包括膳食补充、紫外线暴露等）导致维生素 D 缺乏外，遗传因素的作用也日益受到重视[53]。影响维生素 D 代谢状态的基因多达数十种（图 3-13-1），涉及基因位点数百种，但目前尚没有研究确定维生素 D 代谢通路基因上的某 SNP 位点一定与维生素 D 水平相关。本节对维生素D 相关基因多态性的研究进展进行综述。

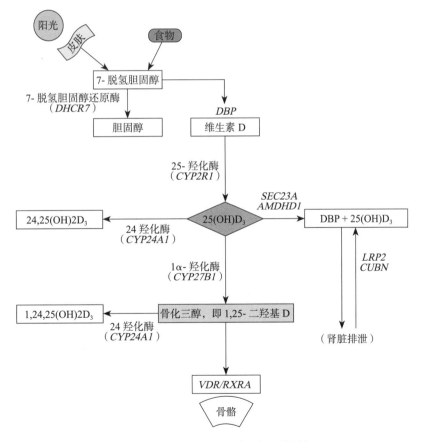

图 3-13-1　维生素 D 代谢途径以及关键基因

　　DHCR7 编码 7- 脱氢胆固醇还原酶（7-dehydrocholesterol reductase enzyme），*CYP2R1* 编码 25- 羟化酶（25-hydroxylating enzyme），*DBP* 编码维生素 D 结合蛋白（vitamin D binding protein，VDBP），*LRP2 & CUBN* 分别编码巨蛋白（megalin protein）和立方蛋白（cubilin protein），*CYP27B1* 编码 1α- 羟化酶（1-alpha-hydroxylating enzyme），*CYP24A1* 编码 24- 羟化酶（24-hydroxylating enzyme），*VDR* 编码维生素 D 受体（vitamin D receptor，VDR），*RXRA* 编码视黄醇类受体（retinoid X receptor，RXR），*SEC23A* 编码 SEC23A 分泌蛋白（Sec23 homolog A，SEC23A），*AMDHD1* 编码酰胺水解酶（amidohydrolase）。

一、*NADSYN1/DHCR7* 基因

　　人体 *NADSYN1/DHCR7* 位于染色体 11q13.4。*NADSYN1* 编码还原型辅酶 I，参与 7- 脱氢胆固醇还原酶催化反应；*DHCR7* 编码 7- 脱氢胆固醇还原酶，该酶可将维生素 D 前体物质 7- 脱氢胆固醇转化为胆固醇，减少维生素 D 生成[54]。*NADSYN1/DHCR7* 相辅相成共同调控维生素 D 代谢。

　　全基因组关联研究（GWAS）样本量大，可能是目前最可靠的鉴定影响 S-25（OH）D 水平的遗传因素研究，该类研究发现数十种影响 S-25（OH）D 水平的重要基因[44, 45, 53]。*DHCR7/NADSYN1* 与 25（OH）D 水平显著相关，常见的 SNP 是 rs12785878、rs11234027、rs7944926、rs3829251。

　　国外 GWAS[45, 53]认为，*NADSYN1/DHCR7* 与 S-25（OH）D 水平显著相关：rs3829251（$P=8.8\times10^{-7}$[45] 或 8.96×10^{-16}[53]），rs11234027（$P=1.0\times10^{-3}$[45]），rs12785878（$P=2.12\times10^{-27}$[53]）。2018 年 SUNLIGHT 财团扩大样本人群（$n=79\,366$）后再次证明 *DHCR7* 基因与 25（OH）D 水平存在强关联[44]。Manousaki 等[55]基于 19 个队列 39 655 名欧洲一般人群进行 meta 分析，结果也表明 *DHCR7*（rs12785878）与 S-25（OH）D 水平显著相关（$P<0.05$）。然而，对来自 17 个队列的 172 349 名欧洲一般成人[56]、来自 19 个队列的 8 711 名欧洲一般成人[55]、535 名美国结肠癌患者[54]以及 13 565 名欧洲 2 型糖尿病患者的研究结果，不支持 *DHCR7*（rs12785878）与 S-25（OH）D 水平有关；37 382 名欧洲一般人群 *DHCR7/NADSYN1*[57]、8 782 名亚洲一般人群研究显示上述 4 个 SNP 与 S-25（OH）D 水平无关[58]。关于 *DHCR7* 变异位点与 S-25（OH）D 水平的关系，国外研究结论相互矛盾，可能源于癌症等病理条件、以一般人群为研究对象的研究内部年龄跨度大或性别无区分等混杂因素。

　　Huang 等[59]对中国与丹麦成年男性进行孟德尔随机化研究（Mendelian randomization，MR）发现，中国成年男性 *NADSYN1/DHCR7*（rs12785878）风险等位基因每增加一个，S-25（OH）D 水平降低 1.49nmol/L（$F\text{-statistic}=89$），而另外 2 个 SNP rs11234027、rs7944926 与 S-25（OH）D 水平没有显著相关（$P>0.05$）；丹麦成年男性 *NADSYN1/DHCR7*（rs11234027、rs7944926）与 S-25（OH）D 水平显著相关（$P=1.9\times10^{-59}$，$P=1.10\times10^{-63}$），而另一个 SNP（rs12785878）与 S-25（OH）D 水平无关（$P>0.05$）。中国和丹麦成年男性 *NADSYN1/*

DHCR7（rs12785878）与维生素 D 的关联性截然相反，提示 *NADSYN1/DHCR7*（rs12785878、rs11234027、rs7944926）与 S-25（OH）D 水平统计学关联很可能受到种族差异的影响。

有关 *NADSYN1/DHCR7*（rs12785878，rs3929251）与 S-25（OH）D 水平的研究，基于中国成年男性[59]与中国 14 岁以下儿童[60]的研究结果都认为 *NADSYN1/DHCR7*（rs12785878、rs3929251）与 S-25（OH）D 水平显著相关（$P<0.05$），所以两者关系可能受年龄影响不大。相较于 Huang 等[59]研究对象是一般成人，对日本 229 名脂肪肝成年患者[58]、中国 5 565 名 2 型糖尿病成年患者[61]的研究表明 *DHCR7*（rs12785878）与 S-25（OH）D 水平无关，提示两者关系可能会受脂肪肝等病理条件影响。综合国内外研究结果，*NADSYN1/DHCR7* 4 个 SNP 与 S-25（OH）D 水平统计学上的相关性结论存在异议，可能与种族、病理条件等因素有关。

二、维生素 D 结合蛋白基因

维生素 D 结合蛋白（vitamin D binding protein，VDBP）又称 Gc 蛋白（group-specific component，Gc），产生于肝脏以转运维生素 D 及其代谢物，延长其半衰期，起缓冲、储存作用，以此调控人体内维生素 D 代谢[62]。

国外 GWAS[44, 45, 53]认为 *DBP* 与 S-25(OH)D 水平显著相关：rs2282679（$P=1.40\times10^{-187}$[44]或 1.9×10^{-30}[45]或 2.0×10^{-109}[53]）、rs7041（$P=4.1\times10^{-22}$[44]或 3.74×10^{-42}[53]）、rs3755967（$P=4.74\times10^{-343}$[44]或 2.42×10^{-75}[53]）、rs1155563（$P=2.37\times10^{-73}$[43]）。基于 GWAS 研究结果，大量学者展开多项流行病学研究进行验证：13 个队列的 28 147 名欧洲和美洲一般成人[63]跨种族 meta 分析得出，*DBP*（rs2282679、rs7041）与 S-25（OH）D 水平显著相关（$P=4.4\times10^{-63}$、$P=1.6\times10^{-49}$）；基于 3 个队列的 3 482 名西班牙裔美国人 meta 分析[63]得出，*DBP*（rs2282679、rs7041、rs3755967）与 S-25（OH）D 水平显著相关（$P=1.0\times10^{-6}$、$P=2.6\times10^{-5}$、$P=9.0\times10^{-9}$）；基于 9 个队列的 8 541 名非裔美国人 meta 分析得出，*DBP*（rs2282679、rs7041）与 S-25（OH）D 水平显著相关（$P=2.7\times10^{-4}$、$P=1.1\times10^{-7}$）[63]；基于 SUNLIGHT 队列的 16 124 名欧洲成人 meta 分析得出，*DBP*（rs2282679、rs7041）与 S-25（OH）D 水平显著相关（$P=4.6\times10^{-63}$、$P=3.7\times10^{-42}$）[63]；基于 37 382 名欧洲一般人群[57]、106 911 名丹麦一般成人的 MR[59]、56 435 名挪威一般成人[64]、379 名非洲裔美国一般成人[65]研究得出，*DBP*（rs2282679）与 S-25（OH）D 水平显著相关（$P<0.05$[57]、$P=4.1\times10^{-19}$[59]、$P=9.0\times10^{-30}$[64]、$P=0.03$[65]），以上多项欧美洲一般成人研究认为 *DBP* rs2282679、rs7041、rs3755967 与 S-25（OH）D 水平显著相关，然而，基于 379 名高加索一般成人研究得出，*DBP*（rs2282679）与 S-25（OH）D 水平无关[65]，这种分歧可能由于 Signorello 等[65]研究样本量小，不足以得出较确定的结论。

南美洲巴西 443 名健康女性研究得出 *DBP*（rs2282679、rs7041）与 S-25（OH）D 水平显著相关（$P<0.05$）[66]，支持 GWAS[44, 45, 53]结论。然而基于 1 756 名美国一般成年女性研究得出，*DBP*（rs2282679）与 S-25（OH）D 水平无关；基于 909 名非洲裔美国一般成年女

性[67]、652 名美国健康男性[67]研究得出，*DBP*（rs2282679、rs7041）与 S-25（OH）D 水平无关。以上研究中 *DBP*（rs2282679、rs7041）与 S-25（OH）D 水平关系矛盾，对比研究[66-67]发现可能与生理条件、样本量有关，并可能与性别等因素有关。

基于 1 655 名中国心脏病患者的 MR[68]得出，*DBP*（rs2282679）与 S-25（OH）D 水平显著相关（$P<1.0×10^{-3}$）；基于 1 388 名中国一般成人的 MR[61]得出，*DBP*（rs2282679、rs7041、rs1155563）与 S-25（OH）D 水平显著相关（$P=5.79×10^{-9}$、$P=2.40×10^{-6}$、$P=3.54×10^{-7}$）；基于 99 012 名中国一般成人的 MR[59]得出，*DBP*（rs2282679）与 S-25（OH）D 水平显著相关（$P<1.0×10^{-4}$）。然而，448 名中国一般成人 *DBP*（rs7041[69]）与 S-25（OH）D 水平无关（$P>0.05$）。国内多项流行病学研究认为 *DBP*（rs2282679、rs1155563）与 S-25（OH）D 水平相关，但关于 *DBP*（rs7041）等位点仍有异议，对比研究[65,69]发现可能与样本量有关。

三、细胞色素 P450 家族成员

CYP2R1、*CYP24A1* 和 *CYP27B1* 编码酶类属于细胞色素 P450 家族。S-25（OH）D 在肝脏中产生，其合成与分解主要受到 *CYP2R1* 和 *CYP24A1* 编码酶类正向和逆向调节[70]。*CYP27B1* 在肾脏编码 1α- 羟化酶，可以催化 25（OH）D 的 1α- 羟基形成活性较高的血清1,25- 二羟维生素 D［serum 1,25-dihydroxy vitamin D，S-1,25（OH）₂D］，后者与靶组织的维生素 D 受体结合而发挥生理作用[71]。

（一）*CYP2R1*

目前国内外仍然对 *CYP2R1*（rs12794714、rs10741657）与 S-25（OH）D 水平统计学上的相关性结论存在争议。GWAS[44,45,53]显示，欧美一般人群 *CYP2R1*（rs10741657[44,53]、rs12794714[53]）与 S-25（OH）D 水平显著相关（$P<1.0×10^{-5}$）。基于 19 个队列的欧洲一般人群 meta 分析[55]发现，*CYP2R1*（rs10741657）影响 S-25（OH）D 水平（$P<1.0×10^{-5}$）；基于 106 911 名丹麦一般成人[59]研究得出，*CYP2R1*（rs10741657、rs12794714）影响 S-25（OH）D 水平（$P=1.4×10^{-35}$、$P=1.5×10^{-46}$）。然而，基于 37 382 名欧洲一般人群[57]研究得出，*CYP2R1*（rs12794714、rs10741657）与 S-25（OH）D 水平无关；基于 17 个队列17 234 名欧洲一般成人[56]研究发现，*CYP2R1*（rs12794714）与 S-25（OH）D 水平无关。以上基于欧洲一般人群或成人的研究结果出现争议，可能与研究对象年龄或性别缺乏分层分析等因素有关。

基于 92 416 名丹麦心脏病患者[72]研究发现，*CYP2R1*（rs10741657）影响 S-25（OH）D 水平（$P=1.0×10^{-31}$）。然而，基于 909 非洲裔美国一般成年女性[67]研究发现，*CYP2R1*（rs10741657）与 S-25（OH）D 水平无关。这两项研究结果矛盾，可能与种族、性别、病理状态等因素有关，尚需进一步分类分析。

基于 1 559 名中国汉族健康成人[73]研究发现，*CYP2R1*（rs10741657、rs12794714）影响 S-25（OH）D 水平（$P=2.0×10^{-3}$、$P=3.0×10^{-3}$），其中基于 728 名男性研究发现两者

无关（$P>0.05$），但是基于 831 名女性研究发现两者显著相关（$P=1.0\times10^{-2}$、$P=3.0\times10^{-3}$），该研究提示性别可能影响两者关联。5 566 名中国糖尿病患者[49]的研究结果表明，*CYP2R1*（rs10741657）与 S-25（OH）D 水平显著相关（$P=0.03$）。但是，基于 99 012 名[59]与10 655 名[74]中国一般成人的研究认为，*CYP2R1*（rs10741657）与 S-25（OH）D 水平无关；基于 880 名中国人群维生素 D 缺乏症者[75]的研究认为，*CYP2R1*（rs10741657、rs12794714）与 S-25（OH）D 水平无关（$P>0.05$）。对比研究人群特征[59, 73, 74, 75]，结果显示糖尿病等病理因素、样本量大小可能会影响两者关系。

（二）*CYP24A1*

两项基于欧美一般人群的 GWAS 发现，*CYP24A1*（rs6013897[53]、rs17216707[44]）与 S-25（OH）D 水平显著相关（$P=6.0\times10^{-10}$[53]、$P=8.14\times10^{-23}$[44]）。基于 535 名美国结肠癌患者[54]的研究发现，*CYP24A1*（rs6013897）与 S-25（OH）D 水平显著相关（$P=0.02$）；然而，基于 37 382 名欧洲一般成人[57]的研究发现，*CYP24A1*（rs6013897）与 S-25（OH）D 水平无关。同时，基于 8 782 名亚洲一般人群[58]、5 566 名中国糖尿病患者[49]的研究以及 1 655 名中国心脏病患者的 MR[74]认为，*CYP24A1*（rs6013897）与 S-25（OH）D 水平无关（$P>0.05$）。*CYP24A1*（rs17216707）相关研究较少，需要更多研究明确两者关系；而 *CYP24A1*（rs6013897）与 S-25（OH）D 水平的统计学相关性有争议，对比研究[44, 58, 63]矛盾可能源于种族差异等因素，国内外研究相关结论矛盾可能与样本量规模、病理条件有关。

（三）*CYP27B1*

基于 520 000 名西欧一般成人[25]研究发现，*CYP27B1*（rs10877012、rs4646356）与 S-25（OH）D 水平显著相关（$P=0.013$，$P=0.009$）；基于 379 名非洲裔美国一般成人[65]研究发现，*CYP27B1*（rs10877012）与 S-25（OH）D 水平相关（$P=0.02$）。但是，基于 379 名高加索一般成人[65]、414 名丹麦健康成人[76]、344 丹麦健康儿童[76]研究发现，*CYP27B1*（rs10877012）与 S-25（OH）D 水平无关[65]。国外 *CYP27B1*（rs4646356）相关研究较少，尚需要更多研究明确两者关系；研究较多的是 *CYP27B1*（rs10877012），研究[76]表明两者关系可能受年龄影响不大，但可能与样本量规模、生理条件有关。

亚洲相关研究也有类似争论。基于 880 名中国一般成人[75]研究结果仅支持 *CYP27B1*（rs4646356）与 S-25（OH）D 水平显著相关（$P=0.008$），*CYP27B1*（rs10877012）与 S-25（OH）D 水平无关；基于 229 例日本结直肠癌患者[58]研究也认为 *CYP27B1*（rs10877012）与 S-25（OH）D 水平无关。国内外 *CYP27B1*（rs4646356）相关研究显然较少；*CYP27B1*（rs10877012）与 S-25（OH）D 水平统计学相关性结论有分歧，经对比分析发现可能受种族差异影响。

四、维生素 D 受体基因

维生素 D 经过代谢、转运后，与特定的高亲和力维生素 D 受体（vitamin D receptor，

VDR）相结合进而发挥生物学效应[77]。VDR 信号通路中 SNP 研究最广泛的是 *BsmI*-rs1544410、*ApaI*-rs7975232、*TaqI*-rs731236 和 *FokI*-rs2228570。

基于 1 787 名非西班牙裔高加索健康成人[78]的研究发现，*ApaI*、*TaqI* 和 *FokI* 与 S-25（OH）D 水平无关。亚洲对 4 个 SNP 与 S-25（OH）D 水平统计学相关性的关注度远高于欧美国家，并存在争议。基于 101 名波斯 1 型糖尿病儿童患者进行的前瞻性队列研究发现，4 个 SNP 均与 S-25（OH）D 水平无关[79]。基于 229 例日本结直肠癌患者[58]研究发现，*FokI* 与 S-25（OH）D 水平有关（$P=4.42\times10^{-2}$），*BsmI*、*ApaI*、*TaqI* 与 S-25（OH）D 水平无关。基于沙特阿拉伯 30 ~ 80 岁人群的病例对照研究[80]结果表明，*ApaI* 与总维生素 D 相关（$P=0.007\ 1$），与 S-25（OH）D 水平不相关（$P=0.08$）；*FokI* 在对照组中与 S-25（OH）D 水平相关（$P=0.02$），但在直肠癌病例组中两者无关（$P=0.82$）。以上研究结果提示年龄、病理因素、维生素 D 形式等可能影响 *ApaI*/*FokI* 与 S-25（OH）D 水平关系。

中国 145 例心力衰竭患者和 90 例健康个体的病例对照研究[50]发现，*TaqI* 和 *FokI* 与 S-25（OH）D 水平的关联在患者与健康对照之间都存在显著差异（$P<0.05$），提示心脏病理因素会对两者关系产生影响。

国内外大多数学者认为 *FokI* 位点与 S-25（OH）D 水平存在相关性，其他位点与 S-25（OH）D 水平的关系尚存在争议。

五、其他基因

2018 年 meta-GWAS 分析首次在维生素 D 代谢通路外发现了两个影响 S-25（OH）D 水平的新基因位点：*AMDHD1*（rs10745742）和 *SEC23A*（rs8018720）[81]。*AMDHD1* 位于 12 号染色体，编码的酰胺水解酶参与组氨酸、苯丙氨酸等分解代谢[44]；*SEC23A* 位于 14 号染色体，编码 SEC23A 分泌蛋白（Sec23 homolog A，SEC23A），SEC23A 包装成外壳蛋白复合物 II 包被的囊泡后运输至高尔基体，在促进内质网 - 高尔基体蛋白运输中发挥重要作用[44]。虽然 GWAS[81] 发现 *AMDHD1*/*SEC23A* 与 S-25（OH）D 水平关联有统计学意义，但 *AMDHD1*/*SEC23A* 影响维生素 D 分子生理机制有待于进一步研究。

基于 79 366 名欧洲一般人群的 GWAS[44] 发现，*AMDHD1*（rs10745742）、*SEC23A*（rs8018720）与 S-25（OH）D 水平显著相关（$P=1.9\times10^{-14}$，$P=4.7\times10^{-9}$），并应用于 313 121 名欧洲老年精神病患者的 MR 研究[81]、173 005 名欧洲抑郁症患者的 MR 研究[82]。

在肾脏中，*LRP2*/*CUBN* 分别编码巨蛋白（megalin protein）和立方蛋白（cubilin protein）。立方蛋白是一种外周膜蛋白，通过受体介导的内吞作用参与肾脏重吸收 25（OH）D-DBP 复合物，若立方蛋白功能缺陷，会增加尿中 25（OH）D 丢失[79]。巨蛋白又称 LDL 受体相关蛋白，是 LDL 受体基因家族成员，常作为包括 25（OH）D 等激素以及脂质、维生素的低分子量转运蛋白[50]，25（OH）D 经肾小球滤过时依赖 LRP2 内化作用才能被传输至肾近曲小管细胞（proximal convoluted tubular cells, PCT）的上皮细胞活化[83-84]。

基于 520 000 名欧洲一般成人[85]的研究发现，*CUBN*（rs4525114）、*LRP2*（rs2673170）

与 S-25（OH）D 水平显著相关（$P=0.005$，$P=0.002$），国内尚且没有相关研究。

　　RXRA 编码的视黄醇类受体（retinoid X receptor，RXR）是维生素 D 发挥调节机体生理功能的重要媒介，1,25（OH）$_2$D 识别与结合靶基因上的维生素 D 反应元件（vitamin D response element，VDRE），调控靶基因表达，再与 RXR 形成异源二聚体，RXR 可增强 1,25（OH）$_2$D 与 VDRE 结合力，进而影响维生素 D 的生物学作用[86]。基于 415 名丹麦人的[76]研究发现，*RXRA* 与 S-1,25（OH）$_2$D 水平有关（$P=0.01$），而与 S-25（OH）D 水平无关（$P=0.42$），国内尚无相关研究。

六、结语

　　开展维生素 D 水平遗传因素影响的研究可增强人们对维生素 D 水平遗传调控机制的理解，有助于正确全面把握影响维生素 D 水平的遗传因素（SNP），为基于基因预测的 S-25（OH）D 水平与骨质疏松症、糖尿病等患病风险的遗传关联研究奠定基础，也为精准化维生素 D 营养状况阈值、制定维生素 D 缺乏相关疾病防控策略提供依据。

　　虽然 GWAS 大幅度强化上述 SNP 对维生素 D 水平具有遗传调控作用的证据效力，但研究发现 *CYP* 等基因的 SNP 位点对维生素 D 水平个体间差异的解释度只有 0.6%～4%[92-93]，以及有关 *RXAR* 等基因的研究稀少，因此可能有大量易感基因区域及基因位点还未确定。维生素 D 水平受多基因、多种因素（性别、种族、年龄、病理条件等）影响，基因间、遗传与环境间交互作用影响易感基因对维生素 D 水平的遗传效应，并且单一位点的遗传效应值较低，对此要在考虑多种交互作用、性别等人群特征基础上，用大样本、检验效能高的研究予以探索。此外，由于亚洲人群与欧美人群在维生素 D 代谢及遗传信息存在显著差异，基于国外研究数据得到的 SNP 能否影响中国人群的维生素 D 水平及影响强度仍未可知，因此探索亚洲人遗传背景的大样本研究有待开展。鉴于目前基因检测技术对罕见位点变异不敏感等原因，新一代测序技术的发展将为全面了解其遗传调控机制提供更多线索。

第三节

维生素 E 相关基因多态性研究进展

　　维生素 E（vitamin E）是 1922 年由 Evans 和 Bishop 最先发现的能够显著提高老鼠繁殖力的一种"致育因子"，缺乏可造成细精管上皮细胞萎缩导致不孕，所以维生素 E 又被命名为生育酚（tocopherol）。维生素 E 是 6- 羟基苯并二氢吡喃环的异戊二烯衍生物，包括生育酚和三烯生育酚两类共 8 种化合物，即 α、β、γ、δ 生育酚和 α、β、γ、δ 三烯生育酚。前四者之间的区别是环状结构上的甲基数量和位置不同，三烯生育酚与生育酚之间的区别是三烯生育酚侧链上有三个双键，而生育酚的侧链上无双键。虽然维生素 E 的 8 种化学结构极为相似，但其生物学活性却相差甚远。α- 生育酚是自然界中分布最广泛、含量最丰富、活性最高的维生素 E。

维生素 E 是一种具有抗炎特性的强抗氧化剂，已知可诱导细胞死亡和减少细胞增殖，维生素 E 通过其抗氧化和其他特性，对预防心血管疾病、糖尿病和癌症等慢性疾病发挥了一定的作用[89-93]。维生素 E 的状态通常是通过测定空腹血液中维生素 E 的浓度来估计，血浆（清）α- 生育酚水平是公认的评估体内维生素 E 状况的指标，可直接反映人体维生素 E 的储存状况。维生素 E 的状态受到许多因素的影响，如膳食中维生素 E 的摄入量、维生素 E 的吸收效率和维生素 E 的分解代谢，这些因素同时又受到编码这些因素所涉及蛋白质的基因变异的调节。为了解基因与 SNP 对维生素 E 的影响，本节对与维生素 E 相关的基因和 SNP 进行了分析，与维生素 E 相关基因及多态性位点列表见表 3-13-2。

表 3-13-2　文献报道基因及多态位点汇总分析表

基因	位点	参考文献	维生素 E 标志物	研究类型
APOA5	rs12272004	Luigi Ferrucci 2009	α- 生育酚	GWAS
BUD13/ZNF259/APOA5	rs964184	Jacqueline M Major 2011 Jacqueline M Major 2012	α- 生育酚	GWAS
CYP4F2	rs2108622	Jacqueline M Major 2011 Jacqueline M Major 2012	α- 生育酚	GWAS
SCARB1	rs11057830	Jacqueline M Major 2011	α- 生育酚	GWAS
NKAIN3	rs7834588	Jacqueline M Major 2012	α- 生育酚	GWAS

一、APOA5 基因

该基因编码的蛋白质是一种载脂蛋白，在调节血浆甘油三酯水平方面发挥重要作用，而血浆甘油三酯水平是冠状动脉疾病的主要危险因素。该基因突变与高甘油三酯血症和高血脂血症有关。APOA5 基因位于 11q23 染色体上载脂蛋白基因簇的近端。APOA5 基因携带者更易出现总胆固醇和维生素 E 浓度升高[94-95]。

1. rs12272004　意大利一项 GWAS 表明[19]，rs12272004 与较高的血浆 α- 生育酚水平密切相关。rs12272004 定位于 APOA5 基因附近的 11 号染色体，并与 APOA5 编码变体 "S19W" 高度相关，当调整甘油三酯水平时，这种相关性大大减弱。

2. rs964184　Major 等对 α- 生育酚、β- 胡萝卜素癌症预防（ATBC）研究中补充维生素 E 3 年患者的血清 α- 生育酚反应进行了 GWAS 分析。其中两项 GWAS 研究[96-97]发现，rs964184 变异等位基因与 α- 生育酚的增加有关。rs964184 位于 11q23.3 区域，位于 BUD13 同源物（BUD13）、锌指蛋白 259（ZNF259）和 APOA5 区域附近。该 SNP 与 ZNF259 和 BUD13 处于连锁不平衡状态，而 ZNF259 和 BUD13 在 α- 生育酚代谢中没有已知的作用，

这可能是由于 *APOA5* 的遗传变异引起的。

二、*CYP4F2* 基因

CYP4F2 编码细胞色素 P450 超家族酶的一个成员。细胞色素 P450 蛋白是一种单加氧酶，催化许多涉及药物代谢和胆固醇、类固醇和其他脂类合成的反应。该蛋白定位于内质网。CYP4F2 通过催化生育酚植基侧链氧化，参与维生素 E 的代谢。

rs2108622：Major 等[96-97] 的两项 GWAS 发现，在补充维生素 E 3 年后，rs2108622 的多态性与血清 α- 生育酚浓度的关联具有全基因组意义。rs2108622 位于 19p13.12 区域，是 *CYP4F2* 区域的一个错义突变，其多态性与脂肪酸代谢改变有关[98]。

三、*SCARB1* 基因

SCARB1 基因编码的蛋白质是高密度脂蛋白胆固醇（HDL）的质膜受体，编码蛋白介导胆固醇与高密度脂蛋白之间的转移，参与了多种组织对 α- 生育酚的吸收[41]。

rs11057830：Major 等[96] 的一项 GWAS 发现，位于 12p24.31 区域的 rs11057830 的多态性被观察到与体 α- 生育酚水平有关。编码于染色体 12q24.31 区域的 SCARB1 蛋白与 α- 生育酚从 HDL 向组织的转移有关[99]。

四、*NKAIN3* 基因

NKAIN3 基因编码钠 / 钾转运 ATP 酶相互作用蛋白（NKAIN3）是一个新的跨膜蛋白家族，与 Na/K-ATP 酶的 β 亚基相互作用。

rs7834588：Major 等[97] 的 GWAS 研究发现，位于 q12.3 区域的 rs7834588 与 α- 生育酚补充后的血清反应接近显著相关性。rs7834588 位于 *NKAIN3* 的内含子上，在维生素 E 补充状态下观察到 *NKAIN3* 区域的信号与血清 α- 生育酚的关联，可能是因为维生素 E 在防止 Na/K 转运 ATP 酶活性（一种维持细胞活力必不可少的质膜结合酶）的丧失和脂质过氧化方面所起的作用。

此外，几个候选基因的遗传变异与血液维生素 E 水平也具有显著的相关性。编码维生素 E 运输和代谢相关蛋白的基因，包括编码 α- 生育酚转运蛋白（α-TTP）的 *TTPA*[100]、编码 sec14 样蛋白 2 的 *SEC14L2*[101]、编码胆固醇酯转移蛋白的 *CETP*[102] 以及 *CD36*[103] 等也都与维生素 E 状态有关。其中，常染色体隐性神经退行性疾病（共济失调伴单纯维生素 E 缺乏）与编码 α-TTP 的染色体 8q13 基因 *TTPA* 突变之间的联系已经确定。α-TTP 是一种主要在肝脏组织中表达并可以结合维生素 E 的蛋白，其是 α- 生育酚进入 VLDL 所必需的，对于维生素 E 在肝脏中沉积及向外周组织转运起关键调控作用。α-*TTP* 基因突变后可引发维生素 E 缺乏性共济失调症，导致血浆中维生素 E 含量极低，同时伴随进行性神经退化症状。

然而，以上生物学相关基因与 GWAS 没有关联或不符合 GWAS 的极高要求，这些位点与补充 α- 生育酚浓度的相关性不显著，仍有待确定，可能是因为它们对维生素 E 状态的影响是适度的。

目前有足够的证据表明维生素 E 的状态在一定程度上是由几个基因中 SNP 调节的。由于维生素 E 的状态受众多基因调控，因此要尝试用基因分型来预测维生素 E 的状态，有必要同时了解几种基因型的影响。尽管获得遗传变异（SNP 和其他类型的遗传变异）的组合仍有许多工作要做，但这将使我们能够通过了解个体在这些变异处的基因型以预测个体的维生素 E 状态，这一研究领域的潜在用途对于精准营养和未来致力于评估维生素 E 生物学效应的临床试验来说非常有价值。然而，需要提醒的是，基因只代表影响维生素 E 状态的因素之一，其他因素，如维生素 E 的饮食摄入、饮食习惯（如其他微量营养素的摄入）、氧化应激（如吸烟）和年龄也会影响这一状态。因此，维生素 E 状态的预测也应该考虑到这些变量。

第四节

叶酸代谢相关基因多态性与神经管畸形研究进展

神经管缺陷（neural tube defects，NTDs），是由于胚胎发育早期神经管闭合不全所引起的一类先天缺陷，主要临床类型包括无脑畸形、脊柱裂及脑膨出[104]。脊柱裂可导致婴儿身体运动和功能受限，瘫痪和认知缺陷，无脑畸形则更为严重，胎儿几乎没有脑质，所有患无脑畸形的婴儿都是死产或出生后不久死亡。该疾病是自然流产、死胎及新生儿死亡的主要原因之一，一直是全球关注的重要公共卫生问题。目前普遍认为 NTDs 是一种遗传易感性和环境交互作用所致，受到多种因素影响的复杂疾病。大量流行病学资料发现，NTDs 与补充叶酸、遗传易感性、环境、饮食与营养水平、家族史及服药史等因素均有关联，这些因素在 NTDs 的发生、发展进程中发挥了重要的作用。近年来我国生育政策发生变化，高龄产妇数量增加，出生缺陷发生及死亡的风险增加[105]，迫切需要制定更为有效的应对策略，进一步提高 NTDs 的一级预防水平。本节主要介绍近年来国内外预防 NTDs 的一级预防措施中，评估叶酸代谢基因型风险水平进行个性化叶酸补充的研究进展。

一、NTDs 人群流行状况

全世界每年有约 30 万 NTDs 患儿出生，广泛分布于全球范围[106]，但 NTDs 的发生有显著地域和人群特点，不同国家、地区以及人群的发病率有显著差别。有研究报道，1994—2014 年全球 75 个国家的 NTDs 发病率差异很大，从 0.13‰ ~ 19.9‰ 不等，北美和欧洲的发病率明显低于西太平洋和东地中海地区，经济收入较高地区的发病率显著低于低收入地区[107]。我国也是 NTDs 高发的国家之一，1986—1987 年 NTDs 围生期患病率在长江流域以北 15 个省（自治区、直辖市）平均为 4.5‰，长江流域以南 13 个省（自治区、直辖市）为 1.1‰[108]。1996—2012 年我国不同地域 NTDs 发病率差异较大，山西高达 19.9‰[109]，而北京则为 0.03‰[110]，报告发病率整体呈现北方高于南方、农村高于城镇的特点[108]。全国出生缺陷监测数据显示，自 2000 年以来 NTDs 发病率已由 1.19‰ 持续下降到 2011 年的 0.45‰，下降幅度超过 60%，全国围生期 NTDs 发病率由 1987 年第 1 位（27.4 例 / 万活胎）下降到 2011 年第 8 位（4.50 例 / 万活胎）[111]，发病呈持续下降趋势，充分证明我国 NTDs 的一级预防措施效果显著。

二、叶酸补充与预防 NTDs

大量人群流行病学调查及干预研究已经证实，叶酸缺乏与 NTDs 发生密切相关，孕母体内叶酸水平是影响后代 NTDs 发病率的重要因素。叶酸（folic acid）是人体必需的一种水溶性 B 族维生素，是一组化学结构相似、生化特性相近的化合物统称，由蝶啶、对氨基苯甲酸和一个或多个谷氨酸结合而成。作为一碳单位的载体，其几乎参与人体所有核酸、蛋白质、氨基酸和磷脂的代谢过程中，尤其在胚胎发育、人体生长、新陈代谢等过程中发挥重要作用。人体不能自身合成叶酸，需要外源性补充，极易在特定人群发生缺乏。1989 年一项观察性研究发现，怀孕前补充叶酸妇女的后代患 NTDs 的比例降低[112]。随后，一项在 7 个国家 33 所医院开展的多中心随机对照临床试验表明，孕期每天摄入 400μg 叶酸可降低 72% 的 NTDs 风险[113]。自 1991 年起在匈牙利开展的一系列临床随机对照研究显示[114]，围受孕期每日补充含 800μg 叶酸的多种微量营养素可显著降低 NTDs 的发病风险。基于这些证据，美国政府从 1992 年开始建议所有育龄期妇女每天补充 400μg 叶酸[115]，并在 1998 年开始强制叶酸强化谷物，NTDs 发病率从食物强化前（1995—1996 年）的每 1 万活产 10.7 例下降到强化后（1999—2011 年）的每 1 万活产 7.0 例，发病率下降 34.0%[116]。加拿大也于 1998 年开始强制实施叶酸强化食品，仅用 5 年时间，NTDs 发生率就下降了 46%[117]。同一时期欧洲仅发布了育龄期妇女叶酸推荐剂量，而未开展叶酸食物强化或叶酸补充计划，其 NTDs 发病率并未得到明显下降，考虑可能是欧洲未强制强化食物，孕妇的依从性较差，体内叶酸水平仍然较低导致。一项 meta 分析显示[118]，南美国家如巴西、南非、智利等立法强制食物强化叶酸，NTDs 发病率分别下降了 30.1%、30.5% 及 40.0%，平均降低了 33.5%。在强制强化叶酸的地区 NTDs 发病率（33.86 例 /10 万活胎）低于自愿叶酸补充的地区（48.35 例 /10 万活胎），因此许多非洲国家开始开展叶酸食物强化的立法工作。2010 年第 63 届世界卫生大会上，成员国一致认为需要提高出生缺陷的一级防控水平，提出的预防措施中强调了改善育龄期妇女的营养与健康，提高叶酸强化食品的摄入和叶酸补充剂使用，保障膳食营养足够且平衡[119]。

然而，对育龄期妇女的大规模研究表明，尽管有各种食物强化叶酸、膳食补充叶酸等措施和建议，但叶酸补充剂仍然发挥着重要作用。一项 meta 分析[120] 显示，全世界范围内孕前叶酸补充情况差异很大，北美叶酸缺乏率为 32% ~ 51%，欧洲为 9% ~ 78%，亚洲为 21% ~ 46%，中东为 4% ~ 34%，澳大利亚及新西兰为 32% ~ 39%。绝大多数地区育龄期妇女无法达到足够的叶酸水平来预防 NTDs 发生，尤其需要关注发展中国家叶酸缺乏状况。2011 年 Colapinto 报告[121]，加拿大 22% 的育龄期妇女血清叶酸浓度低于预防 NTDs 的最佳水平，22% 的美国人从饮食中摄入的叶酸仍达不到平均需要量（EAR）[122]。有报道称，在叶酸水平相对低的人群中，围孕期每天补充 400μg 叶酸能够使 NTDs 发生风险降低 85%[123]。中国居民叶酸膳食推荐量（recommended nutrient intake，RNI）为每日 400μg，妊娠妇女 RNI 则为每日 600μg[6]。大多数女性仅从饮食中摄入推荐量较为困难，孕妇除自身需求外，还需要满足胎儿发育需要。2008 年我国开始全面推广围孕期妇女补充叶酸计划，2009—2011 年，我国中央财政共投入 3.2 亿元，为农村孕前和孕早期妇女免费补充叶酸预防 NTDs，取得了明显成效，围产儿 NTDs 发生率从 1996 年的 1.36‰ 下降到 2011 年的 0.45‰。该叶酸补充项目也在 2019 年被新增为国家基本公共卫生服务项目之一[124]。2015 年中国居民营养与健康监测调查显示，我国孕妇的叶酸缺乏率为 5.7%，城市和农村孕妇的缺乏率分别为 4.5% 和 7.3%[5]。

2009 年，美国预防服务专业委员会（USPSTF）建议所有计划怀孕或有能力怀孕的女性每天服用含有 400 ~ 800μg 叶酸的补充剂[116]。世界卫生组织同样强烈建议所有计划怀孕的妇女每天补充 400μg 叶酸，并且建议在怀孕前补充，因为神经管在妊娠 3 ~ 4 周关闭[125]。加拿大妇产科医师协会（SOGC）2015 年修订的指南指出，预防方法为摄入富含叶酸的饮食，补充叶酸和维生素，并对育龄期女性进行风险等级分组，叶酸补充剂量取决于风险水平[126]。2017 年美国妇产科医师学会建议所有备孕及育龄期女性每天服用 400 ~ 800μg 叶酸[127]。2022 年欧洲临床营养与代谢协会（ESPEN）推荐，主食未强化叶酸国家的育龄期妇女应在孕前或怀孕期间服用叶酸补充剂 400μg/d[128]。对叶酸补充预防 NTDs 的作用也有一些不同的声音，2017 年 Viswanathan[129] 报道在美国食物强化后的后续研究中，未找到充足证据证明补充叶酸对预防 NTDs 的保护作用，但作者也讨论了这些研究中存在的设计缺陷和样本量不足等重要的影响因素，研究中在已知叶酸保护作用的有益证据下，无法设立对照组。另外，前瞻性队列研究可能无法确定所有 NTDs 病例，而回顾性研究则存在回忆偏差的风险，这些情况都可以减弱叶酸补充对 NTDs 影响的评估。

三、叶酸代谢风险水平评估与个性化补充

NTDs 发病机制复杂，神经管的发育分化受基因的严格调控，环境因素也会影响其基因的表达调控，此过程涉及基因 - 基因和基因 - 环境的相互作用[130]。由于叶酸缺乏与 NTDs 发生密切相关，参与叶酸代谢途径的基因也成为研究其发生机制的热点。叶酸代谢通路关键酶的基因突变对叶酸的吸收和代谢的影响已经明确，如亚甲基四氢叶酸还原酶（methylenetetrahydrofolate reductase，MTHFR）和甲硫氨酸合成酶还原酶（methionine synthase reductase，MTRR）等基因位点多态性与发生 NTDs 的风险密切相关[131-132]。MTHFR 是叶酸和蛋氨酸 - 同型半胱氨酸代谢循环的关键酶，将 5,10- 亚甲基四氢叶酸还原为 5- 甲基四

氢叶酸，后者是叶酸在人体内的主要活性形式。MTRR 能通过还原辅助因子维生素因甲基化而失活的甲硫氨酸合成酶的活性，而甲硫氨酸合成酶催化产生的甲硫氨酸是蛋白质合成和一碳代谢的必需氨基酸。*MTHFR* 和 *MTRR* 基因突变影响了这些酶的活性，导致叶酸代谢能力受损。*MTHFR* 具有与 NTDs 相关的多种突变体，其中突变体 *MTHFR* C677T 的酶活性降低，携带者的叶酸浓度低于非携带者，导致 NTDs 风险增高且表型会随着叶酸缺乏而加重[133]。*MTHFR* A1298C 是另一个与 MTHFR 酶活性降低有关的基因突变，一项研究报告显示 *MTHFR* A1298C 等位基因与 NTDs 的风险具有较高相关性[134]。Wang 等[135] 对 *MTRR* 与 NTDs 的 meta 分析中得出，*MTRR* A66G 与 NTDs 的风险增加显著相关。Cai 等[132] 在病例对照研究中报告，突尼斯 NTDs 患儿与 *MTRR* A66G 基因多态性关联分析中发现，病例组 G 等位基因频率明显高于对照组（$OR=1.763$，95% CI：1.023 ~ 3.036），*MTRR* 基因多态性的变异影响孕妇叶酸代谢而导致后代 NTDs 的发生。

一项关于叶酸补充的 meta 分析[136] 评估 *MTHFR* 基因型对叶酸水平的影响以及对叶酸补充剂的反应，观察 *MTHFR* C677T 基因型对血浆同型半胱氨酸（HCY）和血清叶酸水平的影响程度，以此作为评估叶酸补充状况的指标。结果显示，*MTHFR* TT 基因型人群血浆 HCY 升高、血清叶酸降低，并对短期补充的叶酸反应较低。研究结果可有助于建立叶酸补充评价模型，并指导叶酸个性化补充。另一项对中国北方育龄期妇女（$n=932$）干预研究报告[137]，持续补充叶酸 6 个月，剂量分别为 100μg/d、400μg/d、4 000μg/d 和 4 000μg/ 周，结果证实 *MTHFR* 基因 677 位 C>T 突变对血浆叶酸水平有影响。在不同剂量叶酸组中，血浆叶酸浓度的下降趋势为 CC>CT>TT，TT 型比 CC、CT 型个体的血浆叶酸水平低 20% 左右。一项个性化补充叶酸随机对照观察试验报告[138]，2015—2018 年观察组 2 745 名孕妇检测 *MTHFR* C667T 及 A1298C、*MTRR* A66G 位点基因多态性，根据基因突变情况评估叶酸代谢能力风险等级，给予孕妇个性化叶酸补充指导；对照组 1 876 名孕妇采用传统叶酸补充方式。结果显示，基于基因型评估叶酸代谢能力正常 549 例（20%）、略差 247 例（9.0%）、较差 823 例（30%）、很差 1 126 例（41%），叶酸代谢能力下降者约占 80%，观察组妊娠后发生自然流产、早产及出生缺陷比例均低于对照组（$P<0.05$），提示 MTHFR C>T 检测指导个体化补充叶酸可降低新生儿缺陷性疾病的发生。我国进行的一项队列研究[139]，2 677 名孕妇随机分配至个性化叶酸补充组（$n=1\ 539$）和常规叶酸补充组（$n=1\ 138$），根据 *MTHFR* C677T、A1298C 和 *MTRR* A66G 基因型，分为 5 类不同叶酸代谢风险等级，个性化组根据风险等级在不同孕期分别补充不同剂量叶酸（400μg/800μg），常规组给予统一剂量叶酸（400μg/d），同时回顾性选取未补充叶酸的孕妇作为对照组（$n=1\ 964$）。结果显示，与对照组或常规叶酸补充组相比，个性化补充组的自然流产、过期妊娠、早产、巨大胎儿和先天性心脏病的发生率显著降低，提示基于基因型的个性化叶酸补充，可以更有效预防母亲不良妊娠结局和新生儿缺陷发生。围受孕期补充叶酸预防神经管缺陷指南（2017 年）中个性化补充部分特别指出：对于无高危因素的妇女，建议从可能怀孕或孕前至少 3 个月开始，每日补充 0.4mg（II-1A）或 0.8mg（IA）叶酸，直至妊娠满 3 个月；而对 *MTHFR* 677 位点 TT 基因型的妇女应实行个性化补充，对叶酸补充剂量和补充期限进行个性化调整。对于高 HCY 血症并携带 *MTHFR* 677 位点 TT 纯合突变的妇女，建议每日补充至少 5mg 叶酸，直至血液 HCY 水平降至正常后再考虑受孕，且持续每日补充 5mg 叶酸，直至妊娠满 3 个月（II-3A）。

天然叶酸广泛存在于绿叶蔬菜、豆类、水果和动物肝脏内，膳食补充剂、强化食品及药物中的叶酸则多为人工合成叶酸。天然叶酸的生物利用率低，只有人工合成叶酸的 60%，所以在评估叶酸总摄入量时，通常采用公式进行折算：总膳食叶酸当量（dietary folic equivalent，DFE）（μg）= 膳食叶酸（μg）+1.7× 合成叶酸（μg）。红细胞或血清叶酸浓度作为评估体内叶酸摄入的生物标志物，血清叶酸浓度反映血液中短期的叶酸水平，红细胞叶酸浓度则被认为是更准确地反映体内叶酸储备水平的指标。世界卫生组织建议育龄期妇女的红细胞叶酸浓度大于 906nmol/L，以最大限度降低 NTDs[140]，但是没有明确的血清叶酸浓度阈值确定叶酸缺乏。叶酸缺乏的现有标准[141]（红细胞叶酸浓度 <340nmol/L 和血清叶酸浓度 <10nmol/L）是基于巨幼细胞贫血的临床诊断，并不适用于预防 NTDs 的叶酸水平评估。为确定预防 NTDs 的最佳人群红细胞叶酸浓度阈值，Crider 等[142]对两个中国人群队列数据进行了评估，一个是以前瞻性社区干预项目为基础，参加人数超过 24 万名（1993—1995 年）的 400μg/d 叶酸补充研究；另一个为基于 1 194 名人群的随机试验（2003—2005 年），设置 100μg/d、400μg/d、4 000μg/d 或 4 000μg/ 周四种剂量方案，受试者测定 *MTHFR* 基因分型和基线红细胞叶酸浓度，补充叶酸后 1、3、6 个月后测定红细胞叶酸浓度。补充叶酸 400μg/d 的 *MTHFR* CC 和 CT 基因型人群在补充 3 ~ 6 个月后红细胞叶酸浓度达到 1 000nmol/L，而 TT 基因型补充 6 个月后仍未能达到 1 000nmol/L，通过利用人群队列建立的初始模型来估计社区队列中红细胞叶酸浓度，探讨服用叶酸补充剂的剂量时长、*MTHFR* 基因型和红细胞叶酸浓度以及 NTDs 风险之间的关系。结果显示，红细胞叶酸浓度为 1 180nmol/L（95% *CI*：1 050 ~ 1 340nmol/L）时，NTDs 的风险显著降低，*MTHFR* 基因型也是影响红细胞叶酸浓度的重要因素之一，在 *MTHFR* T 等位基因比例较高的人群中，需要摄入额外的叶酸才能达到有效的红细胞叶酸浓度。研究者又应用该模型和红细胞叶酸浓度评估美国食物强化叶酸前后人群 NTDs 发病率，结果基本一致，提示人群红细胞叶酸浓度在评估 NTDs 风险方面的潜在用途，并可为卫生政策决策提供可靠信息。如何量化红细胞叶酸和血浆叶酸之间的关系，Berti 等[143]研究结果显示叶酸摄入量与血浆叶酸之间关系效应系数估计为 0.56，即叶酸摄入量加倍会使血浆中的叶酸水平提高 47%；对于红细胞叶酸，合并效应系数估计为 0.30，即摄入量加倍时增加 23%。但在孕妇和乳母中，这种关联往往较弱，提示该剂量 - 效应关系可适用于制定育龄期妇女叶酸补充需求。Chen[144] 等一项叶酸补充随机对照研究，根据 1 673 名中国北方育龄期妇女的叶酸补充时间及剂量、*MTHFR* 基因型、体质指数（BMI）、维生素状态或贫血状态，开发了一个贝叶斯线性模型。观察到未怀孕的育龄期妇女红细胞叶酸和血浆叶酸浓度呈现中度正相关。在无贫血及维生素未缺乏女性中，世界卫生组织推荐的 906nmol/L 的红细胞叶酸缺乏阈值相对应的人群血浆叶酸缺乏阈值则为 25.5nmol/L。

四、叶酸补充的安全性

我国居民膳食营养素参考摄入量推荐叶酸的摄入上限（upper intake level，UL）为 1 000μg/d，叶酸补充剂量或持续暴露时间的安全性是研究人员和公众一直关注的问题。一项观察性干预研究报告[145]，25 名多次流产伴高 HCY 血症，且为 MTHFR TT 基因型的育龄期妇女，在补充 15mg/d 叶酸和 750mg/d 维生素 B_6 一个月后，大多数妇女 HCY 浓度降至正常，持续补充直至妊娠满 3 个月后改为 5mg/d 叶酸，停用维生素 B_6。22 名怀孕的妇女中有 2 例流产，4 名早产儿中 2 例发生非重度宫内发育迟缓，未发现孕妇和新生儿其他不良反应。由此推断孕前及孕早期每日服用 5mg 叶酸对具有高危因素的妇女是安全的。也有研究显示补充叶酸会导致多胎妊娠[146]，但一项队列研究[147]结果显示，与不补充叶酸的孕妇相比，补充叶酸的孕妇分娩双胞胎的概率增加，但是随着体外受精因素的调整，OR 减弱（$OR=1.04$，95% CI：$0.91 \sim 1.18$），不再具有统计学意义。在匈牙利进行的一项叶酸补充试验[148]显示，在接受不孕治疗和服用复合维生素（含叶酸）的妇女中，生双胞胎的比例分别为 6.6% 和 6.4%，进行分层分析后显示双胞胎妊娠风险增加的证据并不充分。目前研究者还比较关注围生期补充叶酸对儿童呼吸道疾病的影响。一项 meta 分析[149]汇总了关于儿童哮喘的 3 项研究，以低偏倚风险评估孕前 3 个月补充叶酸与儿童哮喘或相关过敏结果的相关性，并未发现相关证据（合并 $OR=1.01$，95% CI：$0.78 \sim 1.30$，P 值分别为 0.95 和 0.73）。另一项 meta 分析[150]结果也显示，在围生期或妊娠期补充叶酸与儿童哮喘发生并没有显著统计学意义（$OR=1.06$，95% CI：$0.99 \sim 1.14$），但纳入的研究中孕妇补充叶酸的剂量差异较大。

五、结语

多项研究报告[118, 120, 151]，目前育龄期妇女叶酸服用依从性不佳是叶酸补充预防 NTDs 的主要障碍之一，尤其叶酸代谢高风险人群的风险显著增加。在新的生育政策形势下，针对个体 NTDs 危险因素，探索叶酸补充个性化方案，可进一步提高 NTDs 的一级防控水平，同时增加可靠的生物标志物，作为中间证据链提供可靠的佐证，未来将有助于在前瞻性和回顾性研究中准确量化叶酸的摄入量，可有效评估叶酸补充对预防、监测 NTDs 发生率的干预效果。

── 第五节 ──

叶酸代谢相关基因多态性与心脑血管疾病研究进展

心脑血管疾病（cardio-cerebro vascular disease，CVD）是临床上常见的慢性病，也是我国人群死亡的主要原因，其发病率日益升高且呈现出年轻化的发病趋势。2018 年我国 CVD 报告结果显示，我国有高达 2.9 亿 CVD 患病人群，且 CVD 死亡率位居首位[152]。国内外大量流行病学研究表明，同型半胱氨酸（HCY）与高血压、冠心病、脑卒中等心脑血管疾病密切相关，高 HCY 血症是心脑血管疾病的独立危险因素[153-155]。叶酸在 HCY 代谢中具有重要作用，HCY 可在蛋氨酸合成酶的作用下，与 5- 甲基四氢叶酸提供的甲基发生甲基化后，又重新合成蛋氨酸。叶酸与蛋氨酸代谢途径一旦发生障碍，可导致高 HCY 血症的发生。因此，叶酸可通过降低 HCY 有效降低心脑血管疾病的风险，叶酸在辅助治疗和预防 CVD 方面也引起国内外学者的广泛关注。

近年来研究发现，叶酸代谢酶的基因多态性通过影响体内叶酸水平和循环代偿，直接或间接参与 CVD 的发生和发展。在 CVD 相关叶酸干预试验中，受试者携带不同基因型会对叶酸的干预效果产生怎样的影响，目前尚不明确。本节将通过循证的方法对叶酸相关干预试验进行分析，围绕基因多态性探讨叶酸干预对心脑血管疾病的作用。

采用循证医学方法，对叶酸干预 CVD 的相关试验进行系统梳理和分析，发现与 CVD 相关的叶酸基因及多态性位点包括 *MTHFR*、*MTR*、*CBS*、*NOX4*、*DPEP1* 共 5 个基因 7 个 SNP 位点，其中大部分文献是根据 *MTHFR* C677T 不同基因型进行叶酸干预试验。以上文献报道的干预试验汇总见表 3-13-3。

表 3-13-3　文献报道基因及多态位点汇总分析表

基因	位点	参考文献	干预人群	干预方式
MTHFR	C677T（rs1801133）	Song Zhang 2022[156]	126 名中国 H 型高血压患者	研究共分为两阶段：第一阶段分为对照组（苯磺酸左旋氨氯地平片 2.5mg/d）和干预组（苯磺酸左旋氨氯地平片 2.5mg/d 和叶酸片 0.8mg/d），持续 12 周；第二阶段根据基因型补充不同剂量的叶酸，TT 型患者补充 5mg/d，CT 型患者补充 2.5mg/d，CC 型患者补充 0.8mg/d，持续 12 周
		Xianhui Qin 2020[157]	20 702 名中国 45～75 岁高血压男性和女性	10mg 依那普利 ＋0.8mg 叶酸或仅 10mg 依那普利的双盲治疗，参与者的平均随访时间为 4.5 年
		Binyan Wang 2018[158]		
		Min Zhao 2017[159]		
		Yong Huo 2015[160]		
		Agata Chmurzynska 2013[161]	122 名波兰大于 60 岁的老年女性	8 周连续叶酸补充 400mg/d

续表

基因	位点	参考文献	干预人群	干预方式
MTHFR	C677T（rs1801133）	Xianhui Qin 2012[162]	480 名中国轻中度原发性高血压患者	分为 3 组：对照组（10mg/d 依那普利）、低叶酸组（10mg/d 依那普利和 0.4mg/d 叶酸）和高叶酸组（10mg/d 依那普利和 0.8mg/d 叶酸），持续 8 周
		Alberto Mazza 2010[163]	32 名意大利（55.6±14.4）岁卵圆孔未闭的高血压患者	5mg/d 叶酸，干预 2 年
		Carolyn Williams 2005[164]	41 名澳大利亚正常或高正常动态血压的无症状男性	5mg/d 叶酸，干预 3 周
		Chin-San Liu 2004[165]	23 名中国 44～88 岁心血管疾病患者	5mg/d 叶酸，干预 8 周
		Iris P Fohr 2002[166]	160 名德国 19～39 岁女性	参与者分为叶酸组（400μg/d），甲基四氢叶酸组（480μg/d）和安慰剂组，干预 8 周
		Otto Mayer Jr. 2002[167]	57 名捷克冠状动脉高风险或明显动脉粥样硬化疾病、HCY 浓度≥20μmol/L 的志愿者（男性 30 例，女性 27 例，平均年龄 61.2 岁）	10mg/d 叶酸干预 2 月
		Otto Mayer 2002[168]	33 名捷克周围血管疾病患者和 26 名无动脉粥样硬化症状的老年受试者，总同型半胱氨酸均 >20μmol/L，	5mg/d 或 10mg/d 叶酸，干预 3 个月
		Warren D. Kruger 2000[169]	142 名美国冠状动脉疾病患者和 102 名对照组	受试者被随机分配每天服用 1mg 或 2mg 叶酸，持续 3 周
		陈萍 2022[170]	248 名中国缺血性脑卒中合并高 HCY 血症患者	在降血压治疗基础上，3 组基因型患者口服叶酸片 5mg，每周一、三、五晨起口服 1 片，叶酸干预 1 个月、3 个月
		董文红 2022[171]	359 名中国高血压患者	每种基因类型筛选 50 例患者，随机分为 2 组，各 25 例，给予 0.8mg 和 5mg 叶酸，治疗 8 周
		王子文 2022[172]	250 名中国 H 型高血压患者	0.8mg/d 叶酸，干预 90 天
		卢晓燕 2021[173]	376 名中国伴有高 HCY 血症的缺血性脑卒中患者	将患者分为高剂量叶酸组（188 例，5.0mg/d）与低剂量叶酸组（188 例，0.8mg/d），治疗 3 个月

基因	位点	参考文献	干预人群	干预方式
MTHFR	C677T（rs1801133）	李树刚 2021[174]	340 名中国 H 型高血压患者	在常规降血压治疗的基础上给予患者叶酸片，CC 型和 CT 型患者的服用剂量为 0.4mg/d，TT 型患者的服用剂量为 0.8mg/d
		贾晓云 2021[175]	233 名中国 H 型高血压患者，其中 120 例口服依那普利片（对照组），113 例口服马来酸依那普利叶酸片（观察组）	马来酸依那普利叶酸片（马来酸依那普利 5mg，叶酸 0.4mg），治疗 3 个月
		贺慧芬 2021[176]	152 名中国合并高 HCY 血症的脑梗死患者	口服叶酸 5mg/d，治疗周期为 8 周
		杨旭光 2020[177]	362 名中国冠心病患者	在冠心病二级预防治疗的基础上给予 5mg/d 叶酸片降低 HCY 治疗共 3 个月
		居春阳 2020[178]	355 名中国缺血性脑卒中伴高 HCY 血症患者	按照补充叶酸剂量为 0.4、0.8、1.2mg/d 将 CC 型、CT 型和 TT 型分为三个亚组，治疗共 90 天
		张云飞 2020[179]	260 名中国 H 型高血压患者	在常规降血压治疗基础上给予叶酸片 1.2mg/d，时间为 6 个月
		沈晓红 2019[180]	60 名中国 H 型高血压患者	对照组给予马来酸依那普利叶酸片（马来酸依那普利 10mg，叶酸 0.8mg），研究组给予精准马来酸依那普利叶酸片治疗（CC 型与 CT 型服用 10mg/0.4mg，TT 型服用 10mg/0.8mg），共 12 个月
		沈婷婷 2019[181]	120 名中国 H 型高血压患者	60 名试验组患者在口服缬沙坦基础上加用叶酸片 5mg/d，4 周为 1 疗程
		刘桂宾 2019[182]	142 名中国 H 型高血压患者	观察组连续服用硝苯地平控释片 30mg/d、叶酸片 2.5mg/d，对照组连续服用硝苯地平控释片 30mg/d，共 4 周
		陈倩倩 2019[183]	84 名中国高 HCY 血症脑卒中患者，分为病例组和对照组	病例组 5mg/d 叶酸，干预 3 周
		田京辉 2018[184]	248 名中国缺血性脑卒中合并高 HCY 血症患者	叶酸片 5mg/d，干预 3 个月和 6 个月
		刘鹏 2018[185]	350 名中国 H 型高血压患者	叶酸片 800μg/d，连续服用 3 个月
		章衍达 2018[186]	194 名中国 H 型高血压患者	叶酸片 5mg/ 周，干预 4 周

续表

基因	位点	参考文献	干预人群	干预方式
MTHFR	C677T（rs1801133）	刘玥2016[187]	198名中国缺血性脑卒中伴高HCY血症患者	按照基因型进行分组，每组患者随机给予低剂量（0.4mg/d）、中剂量（0.8mg/d）及高剂量（5mg/d）叶酸，干预4周
		李鹏2014[188]	180名中国老年冠心病患者	治疗组91例（叶酸5mg/d），对照组89例（未应用叶酸），持续8周
		梁毅珊2014[189]	240名中国高血压患者	包括对照组和观察组，观察组口服叶酸0.4~0.8mg和依那普利10mg，均1次/d，干预8周
		吕纯芳2013[190]	95名中国H型高血压患者	服用马来酸依那普利叶酸片4周
		徐艳龙2007[191]	567名中国中老年男性高血压患者	对照组只服用高血压药物（氨氯地平、特拉唑嗪或氨氯地平联合特拉唑嗪），试验组服用高血压药物的同时，每日加用叶酸0.8mg，连续服用4周
MTHFR	A1298C（rs1801131）	徐炳欣2020[192]	236名中国合并高HCY血症的缺血性脑卒中患者	叶酸片5mg/d，共6个月
MTR	A2756G（rs1805087）	Xianhui Qin 2012[162]	480名中国轻中度原发性高血压患者	分为3组：对照组（10mg/d依那普利）、低叶酸组（10mg/d依那普利和0.4mg/d叶酸）和高叶酸组（10mg/d依那普利和0.8mg/d叶酸），持续8周
NOX4	rs9299894	陈倩茹2012[193]	480名中国原发性高血压患者	随机分成3组，分别服用不同剂量的依那普利叶酸片（依那普利10mg，依那普利10mg+叶酸0.4mg，依那普利10mg+叶酸0.8mg），药物服用疗程为8周
DPEP1	rs1126464	陈倩茹2012[193]	480名中国原发性高血压患者	随机分成3组，分别服用不同剂量的依那普利叶酸片（依那普利10mg，依那普利10mg+叶酸0.4mg，依那普利10mg+叶酸0.8mg），药物服用疗程为8周
CBS	C699T	Warren D Kruger 2000[169]	142名美国冠状动脉疾病患者和102名对照组	受试者被随机分配每天服用1mg或2mg叶酸，持续3周
CBS	T1080C	Warren D Kruger 2000[169]	142名美国冠状动脉疾病患者和102名对照组	受试者被随机分配每天服用1mg或2mg叶酸，持续3周

一、*MTHFR* C677T

根据不同基因型进行叶酸干预 CVD 的研究中，以 *MTHFR* C677T 基因研究最多，大部分研究结果显示叶酸干预效果受 *MTHFR* C677T 基因型的显著影响。*MTHFR* C677T 多态性不仅可以影响叶酸治疗后的 HCY 浓度，还可以影响首次脑卒中及血栓前状态。其中 CSPPT（中国脑卒中一级预防试验）在同类研究中规模最大，共 20 702 名 45～75 岁高血压患者，研究采用 10mg 依那普利＋0.8mg 叶酸或仅 10mg 依那普利的双盲治疗，参与者的平均随访时间为 4.5 年。该研究结果显示，在没有叶酸强化的高血压人群中，与单独使用依那普利相比，联合使用依那普利和叶酸可使首次脑卒中的风险额外降低 21%。*MTHFR* 基因型和基线叶酸水平的联合分析结果显示，在 CC 基因型或 CT 基因型参与者中，基线叶酸水平最低的参与者脑卒中风险最高，叶酸治疗受益最大。TT 基因型的个体可能需要更高剂量的叶酸补充剂来克服生物学上的不足[160]。该试验的系列研究结果显示，长期每日补充 0.8mg 叶酸可显著降低无心血管病史的中国高血压患者 HCY 水平。HCY 降低的程度是高度可变的，并可能受性别、*MTHFR* C677T 基因型、基线叶酸水平、肾小球滤过率（eGFR）和吸烟状况等因素的显著影响。调整了基线 HCY、叶酸和其他重要的协变量后，TT 基因型的参与者比 CC 基因型或 CT 基因型的参与者有更强的 HCY 降低[157]。Zhao 等[159] 还研究了 CSPPT 试验中 *MTHFR* 基因型和 HCY 对脑卒中的联合作用，在 *MTHFR* CC/CT 基因型中，叶酸干预显著降低了 HCY 含量最高人群的脑卒中风险。在 *MTHFR* TT 基因型中，叶酸干预显著降低了 HCY 含量最低人群的脑卒中风险，可见 C677T 基因型和叶酸干预显著改善了 HCY 对第一次脑卒中的影响。Qin 等[157] 对 CSPPT 试验中血清维生素 B_{12} 和叶酸与 *MTHFR* 基因型在缺血性卒中风险中的相互作用进行了研究，发现叶酸和维生素 B_{12} 水平较低的高血压患者发生首次缺血性卒中的风险明显较高，叶酸治疗使此类患者首次缺血性卒中的风险降低了 38%。叶酸补充对 CC 基因型的低叶酸和维生素 B_{12} 患者，TT 基因型的高叶酸和维生素 B_{12} 患者效果最好。在 TT 基因型携带者中，无论基线 HCY 水平如何，叶酸治疗的最大益处是叶酸和维生素 B_{12} 基线水平都较高的患者。推测除了补充维生素 B_{12}，TT 基因型携带者可能需要更高剂量的叶酸，以进一步降低脑卒中风险。

除了 CSPPT 试验，大部分叶酸干预试验主要集中于研究不同基因型对 HCY 降低程度的差异，但研究结果并不一致，部分研究结果显示 CC 基因型受试者接受叶酸干预后获益更多。Williams[164] 对 41 名正常或高正常动态血压的无症状男性进行 5mg/d 叶酸干预 3 周。与 T 等位基因携带者相比，补充叶酸后血压正常的 CC 纯合子人群 HCY 浓度降低幅度更大。王子文[172] 对 250 名 H 型高血压患者进行 0.8mg/d 叶酸干预 90 天，发现 T 等位基因和 TT 基因型的 H 型高血压患者对 0.8mg/d 叶酸降低 HCY 的敏感性更差，需要调整叶酸用药剂量或合并应用其他药物，以弥补基因突变导致的代谢酶活性下降的不足。杨旭光[177] 等研究纳入 362 名冠心病患者，在冠心病二级预防治疗的基础上给予 5mg/d 叶酸片降低 HCY 治疗，结果显示 CC 型患者在治疗 1 个月时血浆 HCY 水平低于 CT 型和 TT

型患者，二元 logistic 回归显示 CC 患者应用叶酸降低血浆 HCY 治疗效果是 TT 型患者的 2.626 倍。田京辉[184]对 248 名中国缺血性脑卒中合并高 HCY 血症患者进行叶酸片 5mg/d 干预 3 个月和 6 个月，服药 6 个月时 CC 型患者血浆 HCY 水平的下降幅度明显高于 CT 型和 TT 型患者。

大部分研究结果显示 TT 基因型患者 HCY 改善情况更好。Qin[162]将 480 名轻中度原发性高血压患者分为 3 组：对照组（10mg/d 依那普利）、低叶酸组（10mg/d 依那普利和 0.4mg/d 叶酸）和高叶酸组（10mg/d 依那普利和 0.8mg/d 叶酸），持续干预 8 周。在高叶酸组中，TT 基因型受试者在第 4 周或第 8 周比 CC 基因型受试者表现出明显更高的 HCY 降低反应。Fohr[166]将 160 名德国 19 ~ 39 岁女性参与者分为叶酸组（400μg/d）、甲基四氢叶酸组（480μg/d）和安慰剂组，干预 8 周。*MTHFR* 基因型影响 HCY 的降低效果，无论补充叶酸还是甲基四氢叶酸，TT 基因型女性似乎获益最多。李树刚[174]等研究包括 340 名 H 型高血压患者，在常规降血压治疗的基础上给予患者叶酸片，CC 型和 CT 型患者的服用剂量为 0.4mg/d，TT 型患者的服用剂量为 0.8mg/d，服药治疗 1 个疗程后，3 种基因型患者的血压及血清 HCY 水平均优于治疗前，且 TT 基因型患者的改善情况最优。贾晓云[175]等研究包括 233 名 H 型高血压患者，其中 120 例口服依那普利片（对照组）、113 例口服马来酸依那普利叶酸片（观察组，叶酸 0.4mg），治疗 3 个月，发现与依那普利片相比，马来酸依那普利叶酸片可更有效地控制 H 型高血压患者的血压，降低血浆 HCY 水平，其中携带 *MTHFR* 基因 C667T 位点 TT 基因型者获益最大。刘鹏[185]对 350 名 H 型高血压患者进行 800μg/d 叶酸片干预 3 个月，发现 TT 基因型患者血浆 HCY 浓度下降幅度最大。徐艳龙[191]将 567 名中老年男性高血压患者分为对照组和试验组，对照组只服用高血压药物（氨氯地平、特拉唑嗪或氨氯地平联合特拉唑嗪），试验组服用高血压药物的同时，每日加用叶酸 0.8mg，连续服用 4 周。叶酸能显著降低血浆 HCY 水平，*MTHFR* C677T 基因型中，叶酸降低 TT 基因型患者血浆 HCY 疗效最好。

少数文献研究显示，叶酸干预虽然可以显著降低 HCY 水平，但干预效果与 *MTHFR* C677T 基因多态性无关。Otto Mayer[168]研究了 57 名捷克冠状动脉高风险或明显动脉粥样硬化疾病以及 HCY 浓度≥20μmol/L 的志愿者（男性 30 例、女性 27 例，平均年龄 61.2 岁），干预前 CT 基因型或 TT 基因型受试者 HCY 水平高于 CC 基因型受试者，10mg/d 叶酸干预 2 个月后，三组 HCY 浓度均下降到几乎相同的水平。Otto Mayer[168]对 33 名周围血管疾病患者和 26 名无动脉粥样硬化症状以及 HCY 浓度 >20μmol/L 的老年受试者，进行 5mg/d 或 10mg/d 叶酸干预 3 个月，叶酸治疗效果与 *MTHFR* C677T 基因多态性的相关性未被检测到。沈婷婷[181]将 120 名 H 型高血压患者分为对照组（缬沙坦治疗）和试验组（缬沙坦联合叶酸片治疗），试验组在口服缬沙坦基础上加用叶酸片 5mg/d 干预 4 周。3 种基因型 H 型高血压患者采用缬沙坦联合叶酸片降低 HCY 水平并无显著差异。章衍达[186]对 194 名 H 型高血压患者进行 5mg/ 周叶酸干预 4 周，结果表明在小剂量叶酸治疗基础上，不同 *MTHFR* C677T 基因型患者间的治疗效果无显著差异。

此外，还有部分文献对不同剂量叶酸的干预效果进行了研究。Zhang[156]将研究分为两阶段，共 110 名 H 型高血压患者。第一阶段分为对照组（苯磺酸左旋氨氯地平片 2.5mg/d）和干预组（苯磺酸左旋氨氯地平片 2.5mg/d 和叶酸片 0.8mg/d），持续 12 周；第二阶段根据基因型补充不同剂量的叶酸，TT 型患者补充 5mg/d，CT 型患者补充 2.5mg/d，CC 型患者补充 0.8mg/d，持续 12 周。第一阶段干预组 HCY 和内皮素 -1（ET-1）水平下降，一氧化氮水平显著升高，然而治疗前后血压和血栓前状态无差异。在第二阶段干预组 HCY 和 ET-1/NO 水平明显降低，且低于第一阶段和对照组，血压、d- 二聚体水平和纤维蛋白原评分在第二阶段治疗后显著降低，可见根据基因型精准化给予叶酸补充可有效降低 H 型高血压患者的血压、HCY 和凝血因子水平，显著改善血栓前状态。董文红[171] 在每种基因类型中筛选了 50 例患者，随机分为 2 组，各 25 例，给予 0.8mg 和 5mg 叶酸治疗 8 周，发现不同剂量叶酸均能有效降低血浆 HCY 水平，但大剂量叶酸与较小剂量叶酸干预效果无明显差异。卢晓燕[173] 将 376 名伴有高 HCY 血症的缺血性脑卒中患者分为高剂量叶酸组（188 例，5.0mg/d）与低剂量叶酸组（188 例，0.8mg/d），在治疗前、治疗 4 周后、治疗 3 个月后复测血清 HCY 水平。结果显示，CT 型、TT 型患者 4 周内使用 5.0mg 叶酸能够获得更好的治疗效果，3 个月后 0.8mg 叶酸是维持治疗合适的有效剂量；CC 型使用 0.8mg 叶酸即可。居春阳[178] 将 355 名缺血性脑卒中伴高 HCY 血症患者，按照补充叶酸剂量为 0.4mg/d、0.8mg/d、1.2mg/d 将 CC 型、CT 型和 TT 型分为三个亚组。研究建议 CC 型患者应补充叶酸 0.4mg/d、CT 型患者补充叶酸 0.8mg/d、TT 型补充叶酸 1.2mg/d 是必要的。沈晓红[180] 将 60 名 H 型高血压患者根据基因型随机分为对照组（$n=30$）与研究组（$n=30$），对照组给予马来酸依那普利叶酸片（马来酸依那普利 10mg，叶酸 0.8mg），研究组给予精准马来酸依那普利叶酸片治疗（CC 型与 CT 型服用 0.4mg 叶酸，TT 型服用 0.8mg 叶酸）。研究结果建议，CC 型及 CT 型患者服用 0.4mg 叶酸，TT 型患者可以服用 0.8mg 叶酸。刘玥[187] 按照基因型将 198 例缺血性脑卒中伴高 HCY 血症患者进行分组，每组患者随机给予低剂量（0.4mg/d）、中剂量（0.8mg/d）及高剂量（5mg/d）叶酸。结果显示，对于 CC 型高 HCY 血症患者，低剂量（0.4mg/d）叶酸可有效降低 HCY 水平；但对于 CT 型 /TT 型高 HCY 血症患者，则需要应用至少中剂量（0.8mg/d）叶酸才能有效降低 HCY 水平。高剂量（5mg/d）叶酸降低 HCY 程度与中、低剂量相比并无明显优势。

二、MTHFR A1298C

徐炳欣[192] 将 236 名合并高 HCY 血症的缺血性脑卒中患者根据基因型分为 3 组，3 组患者均按照每天口服叶酸 5mg 治疗，治疗 6 个月时，AA 型患者血浆 HCY 明显低于 AC 型和 CC 型，血浆 HCY 的下降幅度明显大于 AC 型和 CC 型。这表明，MTHFR A1298C 基因类型明显影响高 HCY 血症患者降低血浆 HCY 的治疗效果，其中 AA 型患者用叶酸降低 HCY 效果较好。Kruger[169] 研究了 142 名美国冠状动脉疾病患者和 102 名对照组，受试者被随机分配每天服用 1mg 或 2mg 叶酸，持续 3 周，并未发现 MTHFR A1298C 不同基因型降低 HCY 效果方面有差异。

三、*MTR* A2756G

Qin[162]将 480 名轻中度原发性高血压患者分为 3 组：对照组（10mg/d 依那普利）、低叶酸组（10mg/d 依那普利和 0.4mg/d 叶酸）和高叶酸组（10mg/d 依那普利和 0.8mg/d 叶酸），持续 8 周。结果显示，叶酸干预后的 HCY 浓度和补充叶酸降低 HCY 的反应都不受 *MTR* A2756G 多态性的影响。

四、*CBS* C699T 和 *CBS* T1080C

Kruger[169]研究了 142 名美国冠状动脉疾病患者和 102 名对照组，受试者被随机分配每天服用 1mg 或 2mg 叶酸，持续 3 周，发现 *CBS* 699TT 和 *CBS* 1 080CC 基因型人群对叶酸补充反应明显。

五、*NOX4*（rs9299894）和 *DPEP1*（rs1126464）

陈倩茹[193]将 480 名原发性高血压患者随机分为 3 组，分别服用不同剂量的依那普利叶酸片（依那普利 10mg，依那普利 10mg＋叶酸 0.4mg，依那普利 10mg＋叶酸 0.8mg），药物服用疗程为 8 周。研究发现，服用不同剂量依那普利叶酸片 4 周和 8 周后，*NOX4*（rs9299894）和 *DPEP1*（rs1126464）基因型的多态性对血浆、血清叶酸和血压水平的相关性没有显著性修饰作用。

本节对与叶酸干预心脑血管疾病相关的 SNP 研究进行了系统梳理和分析，其中以 *MTHFR* C677T 研究最多，叶酸干预的效果也最为显著。MTHFR 是一种参与叶酸代谢的关键酶，可以催化 5,10- 亚甲基四氢叶酸转化为 5- 甲基四氢叶酸，该转化过程也为 HCY 的甲基化提供甲基，从而可以快速调节血浆 HCY 浓度。常见的 *MTHFR* 基因 677C → T 多态性与酶活性降低相关，CT 型降低 30%，TT 型降低 70%，导致叶酸减少和 HCY 水平升高[194]。

大多数研究结果显示，叶酸干预效果受 *MTHFR* C677T 基因多态性的影响，并且大部分研究结果显示 TT 基因型患者 HCY 改善情况更好。CSPPT 试验考虑到 HCY 降低的程度可能受性别、*MTHFR* C677T 基因型、基线叶酸水平、肾小球滤过率（eGFR）和吸烟状况等因素的显著影响，在调整了基线 HCY、叶酸和其他重要的协变量后，TT 基因型参与者比 CC 基因型或 CT 基因型参与者有更强的 HCY 降低。

有研究未发现 *MTHFR* C677T 不同基因型间的叶酸干预效果差异，这可能与研究中纳入样本较少有关，这些研究将受试者根据不同基因型分成不同组（对照组、干预组）后，样本量比较小。有部分研究结果显示 CC 型受试者在叶酸干预后 HCY 下降幅度更大或治疗成功率更高，可能是因为 CC 型受试者叶酸代谢酶活性正常，其血浆 HCY 值升高的主要原因可能是日常摄入叶酸剂量偏低，因此在每天叶酸干预后，其干预效果优于 CT 型和 TT 型。以上研究并未考虑不同基因型基线叶酸和 HCY 浓度等因素对干预效果可能存在的影响。

叶酸干预效果除了受基因型影响，还需要考虑其他因素。Qin[162]研究认为，基线HCY浓度是所有基因型和叶酸剂量组中HCY降低效果的主要决定因素。Wang[158]研究表明，基线HCY浓度是叶酸治疗后HCY降低的主要决定因素，基线HCY水平较高的参与者，HCY降低幅度较大。一项大型遗传研究和随机试验的荟萃分析[195]表明，*MTHFR*基因型对脑卒中风险的影响受人群膳食叶酸水平的影响，推测在亚洲等低叶酸地区，叶酸干预会有更大的效果。CSPPT试验[160]的个人基线叶酸水平和*MTHFR*基因型数据同样提供了令人信服的证据，表明基线叶酸水平是叶酸治疗预防脑卒中疗效的一个重要决定因素，研究发现在没有叶酸强化的人群中，血浆中叶酸水平有相当大的个体差异，在叶酸水平较低的参与者中，有益影响似乎更明显。CSPPT试验的事后分析表明，在叶酸和维生素 B_{12} 水平均较低的患者中，叶酸治疗使此类患者首次缺血性卒中减少了38%。有文献报道，存在叶酸强化的国家，HCY的主要营养决定因素是维生素 B_{12}，生化维生素 B_{12} 缺乏和代谢维生素 B_{12} 缺乏很常见。由此可见，在叶酸治疗中添加维生素 B_{12} 可能很重要。这些结果提示，HCY、叶酸和维生素 B_{12} 水平在预测叶酸干预效果时应予以考虑。

对不同剂量的叶酸干预试验进行分析。Zhang[156]研究中叶酸干预 H 型高血压患者12周，CC 型患者补充 0.8mg/d，CT 型患者补充 2.5mg/d，TT 型患者补充 5mg/d，结果显示患者血压、HCY 和凝血因子水平降低，显著改善血栓前状态。卢晓燕[173]研究结果显示，CC型高 HCY 血症的缺血性脑卒中患者使用 0.8mg 叶酸即可，CT 型、TT 型患者 4 周内使用5.0mg 叶酸能够获得更好的治疗效果，3 个月后 0.8mg 叶酸是维持治疗合适的有效剂量。居春阳[178]研究建议，CC 型缺血性脑卒中伴高 HCY 血症患者应补充叶酸 0.4mg/d，CT 型患者补充叶酸 0.8mg/d，TT 型补充叶酸 1.2mg/d。沈晓红[180]研究结果建议，CC 型及 CT 型患者服用 0.4mg 叶酸，TT 型患者可以服用 0.8mg 叶酸。刘玥[187]研究发现，对于 CC 型高HCY 血症患者，0.4mg/d 叶酸可有效降低 HCY 水平，但对于 CT 型 /TT 型高 HCY 血症患者，则需要应用至少 0.8mg/d 叶酸才能有效降低 HCY 水平。上述不同的研究结果显示，对于 CVD 高危人群的 CC 型受试者，叶酸补充剂量均为 0.4 ~ 0.8mg/d，并能获得良好的治疗效果。

CSPPT 研究中不同基因型人群均补充 0.8mg/d 叶酸，*MTHFR* 基因型和基线叶酸水平的联合分析结果显示，在 CC 基因型或 CT 基因型参与者中，基线叶酸水平最低的参与者卒中风险最高，叶酸治疗受益最大；TT 基因型个体可能需要更高剂量的叶酸补充剂来克服生物学上的不足。Zhao 等[159]研究了 CSPPT 试验中 *MTHFR* 基因型和 HCY 对脑卒中的联合作用，在 TT 基因型人群中，叶酸干预显著降低了 HCY 含量最低者的脑卒中风险。Qin 等[162]对 CSPPT 试验中血清维生素 B_{12} 和叶酸与 *MTHFR* 基因型在缺血性卒中风险中的相互作用进行了研究，叶酸补充对 TT 基因型的高叶酸和高维生素 B_{12} 患者效果最好，认为 TT 基因型可能需要更高剂量的叶酸来克服生物学功能障碍。TT 型受试者中 MTHFR 平均失去 70%的活性，可能需要更高的叶酸来调节 HCY，特别是当叶酸水平也较低时，低剂量叶酸补充可能不足以克服高 HCY 水平 TT 型受试者低叶酸状态和酶功能障碍并存的问题。因此，对于 TT 基因型 CVD 高危人群，推荐每日补充叶酸至少 0.8mg，并可根据个体情况酌情增加补充剂量，以进一步降低 CVD 发病的风险。

综上所述，叶酸干预 CVD 需要考虑 *MTHFR* C677T 基因多态性所带来的影响，对于 CVD 高危人群推荐补充叶酸，对于 TT 基因型受试者，可根据个体情况酌情增加补充剂量。根据个人遗传背景和营养状况为 CVD 患者制定精准的叶酸干预措施，有助于降低高 HCY 血症引起心脑血管并发症的风险。

第六节
碘相关基因多态性研究进展

碘是人体的必需微量元素之一，健康成人体内含碘 15～20mg。碘是维持人体甲状腺正常功能所必需的元素。碘在体内主要参与甲状腺素的合成，其生理功能主要通过甲状腺素的生理作用显示。碘缺乏的典型症状为甲状腺肿大。孕妇严重缺碘可影响胎儿神经、肌肉的发育及引起胚胎期和围生期死亡率上升；胎儿与婴幼儿缺碘可引起生长发育迟缓、智力低下，严重者发生呆小症（克汀病）。碘过量摄入可导致高碘性甲状腺肿。此外还可以引起碘性甲状腺功能亢进、甲状腺功能减退、桥本氏甲状腺炎等。激素三碘甲腺氨酸（T_3）及甲状腺素（T_4）或血清游离甲状腺素（FT_4）下降、促甲状腺素（TSH）升高等甲状腺功能异常，提示碘缺乏或碘过量。其中 TSH 可作为筛查评估婴幼儿碘营养状况的敏感指标。

影响体内甲状腺激素（THs）水平的因素有很多，环境中碘的摄入和个体的遗传因素在其中占了很大比例。近些年来，随着 GWAS 在各种疾病和人体功能领域研究的应用，人们对影响甲状腺激素水平的遗传因素有了更深的认识，很多能够影响甲状腺功能的 SNP 位点进入了研究者的视野。本节介绍与 THs 水平相关的不同基因的多态性位点。

一、碘相关 SNP 位点研究

（一）*TG* 区域

甲状腺球蛋白（TG）在自身免疫性甲状腺疾病（AITD）的发生过程中起着至关重要的作用，其不仅是甲状腺内主要的糖蛋白成分，也是 AITD 发生的主要自身抗原之一。研究发现，814 名英国高加索 AITD 患者和 790 名正常人群的病例-对照研究中，*Tgms2* 共有 19 个等位基因，等位基因频率小于 10% 的几个基因具有显著性差异[196]，并且这些基因包括在美国高加索人群中发现的长 336bp 等位基因，在 AITD 组和正常组的基因频率为 2.2%、0.25%[197]。随后，阿根廷研究人员调查了 100 名当地 AITD 患者，发现 *Tgr129* 多态性与 AITD 的易感性之间存在显著相关性[198]。日本另一项研究在 *TG* 基因上鉴定了 25 个遗传位点，发现其中 5 个位点与 Graves 病（GD）相关，rs2256366 和 rs2687836 相关性最为显著[199]。2014 年，波兰学者报道桥本甲状腺炎（Hashimoto's thyrotis，HT）患者的 *TG* 基因在甲状腺滤泡上皮细胞中表达受限，导致甲状腺球蛋白分泌减少，相关激素合成受阻并且甲状腺体积改变[200]。我国学者对 270 名河南汉族 AITD 患者的调查也发现 *TG* 基因与 AITD 显著相关[201]。

（二）*PTPN22* 区域

蛋白酪氨酸磷酸酶非受体型 22 基因（protein tyrosine phosphatase nonreceptor-22，*PTPN22*）是除人类白细胞抗原（human leukocyte antigen，HLA）以外最重要的自身免疫易感基因。94 例德国 HT 患者和 239 例健康受试者 *PTPN22* 基因 C1858T 多态性的对比研究结果显示，等位基因与基因型均存在显著差异，说明 TT 基因型和 TC 基因型增加了高加索人群罹患 HT 的风险[202]。随后，对 171 例俄罗斯 GD 患者和 200 例健康对照进行 C1858T 基因测序，也发现它们与 GD 显著相关[203]。不仅在高加索人种中发现 *PTPN22* 基因与 AITD 有关系，而且一些研究还发现亚洲人种中与该疾病相关的遗传易感性位点。2008 年，日本学者研究发现 414 例日本 GD 患者和 231 例健康人群中没有出现 C1858T 突变位点，但 *PTPN22* 基因下游 SNP3（rs3789604）位点的核苷酸多态性与 GD 易感性存在显著差异[204]。

（三）*CTLA-4* 基因区域

细胞毒 T 淋巴细胞相关抗原 -4 蛋白（cytotoxic T lymphocyte associated antigen-4，CTLA-4）是免疫球蛋白超家族的重要成员，常表达于激活的 $CD4^+$、$CD8^+$、T 淋巴细胞及 B 淋巴细胞表面[205]。研究最多的 *CTLA-4* 基因中 SNP 为 +49A/C。波兰学者分析了波兰 45 例甲状腺炎患儿和 55 例健康人的 *CTLA-4* +49A/C，结果显示甲状腺炎组 GG 基因型频率明显高于对照组。GG 基因型携带者的 TG 抗体水平高于 AA 基因型携带者[206]。在波兰成年人中进行的一项病例对照研究，包括 42 例 AITD 患者（28 例患者和 14 例 GD 患者）和 20 例健康对照组，研究选取了 *CTLA4* 上的 3 个多态性位点（A49G、1822CT、CT60A/G）。关联分析显示，只有 *CTLA-4*（A49/C）多态性与 AITD 发病风险相关，同时得出 AITD 患者 GG 基因型频率较高的结论[207]。2013 年，研究人员分析了 49 名 AITD 儿童和 69 名同龄健康儿童 *CTLA-4* 基因的多态性，不仅验证了 *CTLA-4* 的多态性（49A/C），还补充了 *CTLA-4* 的 318 CT 在儿童 AITD 发病风险中起关键作用，并且病例组 CT 杂合频率明显高于对照组[208]。研究人员收集了 25 项 AITD 研究（18 项 GD 研究，7 项 HT 研究）进行荟萃分析，统计结果显示 *CTLA-4* 上的 CT60（rs3087243）与 AITD 风险显著相关。分层人群分析显示，白种人和亚洲人 AITD 患者 GG 基因型频率均较高[209]。

（四）*HLA* 基因区域

人类白细胞抗原（HLA）系统是人类最复杂的多态系统，因为在 HLA 中有大量的等位基因。*HLA* 基因多态性引起疾病的发病机制尚不完全清楚。早在 19 世纪 80 年代，研究人员对 100 名韩国 AITD 患者和 100 名健康对照进行了 *HLA* 基因多态性的关联分析，发现 *HLA-DRw8* 与 AITD 易感性之间存在显著相关性[210]。随后，巴西学者证实 *HLA-II* 区域在

AITD 患者中比非自身免疫性甲状腺疾病患者中表达更为显著，且该区域在 HT 患者与 GD 患者之间的表达也存在差异[211]。此外，种族差异也是导致 AITD 易感基因调控的重要因素。对 419 例台湾汉族 GD 患者 HLA 基因 6 个位点（HLA-A、HLA-B、HLA-C、HLA-DPB1、HLA-DQB1 和 HLA-DRB1）的研究发现，只有 HLA-DPB1*05：01 位点与 GD 易感性显著相关，其余位点均未发现显著阳性结果[212]。一项以家庭为基础的病例对照研究 895 名台湾地区汉族儿童）发现，HLA-DRB1*09：01 增加了台湾地区儿童 GD 的风险，而 HLA-DRB1*12：02 是一个保护因素[213]。

（五）PAX8 基因区域

PAX8（配对框 8）是一种甲状腺特异性转录因子，PAX8 蛋白不仅在胚胎早期的甲状腺滤泡细胞分化中起着重要作用，而且在成年甲状腺细胞分化的维持中起着不可或缺的作用。迄今为止，已经在甲状腺功能减退或亚甲状腺功能减退患者中发现了 15 种不同的 PAX8 突变，其中大多数突变发生在外显子 3 或 4 编码中[214-215]。一个新的 PAX8 多态性突变（T225M）被研究发现，该研究共收集 43 例甲状腺功能不足或减退的儿童（13 例甲状腺不发育或缺失、23 例甲状腺异位及 7 例甲状腺发育不完全）和 120 例健康对照，PAX8 外显子 2-8 的直接测序和病例对照关联分析显示，PAX8-T225M 位点的核苷酸多态性仅在一名 15 岁甲状腺功能减退女孩中与甲状腺功能减退相关，该女孩患有异位甲状腺缺陷，提示 PAX8-T225M 可能是一种罕见的通过引起甲状腺异位而导致甲状腺功能减退的遗传位点[216]。近年来，PAX8 突变体不断被发现，调控表达对甲状腺功能影响的秘密正在慢慢揭开。

（六）DIO1 基因区域

脱碘酶（DIO）是一种硒蛋白，根据化学物理特性、底物特异性和抑制剂敏感性的不同，可分为 I 型脱碘酶（ID I）、II 型脱碘酶（ID II）和 III 型脱碘酶（ID III）三种。其中，ID I 主要在甲状腺体中表达，在甲状腺激素的合成和血清 T_3 代谢产物的清除中起重要作用[217]。DIO1 是一种位于细胞微粒体和内质网上的膜结合蛋白酶。rs2235544 和 rs11206244 位点位于同一 LD 区，其核苷酸多态性与血清甲状腺激素水平相关[218]。有研究进一步证明了 rs2235544 和 rs11206244 也与血清 T_4、血清 T_3 和 FT_4 水平以及 FT_3/FT_4 比值相关，但与血清 TSH 无关。

（七）PDE8B 基因区域

PDE8B 基因主要编码磷酸二酯酶，作用是水解细胞中的第二信使 cAMP，达到终止第二信使传导的目的。PDE8B 广泛分布于人体内，其生理作用也涉及许多领域。研究发现，PDE8B 基因与甲状腺功能的关系尤为密切。对肾上腺皮质患者 PDE8B 基因进行分型，发现基因多态性与 TSH 水平密切相关，PDE8B 基因失活患者 TSH 水平显著降低[219]。PDE8B 基因的 GWAS 研究发现，世界不同人群中该基因与人体内的血清 TSH 水平密切相关，但与 FT_4 水平无关[220]。PDE8B SNP 也被报道与妊娠早期亚临床甲状腺功能减退有关[221]。

（八）*NIS* 基因区域

NIS 基因主要编码钠 - 碘转运蛋白，是一种位于内质网的重要糖蛋白，主要在唾液腺、甲状腺细胞、小肠、胃黏膜及哺乳期乳房之间的主动转运中起作用，参与钠、碘的膜内外转运。在甲状腺中，其主要功能是向滤泡细胞提供外源碘离子用于合成 T_3 和 T_4。三名患有先天性甲状腺功能减退症的日本患者中，胚胎期 *NIS* 基因突变导致碘运输缺陷。鉴定出三个突变位点，分别为 T354P、G93R 和 Gly543Glu[222]。Pohlenz 等对 6 周小鼠的 *NIS* 基因进行测序，发现在 Q267E 和 S15X 位点有两个碱基突变的小鼠钠 - 碘转运蛋白聚集碘的能力下降，并表现出甲状腺功能减退症状[223]。Nicola 等研究发现 *NIS* 基因上 5' 非翻译区 -54 C>T 纯合子 C 突变成 T 基因后，表达过程发生改变并导致患者出现甲状腺功能异常，合成甲状腺素能力降低[224]。Y531X、G385E、V59E 等突变位点陆续被发现可引起不同程度的先天性甲状腺功能减退和先天性甲状腺肿大。

二、常见的多态性位点及其临床作用

多态性位点潜在的临床作用可能部分取决于垂体 - 甲状腺轴发挥正常功能时所需化学元素的缺乏。在胎儿期和产后初期，充足的碘对局部 T_3 调节正常的脑发育非常重要。基于这一理论，研究者力图评估碘缺乏地区的智力缺陷风险高低是否取决于脱碘酶的变异。研究发现，在中国一个碘缺乏地区，两个 D2 多态性位点（rs225010 和 rs225012）和智力缺陷的风险呈显著正相关。此外，研究也发现儿童智力缺陷的易感性与特定的 D2 多态性位点（rs225015、rs2267872、rs1388378）有关。但广为研究的 D2-Thr92Ala 位点（rs225014）在这两项研究中与智力缺陷均未显示出显著的关联性。

常见的影响 THs 通路的多态性位点可以通过两种方式影响机体：①改变血清中的 THs 水平，如 *DIO1* 和编码磷酸二酯酶 8B 的基因；②改变细胞内 T_3 的可用性，如 *DIO2*。常见遗传变异对生物学系统的影响应该在大样本人群中进行研究，但由于这一领域大部分最新研究来自相对小样本人群，所以结果需要在多人群的试验中进行重复。虽然很多研究结果尚缺乏不同人群中的重复试验，但仍然为碘代谢相关多态性及其临床作用提供了有意义的启示。

第七节

铁缺乏相关基因多态性研究进展

铁缺乏（iron deficiency，ID）是世界上最常见和最普遍的营养失衡，ID 是贫血最常见的原因，约有一半的贫血由 ID 引起。世界卫生组织 2018 年发布的报告显示，贫血是全球 141 个国家的中度至重度公共卫生问题[225]。

既往研究认为，ID 的发生主要与铁摄入不足、铁需求增加、疾病导致铁丢失过多或铁吸收障碍有关。近年来，随着生命科学的发展，基因在 ID 发生过程中的作用引起了学者的重视。1996 年 Hartman 等报道了一种以缺铁性贫血为特征的家族综合征，该疾病对口服铁无反应，对肠外铁仅部分反应，又称为难治性缺铁性贫血[226]。随后的研究发现，难治性缺铁性贫血的发生与跨膜丝氨酸蛋白酶 6（transmembrane protease serine 6，TMPRSS6）基因的突变有关[227]。一项成年女性单卵双胞胎的 GWAS 研究发现，转铁蛋白（transferrin，TF）和人血色病（human hemochromatosis，HFE）基因的多态性与血清铁蛋白相关[228]。对两项意大利和美国人群 GWAS 研究的荟萃分析发现，*TF*、*TMPRSS6* 和 *HFE* 基因参与铁稳态的维持[229]。由此可见多个基因的 SNP 参与人体铁代谢的调节。

ID 可以通过血清铁蛋白、可溶性转铁蛋白受体、转铁蛋白、转铁蛋白与铁的结合程度等指标评估，有研究报道上述指标的变异有 25% ~ 50% 由基因因素造成[230-231]。本节通过在中国知网、万方数据库、CBM 中文数据库和 PubMed、Web of Science、ScienceDirect 英文数据库分别以"铁、贫血、铁蛋白、转铁蛋白受体、血红蛋白""多态性"和"Iron，anemia，ferritin，transferrin receptor，hemoglobin""polymorphism"进行检索，对与铁缺乏相关的 SNP 文献进行系统介绍。

一、GWAS 或以 GWAS 为基础的 meta 分析

截至 2021 年共检索到 13 篇 GWAS 或以 GWAS 为基础进行的 meta 分析，纳入的文献信息见表 3-13-4，文献中提及的与铁营养状况指标相关的基因见表 3-13-5。

表 3-13-4　与铁营养状况相关的 GWAS 文献汇总表

参考文献	队列人群	人群种族	样本例数 / 人	铁或红细胞相关标志物
Benyamin 等（2009）[232]	澳大利亚双胞胎家庭	澳大利亚 / 高加索	4 818	Fe、TF、TfS、Hb、MCV
McLaren 等（2011）[233]	HEIRS、VA	美国和加拿大 / 高加索	911	TfS、TfR、TIBC、UIBC
Pichler 等（2011）[229]	MICROS、SardiNIA、SardiNIA、InCHIANTI、BLSA	意大利和美国 / 高加索	8 800	SF、Fe、TF
Benyamin 等（2014）[234]	共 19 个人群队列	欧洲 / 高加索	48 942	Fe、TF、SF、TfS
Liao 等（2014）[235]	防城港地区男性健康调查	中国 / 汉族	3 495	SF
Li 等（2015）[236]	JHS、HANDLS	美国 / 非裔美国人	2 676	TIBC、SF

续表

参考文献	队列人群	人群种族	样本例数/人	铁或红细胞相关标志物
Raffifield 等（2017）[237]	HCHS、SOL	美国/拉美裔和拉丁裔	12 803	Fe、TF、SF、TfS
Tanaka 等（2010）[238]	InCHIANTI、BLSA、WHAS I、WHAS Ⅱ	意大利、美国/高加索	2 488	Fe、RDW、MCV、Hb
Oexle 等（2010）[239]	KORA F3、KORA F4、MICROS、InCHIANTI、CROATIA-VIS	欧洲/高加索	6 616	TfR、SF
Bell 等（2021）[240]	Iceland、INTERVAL、DBDS	欧洲/高加索	20 000＋	SF、Fe、TIBC、TfS
McLaren 等（2012）[241]	HEIRS	非裔美国人、西班牙、亚洲/非裔、高加索、亚裔	613	BI、TfS、TfR、Fe、TIBC、UIBC
Chambers（2009）[242]	LOLIPOP NFBC1966	欧洲、印度/高加索和印度亚裔	16 001	Hb
Benyamin 等（2009）[228]	—	澳大利亚人/高加索	1 740	Fe、TF、TfS、SF

表 3-13-5　GWAS 研究中与铁营养状况指标相关的 SNP 汇总表

SNP	基因	性别	年龄	铁或红细胞相关标志物	参考文献
rs855791	TPMRSS6	男性、女性	NA	Fe、TfS、MCV、Hb	Benyamin 等（2009）
		男性、女性	平均大于 65 岁	Fe、RDW、MCV、Hb	Tanaka 等（2010）
		男性、女性	NA	Fe、TF、TfS、SF	Benyamin 等（2014）
		男性、女性	（46±14）岁	Fe、TfS、TF、SF	Raffifield 等（2017）
		男性、女性	NA	TfR、SF	Oexle 等（2010）
		男性、女性	NA	SF、Fe、TIBC、TfS	Bell 等（2011）
		男性、女性	NA	Hb	Chambers（2009）
rs1800562	HFE	男性、女性	NA	Fe、TF、TfS、MCV、Hb	Benyamin 等（2009）
		男性、女性	男性：>25 岁 女性：>50 岁	Fe、TfS、UIBC	McLaren 等（2011）
		男性、女性	NA	Fe、TF、TfS、SF	Benyamin 等（2014）
		男性、女性	（46±14）岁	Fe、TfS、TF	Raffifield 等（2017）
		男性、女性	NA	TfR、SF	Oexle 等（2010）
		男性、女性	NA	SF、Fe、TIBC、TfS	Bell 等（2011）
		女性	NA	Fe、TF、TfS、SF	Benyamin 等（2009）

续表

SNP	基因	性别	年龄	铁或红细胞相关标志物	参考文献
rs3811647	*TF*	男性、女性	NA	TF、TfS	Benyamin 等（2009）
		男性、女性	男性：>25 岁 女性：>50 岁	TIBC	McLaren 等（2011）
		男性、女性	NA	TF	Pichler 等（2011）
		男性、女性	约 60 岁	TIBC	McLaren 等（2012）
		女性	NA	TF、TfS、SF	Benyamin 等（2009）
rs4820268	*TMPRSS6*	男性、女性	NA	Fe	Pichler 等（2011）
		男性、女性	平均大于 65 岁	Fe、RDW、MCV、Hb	Tanaka 等（2010）
		男性、女性	NA	Hb	Chambers（2009）
		女性	NA	Fe、TF、SF	Benyamin 等（2009）
rs1799945	*HFE*	男性、女性	NA	Fe	Pichler 等（2011）
		男性、女性	NA	Fe、TF、TfS、SF	Benyamin 等（2014）
		男性、女性	（46±14）岁	Fe、TfS、TF、SF	Raffifield 等（2017）
rs7385804	*TFR2*	男性、女性	NA	Fe	Pichler 等（2011）
		男性、女性	NA	Fe、TfS、SF	Benyamin 等（2014）
		男性、女性	（46±14）岁	Fe、TfS	Raffifield 等（2017）
rs8177240	*TF*	男性、女性	NA	Fe、TF、TfS、SF	Benyamin 等（2014）
		男性、女性	（46±14）岁	Fe、TfS、TF	Raffifield 等（2017）
rs651007	*ABO*	男性、女性	NA	SF	Benyamin 等（2014）
		男性、女性	（46±14）岁	SF	Raffifield 等（2017）
Rs174577	*FADS2*	男性、女性	NA	TF、TfS	Benyamin 等（2014）
		男性、女性	（46±14）岁	TF	Raffifield 等（2017）
rs17342717	*SLC17A1*	男性、女性	NA	SF	Pichler 等（2011）
rs2698530	*Chr2p14*	男性、女性	男性：>25 岁 女性：>50 岁	TfR、TIBC、UIBC	McLaren 等（2011）
rs4921915	*NAT2*	男性、女性	（46±14）岁	TF	Raffifield 等（2017）
		男性、女性	NA	TF、TfS	Benyamin 等（2014）
rs9990333	*TFRC*	男性、女性	NA	铁、TF、TfS	Benyamin 等（2014）
rs744653	*WDR75-SLC40A1*	男性、女性	NA	TF、TfS、SF	Benyamin 等（2014）

续表

SNP	基因	性别	年龄	铁或红细胞相关标志物	参考文献
Rs6486121	ARNTL	男性、女性	NA	TF、TfS	Benyamin 等（2014）
Rs411988	TEX14	男性、女性	NA	SF	Benyamin 等（2014）
rs5742933	PMS1	男性	（37±11）岁	SF	Liao 等（2014）
rs8177253	TF	男性、女性	（55±13）岁	TIBC	Li 等（2015）
rs9872999	TF	男性、女性	（55±13）岁	TIBC	Li 等（2015）
RS14155380	GAB3	男性、女性	（55±13）岁	SF	Li 等（2015）
rs236918	PCSK7	男性、女性	NA	TfR、SF	Oexle 等（2010）
rs57659670	DUOX2	男性、女性	NA	IDA、SF、Fe、TIBC、TfS	Bell 等（2011）
Rs6025	F5	男性、女性	NA	IDA	Bell 等（2011）
Rs9399136	HBS1L/MYB	男性、女性	NA	IDA	Bell 等（2011）
Rs773570300	TMPRSS6	男性、女性	NA	IDA	Bell 等（2011）
rs2413450	TMPRSS6	男性、女性	NA	Hb	Chambers（2009）
rs228918	TMPRSS6	男性、女性	NA	Hb	Chambers（2009）
rs228919	TMPRSS6	男性、女性	NA	Hb	Chambers（2009）
rs228921	TMPRSS6	男性、女性	NA	Hb	Chambers（2009）
rs5756520	TMPRSS6	男性、女性	NA	Hb	Chambers（2009）
rs1830084	TF	男性、女性	NA	TF	Benyamin 等（2009）
1799852	TF	女性	NA	TF、SF	Benyamin 等（2009）
2280673	TF	女性	NA	TF、SF	Benyamin 等（2009）
rs3811658	TF	男性、女性	约60岁	TIBC	McLaren 等（2012）
rs8177248	TF	男性、女性	约60岁	TIBC	McLaren 等（2012）
rs1880669	TF	男性、女性	约60岁	TIBC	McLaren 等（2012）
rs1525892	TF	男性、女性	约60岁	TIBC	McLaren 等（2012）
rs7638018	TF	男性、女性	约60岁	TIBC	McLaren 等（2012）
Rs9948708	RELCH	男性、女性	约60岁	BI、TfS、TfR、Fe、TIBC、UIBC	McLaren 等（2012）
rs2111833	TMPRSS6	男性、女性	约60岁	BI、TfS、TfR、Fe、TIBC、UIBC	McLaren 等（2012）
rs1421312	TMPRSS6	男性、女性	约60岁	BI、TfS、TfR、Fe、TIBC、UIBC	McLaren 等（2012）

二、与铁营养状况相关 SNP 的人群研究

截至 2021 年共检索到 26 篇与铁营养状况的病例对照研究和横断面研究，另有 2 篇文献进行了铁的稳定性同位素吸收实验[243-244]。研究较多的 SNP 位点基本为表 3-13-5 文献中 SNP，但也有个别位点如 rs2235321[245]、rs235756[246] 等未在表中纳入的 GWAS 和 meta 分析中出现。从文献报道可见，与铁代谢密切相关的 SNP 位点主要位于 TPMRSS6、HFE、TF、转铁蛋白受体 2 基因（transferrin receptor 2，TFR2）等。

（一）TMPRSS6 基因[247]

TMPRSS6 是最近发现的一种 Ⅱ 型跨模型丝氨酸蛋白激酶（TTSPs）家族新成员，其基因位于 22q12-13 染色体上，包含 18 个外显子和 17 个内含子，编码的蛋白结构包括：一段 N 端胞内结构、一段 Ⅱ 型金属蛋白激酶跨膜区域和包含多个结构域的主干区。主干区包括一个 SEA 结构域、2 个 CUB 结构域和 3 个串联的低密度脂蛋白受体 A 类结构域及 C 端的蛋白酶催化结构域。

1. rs855791 欧洲、亚洲、拉美和拉丁裔人群的 7 项 GWAS 显示，rs855791 与铁营养状况密切相关。2 139 名中国老年女性[248] 和 1 574 名[249] 中国健康人群的研究显示，rs855791 与贫血、ID、IDA 密切相关。在巴基斯坦[250]、印度尼西亚[251]、沙特阿拉伯[252]、荷兰[253] 等其他国家的多项人群试验中也证实了该位点的多态性与低铁营养状况相关。在一项中国台湾女性中进行的铁吸收试验发现，具有 rs855791 多态性的妇女表现出铁稳态改变，影响口服铁吸收，并增加缺铁的风险[243]。然而在另一些人群试验中未观察到该位点与铁营养状况的关系：545 名卢旺达[254] 儿童研究中发现 736（V）等位基因频率很低且与 ID 无关；南非黑人妇女[255]、冈比亚儿童[245] 和西班牙妇女[256] 以及澳大利亚[246] 和丹麦的献血人群[257] 中未发现该基因与铁营养指标的相关性。Wainaina[258] 等对不同种族 rs855791 位点与铁营养状况关系的 meta 分析显示，rs855791 的最小等位基因频率亚洲人群明显高于高加索人，在高加索、亚裔和非裔美国人中 rs855791 的 A 等位基因与低血红蛋白和铁蛋白、高血清转铁蛋白受体和转铁蛋白浓度明显相关。

2. rs4820268 欧洲、美洲、澳大利亚、印度亚裔人群的四项 GWAS 显示，rs4820268 位点多态性与铁营养状况密切相关。2 139 名中国老年女性[248] 和 1 574 名[249] 中国健康人群中研究显示，rs4820268 与贫血、ID、IDA 密切相关。在澳大利亚、印度尼西亚和非裔人群等国家的人群试验中也证实该位点的多态性变化与低铁营养水平相关。然而也有研究未发现该基因多态性与铁营养水平的关系：南非黑人妇女、冈比亚儿童、荷兰和西班牙妇女以及丹麦献血人群中未发现该基因与铁营养指标的关系。Wainaina[258] 对 TMPRSS6 基因多态性与铁营养状况指标关系的种族间差异进行 meta 分析显示，高加索和亚裔人群中 rs4820268 的 G 等位基因与低血红蛋白浓度相关。G 等位基因与血清铁蛋白关系的研究之间异质性较大，在亚洲人群引起血清铁蛋白降低，而在高加索人群中引起血清铁蛋白浓度的略微升高。Chambers 对欧洲和印度亚裔人群血红蛋白 GWAS 分析发现，rs855791 和

rs4820268 之间存在连锁不平衡，Gan 等在 1 574 名中国汉族人群中研究也发现 rs4820268 和 rs855791 的多态位点高度连锁不平衡，提示两个位点的突变可能代表相似的信号。

3. rs228921　在欧裔、印度亚裔的一项 GWAS 中发现，rs228921 位点与血红蛋白密切相关。686 名南非黑人女性[255] 的流行病学研究发现，由 *TMPRSS6* 基因中的 rs228918 和 rs228921 组成的 22 号染色体 GG 等位基因组合与 AA 等位基因组合相比，sTfR 浓度增加的概率较低。

4. rs2413450　在欧裔、印度亚裔的一项 GWAS 中发现，rs2413450 位点与血红蛋白密切相关。Wainaina 等[259] 在 2 073 人的 4 个非裔队列研究中发现，rs2413450 多态性与低血红蛋白浓度相关；而在一项冈比亚儿童[261] 中未发现该基因位点与铁营养状况指标的关系。

5. rs228918　在欧裔、印度亚裔的一项 GWAS 中发现，rs228918 位点与血红蛋白密切相关。Wainaina 等[259] 在 2 073 人的 4 个非裔队列研究中未观察到该位点与血红蛋白浓度和血清铁蛋白的关系。

6. rs228919　在欧裔、印度亚裔的一项 GWAS 中发现，rs228919 位点与血红蛋白密切相关。在 250 名土耳其缺铁性贫血和正常对照者的病例对照研究中未发现该多态性位点与铁营养状况指标的关系[260]。

TPMRSS6 基因中尚有 rs773570300、rs5756520 位点仅在一篇 GWAS 中发现，但未在人群研究中进行分析。

（二）*HFE* 基因

HFE 基因是第一个被发现与遗传性血色素沉着症（hereditary hemochromatosis，HH）有关的基因，位于 6p22.2，含有 7 个外显子。该基因编码的是一种类似于 MHC I 型的蛋白质，*HFE* 通过调节转铁蛋白受体与转铁蛋白的相互作用从而调节铁的吸收，是非血红素铁吸收和铁稳态的主要调节因子之一。

1. rs1800562（*C282Y*）　rs1800562 突变导致非血红素铁吸收增强，即使在铁储存量增加的情况下也无法下调。在高加索人、拉美裔和拉丁裔的 7 项 GWAS 中发现，该位点与铁营养状况指标密切相关。大部分人群研究结果也显示，该位点的突变与铁营养水平的升高有关：1 832 名荷兰人[253] 和两项西班牙妇女[256, 261] 的研究显示，该基因位点突变导致铁营养水平升高；在巴西男性献血者[262] 中，*C282Y* 杂合子与血清铁蛋白水平升高趋势有关。仅在一项 348 名西班牙人[263] 的研究中未发现该基因位点与可溶性转铁蛋白受体的关系。*C282Y* 突变在北欧人中的频率为 5%～14%，解释了 80% 以上的欧洲 HH，但是在欧洲以外的人群基本不存在。在非洲黑人妇女中未发现该基因与铁营养指标的关系。

2. rs1799945（*H63D*）　三项高加索人的 GWAS 中发现，该位点与铁营养状况升高密切相关。高加索人群试验结果基本与 GWAS 结果一致：一项西班牙人研究发现，该位点纯合突变和杂合突变与野生型相比转铁蛋白受体水平降低[263]；丹麦献血人群中 *HFE* rs1799945 C 等位基因与低 HB 密切相关[264]；270 名西班牙妇女中发现该基因的突变与较低的血清转铁蛋白水平相关[261]，但在另一项 284 名西班牙妇女试验中，未发现该基因与铁营养状况指标的关系。该位点突变在亚洲人中的发生频率较低。

3. rs9366637　英国开展的一项在双胞胎人群中研究饮食和 SNP 对女性铁营养状况的影响，发现 rs9366637 与 SF 密切相关[265]。在亚洲妇女中应用稳定同位素进行铁吸收试验结果显示，TT 型与 CC 型相比铁的吸收高 22%，并且亚洲试验者的非血红素铁吸收明显高于高加索人[266]。

（三）*TF* 基因

TF 基因位于 3q22.1，含有 24 个外显子，基因编码一种分子量约为 76.5kDa 的糖蛋白，该蛋白质的功能是将铁从肠道、网状内皮细胞和肝实质细胞运输到体内所有增殖细胞。

1. rs3811647　欧裔、亚裔、非裔人群的 5 项 GWAS 分析显示，rs3811647 与铁营养状况指标密切相关。部分人群试验结果显示该位点多态性与低铁营养状态相关：2 139 位中国老年女性[248]的研究发现，rs3811647 与 SF 和总铁结合力明显有关。在南非黑人妇女[255]、冈比亚儿童[245]和一项 270 名西班牙妇女[261]的研究中发现，rs3811647 的多态性与较低的铁营养状况指标相关。但在以下人群试验未发现该位点多态性与铁营养指标的关系：284 名西班牙妇女[256]、800 名澳大利亚献血人群[245]和 692 名中国农村寄宿学生[267]中未发现该基因位点多态性与铁蛋白或转铁蛋白受体的关系。

2. rs1799852　在 1 740 名欧洲血统的澳大利亚人中进行的一项 GWAS 显示，该人群女性 rs1799852 的多态性与转铁蛋白和铁蛋白密切相关。270 名西班牙妇女研究发现，rs1799852 的次要等位基因与较低的血清转铁蛋白水平相关。然而，在澳大利亚[246]和丹麦献血人群[257]中未发现该基因与 SF 有关，在南非黑人妇女[255]、冈比亚儿童[245]和 284 西班牙人群[256]中也未发现该基因位点与铁营养状态指标的关系。

3. rs2111833　在 613 名非裔美国人、西班牙裔和亚裔人群中进行的一项 GWAS 发现，该基因多态性与血清铁、转铁蛋白受体等多项铁营养状况指标密切相关。在 807 名中国孕妇研究中[268]发现，rs2111833 T 等位基因比 CC 纯合子携带者 SF 低；而在沙特阿拉伯女大学生研究[252]中未发现缺铁组和健康组在该等位基因分布上的差异。

4. rs8177248、rs3811658、rs1525892、rs7638018　在 613 名非裔美国人、西班牙裔和亚裔人群中进行的一项 GWAS 发现，发现上述 4 个基因多态性与 TIBC 指标密切相关。在 686 名南非黑人妇女中[255]分析 4 个基因位点多态性与血红蛋白、铁蛋白、可溶性转铁蛋白受体、铁储量的关系，未发现与上述铁营养指标的关系。在 692 名中国农村寄宿学生中[267]未发现上述基因位点与铁蛋白和转铁蛋白受体存在相关性。

5. rs1421312　在 613 名非裔美国人、西班牙裔和亚裔人群中进行的一项 GWAS 发现，该基因多态性与血清铁、转铁蛋白受体等多项铁营养状况指标密切相关。在 807 名中国孕妇中[268]未发现该位点多态性与 SF 的相关性。

6. rs2280673　在 1 740 名欧洲血统的澳大利亚人中进行的一项 GWAS 显示，该人群女性 rs2280673 的多态性与转铁蛋白和铁蛋白密切相关。在 270 名西班牙妇女的研究中[261]未发现该基因多态性与铁营养状况的关系。

7. rs8177240 在欧洲裔、拉美裔和拉丁裔的两项 GWAS 中发现，rs8177240 与铁营养状况密切相关。

在 *TF* 基因中尚有 rs8177253、rs9872999、rs1880669、rs9948708 位点仅在一篇 GWAS 中发现，在人群研究中未见对上述位点进行分析。

（四）*TFR2* 基因

TFR2 基因位于 7q22.1，大约覆盖 21Kb，由 18 个外显子组成。人类的 *TFR22* mRNA 具有两种剪切形式，*TFR2-α* 和 *TFR2-β*。TFR2 属于转铁蛋白受体蛋白家族。*TFR2* 基因突变可造成小肠对铁的过量吸收进而引起铁在肝门静脉周围细胞沉积，血液转铁蛋白饱和度增加[269]。

在欧洲裔、拉美裔和拉丁裔人群的三项 GWAS 中发现，rs7385804 与血清铁、转铁蛋白饱和度、铁蛋白密切相关。在 2 139 位 50～70 岁老年中国女性中进行的 SNP 与铁营养状况关系的病例对照研究中[248]发现，rs7385804 与血清铁、转铁蛋白和转铁蛋白饱和度降低相关。在 68 名南非黑人妇女[255]、800 名澳大利亚献血人群[256]和中国农村寄宿学生[267]中未发现该基因与铁蛋白和转铁蛋白受体存在相关性。

（五）其他

此外，在欧洲裔、拉美裔和拉丁裔的两项 GWAS 中发现，α1-3-N- 乙酰半乳糖基转移酶和 α1-3- 半乳糖基转移酶基因（*ABO*）的 rs651007、脂肪酸去饱和酶 2 基因（*FADS2*）的 rs174577、N- 乙酰转移酶 2 基因（*NAT2*）的 rs4921915 与铁营养状况指标相关。*SLC17A1* 基因的 rs17342717、*TFR* 基因的 rs9990333、*ARNTL* 基因的 rs6486121、*DUOX2* 基因的 rs57659670 等仅在一项 GWAS 中发现，也未在人群研究中报道。

文献中可见多个基因的 SNP 影响铁营养状况，并且不同基因的等位基因频率在种族间存在明显差异。最明显的例子为 HH，HH 是一种常染色体隐性铁代谢疾病，*HFE* 基因的 rs1800562（*C282Y*）和 rs1799945（*H63D*）突变可导致 HH，该病主要由于胃肠道铁吸收增加，导致机体铁过量积累。HH 是欧洲尤其是北欧人群中常见的一种遗传性疾病，上述两个位点的突变在亚洲人和黑人中发病率非常低[270]。对于亚洲人群，*HFE* 单倍型的比例（52.35%～54.71%）远高于欧洲人群（5.98%）和非洲人群（4.35%）。SNP rs9366637（C/T）T 等位基因可以捕获 95.8% 这种亚洲单倍型[266]。*TPMRSS6* 基因的 rs855791 和 rs4820268 位点的最小等位基因频率种族之间也存在明显差异，rs855791 和 rs4820268 的风险基因频率在亚洲人群中高达 63%，而在高加索人群中低于 45%。此外，还有 rs211833 和 rs1421312 等位点的最小等位基因频率在种族间也存在明显的差异，这些等位基因频率的不同明显影响贫血和铁缺乏的流行和发生程度。

从文献资料可见，SNP 研究结果在种族间及种族内研究之间存在很高的异质性。这可能与人群间 SNP 等位基因频率的不同有关。2015 年 Wainaina 等[258]对 *TMPRSS6* 基因多态性与铁营养状况指标关系的种族间差异进行 meta 分析，发现 rs855791 的最小等位基因频率亚洲人群明显高于高加索人，在高加索、亚洲和非裔美国人中 rs855791 的 A 等位基因与低血红蛋白和铁蛋白，高血清转铁蛋白受体和转铁蛋白浓度明显相关。rs4820268 的 G 等位基因与 rs855791 的 A 等位基因类似。除此之外，不同研究之间的异质性尚与以下因素有关：①铁营养状况评价指标：多种指标被用于铁营养状况评价，包括血清铁蛋白、转铁蛋白饱和度、转铁蛋白受体、血红蛋白等。②铁营养状况指标界值：在铁缺乏或缺铁性贫血的病例对照研究中，相同指标的判断标准各不相同，如对于铁缺乏 SF 的判断界值分别为 10μg/L、12μg/L、15μg/L、20μg/L、25μg/L 等。③膳食因素：仅有个别研究进行了膳食铁摄入调查，而膳食铁的摄入作为 ID 的决定性因素，对于正确评估 SNP 与 ID 的作用有重要影响。④炎症反应：炎症或亚临床感染时血清铁蛋白会升高，而仅有个别研究考虑了炎症对 SF 的影响。由于上述影响因素导致铁缺乏相关基因的多态性研究之间存在很大异质性，也可能导致研究结果的偏差。

确切的铁吸收代谢机制目前尚不完全清楚，比较公认的学说是由铁调素（hepcidin，HAMP）和膜铁转运蛋白（ferroportin，FPN）组成的铁稳态调节轴[271]。该学说认为，HAMP 是维持体内铁稳态的中心环节。与铁代谢密切相关的基因 *TPMRSS6*、*HFE*、*TF*、*TFR2* 等均通过调控 HAMP 的表达而影响铁代谢。然而，最近在意大利[272]和荷兰人群[253]的研究中发现，*TMPRSS6* 基因和 *HFE* 基因的突变可引起血液铁相关参数的变化，但不引起血清 HAMP 的变化，提示除了 HAMP-FPN 调节轴，机体尚通过其他方式对铁代谢进行调节。

综上所述，基因的多态性变化可引起机体铁代谢的改变，系统了解铁代谢相关基因的多态性变化，丰富了对于铁代谢机理的认识，同时对于不同种族、不同遗传背景个体 ID 的精准防控提供了依据。

第八节
硒相关基因多态性研究进展

大骨节病（Kashin-Beck disease，KBD）是一种地方性疾病，表现为变形性骨关节疾病，本病多发生于儿童及青少年，症状包括关节疼痛、关节炎、肌肉萎缩、关节畸形，严重情况下可能会出现身材矮小和侏儒症。大骨节病的主要病理特征是骺软骨、骺板软骨及关节软骨深层软骨细胞过度凋亡。流行病学研究已证实，低硒是大骨节病等地方病的主要环境因素。除此之外，T-2 毒素、饮水中有机物中毒等环境因素与大骨节病相关[273]。近年来，随着人类基因组学、蛋白组学技术的不断发展，大骨节病发病机制的研究已经从宏观的环境因素深入到分子与基因水平。大骨节病的患病风险受易感基因的影响，关节软骨中缺氧、凋亡、氧化应激相关的基因及基因通路和蛋白的表达异常，为阐明大骨节病的分子发病机制提供了新的方向。本节对近几年基因多态性与大骨节病和硒的相关性文献进行荟萃分析。

一、GWAS 或以 GWAS 为基础进行的 meta 分析

GWAS 或以 GWAS 为基础进行的 meta 分析共 6 篇文献，与硒浓度相关的文献 4 篇，与大骨节病相关文献 2 篇（表 3-13-6）。

表 3-13-6   与硒营养状况和大骨节病相关的 GWAS 文献汇总表

参考文献	队列人群	基因位点	人群种族	样本例数	硒标志物
Gong 等（2013）[274]	欧洲：前列腺癌、肺癌、结直肠癌、卵巢癌筛查人群（PLCO）和妇女健康倡议人群（WHI）	*AGA-NEIL3* 4q34.3 区域的 rs1395479 和 rs1506807；*SLC39A11* 17q24.3 区域的 rs891684	欧洲后裔	1 203 人	血清硒浓度
Cornelis 等（2015）[275]	美国	*BHMT* 基因附近 5q14 位点；*CBS* 附近的 21q22.3 位点	欧洲后裔	4 162 人	脚趾甲硒、HCY
Batai Ken 等（2021）[276]	欧洲	*DMGDH/BHMT* 基因的 rs11960388 和 rs6887869	欧洲后裔	428 人	血浆硒浓度
David M. Evans 等（2013）[277]	英国和澳大利亚	5 号染色体 *DMGDH* 基因的 rs921943	英国和澳大利亚	2 603 名澳大利亚人和 2 874 名英国人	红细胞硒和全血硒
Feng Zhang 等（2015）[278]	中国	*ITPR2* 基因的 rs10842750、rs16931011、rs1531928、rs11048570、rs2017510、rs9669395、rs1002835	中国汉族	2 743 人	大骨节病临床症状
Jingcan Hao 等（2016）[279]	中国	*ADAM12* 基因的 rs1278300 和 rs1710287	中国汉族	2 417 人	大骨节病患者，关注关节畸形和身高

注：AGA，aspartylglucosaminidase，天冬氨酰氨基葡糖苷酶；BHMT，betaine-homocysteine methyltransferase，甜菜碱同型半胱氨酸甲基转移酶；CBS，cystathionine-β-synthase，胱硫醚 β 合成酶；DMGDH，dimethylglycine dehydrogenase，二甲基甘氨酸脱氢酶；ITPR2,5-triphosphine receptor 2,5- 三磷酸肌醇受体 2。

二、meta 分析

Yu 等分析了硒蛋白基因多态性与大骨节病易感性的关系，meta 分析结果表明：*DIO2*（rs225014）、*SEPS1*（-105G>A）、*Sep5*（rs859）基因多态性与大骨节病易感性相关[280]。

三、与硒营养状况相关 SNP 的人群研究

按照观察性人群研究的文献纳入标准，共检索到 27 篇硒营养状况的病例对照研究和横断面研究。SNP 位点见表 3-13-6。

四、与硒营养相关的基因和 SNP 位点

与硒营养相关的基因和 SNP 位点见表 3-13-7。

表 3-13-7 硒多态性基因位点和功能

基因位点	基因	功能
rs1050450	GPX1	该位点脯氨酸变为亮氨酸，与人红细胞 GPx1 活性降低和血浆硒降低有关，与大骨节病发展正相关
rs713041	GPX4	影响健康成人对补充硒的反应
rs4807542	GPX4	与大骨节病相关
rs3877899	SEP P	调节健康成人对补硒的反应
rs7579	SEP P	调节健康成人对补硒的反应
rs28665122	SEP S1	与大骨节病发展正相关
rs10842750	ITPR2	与大骨节病临床严重程度分级相关
rs1278300 和 rs1710287	ADAM12	大骨节病的易感性有关
rs9850273 和 rs7613610	ABl3BP	大骨节病的新型易感基因
rs56856693	NEK6	与补充后硒浓度的变化相关
rs11960388 和 rs6887869	DMGDH/BHMT	与补充后硒浓度增加相关，也与较高的基础硒浓度密切相关
rs921943	DMGDH	与血硒浓度密切相关，其变异会使人血硒含量变化，影响人体新陈代谢

（一）谷胱甘肽过氧化物酶

1973 年，ROTRUCK 首次证明细胞内谷胱甘肽过氧化物酶（glutathione, peroxidase, GSH-Px）为一种含硒酶[281]，包含 GPX1、GPX2、血浆酶 GPX3 和磷脂过氧化氢谷胱甘肽过氧化物酶 GPX4 等。人类染色体 3 号和 21 号以及 X 染色体包含与 GPX1 同源的序列，GPX2 定位在 14 号染色体，GPX3 定位于 5 号染色体，GPX4 定位于 19 号染色体[282]。GPX1 基因在编码区包含一个 SNP，这会导致 198 位（rs1050450）处的脯氨酸变为亮氨酸（Pro198Leu），该变化与人类红细胞 GPX1 活性降低和血浆硒降低有关，与大骨节病发展呈正相关，并且已被发现可调节健康受试者对硒补充剂的反应。谷胱甘肽过氧化物酶 1（GPX1）活性对低至中度摄入量个体的硒状态变化敏感，次要等位基因 T 的携带者在基线时血浆硒含量较低，在补充硒蛋氨酸一年后，尿硒排泄量增加[283]。谷胱甘肽过氧化物酶 4（GPX4）是唯一可以减少细胞膜中磷脂氢过氧化物的 GPx[283]。在 GPX4 基因（rs713041）的 3'UTR 中有一个 C>T 取代，这种变异会影响健康成人对补充硒的反应。结果表明，具有

TT 基因型的受试者在补充亚硒酸钠 6 周后具有较低的 GPX3 活性，并且在清除期间具有较低的 GPX4 活性。*GPX4* 基因 rs4807542 位点的单体型与大骨节病的发生有关[273]。

（二）硒蛋白 P

硒蛋白 P（selenoprotein P，SEPP）是硒蛋白中较为特殊的一种，硒蛋白是硒的主要表现形式，人类基因组编码的 25 种硒蛋白，特征为含有硒半胱氨酸（selenocysteine，Sec）[275]。20 世纪 70 年代，Miller 和 Burk 首次发现大鼠血浆中的 SEPP，在 1982 年被命名为 SEPP。我国学者杨建国在 Burk 实验室首次从大鼠体内纯化出 SEPP[281]，硒蛋白 P 为硒的主要转运和贮存形式。人硒蛋白 P 基因（*HSEPP*）位于 5 号染色体 5q31，基因长度为 12kb[275]，基因中存在两个具有功能性的 SNP；编码区的一个 G>A 取代导致蛋白质第 234 位的氨基酸由丙氨酸变为苏氨酸（rs3877899），另一个 G>A 取代位于 3'UTR，对硒代半胱氨酸（Sec）插入很重要（rs7579）。两种 SNP 均可调节健康成人对补充硒的反应[283]。结果表明，两种 SNP 的次要等位基因 A 的携带者在补充后具有更高的 SEPP 浓度。此外，与 GG 基因型的男性相比，rs7579 AA 基因型的男性在补充后和清除期的 GPX3 活性较低。*SEP S1* 中的 rs28665122 与大骨节病发展呈正相关。

（三）1,4,5- 三磷酸肌醇受体 2（ITPR2）

1,4,5- 三磷酸肌醇受体（1,4,5-triphosphate receptor，ITPR）包含 3 种类型，有 70% 的氨基酸同源性，IP3Rs 功能是内质网膜上的 Ca^{2+} 通道，介导 Ca^{2+} 从内质网迁移至胞浆，具有调节生理功能的作用，广泛分布在组织和细胞上，包括软骨细胞。*ITPR2* 基因编码 1,4,5- 三磷酸肌醇受体 2 型，参与大骨节病病理过程，是大骨节病的易感基因[273, 278]。GWAS[278] 显示，*ITPR2* 基因的 rs10842750 与大骨节病具有显著相关性，且与其临床严重程度分级相关。

（四）去整合素样金属蛋白酶 12

去整合素样金属蛋白酶 12（A disintegrin and metalloproteinase domain-containing protein 12，ADAM12）的基因编码一种基质金属蛋白酶，ADAM12 参与骨骼肌的生长和发育，在成骨作用和破骨作用中起调节作用。Hao 等研究发现，身材矮小的大骨节病患者关节软骨中 ADAM12 蛋白表达下调，推测 ADAM12 功能障碍与大骨节病骨骼生长迟缓有关。同时该研究指出，rs1278300 与 rs1710287 位点与大骨节病的易感性有关，是导致大骨节病关节畸形及生长抑制的潜在易感基因[279]。

（五）ABI 基因家族成员 3 结合蛋白

ABI 基因家族成员 3 结合蛋白基因（ABI family member 3-binding protein，*ABI3BP*）编码的蛋白质含有 486 个氨基酸，包含 SH3 结合区域和核靶向序列，该基因的主要功能尚未明晰。Zhang 研究发现，与健康对照组相比，大骨节病患者 ABI3BP 表达上调，根据大骨节病主要表现为软骨退变、细胞坏死和凋亡，推测 ABI3BP 在维持关节软骨的正常功能中起作用，具体作用有待于进一步研究。该研究指出 *ABI3BP* 基因的 rs9850273 和 rs7613610 位点与大骨节病的发生显著相关，*ABI3BP* 是大骨节病的新型易感基因[273, 284]。

（六）二甲基甘氨酸脱氢酶（DMGDH）和甜菜碱－同型半胱氨酸甲基转移酶（BHMT）

DMGDH/BHMT 基因位于 5 号染色体，参与硒代谢和硒补充反应，编码的酶参与 HCY 代谢和糖蛋白代谢，HCY 代谢在硒代谢中起重要作用。有研究表明，硒浓度与 HCY 浓度呈负相关。区域的 2 个 SNP，rs11960388 和 rs6887869 与补充后硒浓度增加相关，也与较高的基础硒浓度密切相关[276]。rs921943[277] 是 *DMGDH* 基因上的一个 SNP 位点，研究表明 *DMGDH* 基因的 SNP 与血硒浓度密切相关，其变异会使人血硒含量变化，影响人体新陈代谢。

五、小结

本节主要关注机体硒水平、大骨节病和补硒敏感性相关的基因多态性。硒水平包括指甲硒、血清硒、血浆硒、红细胞硒和全血硒等；低硒是大骨节病等地方病的主要环境因素；机体对硒补充剂反应相关的基因多态性是近年来关注的方向之一。硒相关的基因多态性位点分布于如下：硒蛋白和硒代谢酶类基因，如 *GPX1*、*GPX3*、*GPX4*、*DMGDH*、*BHMT*；与大骨节病相关蛋白的基因，如 *ITPR2*、*ADAM12* 和 *ABI3BP*。硒的基因多态性在后续的研究中需要进一步验证，从而为硒营养状况改善和大骨节病防治提供新的解决方法。

第九节
镁缺乏相关基因多态性研究进展

1934 年首次发现的人类镁缺乏病（magnesium deficiency，MD），已经成为常见的公共卫生问题[285]，2020 年美国膳食指南将镁确定为短缺营养素之一[286]。根据世界卫生组织的报告，镁的亚临床缺陷在发达国家和发展中国家都很常见[287]。血清镁是目前最常用的评价指标，若以血清镁 0.65～0.85mmol/L 为临界值，镁缺乏症的患病率为 15%～42%[288-290] 或更高[291]，一般人群中潜伏性低镁血症的比例很高[292]。大量研究表明，镁摄入不足与一系列不良健康结果的风险增加存在关联，包括新型冠状病毒感染（Corona Virus Disease 2019，COVID-19）[293]、糖尿病及糖尿病前期[294-295]、高血压[296]、肥胖[297]、抑郁症[298]、某些癌症[299] 和不良妊娠结局[300] 等。因此，充足的镁摄入量对于健康和身体功能至关重要[301-302]。鉴于镁缺乏可以通过饮食调整或补充很容易逆转[303-305]，识别有低镁摄入风险的人群对于提供有针对性的建议非常重要。

镁缺乏病是多个基因和环境因素相互作用的可遗传的结果[306]。原发性孤立性镁丢失、家族性低镁血症伴高钙尿症和肾钙质沉着症、低镁血症伴继发性低钙血症、孤立的显性低镁血症等临床疾病的出现，提示低镁血症具有遗传性[307]。即使母体低镁血症不太明显且没有临床症状，受缺镁母体影响的新生儿在出生时也可能患有严重的低镁血症[308]，并可能延续终身[309]。尽管低膳食摄入量是镁缺乏的主要原因，但双胞胎研究等表明，血清镁水平的差异可以部分由遗传变异来解释，遗传力范围为 19% ~ 39%[310-311]，甚至更高[306]。目前遗传诊断已成为管理和预防镁缺乏的重要助力，寻找可以致使镁缺乏的基因显得十分有意义[312]。自 2010 年以来，西方国家开展了几轮 GWAS，发现了十多个与镁缺乏和相关性状相关的位点[313]。为系统了解 SNP 对镁缺乏的影响，以期为镁缺乏相关症状的精准防治提供依据，本节对与镁缺乏相关的 SNP 文献进行系统综述。

经检索目前共有 7 篇 GWAS 或以 GWAS 为基础进行的 meta 分析[314-321]。有 23 篇与镁营养状况相关 SNP 的人群研究，仅在中国人群中发现的新位点有 *CLCNKB* 基因 P.W391R 位点[322]、*FSHR* 基因 rs1394205 位点[323]等。

一、GWAS 或以 GWAS 为基础进行的 meta 分析

经检索共有 7 篇 GWAS 或以 GWAS 为基础进行的 meta 分析，纳入的文献信息见表 3-13-8。

表 3-13-8　与镁营养状况相关的 GWAS 文献汇总表

参考文献	队列人群	人群种族	样本例数/人	镁营养状况相关标志物
Meye 等（2010）[314]	ARIC、FHS、RS	欧洲/高加索人	15 366	血清镁
Chang 等（2015）[315]	CHOP	美国/欧洲裔美国人，美国/非裔美国人	10 308	血清镁
Chang 等（2015）[316]	CHOP	美国/欧洲裔美国人	2 267	血清镁
Tin 等（2015）[317]	ARIC	美国/非裔美国人	2 737	血清镁
Corre 等（2018）[318]	CoLaus, CROATIA-Vis, CROATIA-Korcula, CROATIA-Split, Lothian Birth Cohort 1936, INGI-Val Borbera, INGI-Carlantino	欧洲/高加索人	9 099	尿镁
Larsson 等（2018）[319]	ARIC、FHS、RS 和 1 个人群队列、48 项病例对照研究人群	欧洲，印度，巴基斯坦，中国，韩国，美国/西班牙裔美国人，美国/非裔美国人	208 134	血清镁
Ware 等（2019）[320]	GENOA、NHS、NHS Ⅱ、HPFS、VEND	欧洲	6 462	血清镁
Guo 等（2021）[321]	—	健康中国汉族人群	587	血清镁

二、与镁营养状况相关的基因和 SNP 位点

目前直接或间接参与镁代谢密切相关的基因主要四类[324]：①高钙尿低镁血症：*CLDN16*、*CLDN19*、*CASR* 和 *CLCNKB*。Ca^{2+} 和 Mg^{2+} 再吸收通过亨利厚重的上升环（TAL，the thick ascending limb of Henle's Loop）段的旁细胞途径发生，因此强烈依赖于管腔正性跨上皮电位差，而 *CLDN16* 等基因的突变可能干扰通路的完整性以及电压差，导致肾钙质沉着症或慢性肾病（CKD），生物特征表现为血 Mg^{2+} 减少，尿 Mg^{2+} 明显增加。② Gitelman 样低镁血症：*CLCNKB*、*SLC12A3*、*SLC12A1*、*BSND*、*KCNJ10*、*FYXD2*、*HNF1B* 和 *PCBD1*。这些基因均编码参与 DCT 中 Na^+、K^+ 和/或 Cl^- 转运的蛋白质，基因变异导致患者不同肾单位节段（近端和远端）钙重吸收增加，生物特征表现为血 Mg^{2+} 减少，尿 Mg^{2+} 增加。③线粒体低镁血症：*MRS2*、*SARS2* 和 *MT-TI*。线粒体低镁血症的病理生理机制尚不清楚。它们的表型既取决于突变的性质，也取决于每个组织中受影响的线粒体的比例。④其他低镁血症：*TRPM6*、*CNMM2*、*EGF*、*EGFR*、*KCNA1*、*KCNJ1*、*FAM111A*[324]。此外，*ESR1*[325]、*FSHR*[323]、*MUC1*[317]、*SLC41A2*[326]、*DCDC5*[327] 等基因变异显著影响镁代谢。研究较多的基因及其功能见表 3-13-9。

肾脏是全身镁稳态的主要调节器，除了远曲小管（DCT，the distal convoluted tubule）中其他离子传输过程的完整性等原因影响疾病发生，基因突变也不可忽视。其中，*CLDN16* 和 *TRPM6* 基因目前研究最多。

表 3-13-9　与镁营养状况相关的常见基因信息

基因	染色体位置	编码蛋白	作用机制	基因表达部位	遗传方式	镁缺乏症
			高钙尿低镁血症			
CLDN16	3q27-29	PCLN-1/claudin-16	PCLN-1/claudin-16 蛋白是紧密连接蛋白 claudin 家族的成员，有助于镁选择性细胞旁通路的形成，调节镁的重吸收，其表达障碍可导致肾镁严重丢失	TAL	AR	FHHNC 1
CLDN19	1p34.2	claudin-19	类似于 CLDN16 基因	TAL	AR	FHHNC 2
CASR	3q13.3-21	CASR	CASR 是 G 蛋白偶联受体家族的成员，通过细胞外结构域的半胱氨酸残基相互作用形成二聚体，是镁稳态的重要调节因子，与 Mg^{2+} 转运直接相关。CASR 突变导致甲状旁腺 PTH 分泌减少，引起 TAL 和 DCT 中 Mg^{2+} 的重吸收减少，从而导致尿镁损失	TAL	AD	ADH
CLCNKB	1p36	CLC-Kb	CLC-Kb 缺陷可能导致噻嗪类敏感的氯化钠同转运蛋白 NCCT 继发功能障碍，并下调转化受体电位阴离子通道家族成员 TRPM6 的表达，导致低镁血症，表现出吉特综合征	TAL/DAL	AR	cBS
			Gitelman 样低镁血症			
SLC12A3	16q13	NCCT	NCCT 负责 7%~10% 的电解质重吸收	DCT	AR	GS
SLC12A1	15q15-21	NKCC2	维持镁稳态，SLC12A1 基因突变可能会降低 TAL 中细胞旁 Mg^{2+} 重吸收驱动力，致使个体出现低血镁症	TAL	AR	aBS/HPS
BSND	1p31	Barttin	BSND 突变导致其编码的 β 亚基结构缺陷，使肾等 Cl^- 通道功能缺陷，影响肾小管内盐的重吸收及内耳上皮细胞的 K^+ 循环	TAL/DAT	AR	BSND
KCNJ10		Kir4.1	KCNJ10 突变后，K^+ 成为 Na^+-K^+-ATP 酶活性的速率限制，Na^+-K^+-ATP 酶将受到抑制，导致基底外侧膜电位降低，TAL/DAT 中 Na^+ 和 Mg^{2+} 传输将减少，导致严重低镁血症和肾 Mg^{2+} 消耗	TAL/DAT	AR	EAST
FYXD2	11q23	Na^+-K^+-ATP 酶的 γ 亚基蛋白	FYXD2 突变阻止 γ 亚基到达基底外侧膜，不利于 Mg^{2+} 运输	TAL/DAT	AD	IDH

续表

基因	染色体位置	编码蛋白	作用机制	基因表达部位	遗传方式	镁缺乏症
HNF1B	17q12	HNF1β	HNF1β 可调节 FXYD2 的转录，进而调节远曲小管的 Mg²⁺ 重吸收，有 50% 的患者有肾源性遗传性低镁血症，是儿童遗传病源性低镁血症的最常见原因	DAT	AD	ADTKD
PCBD1	—	PCBD1	PCBD1 突变可引起低镁血症，肾 Mg^{2+} 消耗	DAT	AR	HPABH4D/RCAD-like
线粒体低镁血症						
MRS2	3	线粒体镁转运蛋白	细胞镁稳态遗传紊乱的候选者，同接影响柠檬酸循环的进展			
SARS2		SARS2		TAL	AR	HUPRAS
MT-TI		Mt. tRNAIle	线粒体 tRNAIle 基因 MT-TI 突变可导致低镁血症综合征	DAT	Mt	HHH
其他低镁血症						
TRPM6	9q22	TRPM6	TRPM6 通道作为控制身体镁平衡和维持镁平衡和存活至成年的决定因素，是产前发育和维持镁平衡和存活至成年的决定因素，负责向上皮细胞吸收镁，是肠道和肾脏中活跃的细胞外镁转运途径的关键组成部分。TRPM6 突变是 HSH 的根本原因	DCT	AR	HSH
CNMM2	10q24.32	CNNM2,又称 ACDP2	可能转运 Mg^{2+} 或调节细胞内 Mg^{2+} 稳态（IMH），CNNM2 基因表达也对膳食 Mg^{2+} 摄入敏感。该基因突变可破坏环 Mg-ATP 结合域，并降低 CNNM2 膜表达，影响 Mg^{2+} 转运，是孤立性低镁血症最常见的遗传原因之一	DCT	AD/AR	HSMR
EGF	1p31.3	EGF	在 IRH 中，促 EGF 前体蛋白细胞质结构域中的 Pro1070 Leu 突变阻止 EGF 分泌到基底外侧空间，这导致远端回旋小管 TRPM6 通道管腔膜摄取镁减少，并导致肾脏镁消耗	DAT	AR	IRH
EGFR	7p	EGFR	EGFR 活化缺陷，受其调节的 TRPM6 不能充分激活，从而导致镁丢失	DAT	AR	NISBD2

续表

基因	染色体位置	编码蛋白	作用机制	基因表达部位	遗传方式	镁缺乏症
KCNA1	12p13	Kv1.1	Kv1.1 对形成管腔膜电位至关重要，从而调节 TRPM6 重吸收镁离子	DAT	AD	ADH/EA1
KCNJ1	11q24	ROMK	KCNJI 突变可能会消除 TRPM6 通道活性	—	AR	aBS/HPS
FAM111A	11q12.1	FAM111A	—	TAL	AD	KCS2
ESR1	12q13.11	ESR	雌激素受体在雌激素生理学中起着至关重要的作用，细胞外镁与雌激素相互依赖，雌激素可上调 TRPM6 的转录，该基因变异会增加 TRPM6 活性，雌二醇水平与 Mg^{2+} 呈负相关，该基因变异可增加低镁血症风险	DCT	—	—
FSHR	2p2.1	FSHR	FSHR 变异可引起雌激素分泌紊乱，增加低镁血症风险	—	—	—
MUC1	1q21	黏蛋白	MUC1 变异可增加低镁血症风险	—	—	—
SLC41A2	12q23.3	血浆膜蛋白	参与亚细胞 Mg^{2+} 摄取、转运，SLC41A2 变异增加低镁血症风险	TAL/DAT	—	—
DCDC5	11p14.1-p13	—	镁是人体能量代谢中重要的辅助因子，DCDC5 基因与能量代谢有关，其变异可增加低镁血症风险	—	—	—

注：PCLN-1/claudin-16，副细胞蛋白 -1；CASR，Ca^{2+}/Mg^{2+} 感应受体；CLC-Kb，远端小管氯离子通道；NCCT，钠 - 氯共转运蛋白；NKCC2 $Na^+K^+2Cl^-$，协同转运蛋白；Barttin，氯离子通道 β 亚基蛋白；Kir4.1，内向整流钾离子通道 4.1；HNF1β，肝细胞核因子 1β；PCBD1，蝶呤 -4α- 甲醇胺脱水酶 1；SARS2，人源全氨组蛋白；TRPM6，转运蛋白瞬时受体电位美拉斯汀电位至离子通道他汀 6 型离子通道；CNNM，细胞周期蛋白 M；EGF，表皮生长因子；EGFR，表皮生长因子受体；Kv1.1，电压门控钾通道；ROMK，肾钾通道；ESR，雌激素受体；FSHR，卵泡刺激素受体；AR，常染色体隐性遗传疾病；AD，常染色体显性遗传病；FHHNC，家族性低镁血症伴高钙尿症 / 肾钙质沉着症；ADH，常染色体显性低镁血症；EAST，癫痫、共济失调、感音神经性耳聋和肾小管病综合征；GS，吉特曼综合征；aBS/HPS，产前巴特综合征 / 高前列腺素 E 综合征；BSND，产前巴特综合征伴感音神经性耳聋；HPABH4D，高苯丙氨酸血症 BH4 缺乏；RCAD，肾囊肿和糖尿病；HHH，高血压，高胆固醇血症和低镁血症；HSH，低镁血症继发性低钙血症；HSMR，低镁血症伴癫痫发作和智力低下；IRH，孤立性常染色体隐性低镁血症；NISBD2，新生儿炎症性皮肤和肠道疾病 2 型；EA1，发作性共济失调 1 型；KCS2，肯尼 - 卡菲综合征 2 型。

（一）CLDN16 基因

1972 年，Michelis 等[328]首次描述了一种以肾镁和钙消耗过多为特征的低镁血症，即 FHHNC。1999 年，Simon 等[329]在横断面研究中发现染色体 3q27-29 新基因 CLDN16 的 10 个突变。之后，CLDN16 突变是 FHHNC 的根本原因得以验证[330-331]，极大地促进了患者分子诊断发展。2000 年 Weber 等[332]对欧洲 8 个家族的 FHHNC 患者进行基因分析，发现 Trp117X、Leu151Trp、Gly198Asp、Arg55fs、Leu145Pro、Leu151Pro、Leu151Phe 位点变异。2007 年 Sanjad 等[333]在美国家族性研究中发现 S235Y 位点（位于第 4 跨膜结构域第 4 外显子）存在新点突变（由 TCC 突变为 TAC），导致 claudin-16 蛋白中丝氨酸转变为酪氨酸，证明了 CLDN16 基因突变与 FHNC 有因果关系。2020 年 Alejandro 等[334]在西班牙家族研究中对 FHHNC 患者进行基因分析，首次发现 CLDN16 基因第 1 外显子的一个杂合子变异 c.277G>a，碱基 G 突变为 A，导致 claudin-16 蛋白 p（Ala93Thr）中丙氨酸取代苏氨酸。目前 Ana 等[335]认为最常见的 CLDN16 突变是 c.453G>T，p.（L151F）位点，主要出现在德国和东欧患者中，其次为北非患者的 CLDN16 p.（A139V）位点。目前中国 CLDN16 基因变异与低镁血症的关联研究集中在个案研究，缺乏较大规模研究。

（二）TRPM6 基因

Paunier 等 1965 年首次发现 HSH，随后 Schlingmann 等[336]和 Walder 等[337]发现 TRPM6 基因，并认为其突变是 HSH 的根本原因。

5775A>G 位点是在 TRPM6 基因中发现的第一个遗传性突变[338]，是可能实现 HSH 患者基因筛查的开端。2002 年 Walder 等[337]在以色列 7 个 HSH 家族研究中，发现 TRPM6 基因内含子 16 位置发生纯合子 G → A 突变、外显子 24 位置发生纯合子 A → G 突变，上述突变可能会破坏离子通道结构域上游的蛋白质序列。此外，TRPM6 基因外显子 12 位置发生纯合子 C → T 突变、内含子 8 位置发生杂合子 G → C 突变，这些突变可能导致瞬时受体电位结构域的上游过早终止基因表达。2007 年 Dolors 等[339]在高加索家庭也发现外显子 12 位置突变。2015 年 Astor 等[340]对挪威一项队列研究中发现的 4 例 HSH 患者进行基因分析，发现 TRPM6 基因 p.F978L、p.G1042V、p.E1155X 和 p.H61N 位点变异，前两个位点突变可能通过破坏对 TRPM6 通道活性至关重要的跨膜 a 螺旋结构等影响离子通道正常功能，p.E1155X 位点突变导致 TRPM6 蛋白表达过早终止而失活，p.H61N 位点变异相关的生理机制尚不清楚。2016 年 Saraç 等[341]在土耳其 150 名儿童的病例对照研究中，发现与 GA 和 AA 基因型相比，TRPM6 基因 rs3750425（G>A；Val1393Ile）位点 GG 基因型携带者血清 Mg^{2+} 水平较低（$P=0.003$），该基因位点突变会降低肠道 Mg^{2+} 吸收能力。2017 年 Kieboom 等[326]对荷兰鹿特丹研究（Rotterdam Study）8 555 名个体进行基因分析，发现 TRPM6 rs2274924 与血清镁水平显著相关（$P<0.05$）。Hess 等[342]发现携带 rs3750425 和 rs2274924 的质子泵抑制剂使用者发生低镁血症的风险可增加 5.8 倍（$P<0.01$）。

2013 年 Zhao 等[343]对中国汉族 HSH 症家族进行基因分析，发现 TRPM6 基因

c.1196delC、p.A399U、fsX3 和 c.4577 G>A，p.W1526X 位点突变可能导致 TRPM6 蛋白失活，引起低镁血症。

三、结论

总体而言，镁对人类健康具有重要研究意义和前景。低镁血症是镁缺乏病的重要研究内容，阐明遗传易感性低镁血症的遗传基础不仅利于诊断镁缺乏病，而且有助于从个性化补充镁制剂为糖尿病、冠心病等慢性疾病防治提供重要研究基础。低镁血症基因多态性的携带者具有发展为上述疾病之一的倾向，仍有许多患者具有未识别的隐性和显性遗传模式的家族性低镁血症遗传缺陷。因此，识别参与镁转运机制的基因变异利于对镁代谢机制的认识，满足防治需求。目前，不同种族的镁营养素需求状况不同，与低镁血症相关遗传研究主要集中在欧美国家，国内 GWAS 及其措施迄今为止仅 Guo 等一项研究，病例对照等大型验证型研究稀少。此外，遗传变异对低镁血症作用的生理机制也需要更多研究证据支持。

（毛宏梅　赵夏雨　石丽丽　杨倬　李岩　陈晨）

参考文献

［1］ MASON J, GREINER T, SHRIMPTON R, et al. Vitamin A policies need rethinking [J]. Int J Epidemiol, 2015 (44): 283-292.

［2］ 杨月欣，葛可佑. 中国营养科学全书［M］. 2 版. 北京：人民卫生出版社，2019：223-224.

［3］ RUCKER R B, SUTTIE J W, CORMICK D B, et al. Handbook of Vitamins [M]. 3rd ed. New York: Marcel Dekker Inc, 2001.

［4］ WRIGHT C B, REDMOND T M, NICKERSON J M. A history of the classical visual cycle [J]. Prog Mol Biol Transl Sci, 2015 (134): 433-448.

［5］ 赵丽云，丁钢强，赵文华. 2015–2017 年中国居民营养与健康状况监测报告［M］. 北京：人民卫生出版社，2022.

［6］ 中国营养学会. 中国居民膳食营养素参考摄入量（2013 版）［M］. 北京：科学出版社，2014：399-402.

［7］ WEBER D, GRUNE T. The contribution of beta-carotene to Vitamin A supply of humans [J]. Mol Nutr Food Res, 2012 (56): 251-258.

［8］ DOWLING J E, GEORGE W. Biologist who discovered the role of vitamin A in vision−Obituary [J]. Nature, 1997 (356): 387.

［9］ O'BYRNE S M, BLANER W S. Retinol and retinyl esters: Biochemistry and physiology [J]. Lipid Res, 2013 (54): 1731-1743.

［10］ TANUMIHARDJO S A, RUSSELL R M, STEPHENSEN C B, et al. Biomarkers of nutrition for development (bond)-vitamin A review [J]. Nutr, 2016 (146): 1816S-1848S.

［11］ OLSON J A. The reproducibility, sensitivity and specificity of the relative dose response (rdr) test for determining vitamin A status [J]. Nutr, 1991 (121): 917-920.

［12］ BORE I P, GROLIER P, ARMAND M, et al. Carotenoids in biological emulsions: Solubility, surface-to-core distribution, and release from lipid droplets [J]. Lipid Res, 1996 (37): 250-261.

［13］ BOREL P, GROLIER P, MEKKI N, et al. Low and high responders to pharmacological doses of beta-carotene: Proportion in the population, mechanisms involved and consequences on beta-carotene metabolism [J]. Lipid Res, 1998 (39): 2250-2260.

［14］ KOVAROVA M, KONIGSRAINER I, KONIGSRAINER A, et al. The genetic variant i148m in pnpla3 is associated with increased hepatic retinyl-palmitate storage in humans [J]. Clin Endocrinol Metab, 2015 (100): E1568-E1574.

［15］ PINGITORE P, PIRAZZI C, MANCINA R M, et al. Recombinant pnpla3 protein shows triglyceride hydrolase activity and its i148m mutation results in loss of function [J]. Biochim Biophys Acta, 2014 (1841): 574-580.

［16］ TASCHLER U, SCHREIBER R, CHITRAJU C, et al. Adipose triglyceride lipase is involved in the mobilization of triglyceride and retinoid stores of hepatic stellate cells [J]. Biochim. Biophys Acta, 2015 (1851): 937-945.

［17］ WAITS R P, YAMADA T, UEMICHI T, et al. Low plasma concentrations of retinol-binding protein in individuals with mutations affecting position 84 of the transthyretin molecule [J]. Clin Chem, 1995 (41): 1288-1291.

［18］ MONDUL A M, YU K, WHEELER W, et al. Genome-wide association study of circulating retinol levels [J]. Hum Mol Genet, 2011 (20): 4724-4731.

［19］ FERRUCCI L, PERRY J R, MATTEINI A, et al.Common variation in the beta-carotene 15 150 - monooxygenase 1 gene affects circulating levels of carotenoids: A genome-wide association study [J]. Am Hum Genet, 2009 (84): 123-133.

［20］ HENDRICKSON S J, HAZRA A, CHEN C, et al. Beta-carotene 15 150-monooxygenase 1 single nucleotide polymorphisms in relation to plasma carotenoid and retinol concentrations in women of european descent [J]. Clin Nutr, 2012 (96): 1379-1389.

［21］ YABUTA S, URATA M, WAI KUN R Y, et al. Common snp rs6564851 in the bco1 gene affects the circulating levels of beta-carotene and the daily intake of carotenoids in healthy Japanese women [J]. PLoS ONE, 2016 (11): e0168857.

［22］ BOREL P, MOUSSA M, REBOUL E, et al. Human plasma levels of vitamin e and carotenoids are associated with genetic polymorphisms in genes involved in lipid metabolism [J]. Nutr, 2007 (137): 2653-2659.

［23］ DESMARCHELIER C, MARTIN J C, PLANELLS R, et al. The postprandial chylomicron triacylglycerol response to dietary fat in healthy male adults is significantly explained by a combination of single nucleotide polymorphisms in genes involved in triacylglycerol metabolism [J]. Clin Endocrinol Metab, 2014 (99): E484-E488.

［24］ LIETZ G, OXLEY A, LEUNG W, et al. Single nucleotide polymorphisms upstream from the beta-carotene 15,150-monooxygenase gene influence provitamin A conversion efficiency in female volunteers [J]. Nutr, 2012 (142): 161S-165S.

［25］ LEUNG W C, HESSEL S, MEPLAN C, et al. Two common single nucleotide polymorphisms in the gene encoding beta-carotene 15 150 -monooxygenase alter beta-carotene metabolism in female volunteers [J]. FASEB, 2009 (23): 1041-1053.

［26］ KHAN K N, CARSS K, RAYMOND F L, et al. Vitamin A deficiency due to bi-allelic mutation of rbp4:

There's more to it than meets the eye [J]. Ophthalmic Genet, 2017, 38 (5): 465-466.

［27］ VAN OMMEN B, EL-SOHEMY A, HESKETH J, et al. The micronutrient genomics project: A community-driven knowledge base for micronutrient research [J]. Genes Nutr, 2010, 5 (4): 285-296.

［28］ BIESALSKI H K, FRANK J, BECK S C, et al. Biochemical but not clinical vitamin A deficiency results from mutations in the gene for retinol binding protein [J]. Am J Clin Nutr, 1999 (69): 931-936.

［29］ FOLLI C, VIGLIONE S, BUSCONI M, et al. Biochemical basis for retinol deficiency induced by the i41n and g75d mutations in human plasma retinol-binding protein [J]. Biochem Biophys Res Commun, 2005 (336): 1017-1022.

［30］ KHAN K N, CARSS K, RAYMOND F L, et al. Vitamin A deficiency due to bi-allelic mutation of rbp4: There's more to it than meets the eye [J]. Ophthalmic Genet, 2016, 38 (5): 1-2.

［31］ MONDUL A, MANCINA R M, MERLO A, et al. Pnpla3 i148m variant influences circulating retinol in adults with nonalcoholic fatty liver disease or obesity [J]. Nutr, 2015 (145): 1687-1691.

［32］ WOOD A R, PERRY J R, TANAKA T, et al. Imputation of variants from the 1000 genomes project modestly improves known associations and can identify low-frequency variant Phenotype associations undetected by hapmap based imputation [J]. PLoS ONE, 2013 (8): e64343.

［33］ BOREL P, MOUSSA M, REBOUL E, et al.Human fasting plasma concentrations of vitamin e and carotenoids, and their association with genetic variants in apo c-iii, cholesteryl ester transfer protein, hepatic lipase, intestinal fatty acid binding protein and microsomal triacylglycerol transfer protein [J]. Br Nutr 2009 (101): 680-687.

［34］ HERBETH B, GUEGUEN S, LEROY P, et al. The lipoprotein lipase serine 447 stop polymorphism is associated with altered serum carotenoid concentrations in the stanislas family study [J]. Am Coll Nutr, 2007 (26): 655-662.

［35］ BOREL P, LIETZ G, GONCALVES A, et al. Cd36 and sr-bi are involved in cellular uptake of provitamin A carotenoids by caco-2 and hek cells, and some of their genetic variants are associated with plasma concentrations of these micronutrients in humans [J]. Nutr, 2013 (143): 448-456.

［36］ BOREL P, DESMARCHELIER C, NOWICKI M, et al. A combination of single-nucleotide polymorphisms is associated with interindividual variability in dietary beta-carotene bioavailability in healthy men [J]. Nutr, 2015 (145): 1740-1747.

［37］ O'BYRNE S M, WONGSIRIROJ N, LIBIEN J, et al. Retinoid absorption and storage is impaired in mice lacking lecithin: Retinol acyltransferase (lrat) [J]. Biol Chem, 2005 (280): 35647-35657.

［38］ HOEKSTRA M. SR-BI as target in atherosclerosis and cardiovascular disease—A comprehensive appraisal of the cellular functions of SR-BI in physiology and disease [J]. Atherosclerosis, 2017 (258): 153-161.

［39］ MONDLOCH S, GANNON B M, DAVIS C R, et al. High provitamin A carotenoid serum concentrations, elevated retinyl esters, and saturated retinol-binding protein in zambian preschool children are consistent with the presence of high liver vitamin A stores [J]. Am Clin Nutr, 2015 (102): 497-504.

［40］ REBOUL E, SOAYFANE Z, GONCALVES A, et al. Respective contributions of intestinal niemann-pick c1-like 1 and scavenger receptor class b type i to cholesterol and tocopherol uptake: In vivo v. In vitro studies [J]. Br Nutr, 2012 (107): 1296-1304.

［41］ REBOUL E, KLEIN A, BIETRIX F, et al. Scavenger receptor class b type i (sr-bi) is involved in vitamin e transport across the enterocyte [J]. Biol Chem, 2006 (281): 4739-4745.

［42］ ROSS A C, MANSON J E, ABRAMS S A, et al. The 2011 Report on Dietary Reference Intakes for Calcium and Vitamin D from the Institute of Medicine: What Clinicians Need to Know [J]. J Clin Endoc

Metab, 2011, 96 (1): 53-58.

[43] JOLLIFFE D A, WALTON R, GRIFFITHS C, et al. Single nucleotide polymorphisms in the vitamin D pathway associating with circulating concentrations of vitamin D metabolites and non-skeletal health outcomes: Review of genetic association studies [J]. J Steroid Biochem Mol Biol, 2016, 164 (11): 18-29.

[44] JIANG X, O'REILLY P F, ASCHARD H, et al. Genome-wide association study in 79,366 European-ancestry individuals informs the genetic architecture of 25-hydroxyvitamin D levels [J]. Nat Commun, 2018, 9 (1): 260.

[45] JIYOUNG A, KAI Y, RACHAEL S S, et al. Genome-wide association study of circulating vitamin D levels [J]. Hum Mol Genet, 2010, 19 (13): 2739-2745.

[46] KAROHL C, SU S, KUMARI M, et al. Heritability and seasonal variability of vitamin D concentrations in male twins [J]. Am J Clin Nutr, 2010, 92 (6): 1393-1398.

[47] WATERHAM H R, WANDERS R J. Biochemical and genetic aspects of 7-dehydrocholesterol reductase and Smith-Lemli-Opitz syndrome [J]. Biochim Biophys Acta, 2000, 1529 (1/2/3): 340-356.

[48] ZHANG L, YIN X, WANG J, et al. Associations between VDR Gene Polymorphisms and Osteoporosis Risk and Bone Mineral Density in Postmenopausal Women: A systematic review and Meta-Analysis [J]. Scientific Reports, 2018, 8 (1): 1-16.

[49] LU L, BENNETT D A, MILLWOOD I Y, et al. Association of vitamin D with risk of type 2 diabetes: A Mendelian randomisation study in European and Chinese adults [J]. Plos Med, 2018, 15 (5): e1002566.

[50] HAO Y, CHEN Y. Vitamin D levels and vitamin D receptor variants are associated with chronic heart failure in Chinese patients [J]. J Clin Lab Anal, 2019, 33 (4): e22847.

[51] GEBREEGZIABHER T, STOECKER B J. Vitamin D Insufficiency in a Sunshine-Sufficient Area: Southern Ethiopia [J]. Food Nutr Bull, 2013, 34 (4): 429-433.

[52] FERGUSON L R, LAING B, MARLOW G, et al. The role of vitamin D in reducing gastrointestinal disease risk and assessment of individual dietary intake needs: Focus on genetic and genomic technologies [J]. Mol Nutr Food Res, 2016, 60 (1): 119-133.

[53] WANG T J, ZHANG F, RICHARDS J B, et al. Common genetic determinants of vitamin D insufficiency: a genome-wide association study [J]. The Lancet, 2010, 376 (9736): 180-188.

[54] YUAN C, RENFRO L A, AMBADWAR P B, et al. Influence of genetic variation in the vitamin D pathway on plasma 25-hydroxyvitamin D3 levels and survival among patients with metastatic colorectal cancer [J]. Cancer Causes Control, 2019, 30 (7): 757-765.

[55] MANOUSAKI D, DUDDING T, HAWORTH S, et al. Low-Frequency Synonymous Coding Variation in CYP2R1 Has Large Effects on Vitamin D Levels and Risk of Multiple Sclerosis [J]. Am J Hum Genet, 2017, 101 (2): 227-238.

[56] MADDOCK J, ZHOU A, CAVADINO A, et al. Vitamin D and cognitive function: A Mendelian randomisation study [J]. Sci Rep, 2017, 7 (1): 13230-13230.

[57] CUELLARPARTIDA G, WILLIAMS K M, YAZAR S, et al. Genetically low vitamin D concentrations and myopic refractive error: a Mendelian randomization study [J]. Int J Epidemiol, 2017, 46 (6): 1882-1890.

[58] ARAI T, ATSUKAWA M, TSUBOTA A, et al. Association of vitamin D levels and vitamin D-related gene polymorphisms with liver fibrosis in patients with biopsy-proven nonalcoholic fatty liver disease [J]. Dig Liver Dis, 2019, 51 (7): 1036-1042.

[59] HUANG T, AFZAL S, YU C, et al. Vitamin D and cause-specific vascular disease and mortality: a Mendelian randomisation study involving 99 012 Chinese and 106 911 European adults [J]. BMC Med,

2019, 17 (1): 160.

[60] ZHANG Y, WANG X, LIU Y, et al. The GC, CYP2R1 and DHCR7 genes are associated with vitamin D levels in northeastern Han Chinese children [J]. Swiss Med Wkly, 2012, 142 (2930): w13636.

[61] HYSINGER E B, ROIZEN J D, MENTCH F D, et al. Mendelian randomization analysis demonstrates that low vitamin D is unlikely causative for pediatric asthma [J]. J Allergy Clin Immunol, 2016, 138 (6): 1747-1749.

[62] 张玉玲，任立红. 维生素 D 代谢相关基因多态性研究进展［J］. 国际遗传学杂志, 2011, 34（003）: 153-156.

[63] HONG J, HATCHELL K E, BRADFIELD J P, et al. Transethnic Evaluation Identifies Low-Frequency Loci Associated With 25-Hydroxyvitamin D Concentrations [J]. J Clin Endocrinol Metab, 2018, 103 (4): 1380-1392.

[64] MAI X, VIDEM V, SHEEHAN N A, et al. Potential causal associations of serum 25-hydroxyvitamin D with lipids: a Mendelian randomization approach of the HUNT study [J]. Eur J Epidemiol, 2019, 34 (1): 57-66.

[65] SIGNORELLO L B, SHI J, CAI Q, et al. Common Variation in Vitamin D Pathway Genes Predicts Circulating 25-Hydroxyvitamin D Levels among African Americans [J]. PLos One, 2011, 6 (12): e28623.

[66] SANTOS B R, COSTA N C, SILVA T R, et al. Prevalence of vitamin D deficiency in women from southern Brazil and association with vitamin D-binding protein levels and GC-DBP gene polymorphisms [J]. PLos One, 2019, 14 (12): e0226215.

[67] YAO S, HONG C C, BANDERA E V, et al. Demographic, lifestyle, and genetic determinants of circulating concentrations of 25-hydroxyvitamin D and vitamin D-binding protein in African American and European American women [J]. Am J Clin Nutr, 2017, 105 (6): 1362-1371.

[68] BATAI K, MURPHY A B, SHAH E, et al. Common vitamin D pathway gene variants reveal contrasting effects on serum vitamin D levels in African Americans and European Americans [J]. Human Genetics, 2014, 133 (11): 1395-1405.

[69] YAO P, SUN L, LU L, et al. Effects of Genetic and Nongenetic Factors on Total and Bioavailable 25 (OH) D Responses to Vitamin D Supplementation [J]. J Clin Endocrinol Metab, 2017, 102 (1): 100-110.

[70] ZHU J, DELUCA H F. Vitamin D 25-hydroxylase-Four decades of searching, are we there yet? [J]. Arch Biochem Biophys, 2012, 523 (1): 30-36.

[71] ALVAREZ J A, ASHRAF A P. Role of Vitamin D in Insulin Secretion and Insulin Sensitivity for Glucose Homeostasis [J]. Int J Endocrinol, 2010 (2010): 351385-351385.

[72] PETER B J, MARIANNE B, SHOAIB A, et al. No evidence that genetically reduced 25-hydroxyvitamin D is associated with increased risk of ischaemic heart disease or myocardial infarction: a Mendelian randomization study [J]. Int J Epidemiol, 2015, 44 (2): 651-661.

[73] YAN W, HAN H, JUN W, et al. Polymorphisms in CYP2R1 Gene Associated with Serum Vitamin D Levels and Status in a Chinese Rural Population [J]. Biomed Environ Sci, 2019, 32 (7): 550-553.

[74] CHEN C, CHEN Y, WENG P, et al. Association of 25-hydroxyvitamin D with cardiometabolic risk factors and metabolic syndrome: a mendelian randomization study [J]. Nutr J, 2019, 18 (1): 1-11.

[75] YU S, LI X, WANG Y, et al. Family-based Association between Allele T of rs4646536 in CYP27B1 and vitamin D deficiency [J]. J Clin Lab Anal, 2019, 33 (6): e22898.

[76] NISSEN J, RASMUSSEN L B, RAVNHAREN G, et al. Common variants in CYP2R1 and GC genes predict vitamin D concentrations in healthy Danish children and adults [J]. PLos One, 2014, 9 (2): e89907.

[77] HAUSSLER M R, JURUTKA P W, MIZWICKI M T, et al. Vitamin D receptor (VDR)-mediated actions

of 1α, 25(OH)₂vitamin D₃: Genomic and non-genomic mechanisms [J]. Best Pract Res Cl En, 2011, 25 (4): 543-559.

[78] BARRY E L, REES J R, PEACOCK J L, et al. Genetic Variants in CYP2R1, CYP24A1, and VDR Modify the Efficacy of Vitamin D₃ Supplementation for Increasing Serum 25-Hydroxyvitamin D Levels in a Randomized Controlled Trial [J]. J Clin Endocrinol Metab, 2014, 99 (10): 2133-2137.

[79] HABIBIAN N, AMOLI M M, ABBASI F, et al. Role of vitamin D and vitamin D receptor gene polymorphisms on residual beta cell function in children with type 1 diabetes mellitus [J]. Pharmacol Rep, 2019, 71 (2): 282-288.

[80] RAGIA G, ARCHONTOGEORGIS K, SIMMACO M, et al. Genetics of Obstructive Sleep Apnea: Vitamin D Receptor Gene Variation Affects Both Vitamin D Serum Concentration and Disease Susceptibility [J]. OMICS, 2019, 23 (1): 45-53.

[81] BOWMAN K, JONES L, PILLING L C, et al. Vitamin D levels and risk of delirium: A mendelian randomization study in the UK Biobank [J]. Neurology, 2019, 92 (12): e1387-e1394.

[82] MICHAELSSON K, MELHUS H, LARSSON S C, et al. Serum 25-Hydroxyvitamin D Concentrations and Major Depression: A Mendelian Randomization Study [J]. Nutrients, 2018, 10 (12): 1987.

[83] NYKJAER A, DRAGUN D, WALTHER D J, et al. An Endocytic Pathway Essential for Renal Uptake and Activation of the Steroid 25- (OH) Vitamin D₃ [J]. Cell, 1999, 96 (4): 507-515.

[84] GBUREK J, VERROUST P, WILLNOW T E, et al. MEGALLIN and CUBILIN are Endocytic Receptors Involved in Renal Clearance of Hemoglobin [J]. J Am Soc of Nephrol, 2002, 13 (2): 423-430.

[85] FEDIRKO V, MANDLE H B, ZHU W, et al. Vitamin D-Related Genes, Blood Vitamin D Levels and Colorectal Cancer Risk in Western European Populations [J]. Nutrients, 2019, 11 (8): 1954.

[86] HIBLER E A, JURUTKA P W, EGAN J B, et al. Association between polymorphic variation in VDR and RXRA and circulating levels of vitamin D metabolites [J]. J Steroid Biochem, 2010, 121 (1): 438-441.

[87] COUSSENS A K, NAUDE C E, GOLIATH R, et al. High-dose vitamin D₃ reduces deficiency caused by low UVB exposure and limits HIV-1 replication in urban Southern Africans [J]. Proc Natl Acad Sci USA, 2015, 112 (26): 8052-8057.

[88] MOKRY L E, ROSS S, AHMAD O S, et al. Vitamin D and Risk of Multiple Sclerosis: A Mendelian Randomization Study [J]. PLos Medicine, 2015, 12 (8): e1001866.

[89] LONN E, BOSCH J, YUSUF S, et al. Effects of long-term vitamin E supplementation on cardiovascular events and cancer: a randomized controlled trial [J]. JAMA, 2005 (293): 1338-1347.

[90] SIGOUNAS G, ANAGNOSTOU A, STEINER M. dl-alpha-Tocopherol induces apoptosis in erythroleukemia, prostate, and breast cancer cells [J]. Nutr Cancer, 1997 (28): 30-35.

[91] MARCHIOLI R, SCHWEIGER C, LEVANTESI G, et al. Antioxidant vitamins and prevention of cardiovascular disease: epidemiological and clinical trial data [J]. Lipids, 2001, 36 (Suppl): S53-S63.

[92] MAYER-DAVIS E J, COSTACOU T, KING I, et al. Plasma and dietary vitamin E in relation to incidence of type 2 diabetes: The Insulin Resistance and Atherosclerosis Study (IRAS) [J]. Diabetes Care, 2002 (25): 2172-2177.

[93] SALONEN J T, NYYSSONEN K, TUOMAINEN T P, et al. Increased risk of non-insulin dependent diabetes mellitus at low plasma vitamin E concentrations: a four year follow up study in men [J]. BMJ, 1995 (311): 1124-1127.

[94] GUARDIOLA M, RIBALTA J, GOMEZ-CORONADO D, et al. The apolipoprotein A5 (APOA5) gene predisposes Caucasian children to elevated triglycerides and vitamin E (Four Provinces Study) [J]. Atherosclerosis, 2010 (212): 543-547.

［95］ SUNDL I, GUARDIOLA M, KHOSCHSORUR G, et al. Increased concentrations of circulating vitamin E in carriers of the apolipoprotein A5 gene-1131T>C variant and associations with plasma lipids and lipid peroxidation [J]. J Lipid Res, 2007 (48): 2506-2513.

［96］ MAJOR J M, YU K, WHEELER W, et al. Genomewide association study identifies common variants associated with circulating vitamin E levels [J]. Hum Mol Genet, 2011 (20): 3876-3883.

［97］ MAJOR J M, YU K, CHUNG C C, et al. Genome-Wide association study identifies three common variants associated with serologic response to vitamin E supplementation in men [J]. J Nutr, 2012, 142 (5): 866-871.

［98］ HARDWICK J P. Cytochrome P450 omega hydroxylase (CYP4) function in fatty acid metabolism and metabolic diseases [J]. Biochem Pharmacol, 2008 (75): 2263-2275.

［99］ GOTI D, REICHER H, MALLE E, et al. High-density lipoprotein (HDL3)-associated alpha-tocopherol is taken up by HepG2 cells via the selective uptake pathway and resecreted with endogenously synthesized apo-lipoprotein B-rich lipoprotein particles [J]. Biochem J, 1998 (332): 57-65.

［100］ OUAHCHI K, ARITA M, KAYDEN H, et al. Ataxia with isolated vitamin E deficiency is caused by mutations in the alpha-tocopherol transfer protein [J]. Nat Genet, 1995 (9): 141-145.

［101］ WRIGHT M E, PETERS U, GUNTER M J, et al. Association of variants in two vitamin e transport genes with circulating vitamin e concentrations and prostate cancer risk [J]. Cancer Res, 2009, 69 (4): 1429-1438.

［102］ BOREL P, MOUSSA M, REBOUL E, et al. Human fasting plasma concentrations of vitamin E and carotenoids, and their association with genetic variants in apo C-III, cholesteryl ester transfer protein, hepatic lipase, intestinal fatty acid binding protein and microsomal triacylglycerol transfer protein [J]. Br J Nutr, 2009 (101): 680-687.

［103］ LECOMPTE S, EDELENYI F, GOUMIDI L, et al. Polymorphisms in the CD36/FAT gene are associated with plasma vitamin E concentrations in humans [J]. Am J Clin Nutr, 2011 (93): 644-651.

［104］ 围受孕期补充叶酸预防神经管缺陷指南工作组. 围受孕期补充叶酸预防神经管缺陷指南（2017）[J]. 中国生育健康杂志, 2017, 28（5）: 401-410.

［105］ 叶杰微, 戴淑艳. 不同分娩史的高龄产妇妊娠期合并症分娩方式及新生儿结局的比较 [J]. 中国妇幼保健, 2021, 36（14）: 3180-3182.

［106］ Centers for Disease Control. CDC grand rounds: additional opportunities to prevent neural tube defects with folic acid fortification [J]. MMWR Morb Mortal Wkly Rep, 2010, 59 (31): 980-984.

［107］ ZAGANJOR I, SEKKARIE A, TSANG B I, et al. Describing the prevalence of neural tube defects worldwide: A systematic literature review [J]. PLoS One, 2016, 11 (4): e0151586.

［108］ LI X, ZHU J, WANG Y, et al. Geographic and urban-rural disparities in the total prevalence of neural tube defects and their subtypes during 2006-2008 in China : a study using the hospital-based birth defects surveillance system [J]. BMC Public Health, 2013, 13 (1): 1-7.

［109］ CHEN G, PEI L J, HUANG J, et al. Unusual patterns of neural tube defects in a high risk region of northern China [J]. Biomed Environ Sci, 2009, 22 (4): 340-344.

［110］ LI Y, LIU X H, WANG F Y, et al. Analysis of the bir th defects among 61272 live born infants in Beijing [J]. J Peking University (Health Sciences), 2009, 41 (4): 414-417.

［111］ 中华人民共和国国家卫生和计划生育委员会. 中国出生缺陷防治报告（2012）[EB/OL]. (2012-09-12)[2023-12-01]. http://www.nhfpc.gov.cn/wsb/pxwfb/201209/55840.shtml.

［112］ MILUNSKY A, JICK H, JICK S S, et al. Multivitamin/folic acid supplementation in early pregnancy reduces the prevalence of neural tube defects [J]. JAMA, 1989, 262 (20): 2847-2852.

［113］ WALD N, SNEDDON J. Prevention of neural tube defects: results of the medical research council vitamin study. MRC Vitamin Study Research Group [J]. Lancet, 1991 (338): 131-137.

［114］ CZEIZEL A E, DUDAS I. Prevention of the first occurrence of neural-tube defects by periconceptional vitamin supplementation [J]. N Engl J Med, 1992 (327): 1832-1835.

［115］ Centers for Disease Control. Recommendations for the use of folic acid to reduce the number of cases of spina bifida and other neural tube defects [J]. MMWR Recomm Rep, 1992 (41): 1-7.

［116］ CRIDER K S, BAILEY L B, BERRY R J. Folic acid food fortification–its history, effect, concerns, and future directions [J]. Nutrients, 2011 (3): 370-384.

［117］ OBICAN S G, FINNELL R H, MILLS J L, et al. Folic acid in early pregnancy: a public health success story [J]. FASEB J, 2010, 24 (11) : 4167e74.

［118］ ATTA C, FIEST K M, FROLKIS A D, et al. Global birth prevalence of spina bifida by folic acid fortification status: A systematic review and meta-Analysis [J]. Am J Public Health, 2015, 106 (1): e24-e34.

［119］ World Health Assembly. Birth defects: report by the Secretariat [Z]. Geneva: World Health Organization, 2010.

［120］ TOIVONEN K I, LACROIX E, FLYNN M, et al. Folic acid supplementation during the preconception period: A systematic review and meta-analysis [J]. Prev Med, 2018 (114): 1-17.

［121］ COLAPINTO C K, O'CONNOR D L, TREMBLAY M S. Folate status of the population in the Canadian Health Measures Survey [J]. CMAJ, 2011, 183 (2): E100-E106.

［122］ BAILEY R L, DODD K W, GAHCHE J J, et al. Total folate and folic acid intake from foods and dietary supplements in the United States: 2003–2006 [J]. Am J Clin Nutr, 2010, 91 (1): 231-237.

［123］ BERRY R J, LI Z, ERICKSON J D, et al. Prevention of neural tube defects with folic acid in China [J]. New Engl J Med, 1999, 341 (24): 1485-1490.

［124］ 国家卫生健康委员会基层卫生健康司. 关于做好 2019 年基本公共卫生服务项目工作的通知［EB/OL］.（2021-01-15）［2023-12-09］. http://zk.cn-healthcare.com/dorshow-38102.html.

［125］ World Health Organization. Recommendations on Antenatal Care for a Positive Pregnancy Experience [M]. Geneva: World Health Organization, 2016.

［126］ WILSON R D, AUDIBERT F, BROCK J A, et al. Pre-conception folic acid and multivitamin supplementation for the primary and secondary prevention of neural tube defects and other folic acid-sensitive congenital anomalies [J]. J Obstet Gynaecol Can, 2015, 37 (6): 534-552.

［127］ BIBBINS-DOMINGO K, GROSSMAN D C, CURRY S J, et al. Folic acid supplementation for the prevention of neural tube defects: US Preventive Services Task Force Recommendation Statement [J]. JAMA, 2017, 317 (2): 183-189.

［128］ EFSA Panel on Dietetic Products Nutrition and Allergies. Scientific opinion ondietary reference values for folate [J]. EFSA J, 2014 (12): 3893.

［129］ VISWANATHAN M, TREIMAN K A, KISH-DOTO J, et al. Folic Acid Supplementation for the Prevention of Neural Tube Defects An Updated Evidence Report and Systematic Review for the US Preventive Services Task Force [J]. JAMA, 2017, 317 (2): 190-203.

［130］ JIN J. Folic Acid Supplementation for Prevention of Neural Tube Defects [J]. JAMA, 2017, 317 (2): 222.

［131］ RIZZARI C, VALSECCHI M G, CONTER V. MTHFR 677C>T mutation and neural-tube defects [J]. Lancet, 1997, 350 (9089): 1479-1480.

［132］ CAI C Q, FANG Y L, SHU J B, et al. Association of neural tube defects with maternal alterations and genetic polymorphisms in one-carbon metabolic pathway [J]. Ital Pediatr, 2019, 45 (1): 37.

［133］TSANG B L, DEVINE O J, CORDERO A M, et al. Assessing the association between the methylenetetrahydrofolate reductase (MTHFR) 677C>T polymorphism and blood folate concentrations: a systematic review and meta-analysis of trials and observational studies [J]. Am J Clin Nutr, 2015, 101 (6): 1286-1294.

［134］DE M P, CALEVO M G, MORONI A, et al. Study of MTHFR and MS polymorphisms as risk factors for NTDs in the Italian population [J]. J Hum Genet, 2002, 47 (6): 319-324.

［135］WANG Y, LIU Y, JI W, et al. Analysis of MTR and MTRR polymorphisms for neural tube defects risk association [J]. Medicine (Baltimore), 2015, 94 (35): e1367.

［136］Colson N J, Naug H L, Nikbakht E, et al. The impact of MTHFR 677 C/T genotypes on folate status markers: a meta-analysis of folic acid intervention studies [J]. Eur J Nutr, 2017, 56 (1): 247-260.

［137］CRIDER K S, ZHU J H, HAO L, et al. MTHFR 677CT genotype is associated with folate and homocysteine concentrations in a large, population-based, double-blind trial of folic acid supplementationl [J]. Am J Clin Nutr, 2011, 93 (6): 1365-1372.

［138］折开娥, 张莉莉, 张令燕. 基因检测指导个性化叶酸补充预防新生儿缺陷性疾病效果 [J]. 中国计划生育学杂志, 2020, 28 (8): 1254-1257.

［139］YANG J, LUO G, CHEN X. Individualized Supplement of Folic Acid Based on the Gene Polymorphisms of MTHER/MTRR Reduced the Incidence of Adverse Pregnancy Outcomes and Newborn Defects [J]. Niger J Clin Pract, 2021, 24 (8): 1150-1158.

［140］CORDERO A M, CRIDER K S, ROGERS L M, et al. Optimal serum and red blood cell folate concentrations in women of reproductive age for prevention of neural tube defects: World Health Organization guidelines [J]. Morbidity and mortality weekly report, 2015, 64 (15): 421-423.

［141］尚红, 王毓三, 申子瑜. 全国临床检验操作规程 [M]. 4 版. 北京: 人民卫生出版社, 2015: 84-85.

［142］CRIDER K S, DEVINE O, HAO L, et al. Population red blood cell folate concentrations for prevention of neural tube defects: Bayesian model [J]. BMJ, 2014 (349): g4554.

［143］BERTI C, FEKETE K, DULLEMEIJER C, et al. Folate Intake and Markers of Folate Status in Women of Reproductive Age, Pregnant and Lactating Women: A Meta-Analysis [J]. J Nutr Metab, 2012 (2012): 470656.

［144］CHEN M Y, ROSE C E, QI Y P, et al. Defining the plasma folate concentration associated with the red blood cell folate concentration threshold for optimal neural tube defects prevention: a population-based, randomized trial of folic acid supplementation [J]. Am J Clin Nutr, 2019, 109 (5): 1452-1461.

［145］QUERE I, MERCIER E, BELLET H, et al.Vitamin supplementation and pregnancy outcome in women with recurrent early pregnancy loss and hyperhomocysteinemia [J]. Fertil Steril, 2001, 75 (4): 823-825.

［146］CZEIZEL A E, DUDAS I, METNEKI J. Pregnancy outcomes in a randomised controlled trial of periconceptional multivitamin supplementation. Final report [J]. Arch Gynecol Obstet, 1994, 255 (3): 131-139.

［147］VOLLSET S E, GJESSING H K, TANDBERG A, et al. Folate supplementation and twin pregnancies [J]. Epidemiology, 2005, 16 (2): 201-205.

［148］CZEIZEL A E, METNEKI J, DUDAS I. The higher rate of multiple births after periconceptional multivitamin supplementation: an analysis of causes [J]. Acta Genet Med Gemellol (Roma), 1994, 43 (34): 175-184.

［149］CRIDER K S, CORDERO A M, QI Y P, et al. Prenatal folic acid and risk of asthma in children: a systematic review and meta-analysis [J]. Am J Clin Nutr, 2013, 98 (5): 1272-1281.

［150］YANG L, JIANG L, BI M, et al. High dose of maternal folic acid supplementation is associated to infant asthma [J]. Food Chem Toxicol, 2015 (75): 88-93.

［151］李文先，李冰莹，杜莉，等. 上海市基于监测的神经管缺陷发生率变化趋势与干预效果评价 ［J］. 上海医学，2021，44（6）：391-396.

［152］胡盛寿，杨跃进，郑哲，等.《中国心血管病报告2018》概要［J］. 中国循环杂志，2019，34（3）：209-220.

［153］ASHJAZADEH N, FATHI M, SHARIAT A. Evaluation of homocysteine level as a risk factor among patients with ischemic stroke and its subtypes [J]. Iran J Med Sci, 2013, 38 (3): 233-239.

［154］GOPINATH B, FLOOD V M, ROCHTCHINA E, et al. Serum homocysteine and folate but not vitamin are predictors of CHD mortality in older adults [J]. Eur J Prev Cardiol, 2012, 19 (6): 1420-1429.

［155］CATENA C, COLUSSI G, URL-MICHITSCH M, et al. Subclinical carotid artery disease and plasma homocysteine levels in patients with hypertension [J]. J Am Soc Hypertens, 2015, 9 (3): 167-175.

［156］ZHANG S, WANG T, WANG H, et al.. Effects of individualized administration of folic acid on prothrombotic state and vascular endothelial function with H-type hypertension: A double-blinded, randomized clinical cohort study [J]. Medicine, 2022 (101): 3.

［157］QIN X, SPENCE J D, LI J, et al. Interaction of serum vitamin and folate with MTHFR genotypes on risk of ischemic stroke [J]. Neurology, 2020, 94 (11): e1126-e1136.

［158］WANG B, WU H, LI Y, et al. Effect of long-term low-dose folic acid supplementation on degree of total homocysteine-lowering: major effect modifiers [J]. British Journal of Nutrition, 2018, 120 (10): 1122-1130.

［159］ZHAO M, WANG X, HE M, et al. Homocysteine and Stroke Risk Modifying Effect of Methylenetetrahydrofolate Reductase C677T Polymorphism and Folic Acid Intervention [J]. Stroke: A Journal of Cerebral Circulation, 2017, 48 (5): 1183-1190.

［160］HUO Y, LI J, QIN X, et al. Efficacy of Folic Acid Therapy in Primary Prevention of Stroke Among Adults With Hypertension in China: The CSPPT Randomized Clinical Trial [J]. JAMA, 2015, 313 (13): 1325-1335.

［161］CHMURZYNSKA A, MALINOWSKA A M, TWARDOWSKA-RAJEWSKA J, et al. Elderly women: homocysteine reduction by short-term folic acid supplementation resulting in increased glucose concentrations and affecting lipid metabolism (C677T MTHFR polymorphism) [J]. Nutrition, 2013, 29 (6): 841-844.

［162］QIN X H, LI J, CUI Y, et al. MTHFR C677T and MTR A2756G polymorphisms and the homocysteine lowering efficacy of different doses of folic acid in hypertensive Chinese adults [J]. Nutrition Journal, 2012, 11 (1): 2.

［163］MAZZA A, MONTEMURRO D, L'ERARIO R, et al. Could genetic analysis be useful in reducing cerebrovascular risk in hypertensive subjects with hyperhomocysteinemia and patent foramen ovale? A 2-year follow-up study [J]. Microvasc Res, 2010, 80 (3): 545-548.

［164］WILLIAMS C, KINGWELL B A, BURKE K, et al. Folic acid supplementation for 3 wk reduces pulse pressure and large artery stiffness independent of MTHFR genotype [J]. Am J Clin Nutr, 2005, 82 (1): 26-31.

［165］LIU C S, CHIANG H C, CHEN H W. Methylenetetrahydrofolate reductase polymorphism determines the plasma homocysteine-lowering effect of large-dose folic acid supplementation in patients with cardiovascular disease [J]. Nutrition, 2004, 20 (11/12): 974-978.

［166］FOHR I P, PRINZ-LANGENOHL R, BRÖNSTRUP A, et al. 5,10-Methylenetetrahydrofolate reductase genotype determines the plasma homocysteine-lowering effect of supplementation with 5-methyltetrahydrofolate or folic acid in healthy young women [J]. Am J Clin Nutr, 2002, 75 (2): 275-82.

[167] MAYER O J R, SIMON J, ROSOLOVÁ H, et al. The effects of folate supplementation on some coagulation parameters and oxidative status surrogates [J]. Eur J Clin Pharmacol, 2002, 58 (1): 1-5.

[168] MAYER O, FILIPOVSKÝ J, HROMÁDKA M, et al. Treatment of hyperhomocysteinemia with folic acid: effects on homocysteine levels, coagulation status, and oxidative stress markers [J]. J Cardiovasc Pharmacol, 2002, 39 (6): 851-857.

[169] KRUGER W D, EVANS A A, WANG L, et al. Polymorphisms in the CBS gene associated with decreased risk of coronary artery disease and increased responsiveness to total homocysteine lowering by folic acid [J]. Mol Genet Metab, 2000, 70 (1): 53-60.

[170] 陈萍，陈肖霞，谢利坤，等. 小剂量叶酸降低 H 型高血压患者高同型半胱氨酸及其 MTHFR C677T 基因多态性的研究 [J]. 中国医药指南，2022，20（18）：68-70.

[171] 董文红，褚强强，章车明，等. 高血压病人同型半胱氨酸与 MTHFR 677 C/T 基因多态性相关性研究及不同剂量叶酸干预效果评价 [J]. 蚌埠医学院学报，2022（047-003）：334-336.

[172] 王子文. H 型高血压患者 MTHFR C677T 基因多态性及其对同型半胱氨酸治疗效果影响的研究 [D]. 保定：保定市第一中心医院承德医学院，2022.

[173] 卢晓燕，任钰. 不同剂量叶酸对不同 MTHFR 基因型缺血性脑卒中伴高同型半胱氨酸血症患者同型半胱氨酸水平的影响 [J]. 中国医药导报，2021，18（17）：90-94.

[174] 李树刚. H 型高血压患者 MTHFR 基因多态性及按基因分型叶酸治疗的临床效果 [J]. 医疗装备，2021，34（9）：96-97.

[175] 贾晓云. 马来酸依那普利叶酸片治疗 H 型高血压患者的效果及其与 MTHFR 基因多态性的相关性 [J]. 广西医学，2021，43（5）：545-548.

[176] 贺慧芬. 脑梗死患者 MTHFR 基因多态性对叶酸治疗高同型半胱氨酸疗效的影响 [D]. 延安：延安大学，2021.

[177] 杨旭光，徐炳欣，赵艳，等. MTHFR C677T 基因多态性对稳定性冠心病患者叶酸降低同型半胱氨酸治疗的影响 [J]. 中国循证心血管医学杂志，2020，12（2）：179-181.

[178] 居春阳，薛冰，张会丽，等. MTHFR C677T 基因多态性对小剂量叶酸降低缺血性卒中患者同型半胱氨酸水平的影响 [J]. 临床医学研究与实践，2020，5（32）：63-65.

[179] 张云飞，徐炳欣，赵艳，等. MTHFR C677T 基因多态性对 H 型高血压患者叶酸降低同型半胱氨酸治疗的影响 [J]. 河南医学研究，2020，29（12）：2135-2138.

[180] 沈晓红，徐象威，程超婵，等. 永康地区 H 型高血压患者 MTHFR 基因多态性及按基因分型叶酸治疗疗效观察 [J]. 临床检验杂志，2019，37（6）：423-427.

[181] 沈婷婷，汪思阳，张娴，等. H 型高血压患者 MTHFR 基因多态性与缬沙坦联合叶酸片治疗效果的关系 [J]. 临床和实验医学杂志，2019，18（13）：1407-1410.

[182] 刘桂宾. 硝苯地平控释片联合叶酸片在 H 型高血压患者中的降压效果及血浆 Hcy 水平变化分析 [D]. 青岛：青岛大学，2019.

[183] 陈倩倩. MTHFR C677T 基因多态性对脑卒中伴高同型半胱氨酸血症叶酸治疗影响的研究 [D]. 合肥：安徽中医药大学，2020.

[184] 田京辉，徐炳欣，赵艳，等. MTHFR C677T 基因多态性对叶酸治疗缺血性脑卒中患者高同型半胱氨酸血症的影响 [J]. 中国医院用药评价与分析，2018，18（10）：1325-1327.

[185] 刘鹏，钟萍，孙学春，等. H 型高血压患者 MTHFR 基因多态性及叶酸补充对同型半胱氨酸浓度的影响 [J]. 岭南心血管病杂志，2018，24（3）：311-313.

[186] 章衍达. MTHFR C677T 基因突变对 H 型高血压患者 Hcy 水平的影响及小剂量叶酸干预的临川研

究［D］. 南京：南京医科大学第二临床医学院，2018.

［187］刘玥，张欣，侯辰，等. MTHFR 基因多态性对不同剂量叶酸治疗高同型半胱氨酸血症的影响［J］. 中国医学前沿杂志：电子版，2016，8（6）：115-118.

［188］李鹏. 老年冠心病患者中 MTHFR 基因型对叶酸降同型半胱氨酸效果的影响［D］. 郑州：郑州大学，2014.

［189］梁毅珊. MTHFR 基因多态性与叶酸治疗高血压患者 Hcy 疗效研究［J］. 黑龙江医学，2014，38（12）：1379-1380.

［190］吕纯芳，张涛，李丽玲，等. MTHFR 基因多态性对药物联合干预 H 型高血压血浆 Hcy 动态监测的影响［J］. 实用预防医学，2013，20（12）：1509-1511.

［191］徐艳龙，张善春，李建平，等. 轻中度高血压患者中 MTHFR 基因多态性对血清叶酸 - 血浆同型半胱氨酸相关性的影响［J］. 安徽医科大学学报，2006，41（6）：5.

［192］徐炳欣，赵艳，段淑娟，等. 亚甲基四氢叶酸还原酶 A1298C 基因多态性检测在高同型半胱氨酸血症治疗中的价值［J］. 中华全科医学，2020，18（9）：1470-1473.

［193］陈倩茹. 依那普利叶酸片、辛伐他汀药物疗效个体差异的易感基因研究［D］. 合肥：安徽大学，2012.

［194］STANGER O, HERRMANN W, PIETRZIK K, et al. DACH-LIGA homocysteine (German, Austrian and Swiss homocysteine society): consensus paper on the rational clinical use of homocysteine, folic acid and B-vitamins in cardiovascular and thrombotic diseases: guidelines and recommendations [J]. Clin Chem Lab Med, 2004, 42 (1): 113-116.

［195］HOLMES M V, NEWCOMBE P, HUBACEK J A, et al. Effect modification by population dietary folate on the association between MTHFR genotype, homocysteine, and stroke risk: a meta-analysis of genetic studies and randomised trials [J]. Lancet, 2011, 378 (9791): 584-594.

［196］COLLINS J E, HEWARD J M, CARR-SMITH J, et al. Association of a rare thyroglobulin gene microsatellite variant with autoimmune thyroid disease [J]. J Clin Endocrinol Metab, 2003, 88 (10): 5039-5042.

［197］TOMER Y, GREENBERG D A, CONCEPCION E, et al. Thyroglobulin is a thyroid specific gene for the familial autoimmune thyroid diseases [J]. J Clin Endocrinol Metab, 2002, 87 (1): 404-407.

［198］VARELA V, RIZZO L, DOMENE S, et al. Association of the TGrI29 microsatellite in thyroglobulin gene with autoimmune thyroiditis in a Argentinian population: a case-control study [J]. Endocrine, 2010, 38 (3): 320-327.

［199］BAN Y, TOZAKI T, TANIYAMA M, et al. Multiple SNPs in intron 41 of thyroglobulin gene are associated with autoimmune thyroid disease in the Japanese population [J]. PLoS One, 2012, 7 (5): e37501.

［200］POPLAWSKA-KITA A, TELEJKO B, SIEWKO K, et al. Decreased Expression of Thyroglobulin and Sodium Iodide Symporter Genes in Hashimoto's Thyroiditis [J]. Int J Endocrinol, 2014 (2014): 690704.

［201］WANG L Q, WANG T Y, SUN Q L, et al. Correlation between thyroglobulin gene polymorphisms and autoimmune thyroid disease [J]. Mol Med Rep, 2015, 12 (3): 4469-4475.

［202］KAHLES H, RAMOS-LOPEZ E, LANGE B, et al. Sex-specific association of PTPN22 1858T with type 1 diabetes but not with Hashimoto's thyroiditis or Addison's disease in the German population [J]. Eur J Endocrinol, 2005, 153 (6): 895-899.

［203］ZHEBRUN D, KUDRYASHOVA Y, BABENKO A, et al. Association of PTPN22 1858T/T genotype with type 1 diabetes, Graves' disease but not with rheumatoid arthritis in Russian population [J]. Aging (Albany NY), 2011, 3 (4): 368-373.

［204］ ICHIMURA M, KAKU H, FUKUTANI T, et al. Associations of protein tyrosine phosphatase nonreceptor 22 (PTPN22) gene polymorphisms with susceptibility to Graves' disease in a Japanese population [J]. Thyroid, 2008, 18 (6): 625-630.

［205］ BAN Y, DAVIES T F, GREENBERG D A, et al. Analysis of the CTLA-4, CD28, and inducible costimulator (ICOS) genes in autoimmune thyroid disease [J]. Genes Immun, 2003, 4 (8): 586-593.

［206］ KUCHARSKA A M, GORSKA E, WASIK M, et al. Decreased CD4$^+$CD152$^+$ T cell subset and its correlation with the level of antithyroid antibodies in children with chronic autoimmune thyroiditis [J]. Eur J Med Res, 2010, 15 (Suppl 2): 72-75.

［207］ PASTUSZAK-LEWANDOSKA D, SEWERYNEK E, DOMANSKA D, et al. CTLA-4 gene polymorphisms and their influence on predisposition to autoimmune thyroid diseases (Graves' disease and Hashimoto's thyroiditis) [J]. Arch Med Sci, 2012, 8 (3): 415-421.

［208］ PASTUSZAK-LEWANDOSKA D, DOMANSKA D, RUDZINSKA M, et al. CTLA-4 polymorphisms (+49 A/G and -318 C/T) are important genetic determinants of AITD susceptibility and predisposition to high levels of thyroid autoantibodies in Polish children-preliminary study [J]. Acta Biochim Pol, 2013, 60 (4): 641-646.

［209］ NI J, QIU L J, ZHANG M, et al. CTLA-4 CT60 (rs3087243) polymorphism and autoimmune thyroid diseases susceptibility: a comprehensive meta-analysis [J]. Endocr Res, 2014, 39 (4): 180-188.

［210］ HUH K B, LEE H C, KIM H M, et al. Human leukocyte antigen (HLA) in Korean patients with autoimmune thyroid diseases [J]. Korean J Intern Med, 1986, 1 (2): 243-248.

［211］ ZANTUT-WITTMANN D E, BOECHAT L H, PINTO G A, et al. Autoimmune and non-autoimmune thyroid diseases have different patterns of cellular HLA class II expression [J]. Sao Paulo Med J, 1999, 117 (4): 161-164.

［212］ CHEN P L, FANN C S, CHU C C, et al. Comprehensive genotyping in two homogeneous Graves' disease samples reveals major and novel HLA association alleles [J]. PLoS One, 2011, 6 (1): e16635.

［213］ WU Y L, CHANG T Y, CHU C C, et al. The HLA-DRB1 gene and Graves disease in Taiwanese children: a case-control and family-based study [J]. Tissue Antigens, 2012, 80 (3): 224-230.

［214］ SZINNAI G. Genetics of normal and abnormal thyroid development in humans [J]. Best Pract Res Clin Endocrinol Metab, 2014, 28 (2): 133-150.

［215］ KOZMIK Z, CZERNY T, BUSSLINGER M. Alternatively spliced insertions in the paired domain restrict the DNA sequence specificity of Pax6 and Pax8 [J]. EMBO J, 1997, 16 (22): 6793-6803.

［216］ TONACCHERA M, BANCO M E, MONTANELLI L, et al. Genetic analysis of the PAX8 gene in children with congenital hypothyroidism and dysgenetic or eutopic thyroid glands: identification of a novel sequence variant [J]. Clin Endocrinol (Oxf), 2007, 67 (1): 34-40.

［217］ MAIA A L, BERRY M J, SABBAG R, et al. Structural and functional differences in the dio1 gene in mice with inherited type 1 deiodinase deficiency [J]. Mol Endocrinol, 1995, 9 (8): 969-980.

［218］ PEETERS R P, VAN TOOR H, KLOOTWIJK W, et al. Polymorphisms in thyroid hormone pathway genes are associated with plasma TSH and iodothyronine levels in healthy subjects [J]. J Clin Endocrinol Metab, 2003, 88 (6): 2880-2888.

［219］ HORVATH A, FAUCZ F, FINKIELSTAIN G P, et al. Haplotype analysis of the promoter region of phosphodiesterase type 8B (PDE8B) in correlation with inactivating PDE8B mutation and the serum thyroid-stimulating hormone levels [J]. Thyroid, 2010, 20 (4): 363-367.

［220］ PANICKER V, WILSON S G, WALSH J P, et al. A locus on chromosome 1p36 is associated with thyrotropin and thyroid function as identified by genome-wide association study [J]. Am J Hum Genet,

2010, 87 (3): 430-435.

［221］ SHIELDS B M, FREATHY R M, KNIGHT B A, et al. Phosphodiesterase 8B gene polymorphism is associated with subclinical hypothyroidism in pregnancy [J]. J Clin Endocrinol Metab, 2009, 94 (11): 4608-4612.

［222］ KOSUGI S, INOUE S, MATSUDA A, et al. Novel, missense and loss-of-function mutations in the sodium/iodide symporter gene causing iodide transport defect in three Japanese patients [J]. J Clin Endocrinol Metab, 1998, 83 (9): 3373-3376.

［223］ POHLENZ J, DUPREZ L, WEISS R E, et al. Failure of membrane targeting causes the functional defect of two mutant sodium iodide symporters [J]. J Clin Endocrinol Metab, 2000, 85 (7): 2366-2369.

［224］ NICOLA J P, NAZAR M, SERRANO-NASCIMENTO C, et al. Iodide transport defect: functional characterization of a novel mutation in the Na^+/I^- symporter 5'-untranslated region in a patient with congenital hypothyroidism [J]. J Clin Endocrinol Metab, 2011, 96 (7): E1100-E1107.

［225］ WHO. Weekly iron and folic acid supplementation as an anaemia-prevention strategy in women and adolescent girls: lessons learnt from implementation of Programmes among non-pregnant women of reproductive age [M]. GENEVA: WHO, 2018 (WHO/NMH/NHD/18.8).

［226］ HARTMAN K R, BARKER J A. Microcytic anemia with iron malabsorption: an inherited disorder of iron metabolism [J]. Am J Hematol, 1996, 51 (4): 269-275.

［227］ FINBERG K E, HEENEY M M, CAMPAGNA D R, et al. Mutations in TMPRSS6 cause iron-refractory iron defificiency anaemia (IRIDA) [J]. Nature Genetics, 2008, 40 (5): 569-571.

［228］ BENYAMIN B, MCRAE A F, ZHU G, et al. Variants in TF and HFE explain approximately 40% of genetic variation in serum transferrin levels [J]. Am J Hum Genet, 2009, 84 (1): 60-65.

［229］ PICHLER I, MINELLI C, SANNA S, et al. Identification of a common variant in the TFR2 gene implicated in the physiological regulation of serum iron levels [J]. Hum Mol Genet, 2011, 20 (6): 1232-1240.

［230］ NJAJOU O T, ALIZADEH B Z, AULCHENKO Y, et al. Heritability of serum iron, ferritin and transferrin saturation in a genetically isolated population, the Erasmus Rucphen Family (ERF) Study [J]. Hum Hered, 2006, 61 (4): 222-228.

［231］ WHITFIFIELD J B, CULLEN L M, JAZWINSKA E C, et al. Effects of HFE C282Y and H63D polymorphisms and polygenic background on iron stores in a large community sample of twins [J]. Am J Hum Genet, 2000, 66 (4): 1246-1258.

［232］ BENYAMIN B, FERREIRA M A, WILLEMSEN G, et al. Common variants in TMPRSS6 are associated with iron status and erythrocyte volume [J]. Nat Genet, 2009, 41 (11): 1173-1175.

［233］ MCLAREN C E, GARNER C P, CONSTANTINE C C, et al. Genome-wide association study identifies genetic loci associated with iron deficiency [J]. PLoS One, 2011, 6 (3): e17390.

［234］ BENYAMIN B, ESKO T, RIED J S, et al. Novel loci affecting iron homeostasis and their effects in individuals at risk for hemochromatosis [J]. Nat Commun, 2014 (5): 4926.

［235］ LIAO M, SHI J, HUANG L, et al. Genome-wide association study identifies variants in PMS1 associated with serum ferritin in a Chinese population [J]. PLoS One, 2014, 9 (8): e105844.

［236］ LI J, LANGE L A, DUAN Q, et al. Genome-wide admixture and association study of serum iron, ferritin, transferrin saturation and total iron binding capacity in African Americans [J]. Hum Mol Genet, 2015, 24 (2): 572-581.

［237］ LI J, LANGE LA, DUAN Q, et al. Genome-wide admixture and association study of serum iron, ferritin, transferrin saturation and total iron binding capacity in African Americans [J]. Hum Mol Genet, 2015, 24

(2): 572-81. doi: 10.1093/hmg/ddu454.

［238］ TANAKA T, ROY C N, YAO W, et al. A genome-wide association analysis of serum iron concentrations [J]. Blood, 2010, 115 (1): 94-96.

［239］ OEXLE K, RIED J S, HICKS A A, et al. Novel association to the proprotein convertase PCSK7 gene locus revealed by analysing soluble transferrin receptor (sTfR) levels [J]. Hum Mol Genet, 2011, 20 (5): 1042-1047.

［240］ BELL S, RIGAS A S, MAGNUSSON M K, et al. A genome-wide meta-analysis yields 46 new loci associating with biomarkers of iron homeostasis [J]. Commun Biol, 2021, 4 (1): 156.

［241］ MCLAREN C E, MCLACHLAN S, GARNER C P, et al. Associations between single nucleotide polymorphisms in iron-related genes and iron status in multiethnic populations [J]. PLoS One, 2012, 7 (6): e38339.

［242］ CHAMBERS C, ZHANG W, LI Y, et al. Genome-wide association study identifies variants in TMPRSS6 associated with hemoglobin levels [J]. Nat Genet, 2009, 41 (11): 1170-1172.

［243］ BUERKLI S, PEI S N, HSIAO S C, et al. The TMPRSS6 variant (SNP rs855791) affects iron metabolism and oral iron absorption-a stable iron isotope study in Taiwanese women [J]. Haematologica, 2021, 106 (11): 2897-2905.

［244］ SARRIA B, NAVAS-CARRETERO S, LOPEZ-PARRA A M, et al. The G277S transferrin mutation does not affect iron absorption in iron deficient women [J]. Eur J Nutr, 2007, 46 (1): 57-60.

［245］ JALLOW M W, CAMPINO S, PRENTICE A M, et al. Association of common TMPRSS6 and TF gene variants with hepcidin and iron status in healthy rural Gambians [J]. Sci Rep, 2021, 11 (1): 8075.

［246］ JI Y, FLOWER R, HYLAND C, et al. Genetic factors associated with iron storage in Australian blood donors [J]. Blood Transfus, 2018, 16 (2): 123-129.

［247］ VELASCO G, CAL S, QUESADA V, et al. Matriptase-2, a membrane-bound mosaic serine proteinase predominantly expressed in human liver and showing degrading activity against extracellular matrix proteins [J]. J Biol Chem, 2002, 277 (40): 37637-37646.

［248］ AN P, WU Q, WANG H, et al. TMPRSS6, but not TF, TFR2 or BMP2 variants are associated with increased risk of iron-deficiency anemia [J]. Hum Mol Genet, 2012, 21 (9): 2124-2131.

［249］ GAN W, GUAN Y, WU Q, et al. Association of TMPRSS6 polymorphisms with ferritin, hemoglobin, and type 2 diabetes risk in a Chinese Han population [J]. Am J Clin Nutr, 2012, 95 (3): 626-632.

［250］ LONE N M, SHAH S H S, FAROOQ M, et al. Role of TMPRSS6 rs855791 (T > C) polymorphism in reproductive age women with iron deficiency anemia from Lahore, Pakistan [J]. Saudi J Biol Sci, 2021, 28 (1): 748-753.

［251］ SHINTA D, ASMARINA H, ADHIYANTO C, et al. The Association of TMPRSS6 Gene Polymorphism and Iron Intake with Iron Status among Under-Two-Year-Old Children in Lombok, Indonesia [J]. Nutrients, 2019, 11 (4): 878.

［252］ AL-AMER O, HAWASAWI Y, OYOUNI A A A, et al. Study the association of transmembrane serine protease 6 gene polymorphisms with iron deficiency status in Saudi Arabia [J]. Gene, 2020 (751): 144767.

［253］ GALESLOOT T E, GEURTS-MOESPOT A J, DEN H M, et al. Associations of common variants in HFE and TMPRSS6 with iron parameters are independent of serum hepcidin in a general population: a replication study [J]. J Med Genet, 2013, 50 (9): 593-598.

［254］ DANQUAH I, GAHUTU J B, ZEILE I, et al. Anaemia, iron deficiency and a common polymorphism of iron-regulation, TMPRSS6 rs855791, in Rwandan children [J]. Trop Med Int Health, 2014, 19 (1): 117-122.

［255］GICHOHI-WAINAINA W N, MELSE-BOONSTRA A, SWINKELS D W, et al. Common Variants and Haplotypes in the TF, TNF-α, and TMPRSS6 Genes Are Associated with Iron Status in a Female Black South African Population [J]. J Nutr, 2015, 145 (5): 945-953.

［256］BAEZA-RICHER C, BLANCO-ROJO R, LOPEZ-PARRA A M, et al. Identification of a novel quantitative trait nucleotype related to iron status in a calcium channel gene [J]. Dis Markers, 2013, 34 (2): 121-129.

［257］SQRENSEN E, GRAU K, BERG T, et al. A genetic risk factor for low serum ferritin levels in Danish blood donors [J]. Transfusion, 2012, 52 (12): 2585-2589.

［258］GICHOHI-WAINAINA W N, TOWERS G W, SWINKELS D W, et al. Inter-ethnic differences in genetic variants within the transmembrane protease, serine 6 (TMPRSS6) gene associated with iron status indicators: a systematic review with meta-analyses [J]. Genes Nutr, 2015, 10 (1): 442.

［259］GICHOHI-WAINAINA W N, TANAKA T, TOWERS G W, et al. Associations between Common Variants in Iron-Related Genes with Haematological Traits in Populations of African Ancestry [J]. PLoS One, 2016, 11 (6): e0157996.

［260］BATAR B, BAVUNOGLU I, HACIOGLU Y, et al. The role of TMPRSS6 gene variants in iron-related hematological parameters in Turkish patients with iron deficiency anemia [J]. Gene, 2018 (673): 201-205.

［261］BLANCO-ROJO R, BAEZA-RICHER C, LOPEZ-PARRA A M, et al. Four variants in transferrin and HFE genes as potential markers of iron deficiency anaemia risk: an association study in menstruating women [J]. Nutr Metab (Lond), 2011 (8): 69.

［262］TERADA C T, SANTOS P C, CANCADO R D, et al. Iron deficiency and frequency of HFE C282Y gene mutation in Brazilian blood donors [J]. Transfus Med, 2009, 19 (5): 245-251.

［263］BEREZ V, CAMPS J, ARIJA V, et al. Soluble transferrin receptor and mutations in hemochromatosis and transferrin genes in a general Catalan population [J]. Clin Chim Acta, 2005, 353 (1/2): 205-208.

［264］SQRENSEN E, RIGAS A S, DIDRIKSEN M, et al. Genetic factors influencing hemoglobin levels in 15,567 blood donors: results from the Danish Blood Donor Study [J]. Transfusion, 2019, 59 (1): 226-231.

［265］FAIRWEATHER-TAIT S J, GUILE G R, VALDES A M, et al. The contribution of diet and genotype to iron status in women: a classical twin study [J]. PLoS One, 2013, 8 (12): e83047.

［266］YE K, CAO C, LIN X, et al. Natural selection on HFE in Asian populations contributes to enhanced non-heme iron absorption [J]. BMC Genet, 2015 (16): 61.

［267］PIAO W, WANG L, ZHANG T, et al. A single-nucleotide polymorphism in transferrin is associated with soluble transferrin receptor in Chinese adolescents [J]. Asia Pac J Clin Nutr, 2017, 26 (6): 1170-1178.

［268］PEI S N, MA M C, YOU H L, et al. TMPRSS6 rs855791 polymorphism influences the susceptibility to iron deficiency anemia in women at reproductive age [J]. Int J Med Sci, 2014, 11 (6): 614-619.

［269］ROETTO A, DARAIO F, ALBERTI F, et al. Hemochromatosis due to mutations in transferrin receptor 2 [J]. Blood Cells Mol Dis, 2002, 29 (3): 465-470.

［270］LUCOTTE G, DIETERLEN F. A European allele map of the C282Y mutation of hemochromatosis: Celtic versus Viking origin of the mutation? [J]. Blood Cells Mol Dis, 2003, 31 (2): 262-267.

［271］赵晋英，李艳伟. 铁代谢红细胞系调节因子与铁稳态［J］. 中国生物化学与分子生物学报，2019 （05）: 486-492.

［272］TRAGLIA M, GIRELLI D, BIINO G, et al. Association of HFE and TMPRSS6 genetic variants with iron and erythrocyte parameters is only in part dependent on serum hepcidin concentrations [J]. J Med Genet, 2011, 48 (9): 629-634.

［273］王继成，易智. 基因和易感基因及基因多态性与大骨节病的相关性研究［J］. 中国骨与关节杂志，2019，8（10）：796-800.

［274］GONG J, HSU L, HARRISON T, et al. Genome-Wide Association Study of Serum Selenium Concentrations [J]. Nutrients, 2013 (5): 1706-1718.

［275］CORNELIS M C, FORNAGE M, FOY M, et al. Genome-wide association study of selenium concentrations [J]. Human Molecular Genetics, 2015, 24 (5): 1469-1477.

［276］BATAI K, TREJO M J, CHEN Y L, et al. Genome-Wide Association Study of Response to Selenium Supplementation and Circulating Selenium Concentrations in Adults of European Descent [J]. J Nutr, 2021, 151 (2): 293-302.

［277］EVANS D M, ZHU G, DY V, et al. Genome-wide association study identifies loci affecting blood copper, selenium and zinc [J]. Human Molecular Genetics, 2013, 22 (19): 3998-4006.

［278］ZHANG F, WEN Y, GUO X, et al. Genome-Wide Association Study Identifies ITPR2 as a Susceptibility Gene for Kashin-Beck Disease in Han Chinese [J]. Arthritis & rheumatology, 2015, 67 (1): 176-181.

［279］HAO J C, WANG W Y, WEN Y, et al. A bivariate genome-wide association study identifies ADAM12 as a novel susceptibility gene for Kashin-Beck disease [J]. Sci Rep, 2016 (6): 31792.

［280］YU F F, SUN L, ZHOU G Y, et al. Meta-analysis of Association Studies of Selenoprotein Gene Polymorphism and Kashin-Beck Disease: an Updated Systematic Review [J]. Biological Trace Element Research, 2022, 200 (2): 543-550.

［281］孙文艳，陈群，熊咏民. 硒蛋白 P 基因多态性的研究进展［J］. 国外医学医学地理分册，2009，30（4）：193-195.

［282］CHU F F. The human glutathione peroxidase genes GPX2, GPX3, and GPX4 map to chromosomes 14, 5, and 19, respectively [J]. Cytogenetic and Genome Research, 1994, 66 (2): 96-98.

［283］DONADIO J L S, ROGERO M M, GUERRA-SHINOHARA E M, et al. Genetic variants in selenoprotein genes modulate biomarkers of selenium status in response to Brazil nut supplementation (the SU. BRA.NUT study) [J]. Clinical Nutrition, 2019, 38 (2): 539-548.

［284］ZHANG F, GUO X, ZHANG Y P, et al. Genome-wide copy number variation study and gene expression analysis identify ABI3BP as a susceptibility gene for Kashin-Beck disease [J]. Hum Genet, 2014 (133): 793-799.

［285］DIANA F, CONCETTINA C, GIOVANNA F, et al. Magnesium: Biochemistry, Nutrition, Detection, and Social Impact of Diseases Linked to Its Deficiency [J]. Nutrients, 2021, 13 (4): 1136.

［286］US Department of Health and Human Services, US Department of Agriculture. Dietary Guidelines for Americans 2015–2020 [M]. New York: US Department of Health and Human Services, US Department of Agriculture, 2015.

［287］HELTE E, SÄVE-SÖDERBERGH M, LARSSON S C, et al. Calcium and magnesium in drinking water and risk of myocardial infarction and stroke-a population-based cohort study [J]. Am J Clin Nutr, 2022, 11 (7): 186.

［288］COSTELLO R B, ELIN R J, ROSANOFF A, et al. Perspective: The Case for an Evidence-Based Reference Interval for Serum Magnesium: The Time Has Come [J]. Adv Nutr, 2016, 7 (6): 977-993.

［289］DINICOLANTONIO J J, O'KEEFE J H, WILSON W. Subclinical magnesium deficiency: a principal driver of cardiovascular disease and a public health crisis [J]. Open Heart, 2018, 5 (1): 668.

［290］WORKINGER J L, DOYLE R P, BORTZ J. Challenges in the Diagnosis of Magnesium Status [J]. Nutrients, 2018, 10 (9): 1202.

［291］COHEN L, KITZES R. Infrared spectroscopy and magnesium content of bone mineral in osteoporotic women [J]. Isr J Med Sci, 1981, 17 (12): 1123-1125.

［292］IANNELLO S, BELFIORE F. Hypomagnesemia. A review of pathophysiological, clinical and therapeutical aspects [J]. Panminerva Med, 2001, 43 (3): 177-209.

［293］TRAPANI V, ROSANOFF A, BANIASADI S, et al. The relevance of magnesium homeostasis in COVID-19 [J]. Eur J Nutr, 2022, 61 (2): 625-636.

［294］ZAHRA H, BERRICHE O, MIZOURI R, et al. Plasmatic Magnesium Deficiency in 101 Outpatients Living with Type 2 Diabetes Mellitus [J]. Clin Pract, 2021, 11 (4): 791-800.

［295］SOBCZAK A I S, STEFANOWICZ F, PITT S J, et al. Total plasma magnesium, zinc, copper and selenium concentrations in type-I and type-II diabetes [J]. Biometals, 2019, 32 (1): 123-138.

［296］ROSANOFF A, COSTELLO R B, JOHNSON G H. Effectively Prescribing Oral Magnesium Therapy for Hypertension: A Categorized Systematic Review of 49 Clinical Trials [J]. Nutrients, 2021, 13 (1): 195.

［297］KURSTJENS S, DIEPEN J A, OVERMARS-BOS C, et al. Magnesium deficiency prevents high-fat-diet-induced obesity in mice [J]. Diabetologia, 2018, 61 (9): 2030-2042.

［298］KIRKLAND A E, SARLO G L, HOLTON K F. The Role of Magnesium in Neurological Disorders [J]. Nutrients, 2018, 10 (6): 730.

［299］SHAH S C, ZHU X, DAI Q, et al. Magnesium intake is associated with a reduced risk of incident liver cancer, based on an analysis of the NIH-American Association of Retired Persons (NIH-AARP) Diet and Health Study prospective cohort [J]. Am J Clin Nutr, 2021, 113 (3): 630-638.

［300］MCKEATING D R, FISHER J J, PERKINS A V. Elemental Metabolomics and Pregnancy Outcomes [J]. Nutrients, 2019, 11 (1): 73.

［301］DOMINGUEZ L J, BARBAGALLO M, LAURETANI F, et al. Magnesium and muscle performance in older persons: the InCHIANTI study [J]. Am J Clin Nutr, 2006, 84 (2): 419-426.

［302］ROSANOFF A, WEAVER C M, RUDE R K. Suboptimal magnesium status in the United States: are the health consequences underestimated? [J]. Nutr Rev, 2012, 70 (3): 153-164.

［303］VERONESE N, BERTON L, CARRARO S, et al. Effect of oral magnesium supplementation on physical performance in healthy elderly women involved in a weekly exercise program: a randomized controlled trial [J]. Am J Clin Nutr, 2014, 100 (3): 974-981.

［304］JEE S H, MILLER E R, GUALLAR E, et al. The effect of magnesium supplementation on blood pressure: a meta-analysis of randomized clinical trials [J]. Am J Hypertens, 2002, 15 (8): 691-696.

［305］SONG Y, HE K, LEVITAN E B, et al. Effects of oral magnesium supplementation on glycaemic control in Type 2 diabetes: a meta-analysis of randomized double-blind controlled trials [J]. Diabet Med, 2006, 23 (10): 1050-1056.

［306］DARLU P, RAO D C, HENROTTE J G, et al. Genetic regulation of plasma and red blood cell magnesium concentrations in man I. Univariate and bivariate path analyses [J]. Am J Hum Genet, 1982, 34 (6): 874-887.

［307］中华人民共和国国家卫生健康委员会. 遗传性低镁血症诊疗指南（2019）［J］. 中国实用乡村医生杂志，2021，28（3）：1-2.

［308］MEIJ I, ILLY K E, MONNENS L. Severe hypomagnesemia in a neonate with isolated renal magnesium loss [J]. Nephron, 2000, 84 (2): 198.

［309］KWON E J, KIM Y J. What is fetal programming: a lifetime health is under the control of in utero health [J]. Obstet Gynecol Sci, 2017, 60 (6): 506-519.

［310］COLE D E C, QUAMME G A. Inherited disorders of renal magnesium handling [J]. J Am Soc Nephrol, 2000, 11 (10): 1937-1947.

［311］HUNTER D J, LANGE M D, SNIEDER H, et al. Genetic contribution to renal function and electrolyte balance: a twin study [J]. Clin Sci (Lond), 2002, 103 (3): 259-265.

［312］PICKERING G, MAZUR A, TROUSSELARD M, et al. Magnesium Status and Stress: The Vicious Circle Concept Revisited [J]. Nutrients, 2020, 12 (12): 3672.

［313］GODRON A, HARAMBAT J, BOCCIO V, et al. Familial hypomagnesemia with hypercalciuria and nephrocalcinosis: phenotype-genotype correlation and outcome in 32 patients with CLDN16 or CLDN19 mutations [J]. Clin J Am Soc Nephrol, 2012, 7 (5): 801-809.

［314］MEYER T E, VERWOERT G C, HWANG S J, et al. Genome-wide association studies of serum magnesium, potassium, and sodium concentrations identify six Loci influencing serum magnesium levels [J]. PLoS Genet, 2010, 6 (8): e1001045.

［315］CHANG X, LI J, GUO Y, et al. Genome-wide association study of serum minerals levels in children of different ethnic background [J]. PLoS One, 2015, 10 (4): e0123499.

［316］CHANG X, GLESSNER J, TIN A, et al. Genome-wide association study reveals two loci for serum magnesium concentrations in European-American children [J]. Sci Rep, 2015, 5 (1): 18792.

［317］TIN A, KÖTTGEN A, FOLSOM A R, et al. Genetic loci for serum magnesium among African-Americans and gene-environment interaction at MUC1 and TRPM6 in European-Americans: the Atherosclerosis Risk in Communities (ARIC) study [J]. BMC Genet, 2015, 16 (5): 56.

［318］CORRE T, ARJONA F J, HAYWARD C, et al. Genome-Wide Meta-Analysis Unravels Interactions between Magnesium Homeostasis and Metabolic Phenotypes [J]. J Am Soc Nephrol, 2018, 29 (1): 335-348.

［319］LARSSON S C, BURGESS S, MICHAËLSSON K. Serum magnesium levels and risk of coronary artery disease: Mendelian randomisation study [J]. BMC Med, 2018, 16 (1): 68.

［320］WARE E B, SMITH J A, ZHAO W, et al. Genome-wide Association Study of 24-Hour Urinary Excretion of Calcium, Magnesium, and Uric Acid [J]. Mayo Clin Proc Innov Qual Outcomes, 2019, 3 (4): 448-460.

［321］GUO D, ZHOU Y, WEI X, et al. Preliminary study of genome-wide association identifies novel susceptibility genes for serum mineral elements in the Chinese Han population [J]. Biol Trace Elem Res, 2022, 200 (6): 2549-2555.

［322］章晓芳，张楚，俞灵莺. 3 例 Gitelman 综合征患者临床特点和基因突变分析及文献总结［J］. 中华全科医学，2019，17（10）：4.

［323］周郭育，巩飚，赵明旭，等. 氟病区成人血清钙、镁含量与卵泡刺激素受体基因多态性的关系［J］. 郑州大学学报（医学版），2014，10（4）：483-487.

［324］DHHM V, JHF B, WALSH S B, et al. Genetic causes of hypomagnesemia, a clinical overview [J]. Pediatr Nephrol, 2017, 32 (7): 1123-1135.

［325］SHUEN A Y, WONG B Y, WEI C, et al. Genetic determinants of extracellular magnesium concentration: analysis of multiple candidate genes, and evidence for association with the estrogen receptor alpha (ESR1) locus [J]. Clin Chim Acta, 2009, 409 (1/2): 28-32.

［326］KIEBOOM B C T, LIGTHART S, DEHGHAN A, et al. Serum magnesium and the risk of prediabetes: a population-based cohort study [J]. Diabetologia, 2017, 60 (5): 843-853.

［327］NIKPAY M, GOEL A, WON H H, et al. A comprehensive 1,000 Genomes-based genome-wide association meta-analysis of coronary artery disease [J]. Nat Genet, 2015, 47 (10): 1121-1130.

［328］MICHELIS M F, DRASH A L, LINARELLI L G, et al. Decreased bicarbonate threshold and renal magnesium wasting in a sibship with distal renal tubular acidosis. (Evaluation of the pathophysiological role of parathyroid hormone) [J]. Metabolism, 1972, 21 (10): 905-920.

［329］ SIMON D B, LU Y, CHOATE K A, et al. Paracellin-1, a renal tight junction protein required for paracellular Mg^{2+} resorption [J]. Science, 1999, 285 (5424): 103-106.

［330］ WEBER S, SCHNEIDER L, PETERS M, et al. Novel paracellin-1 mutations in 25 families with familial hypomagnesemia with hypercalciuria and nephrocalcinosis [J]. J Am Soc Nephrol, 2001, 12 (9): 1872-1881.

［331］ BLANCHARD A, JEUNEMAITRE X, COUDOL P, et al. Paracellin-1 is critical for magnesium and calcium reabsorption in the human thick ascending limb of Henle [J]. Kidney Int, 2001, 59 (6): 2206-2215.

［332］ WEBER S, HOFFMANN K, JECK N, et al. Familial hypomagnesaemia with hypercalciuria and nephrocalcinosis maps to chromosome 3q27 and is associated with mutations in the PCLN-1 gene [J]. Eur J Hum Genet, 2000, 8 (6): 414-422.

［333］ SANJAD S A, HARIRI A, HABBAL Z M, et al. A novel PCLN-1 gene mutation in familial hypomagnesemia with hypercalciuria and atypical phenotype [J]. Pediatr Nephrol, 2007, 22 (4): 503-508.

［334］ GARCÍA-CASTAÑO A, PERDOMO-RAMIREZ A, VALL-PALOMAR M, et al. Novel compound heterozygous mutations of CLDN16 in a patient with familial hypomagnesemia with hypercalciuria and nephrocalcinosis [J]. Mol Genet Genomic Med, 2020, 8 (11): e1475.

［335］ PERDOMO-RAMIREZ A, AGUIRRE M, DAVITAIA T, et al. Characterization of two novel mutations in the claudin-16 and claudin-19 genes that cause familial hypomagnesemia with hypercalciuria and nephrocalcinosis [J]. Gene, 2019, 689 (20): 227-234.

［336］ SCHLINGMANN K P, WEBER S, PETERS M, et al. Hypomagnesemia with secondary hypocalcemia is caused by mutations in TRPM6, a new member of the TRPM gene family [J]. Nat Genet, 2002, 31 (2): 166-170.

［337］ WALDER R Y, LANDAU D, MEYER P, et al. Mutation of TRPM6 causes familial hypomagnesemia with secondary hypocalcemia [J]. Nat Genet, 2002, 31 (2): 171-174.

［338］ SCHLINGMANN K P, SASSEN M C, WEBER S, et al. Novel TRPM6 mutations in 21 families with primary hypomagnesemia and secondary hypocalcemia [J]. J Am Soc Nephrol, 2005, 16 (10): 3061-3069.

［339］ ESTEBAN-OLIVA D, PINTOS-MORELL G, KONRAD M. Long-term follow-up of a patient with primary hypomagnesaemia and secondary hypocalcaemia due to a novel TRPM6 mutation [J]. Eur J Pediatr, 2009, 168 (4): 439-442.

［340］ ASTOR M C, LØVÅS K, WOLFF A S, et al. Hypomagnesemia and functional hypoparathyroidism due to novel mutations in the Mg-channel TRPM6 [J]. Endocr Connect, 2015, 4 (4): 215-222.

［341］ SARAC M, ÖNALAN E, BAKAL Ü, et al. Magnesium-permeable TRPM6 polymorphisms in patients with meningomyelocele [J]. Springerplus, 2016, 5 (1): 1703.

［342］ HESS M W, BAAIJ J H, BROEKMAN M M, et al. Common single nucleotide polymorphisms in transient receptor potential melastatin type 6 increase the risk for proton pump inhibitor-induced hypomagnesemia: a case-control study [J]. Pharmacogenet Genomics, 2017, 27 (3): 83-88.

［343］ ZHAO Z, PEI Y, HUANG X, et al. Novel TRPM6 mutations in familial hypomagnesemia with secondary hypocalcemia [J]. Am J Nephrol, 2013, 37 (6): 541-548.

第十四章 营养素与肠道微生物群

食物是影响和塑造肠道微生物群组成和结构的重要因素之一。目前多数研究主要集中在宏量营养素，如脂肪、碳水化合物和蛋白质及其对肠道微生物群的影响。尽管微生物群可以合成不同的水溶性维生素，但在微生物群内合成的维生素对系统维生素状态的影响尚不明确。研究维生素与微生物群之间的相互作用，有助于了解维生素对肠道屏障功能和免疫系统的影响。同时，了解营养不良，特别是低微量营养素对微生物群发育、组成和代谢的影响，有助于克服营养不良对儿童发育的有害影响。

第一节
肠道微生物群与水溶性维生素

水溶性维生素在能量代谢以及对基因表达重要的酶功能中至关重要，一种或多种水溶性维生素的缺乏会导致一些特异的或非特异的症状和疾病。除了正常膳食获取的这类维生素在小肠吸收外，结肠微生物群也可以合成此类维生素。尽管相关研究报道不多，但已知大肠微生物群合成的水溶性维生素包括维生素 B_1、维生素 B_2、维生素 B_6 及叶酸等，它们可以被大肠黏膜吸收，参与能量代谢和不同条件的遗传适应。

一、维生素 B_1（硫胺素）

大多数情况下，维生素 B_1（硫胺素）以磷酸化的形式存在，作为柠檬酸循环中不同酶的形成以及三磷酸腺苷和能量代谢的重要辅助因子。维生素 B_1 缺乏会导致线粒体能量供应不足、氧化应激，最终还会导致神经损伤和水肿。结肠微生物群合成大量的维生素 B_1，结肠黏膜通过特定的载体机制吸收游离（未磷酸化）维生素 B_1 和磷酸化形式（焦硫磷酸胺素）。研究表明，细菌来源的维生素 B_1 可以被人类结肠细胞吸收，一些体外研究显示嗜热链球菌和瑞士乳杆菌的大豆发酵液中维生素 B_1 是增加的[1]。

二、维生素 B_2

维生素 B_2（核黄素）是不同酶的辅助因子或辅基，其活性化合物是黄素单核苷酸或腺嘌呤二核苷酸，作为一种氧化还原酶，传递生物氧化还原反应中的电子，有助于观察维生素的抗氧化活性。维生素 B_2 缺乏的情况下，可能会发生神经组织变性和内分泌功能障碍。

维生素 B_2 的自由吸收形式和蛋白质结合形式都是在人体微生物群中合成的，但没有确定是哪种特定的菌株。在乳制品中，维生素 B_2 的浓度会因发酵过程中使用的微生物而变化。早期使用人类结肠细胞进行的研究表明，游离核黄素可以被这些细胞吸收[2]，可能是由大肠中表达的一种特定维生素 B_2 转运体（RFVT-1，RFVT-2）介导。维生素 B_2 进入结肠细胞的摄取依赖于浓度，管腔内浓度越高，摄取越低，反之亦然。

三、维生素 B_6

维生素 B_6 是 100 多种酶的辅因子，主要用于氨基酸代谢。人体的微生物群（特别是真杆菌和牙龈卟啉单胞菌）含有依赖维生素 B_6 的酶[3]。细菌转氨酶代谢所需的维生素 B_6 可能是由其他细菌或宿主递送的。尽管磷酸吡哆醛依赖的酶约占大多数原核生物基因组的 1.5%，但研究者对饮食来源的维生素 B_6 和微生物群之间的相互作用知之甚少。有报道称，幽门螺杆菌的毒力和运动性依赖于对细菌从头合成维生素 B_6 重要的功能酶的存在。维生素 B_6 是否有助于致病菌的毒力和定植仍有待阐明。

四、叶酸

叶酸对 DNA 和 RNA 前体合成、表观遗传效应的细胞甲基化反应和氨基酸代谢至关重要。叶酸供应不足会导致巨幼细胞性贫血、生长迟缓以及神经管缺陷。叶酸可以由不同的肠道微生物群以不同的数量合成。例如，两歧双歧杆菌和长双歧杆菌产生高浓度的叶酸，而其他双歧杆菌只产生低水平的叶酸[4]。由于使用高产菌株会导致粪便叶酸浓度升高，因此较高水平的叶酸是否会导致较高的吸收值得怀疑。研究表明，向大鼠大肠供应放射性标记的叶酸前体（对氨基苯甲酸）会导致不同组织中出现放射性标记的叶酸[5]。目前尚不清楚微生物群衍生的叶酸是否会对一般叶酸状态产生明显影响。

五、维生素 B_{12}

维生素 B_{12}（钴胺素）及其类似物（类咕啉）在肠道微生物群中起着重要作用。人类肠道微生物表达转运蛋白以捕获类咕啉，并将维生素 B_{12} 作为代谢途径的辅助因子。维生素 B_{12} 依赖的甲基丙二酰辅酶 A 突变酶通过奇链脂肪酸、胆固醇、丙酸和支链氨基酸的分解代谢获得碳，从而形成琥珀酰辅酶 A，作为三羧酸循环产生能量和碳原子循环的重要底物。另一个需要维生素 B_{12} 的重要代谢过程是蛋氨酸和叶酸循环。维生素 B_{12} 依赖的蛋氨酸合成酶将同型半胱氨酸转化为蛋氨酸；维生素 B_{12} 或叶酸供应不足会导致同型半胱氨酸的形成增加。尽管同型半胱氨酸在内皮功能中起着关键作用，但没有证据表明其增加对微生物群有影响。

维生素 B_{12} 由不同的细菌合成，例如弗氏丙酸杆菌、肠道沙门菌、无害李斯特菌和罗伊氏乳杆菌。在罗伊氏乳杆菌基因组中鉴定出了编码 30 个从头合成维生素 B_{12} 的基因。植

物不能合成维生素 B_{12}，只能由细菌和古菌以类咕啉为原料从头合成。对已测序的 300 多株微生物群的细菌分析发现，83% 的测序菌株具有需要维生素 B_{12} 作为辅因子的酶，且很多菌株都编码类咕啉转运蛋白的多个基因，如多形拟杆菌编码三个维生素 B_{12} 获取系统，并且每个类转运体在维生素 B_{12} 转运中都具有不同的能力。叶酸和维生素 B_{12} 也是人体肠道细菌的调控因子[6]，并可能控制肠道微生物群与宿主之间的基因组相互作用。已有研究发现，摄入产生维生素 B_{12} 的乳酸杆菌对炎症性肠病具有抗炎作用。超过 80% 的已测序人类肠道微生物物种（260/313）编码维生素 B_{12} 依赖性基因；在 260 个物种中，大多数缺乏从头合成维生素 B_{12} 所需的基因，必须依赖运输来满足其对维生素 B_{12} 的需求。事实上，绝大多数人类肠道微生物可能都需要维生素 B_{12}，因此，这些细菌在小肠中与宿主争夺膳食维生素 B_{12}。肠道微生物大量摄入维生素 B_{12} 是否会导致维生素 B_{12} 缺乏尚未阐明。有实验发现，结肠中形成的维生素 B_{12} 由于没有受体而不能被生物利用。相反，肠道微生物与宿主竞争维生素 B_{12}，因为它们需要通过饮食获得的外源性维生素 B_{12}。超过 80% 的未被吸收的膳食纤维 B_{12} 转化为维生素 B_{12}[7]。

　　通过营养合成或传递的水溶性维生素可能会对肠道免疫系统产生强烈的影响。然而，没有明确证据表明肠道免疫系统中涉及的维生素是否通过血液供应或通过与微生物群的管腔相互作用或通过摄入结肠细胞发挥作用。有一些数据显示了水溶性维生素与微生物群和肠道免疫系统的相互作用。例如，昆虫宿主的互惠细菌提供 B 族维生素可以作为抵御病原体的防御屏障。最近一项研究探索了共生细菌稳定维持和控制的基本机制，肠道共生菌的消除导致抗菌防御素的上调和下调，这也可能参与共生菌的裂解（C 型溶菌酶下调），以获得共生体 B 族维生素。B 族维生素（维生素 B_2 和叶酸）可以作为激活特殊免疫 T 细胞的前体，称为黏膜相关不变性 T 细胞（MAIT）。有研究表明，在 B 族维生素的细菌代谢过程中会形成可以激活 MAIT 细胞的分子[8]。研究进一步表明，附着在受感染细胞表面的 B 族维生素的降解产物，可能作为抗原，激活免疫系统中的 T 细胞和 B 细胞。近期有文献表明，多形拟杆菌合成维生素，降低了肠出血性大肠杆菌（EHEC）的主要毒力因子志贺毒素 2 的活性[9]。

　　有趣的是，肠道的炎症性疾病经常与某些水溶性维生素的缺乏有关。例如，90% 维生素 B_6 缺乏的糙皮病患者都患有结肠炎。生物素调节克罗恩病患者自然杀伤细胞的活性，而自然杀伤细胞则与全身生物素水平一起降低。炎症性肠道疾病和维生素缺乏之间的这种联系可能可以用这些维生素和其他微量营养素对结肠细胞的黏膜屏障和局部免疫系统功能的重要性来解释。

第二节

肠道微生物群与脂溶性维生素

　　微生物群合成的水溶性维生素参与了与宿主的相互作用，如叶酸和维生素 B_{12} 可以影响宿主甲基化谱发挥表观遗传效应，而脂溶性维生素 A、D、K 和 E 参与免疫调节反应，特别是 T 细胞反应，对肠道屏障功能维持也很重要。

一、维生素 K

维生素 K 有两种形式，维生素 K_1（叶绿基甲萘醌，phylloquinone）和维生素 K_2（甲基萘醌类，menaquinone）。维生素 K_1 常见于绿叶蔬菜，而维生素 K_2 主要在肉类、奶制品和发酵食物产品中。多数肠道需氧革兰氏阳性菌和厌氧菌利用甲基醌作为胞质膜电子携带者。肠道细菌可以产生不同形式的维生素 K_2。维生素 K 的同类物含有不同数量（6 ~ 13 个）的类异戊二烯结构单元。例如，拟杆菌属细菌和丙酸菌可合成甲基萘醌 -10（MK-10）和 MK-11，肠杆菌和乳酸杆菌合成 MK-8 和 MK-9，韦荣氏菌属细菌合成 MK-7，迟缓真杆菌合成 MK-6。这些维生素 K 在大肠合成，然而，维生素 K 的吸收需要胆盐和胰酶在小肠吸收。由于肝脏中维生素 K_2 含量较高，是否可以经过大肠吸收仍有待研究。

二、维生素 A

维生素 A 是细胞和组织增殖、分化和功能完整性所必需的，尤其是黏膜快速增殖的细胞及其屏障功能所必需[10]。部分在上消化道吸收的维生素 A 以视甲酸酯的形式留在细胞内，大部分被并入乳糜微粒并运输到肠肝。有两种不同的方式为肠细胞提供维生素 A，一是通过吸收从肝脏输送并与视黄醇结合蛋白结合的视黄醇进入肠细胞；二是通过肠细胞内的细胞视黄醇酯储存，在视黄醇水解后输送视黄醇。细胞视黄醇脱氢酶将视黄醇氧化为视黄醛，然后视黄醛被三种胞质视网膜脱氢酶（RALDH）酶中的一种不可逆地氧化为维 A 酸[11]。

维生素 A 对于肠道对病原体的免疫反应和对食物来源抗原的耐受性很重要。肠道相关树突状细胞（DCs）可以从视网膜产生视黄酸，视黄酸可以通过视黄醇的氧化或 β- 胡萝卜素的裂解产生。饮食来源的 β- 胡萝卜素在小肠中被吸收（5% ~ 50%），这取决于食物的基质。部分膳食胡萝卜素作为脂溶性化合物可以吸附在纤维上，绕过上肠的吸收[12]。细菌对纤维的消化可能会释放出 β- 胡萝卜素被结肠细胞吸收。事实上，在人类结肠黏膜中发现了不同的类胡萝卜素，包括 β- 胡萝卜素，它们在结肠上行段中最高，在结肠下行段较低[13]。小肠的黏膜树突状细胞在酶的作用下将 β- 胡萝卜素分解成视黄醛，随后形成视黄醇，是活性代谢物视黄酸的前体[14]。

第二种视黄酸形成的途径涉及微生物群。一项代谢组学研究中[15]，在人类肠道微生物组中发现了一种酶，该酶编码与 β- 胡萝卜素单加氧酶同源的活性酶。该蛋白在大肠杆菌中的表达会导致 β- 胡萝卜素的积累，但迄今为止没有证据表明该酶能裂解 β- 胡萝卜素形成视黄醛。有研究表明，具有抗炎活性的婴儿双歧杆菌可以通过黏膜树突状细胞进行取样，从而促进 RALDH 的表达增加。给小鼠饲喂婴儿双歧杆菌会导致 CD103⁺RALDH⁺ 树突状细胞数量增加[16]，这些细胞可以将维生素 A 代谢为维 A 酸。事实上，婴儿双歧杆菌的抗炎作用依赖于维 A 酸的存在，因为添加柠檬醛可以阻断 RALDH，增加小鼠模型中肠道炎症的严重程度。视黄醛是来自视黄醇的氧化还是 β- 胡萝卜素的裂解，目前仍不确定。维生素原 A 是视黄醇的来源，其次是结肠细胞的维 A 酸，这可能解释了维生素 A 对结肠癌的预防作用[17]。维生素 A 的这种潜在预防作用依赖另一种被认为可以预防结肠癌的维生素 D 的活性。

三、维生素 D

原核细胞缺乏维生素 D 受体（VDR），维生素 D 对微生物群的作用都是间接的。维生素 D 对肠道免疫系统和黏膜屏障功能具有重要作用。大多数情况下，与维生素 A 一起通过核受体异二聚体发挥作用。因此，由原维生素 - 胡萝卜素在结肠细胞中形成的维 A 酸可能受到微生物群和从体循环向结肠细胞提供维生素 D 的调节[18]。维生素 D 的活性形式 1,25（OH）$_2$D，可以由其前体 25（OH）D 形成，受生长激素、性激素（雌激素）和表观遗传因子调节。维生素 D 缺乏导致的低钙摄入量或低浓度维生素 D 而引起的肠道合成减少被认为是导致结肠癌和炎症性肠病的原因[19]。维生素 D 对肠道免疫系统和黏膜屏障功能非常重要，常与维生素 A 通过核受体协同发挥作用。因此，营养不良对肠道微生物及其免疫功能的影响将成为新的研究热点，维生素 D 缺乏常与结肠癌和炎症性肠病有关。

在炎症性肠病中，T 辅助细胞（TH）17 细胞的功能似乎不受调控，并与疾病病理相关。在维生素 D 受体缺陷的小鼠中，大量的 TH1 和 TH17 细胞通过产生白细胞介素 -17 和 γ 干扰素来促进炎症反应的增强[20]。在维生素 D 的调控下，人类巨噬细胞和树突状细胞中产生防御素的观察结果可以作为维生素 D 诱导宿主对细菌反应的一个例子。事实上，肠道微生物群的组成部分有能力增强肠上皮细胞中 VDR 的表达[21]。短链脂肪酸（SCFAs）作为未消化膳食纤维发酵的产物，增强结肠细胞中维生素 D 控制的抗菌肽形成，从而有助于细菌 - 宿主防御屏障。在人结肠细胞系（HT29）中，胆汁酸（来自胆汁）和丁酸盐（来自食物）协同作用，通过结肠细胞中存在的 VDR 诱导人环磷酸腺苷基因表达。维生素 A 和维生素 D 都参与了抗生素基因表达的诱导。初级胆汁酸通过胆道上皮细胞中法尼醇类 X 受体（FXR）和视黄酸类 X 受体（RXR，9- 顺式维 A 酸为配体）的异二聚化诱导抗菌肽基因表达。肠道中初级胆汁酸细菌发酵后产生的次级胆汁酸通过 VDR 和 RXR 的异二聚化诱导抗菌肽的表达。防御素的后续合成与局部免疫反应有关。因此，维生素 D 和维生素 A 以及它们核受体的存在对肠道免疫和屏障功能很重要。营养不良对肠道微生物群和免疫功能的重要影响已成为一个新的研究领域，同时也成为治疗微量营养素营养不良相关肠病的一个挑战。

第三节
矿物质与肠道微生物群

一、概述

肠道是人体最大的消化器官，也是与外界接触最大的器官之一。肠道中定植许多微生物，包括双歧杆菌、乳酸菌、大肠杆菌、肠球菌、产气荚膜梭菌和假单胞菌。除了消化食物、促进营养物质的吸收外，肠道微生物还有多种功能，包括传递信息、调节代谢[22]。各种不同的肠道微生物群按特定的配比组成，各微生物群之间彼此拮抗，但相互协调，在质与量方面都产生了一个动态生物平衡。通常来说，肠道微生物的数量与人类的身体健康息息相关，它们的平衡是维护身体健康的关键因素。然而，当这种平衡受到破坏时，会导致肠道微生物群失去稳定，从而引发严重的疾病，甚至出现严重的并发症，如多器官功能障碍综合征、多器官功能衰竭等[23]。益生菌对铁、钙、硒和锌的肠道微生物群组成和代谢有积极的作用，矿物质对肠道微生物群也会产生影响。以下介绍了矿物质与肠道微生物群的相互作用。

二、矿物质与肠道微生物群相互作用

（一）钙

1. 钙的生理功能 钙（Ca）是人体含量最多的矿物质，占体重的 1.5%~2%。成人体内约 1 200g 钙，其中 99% 以上在骨骼中[24]。钙是人体的关键矿物质，主要在维持骨骼健康方面起重要作用。钙可以调节细胞内的各种功能，激活相应的蛋白激酶，促进体内某些细胞内蛋白质的磷酸化过程。肌肉骨骼结构对儿童期和青春期运动活动施加的负重和冲击负荷方面有积极影响[25]。钙向体内的输送不足可导致骨质流失，并增加骨损伤的风险[26]。

2. 钙与肠道微生物群的相互作用 长期以来，肠道通过吸收关键的骨矿物质钙来调节骨骼器官。越来越多的研究表明，还有其他方法可以调节骨骼健康，包括微生物群。在钙与肠道微生物群的相关动物实验研究结果中，发现钙与去势骨质疏松大鼠肠道微生物群多样性及结构等指标有关。实验表明，去势大鼠骨密度的增加与钙摄入增加有关，且通过补钙能够抑制去势大鼠体重增加[27, 28]。这种情况的出现可能与肠道微生物群结构的调节有关。研究表明，肠道微生物群经"肠-骨轴"调节钙吸收和骨骼健康，主要通过三个途径：影响黏膜屏障的完整性、内分泌以及免疫反应[29]。肠道微生物群可以改变肠道屏障的通透性，主要机制是影响紧密连接蛋白的表达和分布[30]。

一些观察性研究证实，骨性状与发酵奶制品的消费之间存在正相关[31-33]，即使短短的

2 周干预（400g/d）摄入发酵乳制品，也会增加双歧杆菌属、白乳杆菌亚种和嗜热链球菌亚种的丰度。有研究发现，母亲孕期适量补充钙剂有利于胎儿生长发育，婴儿早期补充钙剂会促进肠道乳杆菌属生长[34-36]。

（二）镁

1. 镁的生理功能 镁（Mg）是人体必需的矿物质，需要从食物中获取。在人体中，镁元素含量为 20 ~ 30g，其中约 70% 与钙和磷结合成骨盐参与骨骼和牙齿的形成，大约 25% 与蛋白质结合成络合物存在于软组织和体液中[37]。镁能激活人体内 300 多种酶而参与机体的生命活动。除了维持正常的神经和肌肉功能、心律、血管舒缩张力、血压、免疫系统、骨骼完整性和血糖水平外，Mg^{2+}（离子化镁）能够拮抗 Ca^{2+} 吸收影响钙稳态[38]。研究发现镁缺乏与神经系统疾病、心血管系统疾病存在关联[39]。

2. 镁与肠道微生物群的相互作用 肠道微生物群可能在镁的生物利用度中发挥重要作用。Aljewitz 等发现与荷兰型奶酪一起摄入的乳酸杆菌培养物增加了体外 Mg（约 18%）、Ca（约 2.5%）、P（约 6%）的可用性[40]。Triana Bergillos-Meca 等评估了含有益生菌植物乳杆菌与不含益生菌的发酵山羊奶中 Ca、Mg、Zn 和 P 的生物利用度，发现含有植物乳杆菌的发酵山羊奶提高了 Mg 的生物利用度[41]。豆浆发酵后降低了植酸等营养物质的含量，从而提高了 Mg 和其他矿物质的生物利用度[42]，说明益生菌还能提高植物中矿物质的生物利用度。

推荐的镁摄入量可能对肠道微生物群的组成产生积极影响。赵婧等研究了丹参乙酸镁与肠道微生物群的相互作用，健康鼠服用丹参乙酸镁四周后，粪便中肠道微生物群的组成发生了明显变化，Proteobacteria 门丰度大幅度降低，而 Bacteroidetes 门丰度大幅度上升[43]。Jørgensen 等研究了膳食镁缺乏对 C57BL/6 小鼠肠道微生物群组成的影响[44]，6 周的缺镁饮食改变了肠道微生物群，特别是 Mg^{2+} 缺乏可能介导微生物群 - 肠道 - 脑轴的失衡，从而导致抑郁样行为的发展[45]。有专家研究了肠道微生物群多样性低和膳食镁摄入量低与奥美拉唑诱导的低镁血症发生之间的关系，结果表明奥美拉唑治疗和低镁膳食摄入会扰乱肠道内部环境，并可能造成镁吸收不良风险[46]。膳食中镁摄入不足可能增加从食物中吸收能量的能力。动物研究为肠道中膳食镁的可用性与微生物组成之间存在相关性提供了令人信服的证据。然而，膳食镁含量对人类肠道微生物群的影响，还需要额外的临床试验。

目前，几乎没有令人信服的证据可以证明镁缺乏症与人类肠道微生物群之间的相互作用。但镁在骨密度方面的作用值得关注。Lambert 等研究了生物可利用的异黄酮和益生菌治疗绝经后骨质减少的有益作用，发现摄入 60mg/d 异黄酮糖苷元和益生菌的组合超过 1 年，可有效减轻雌激素缺乏引起的骨密度损失，改善骨更新[47]。

（三）铁

1. 铁的生理功能 铁（Fe）是人体中含量最丰富的微量金属，具有许多功能。血红蛋白的重要组成成分是铁元素，参与体内血液输送氧气和交换氧气，体内许多酶的构成都需要铁元素，铁还是氧化还原反应酶的活化剂。铁缺乏被认为是导致患者生活质量恶化的全球健康问题，并且通常会导致慢性病患者的严重预后。铁缺乏和贫血通常是铁丢失增加以及由于炎症导致其肠道吸收和从铁储存中输送的减少造成的[48]。食物里的铁多为三价铁，为非血红素铁。三价铁不易被人体吸收，必须在胃和十二指肠内还原形成二价铁才可以被充分吸收。影响铁吸收的因素非常多，除胃酸和胆汁外，肠道微生物群也是影响铁吸收的因素之一。

2. 铁与肠道微生物群的相互作用　有研究表明，肠道微生物在机体铁吸收过程中起非常重要的作用。正常小鼠相比于无菌小鼠体内的铁吸收和贮存较高[49]。同时，肠道内的细菌可以减轻游离铁带来的氧化应激毒性，主要机制是通过分泌高亲和力的铁载体捕获铁、产生细菌酶抵抗氧化应激反应、形成细菌铁输出多余的铁[50]。有研究结果显示，小鼠高铁饮食一个月和高铁饮食三个月后肠道微生物群的多样性和丰度增加[51]。

Vonderheid 等的系统评价和荟萃分析研究显示，益生菌可能对人类铁吸收有益。研究发现，在特定试验期间，益生菌植物乳杆菌 299v 与对照期相比显著增加了非血红素膳食铁的吸收[52]。

（四）锌

1. 锌的生理功能　锌（Zn）是人体中第二丰富的微量元素，其中大部分在骨骼肌和骨骼中。然而，因为人体没有锌的储存库，需要通过饮食摄入锌来预防锌缺乏。锌是一种必需的微量金属，在人体生长、发育和免疫功能的维持中起至关重要的作用，还会影响许多细胞过程的催化、结构和信号传导功能[54]。锌缺乏与免疫反应、细胞增殖和发病机制以及某些疾病（如抑郁、骨病、心血管疾病、糖尿病、阿尔茨海默病和威尔逊病）的病理生理学有关[53]。

2. 锌与肠道微生物群的相互作用　锌可以保护儿童的肠道组织和上皮细胞的完整性，同时人体肠道很多辅酶的构成都需要锌元素。通过增加锌的摄入可加速患儿肠道黏膜恢复，提高肠道吸收作用而促进患儿痊愈[54]。腹泻患儿口服锌之后肠道微生物群正常率明显增高。Sauer 等发现孕期缺锌导致小鼠微生物群改变和炎症标志物升高[55]。

同时，肠道微生物群的组成可能会影响锌的吸收。益生菌对硒、锌和铜等微量元素产生积极影响[56]。有研究发现，由于结肠中肠道微生物群的存在，铜生物可及性显著下降，而铁、锰和锌的生物可及性略有增加[57]。

（五）硒

1. 硒的生理功能　硒（Se）是人体必需的矿物质，具有抗氧化、抗炎作用和免疫功能，参与甲状腺激素的代谢，是几种硒蛋白的辅助因子；并且能够延缓衰老，修复细胞，提高红细胞的携氧能力，预防癌症，防治心脑血管疾病、胃病、糖尿病、甲状腺疾病等。

2. 硒与肠道微生物群的相互作用　Hrdina J 等通过研究发现胃肠道微生物群会影响小鼠中硒的形态和硒蛋白的表达[58]。Sini Kang 等研究显示，富含硒和锌的植物乳杆菌 SeZi

提高了血液中的硒水平，抗氧化能力和硒氨基酸的利用率。植物乳杆菌 SeZi 菌株是一种潜在的富硒和锌益生菌，未来可作为功能性食品成分应用[59]。

研究发现，Se-甲基硒代半胱氨酸和硒氰酸酯通过肠道微生物群代谢为硒代蛋氨酸（SeMet），这表明硒化合物可能被代谢为 SeMet，可以被宿主生物使用。在大鼠中，肠道微生物群在宿主动物 Se 的代谢中发挥作用[60]。Hui Zhu 等的研究表明，长双歧杆菌 DD98 可有效地将无机硒生物转化为更具生物活性的有机硒形式，并可能具有恢复抗生素诱导的肠道微生物群失调的治疗潜力[61]。与无机形式的益生菌相比，富含硒和锌的益生菌可能提高生物利用度和吸收率[62]。

三、小结

现有研究表明，益生菌对矿物质吸收存在积极影响，肠道微生物群对钙、铁、锌等矿物质的吸收和生物利用度存在有益影响，微生物群的种类和构成是其中一种影响因素。矿物质的存在也对肠道微生物群有有益影响。镁、铁、锌等摄入可能增加肠道微生物群的丰度。但肠道微生物群与矿物质相互作用的研究大多为动物实验，健康人群的相关研究较为缺乏，需要进一步了解人体在正常情况下的肠道微生物群与矿物质之间的相互作用，从而为居民营养指南提供更加可信的证据。

（王丽媛　杨倬　范志宣）

参考文献

［1］CHAMPAGNE C P, TOMPKINS T A, BUCKLEY N D, et al. Effect of fermentation by pure and mixed cultures of Streptococcusthermophilus and Lactobacillus helveticus on isoflavone and B-vitamin content of fermented soy beverage [J]. Food Microbiol, 2010 (27): 968-972.

［2］KASPER H. Vitamin absorption in the colon [J]. Am J Proctol, 1970 (21): 341-345.

［3］FLEISCHMAN N M, DAS D, KUMAR A, et al. Molecular characterization of novel pyridoxal-5-phosphate dependent enzymes from the gut microbiome [J]. Protein Sci, 2014 (23): 1060-1076.

［4］POMPEI A, CORDISCO L, AMARETTI A, et al. Folate production by bifidobacteria as a potential probiotic property [J]. Appl Environ Microbiol, 2007 (73): 179-185.

［5］RONG N, SELHUB J, GOLDIN B R, et al. Bacterially synthesized folate in rat large intestine is incorporated into host tissue folyl polyglutamates [J]. J Nutr, 1991 (121): 1955-1959.

［6］DEGNAN P H, TAGA M E, GOODMAN A L. Vitamin as a modulator of gut microbial ecology [J]. Cell Metab, 2014 (20): 769-778.

［7］GRAY M J, ESCALANTE-SEMERENA J C. A new pathway for the synthesis of ribazole phosphate in Listeria innocua [J]. Mol Microbiol, 2010 (77): 1429-1438.

［8］KJER-NIELSEN L, PATEL O, CORBETT A J, et al. MR1 presents microbial vitamin B metabolites to

MAIT cells [J]. Nature, 2012 (491): 717-725.

［9］ CORDONNIER C, LE BIHAN G, EMOND-RHEAULT J G, et al. Vitamin uptake by the gut commensal bacteria Bacteroides thetaiotaomicron limits the production of the Shiga toxin by enterohemoragic Escherichia coli [J]. Toxins, 2016 (8): 14.

［10］ MCCULLOUGH F S, NORTHROP-CLEWES C A, THURNHAM D I. The effect of vitamin A on epithelial integrity [J]. Proc Nutr Soc, 1999 (58): 289-293.

［11］ NAPOLI J L. Physiological insights into all-transretinoic acid biosynthesis [J]. Biochim Biophys Acta, 2012 (1821): 152-167.

［12］ GRUNE T, LIETZ G, PALOU A, et al. β-carotene is an important vitamin A sourcefor humans [J]. J Nutr, 2010 (140): 2268S-2285S.

［13］ MÜHLHÖFER A, BÜHLER-RITTER B, FRANK J, et al. Carotenoids are decreased in biopsies from colorectal adenomas [J]. Clin Nutr, 2003 (22): 65-70.

［14］ CASSANI B, VILLABLANCA E J, DE CALISTO J, et al. Vitamin A and immune regulation: role of retinoic acid in gut associated dendritic cell education, immune protection and tolerance [J]. Mol Aspects Med, 2012 (33): 63-76.

［15］ CULLIGAN E P, SLEATOR R D, MARCHESI J R, et al. Metagenomic identification of a novel salt tolerance gene from human gut microbiome which encodes a membrane protein homology to a brp/blh-family β-carotene 15, 15'-monoxygenase [J]. PLoS One, 2014 (7): e103318.

［16］ KONIECZNA P, FERSTL R, ZIEGLER M, et al. Immunomodulation by Bifidobacterium infantis 35624 in the murine lamina propria requires retinoic acid-dependent and independent mechanisms [J]. PLoS One, 2013 (8): e62617.

［17］ URAY I P, DMITROVSKY E, BROWN P H. Retinoids and rexinoids in cancer prevention: from laboratory to clinic [J]. Semin Oncol, 2016 (43): 49-64.

［18］ CROSS H S, NITTKE T, PETERLIK M. Modulation of vitamin D synthesis and catabolism in colorectal mucosa: a new target for cancer prevention [J]. Anticancer Res, 2009 (29): 3705-3712.

［19］ CROSS H S, NITTKE T, KALLAY E. Colonic vitamin D metabolism: implications for the pathogenesis of inflammatory bowel disease and colorectal cancer [J]. Mol Cell Endocrinol, 2011 (347): 70-79.

［20］ YU S, CANTORNA M T. The vitamin D receptor is required for iNKT cell development [J]. Proc Natl Acad Sci, 2008 (105): 5207-5212.

［21］ TERMÉN S, TOLLIN M, RODRIGUEZ E, et al. PU.1 and bacterial metabolites regulate the human gene CAMP encoding antimicrobial peptide LL-37 in colon epithelial cells [J]. Mol Immunol, 2008 (45): 3947-3955.

［22］ DEPOORTERE I. Taste receptors of the gut: emerging roles in health and disease [J]. Gut, 2014 (63): 179-190.

［23］ 王晓华，夏文涵，王晓刚，等. 肠道菌群失调症的研究进展［J］. 实用临床医学（江西），2007，8（8）：136-138.

［24］ WHISNER C M, MARTIN B R, NAKATSU C H, et al. Soluble maize fibre affects short-term calcium absorption in adolescent boys and girls: A randomised controlled trial using dual stable isotopic tracers [J]. Br J Nutr, 2014 (112): 446-456.

［25］ LOZANO-BERGES G, MATUTE-LLORENTE Á, GONZÁLEZ-AGÜERO A, et al. Soccer helps build strong bones during growth: A systematic review and meta-analysis [J]. Eur J Nucl Med Mol Imaging, 2017 (177): 295-310.

［26］ DOBROWOLSKI H, KARCZEMNA A, WŁODAREK D. Nutrition for Female Soccer Players

Recommendations [J]. Medicina, 2020 (56): 28.

［27］ MCCABE L, BRITTON R A, PARAMESWARAN N. Prebiotic and Probiotic Regulation of Bone Health: Role of the Intestine and its Microbiome [J]. Curr Osteoporos Rep, 2015, 13 (6): 363-371.

［28］ 王丽媛, 沈葹, 毛宏梅, 等. 钙对去势骨质疏松大鼠肠道菌群结构的影响 [J]. 卫生研究, 2021, 50（02）: 267-273.

［29］ WANG L, SHEN S, MAO H, et al. Effects of calcium on the structure of intestinal microbiota in ovariectomized rats [J]. Wei Sheng Yan Jiu, 2021, 50 (2): 267-273.

［30］ 孙瑶. 莱菔硫烷改善胰岛素抵抗的肠道菌群调控机制研究 [D]. 哈尔滨: 哈尔滨工业大学, 2020.

［31］ LAIRD E, MOLLOY A M, MCNULTY H, et al. Greater yogurt consumption is associated with increased bone mineral density and physical function in older adults [J]. Osteoporos Int, 2017 (28): 2409-2419.

［32］ BIVER E, DUROSIER-IZART C, MERMINOD F, et al. Fermented dairy products consumption is associated with attenuated cortical bone loss independently of total calcium, protein, and energy intakes in healthy postmenopausal women [J]. Osteoporos Int, 2018 (29): 1771-1782.

［33］ SAHNI S, TUCKER K, KIEL D, et al. Milk and yogurt consumption are linked with higher bone mineral density but not with hip fracture: The Framingham Offspring Study [J]. Arch Osteoporos, 2013 (8): 1-9.

［34］ 黄荣平, 庄辉耀, 姜秋泉, 等. 母孕期和婴儿早期膳食钙剂补充对婴儿肠道菌群的影响 [J]. 中国妇幼健康研究, 2019（11）: 1394-1399.

［35］ 昌雪莲, 尚煜, 刘雅静, 等. 母孕期和婴儿早期钙剂补充对婴儿 BMI 及肠道菌群的影响 [J]. 中华预防医学杂志, 2018, 52（06）: 642-646.

［36］ 费桃勤, 霍婧, 潘春波. 母孕期及新生儿早期钙剂补充对婴儿发育质量和肠道菌群的影响 [J]. 哈尔滨医科大学学报, 2021（05）: 500-504.

［37］ 刘金香. 人体中镁离子的生理生化功能 [J]. 江西教育学院学报, 2001, 22（6）: 44-46.

［38］ SHARIFI-RAD J, RODRIGUES C, STOJANOVIĆ-RADIĆ Z, et al. Probiotics: Versatile Bioactive Components in Promoting Human Health [J]. Medicina, 2020 (56): 433.

［39］ 张忠诚, 徐祇云, 张素洁. 镁与人体健康 [J]. 微量元素与健康研究, 2006, 23（4）: 67-69.

［40］ ALJEWICZ M, SIEMIANOWSKA E, CICHOSZ G, et al. The effect of probiotics (Lactobacillus rhamnosus HN001, Lactobacillus paracasei LPC-37, and Lactobacillus acidophilus NCFM) on the availability of minerals from Dutch-type cheese [J]. J Dairy Sci, 2014 (97): 4824-4831.

［41］ BERGILLOS-MECA T, CABRERA-VIQUE C, ARTACHO R, et al. Does Lactobacillus plantarum or ultrafiltration process improve Ca, Mg, Zn and P bioavailability from fermented goats'milk? [J]. Food Chem, 2015 (187): 314-321.

［42］ REKHA C R, VIJAYALAKSHMI G. Bioconversion of isoflavone glycosides to aglycones, mineral bioavailability and vitamin B complex in fermented soymilk by probiotic bacteria and yeast [J]. J Appl Microbiol, 2010 (109): 1198-1208.

［43］ 赵婧. 丹参乙酸镁与肠道菌群的相互作用 [D]. 上海: 中国科学院大学（中国科学院上海药物研究所）, 2018.

［44］ PYNDT JØRGENSEN B, WINTHER G, KIHL P, et al. Dietary magnesium deficiency affects gut microbiota and anxiety-like behaviour in C57BL/6N mice [J]. Acta Neuropsychiatr [J]. 2015 (27): 307-311.

［45］ WINTHER G, PYNDT JØRGENSEN B, ELFVING B, et al. Dietary magnesium deficiency alters gut microbiota and leads to depressive-like behaviour [J]. Acta Neuropsychiatr, 2015 (27): 168-176.

［46］ GOMMERS L M M, EDERVEEN T H A, VAN DER WIJST J, et al. Low gut microbiota diversity and dietary magnesiumintake are associated with the development of PPI-induced hypomagnesemia [J].

FASEB J, 2019 (33): 11235-11246.

［47］LAMBERT M N T, THYBO C B, LYKKEBOE S, et al. Combined bioavailable isoflavones and probiotics improve bone status and estrogen metabolism in postmenopausal osteopenic women: A randomized controlled trial [J]. Am J Clin Nutr, 2017 (106): 909-920.

［48］汪学荣, 郑炯, 阚建全. 铁代谢及生理功能研究进展［J］. 粮食与油脂, 2008（11）: 47-49.

［49］DESCHEMIN J C, NOORDINE M L, REMOT A, et al. The microbiota shifts the Iron sensing of intestinal cells [J]. FASEB Journal, 2016, 30 (1): 252.

［50］高鹤, 杨浵滢, 应晓玲, 等. 铁、宿主和肠道菌群相互作用的研究进展［J］. 现代预防医学, 2020, 47（20）: 3705-3708.

［51］苏占会. 高铁饮食导致的肠道菌群失调在帕金森病发病中的作用研究［D］. 青岛: 青岛大学, 2020.

［52］VONDERHEID S C, TUSSING-HUMPHREYS L, PARK C, et al. A Systematic Review and Meta-Analysis on the Effects of Probiotic Species on Iron Absorption and Iron Status [J]. Nutrients, 2019 (11): 2938.

［53］《孕产期与哺乳期妇女锌缺乏症临床防治专家建议》编写专家组. 孕产期与哺乳期妇女锌缺乏症临床防治专家建议［J］. 医药导报, 2022, 41（10）: 1407-1411.

［54］唐秋华, 吴琴玉, 周红芬. 锌制剂联合双歧杆菌三联活菌散剂治疗小儿腹泻的效果及对肠道菌群和免疫功能的影响［J］. 中国妇幼保健, 2021, 36（14）: 3263-3266.

［55］SAUER A K, GRABRUCKER A M. Zinc Deficiency During Pregnancy Leads to Altered Microbiome and Elevated Inflammatory Markers in Mice [J]. Front Neurosci, 2019 (13): 1295.

［56］KNEZEVIC J, STARCHL C, BERISHA A T, et al. Thyroid-Gut-Axis: How Does the Microbiota Influence Thyroid Function? [J]. Nutrients, 2020 (12): 1769.

［57］YIN N, CAI X, CHEN X, et al. Investigation of bioaccessibility of Cu, Fe, Mn, and Zn in market vegetables in the colon using PBET combined with SHIME [J]. Sci Rep, 2017 (7): 17578.

［58］HRDINA J, BANNING A, KIPP A, et al. The gastrointestinal microbiota affects the selenium status and selenoprotein expression in mice [J]. J Nutr Biochem, 2009 (20): 638-648.

［59］KANG S, LI R, JIN H, et al. Effects of Selenium- and Zinc-Enriched Lactobacillus plantarum SeZi on Antioxidant Capacities and Gut Microbiome in an ICR Mouse Model [J]. Antioxidants, 2020 (9): 1028.

［60］TAKAHASHI K, SUZUKI N, OGRA Y. Effect of gut microflora on nutritional availability of selenium [J]. Food Chem, 2020 (319): 126537.

［61］ZHU H, ZHOU Y, QI Y, et al. Preparation and characterization of selenium enriched-Bifidobacterium longum DD98, and its repairing effects on antibiotic-induced intestinal dysbacteriosis in mice [J]. Food Funct, 2019 (10): 4975-4984.

［62］MOGNA L, NICOLA S, PANE M, et al. Selenium and zinc internalized by Lactobacillus buchneri Lb26 (DSM 16341) and Bifidobacterium lactis Bb1 (DSM 17850): Improved bioavailability using a new biological approach [J]. J Clin Gastroenterol, 2012 (46): S41-S45.

第四部分

精准营养与疾病防控

　　疾病的发生通常由众多因素共同作用引起，涉及营养因素、遗传因素、环境因素及多种未知的随机因素等。近年来随着各项组学技术和信息化分析技术的发展，人们试图从基因、表观遗传、转录、肠道微生物群及蛋白质和代谢等不同水平分析疾病状态与健康状态的差异，寻找疾病的病因、诊断和干预靶点，从而实现疾病的精准分类、诊断和干预，为制定个性化的疾病预防和治疗方案提供依据。本部分对精准营养在肥胖、血脂异常、糖尿病、骨质疏松、阿尔茨海默病、孤独症、肠易激综合征、肿瘤等常见多发慢性疾病中的研究进展和应用进行介绍。

第十五章　肥胖与精准营养

肥胖是由机体能量代谢紊乱引起的白色脂肪组织在体内积聚过多而导致的营养障碍性疾病。肥胖的危害巨大，是2型糖尿病、心血管疾病、高血压、脂肪肝及部分恶性肿瘤等发生的重要因素，不仅严重威胁个人健康，也给家庭和社会造成巨大经济负担。肥胖多流行于成年人、儿童中，儿童时期的肥胖可通过一种被称为"追踪"的现象被带入成年期。根据世界卫生组织的最新数据，5岁以下超重和肥胖儿童数接近3 900万。在美国，每3名成年人中就有1人肥胖，据美国疾病预防控制中心2017—2018年的数据来看，儿童肥胖的患病率为19.3%。一些流行病学家预测，到2030年，世界上20%的人口将肥胖，即成年人的体质指数（BMI）≥30kg/m²，或2~18岁儿童的BMI≥95%（年龄和性别）。肥胖本身是一种多因素的疾病，由遗传和环境之间的复杂相互作用导致。

肥胖已经成为人类一场不可避免的公共卫生危机，其病因公认为多基因位点调控与"致肥胖环境"及两者交互作用形成的复杂网络体系。精确营养调控是人群控制体重、改善健康状况最经济、安全、有效的方式之一。依据肥胖遗传易感性区分不同患者，实施有针对性的个性化体力活动策略是精准防控的关键一环。目前，精确营养已经成为营养学研究的一个热点领域，特别关注于揭示个体对饮食的反应，这主要是由饮食因素与多层"组学"组成的复杂相互作用决定的。观察性研究和饮食干预试验的可再现性结果提供了初步但一致的证据，支持基因-饮食交互效应在确定肥胖等结果的个体变异性方面的基本作用。最近的研究表明，肠道微生物组的丰富性和多样性也可能改变饮食影响；然而，微生物组研究的结果相当不稳定。此外，越来越多的研究表明，结合基因组、表观组、代谢组、蛋白质组和微生物组来预测个体对饮食的反应，将开发出一种复杂的多组学算法。精确营养还涉及生物（昼夜节律）在确定饮食影响的个体变异性方面的作用。从精准营养研究中收集的证据将成为构建精准健康饮食建议的基础，有望帮助个人及其医疗保健提供者在未来制定精准有效的饮食计划，以实现精准健康。

第一节
肥胖易感基因及其与营养的关联研究

世界卫生组织2016年公布，全球超过19亿成年人存在超重或肥胖[1]，《2022年欧洲区域肥胖报告》指出，超重/肥胖已经达到"流行病"程度。肥胖是营养代谢性疾病，糖尿病、脂肪肝、心脑血管疾病等并发症使肥胖成为亟待解决的公共卫生焦点，在低收入、中等收入和高收入国家都造成了巨大的流行病学负担[2]和经济负担[3]。与正常人相比，腹部肥胖使缺血性心脏病风险增加29%，急性冠心病风险增加30%，缺血性心脏病死亡风险增加 32%。缺血性心脏病患者的 BMI 每提高 5kg/m²，其死亡率增加 40%[4]。保守估计，由肥胖导致的医疗花费占世界各国医疗支出总额的 2% ~ 7%[3]。维持正常 BMI 不仅可以预防 5.8% 的冠心病和 7.8% 的缺血性心脏病事件等[4]，提高个体生命质量，还可减轻全社会的经济负担、提高社会生产力。

遗传因素在肥胖的发生发展中至关重要。双胞胎研究或家系研究表明，遗传因素占体质指数（BMI）影响因素的 50% ~ 90%[5, 6]，腰围（WC）和腰臀比（WHR）为 56% ~ 77%[6]。其中，BMI 是目前国际公认的肥胖评价指标。此外，肥胖高度可遗传[7]。研究发现，养子 BMI 和生物学父母同胞相关，而和养父母无关[8]。双亲均超重、父亲超重和母亲超重的儿童青少年发生超重危险性分别是正常体重双亲者的 3.95 倍、3.11 倍和 2.74 倍[9]。

肥胖是由多种环境因素和遗传因素共同作用引起的复杂性疾病，基因 - 环境交互作用可以解释部分肥胖原因。一项 32 篇文献的综述表明，人群生活中致肥胖环境因素越多，肥胖遗传度越高[10]。一项瑞典出生队列研究中，后出生人群在 18 岁时的 BMI 遗传方差明显高于早出生人群，这与前者在致肥胖环境中的生活时间更长有关[11]。因此，遗传因素对肥胖发生的效应程度可能与某些特定环境因素暴露存在交互作用。不同遗传背景人群对营养素的摄食行为和能量转化不尽相同，预防及治疗肥胖，除了解遗传背景外，还须探索遗传变异与肥胖相关饮食影响因素间交互作用，以深入解释人体肥胖发生的生物学机制，更好地预防和治疗肥胖。

一、全基因组关联研究

全基因组关联研究（GWAS）是鉴定复杂疾病关联位点的主要方法，发现肥胖关联位点的数量从几个上升到几百个。近 5 年内 25 篇 GWAS 或以 GWAS 为基础进行的 meta 分析中，中国人群研究仅 3 项（表 4-15-1）。目前 GWAS 已确定 750 余个肥胖相关基因座，其研究人群仍以欧洲个体为主，亚洲 GWAS 虽少，但 *RALGAPA1* 等亚洲人群特异易感基因座等发现，弥补了因种族差异而出现的研究空白。然而 GWAS 并不能阐明肥胖关联单核苷酸多态性（SNP）和基因座的功能及影响肥胖风险的机制。因此，很多学者进一步通过基因敲除实验、队列研究等方法探索与肥胖有因果关联的遗传信息。据统计，目前肥胖相关 SNP 有 3 000 余个，其中 *LEP*、*FTO* 基因与肥胖风险具有因果关系得到大量研究支持，因此可能成为预防治疗肥胖的目标。

表 4-15-1 与肥胖相关的 GWAS 文献汇总表

参考文献	队列人群	人群国家	样本例数 / 人	肥胖评价指标
Kim 等（2022）[12]	—	韩国	1 937	BMI
Wong 等（2022）[13]	Taiwan Biobank	中国	>21 000	BMI, BF%, WC, WHR

续表

参考文献	队列人群	人群国家	样本例数/人	肥胖评价指标
Bojarczuk 等（2022）[14]	—	波兰/俄罗斯	676	BMI
Ferwerda 等（2021）[15]	HELIUS	欧洲	10 283	BMI
Livingstone 等（2021）[16]	UKB	英国	4 386	FBM, FMI
Warner 等（2021）[17]	NHS、HPFS	美国	34 401	BMI
Justice 等（2021）[18]	HCHS/SOL	西班牙裔/拉丁裔美国	12 672	BMI, WHR, WC, HIP
Park 等（2021）[19]	KoGES	韩国	49 915	BMI
Giri 等（2020）[20]	UKBB	印度	7 259	BMI
Salinas 等（2020）[21]	UKB	英国	305 945	BMI
Schlauch 等（2020）[22]	HNP	美国	6 870	BMI
Vogelezang 等（2020）[23]	共41个人群队列	欧洲/美国	6 1111	BMI
Ahn 等（2020）[24]	共4个人群队列	韩国	9 953	BMI, WHR, WC
Cho 等（2020）[25]	KoGES	韩国	10 038	BMI
Valsesia 等（2019）[26]	Optifast900、DiOGenes	加拿大/欧洲	1 955	BMI
Kusic 等（2019）[27]	CPMC	美国	5 251	BMI
Helgeland 等（2019）[28]	NMFC	挪威	9 286	BMI
Bradfield（2019）[29]	共37个人群队列	欧洲/非洲/西班牙裔美国/东亚	34 981	BMI
Costa 等（2019）[30]	COIPIS	墨西哥	828	BMI, BF%
Chiang 等（2019）[31]	—	中国	11 962	BMI
Hong 等（2019）[32]	—	欧美	1 030	BMI
Pulit 等（2018）[33]	—	英国	694 649	BMI, WHR
Wu 等（2018）[34]	双胞胎	中国	278	BMI, WHR
Hoffnian mann 等（2018）[35]	GERA	东亚/南亚/非西班牙裔白人/拉丁裔白人/非裔美国	100 418	BMI

注：BMI，体质指数；BF%，体脂率；HIP，臀围；FBM，脂肪体质量；FMI，体脂质量指数；WC，腰围；WHR：腰臀比。

二、常见基因

瘦素 - 黑素皮质素信号通路、中枢神经元信号通路、胰岛素信号通路等路径上的基因突变是肥胖风险增加的重要因素，也有一些不明确代谢通路但与人体能量代谢和产热功能相关的基因，如 *FTO*、*UCP1*、*UCP2*、*β3-AR*、*ADRB3* 等[36-39]。

（一）瘦素 - 黑素皮质素信号通路

瘦素 - 黑素皮质素信号通路[40]异常导致单基因非综合征肥胖。*LEP*、*LEPR*、*POMC*、*MC*、增食欲素（*orexin*）基因等主要影响能量摄入，*PPARγ* 基因等主要影响脂肪细胞储存脂肪。因此，携带以上基因变异的大多数患者易过度摄食，并伴有内分泌功能异常[41]，导致严重的摄食亢进及早发性肥胖[42]。

LEP 基因又称肥胖基因（*ob*），是最早发现的肥胖相关基因。*LEP* 基因定位在 7q31.3，长约 20kb，由 3 个外显子和 2 个内含子组成。主要表型为严重早发性肥胖，是常染色体隐性遗传病（autosomal recessive disorder，AR）。瘦素是 *ob* 基因的编码产物，仅在成熟的脂肪细胞表达，通过下丘脑的摄食中枢调节体重和体脂，利于降低肥胖发生风险[43]。瘦素浓度和 BMI、体脂百分比（%BF）等参数呈正相关[44]。Matsuoka 等[45]对日本肥胖患者 *LEP* 基因测序发现，*Lys109Arg*、*Gln223Arg*、*Ala976Asp* 三种序列变异频率分别高达 79%、91% 和 100%，因此该基因多态性是肥胖患者表型差异的重要原因。

LEP 基因的鸟嘌呤缺失（D133G）是第一个被证明可导致能量调控消耗的原因[46]。在巴基斯坦家族 4 代人中，有 4 人因 D133G 突变导致终止密码子提前出现，翻译的蛋白质缩短，使瘦素合成严重不足而引发早发性肥胖[47]。瘦素缺乏症（D133G）儿童接受瘦素替代疗法（LRT）治疗 4 年，可明显改善脂肪质量、高胰岛素血症和高脂血症[48]。之后研究人员陆续发现瘦素基因（*LEP*）其他十几种致病性突变，如 p.G133Vfs*15[49]、p.D100Y[50]、p.L72S[51]、p.N103K[52]、p.R105W[53]、p.H118L[54]、p.S141C[55]、p.W121X[54]、c.104_106delTCA[56]、c.135del3bp[57]、c.398delG[46]、c.481_482delCT[56]、c.163C>T[58]、G132A[47, 59]、p.P316T[60]、Val94Met (rs17151919)[61]、Met94[61]、p.H118L[62]、p.W121X[63]、rs1137100[64] 等，但大部分是在家系或个体研究中发现的，仅少数 SNP 在样本量较大的研究中发现[61, 64]。

（二）中枢神经元信号通路

中枢神经元信号通路常见基因有 *NPY*、*MC4R* 等[65, 66]，与瘦素 - 黑素皮质素信号通路等通路协同影响肥胖。

MC4R 基因位于 18q22，仅 1 个外显子，编码 G 蛋白偶联受体。基因敲除实验证明，*MC4R* 基因缺失小鼠易患肥胖综合征[67]。其在室旁核和下丘脑侧区高度表达，前阿片肽原神经纤维、NPY 神经纤维两种神经释放激素的比例决定了 *MC4R* 处于何种状态[68]。该基因突变可致食欲增加和暴饮暴食，在控制食欲和能量摄入、体脂分布调节中起关键作用[69]。肥胖表型为常染色体显性遗传病（autosomal dominant disorder，AD）和 AR，杂合型突变携

带者超重但不肥胖[57]，隐性遗传的纯合型突变患者则表现为早发性肥胖[70]。

$MC4R$ 基因突变率在年轻肥胖者中为 0.5% ~ 1.0%，在极度肥胖儿童（BMI>40kg/m^2）中为 2% ~ 6%，并且有种族差异。欧洲高加索人肥胖者 $MC4R$ 突变检出率为 1.72% ~ 1.96%，北美印第安肥胖者为 2.25% ~ 4.60%，华裔肥胖者则为 0.3% ~ 1.76%，并且女性的严重程度高于男性[71]。目前 rs5713122[72, 73]、rs12970134[73-75]、rs2331841[73]、rs17782313[73, 75-77] 等 70 种以上 $MC4R$ 基因 SNP 被证实与极度肥胖（BMI≥32kg/m^2）相关[78-80]。$MC4R$ 基因变异存在的种族差异、性别差异等生物机制尚需进一步探究。

（三）胰岛素信号通路

胰岛素信号通路代表性基因 $GAD2$ 高度表达于胰腺 β 细胞内，其变异可促进胰岛素的分泌，刺激食物摄入[81, 82]。

对 575 名法国肥胖者和 646 名正常人对比研究发现 $GAD2$ 基因[82]，其位于 10p11-12 的 D10S197，有 7 个内含子，编码谷氨酸脱羧酶（GAD65）。GAD65 可催化合成 γ- 氨基丁酸（GABA），GABA 可同时作用于 NPY 和 POMC 神经元刺激食物摄入，同时 $GAD2$ 高度表达于胰腺 β 细胞内，可干扰胰岛素分泌，产生 GAD65 抗体，与高胰岛素血症有关。$GAD2$ 基因有助于预防和治疗肥胖，但其变异对肥胖影响的相关研究较少，需要更多研究验证。

（四）其他

与人体能量代谢和产热功能相关的常见基因有 $UCP1$、$UCP2$、$β3-AR$、$ADRB3$ 等[36-39]，其中 $UCP1$、$UCP2$、$ADRB3$ 基因变异可以加快能量代谢，$β3-AR$ 基因变异减弱脂肪分解。$UCP2$ 基因位于 11q13，包含 8 个外显子，编码解偶联蛋白。解偶联蛋白位于线粒体内膜上，可以将部分用于合成 ATP 的能量转化为热量，通过调节机体的基础代谢率来控制体质量，$UCP2$ 基因变异可加快能量代谢。邹恒昀等[83] 分别研究了山西和北京两组人群共 3 735 人，结果显示中国男性人群 $UCP2$ 基因启动子区 866G/A 多态性与男性腹型肥胖的 BMI 和腰围均有关。李芹等[84] 发现 $UCP2$ 基因 Ala55Val 变异与 $β3-AR$ 基因 Trp64Arg 变异同时发生时，可明显增加儿童单纯性肥胖症的发生危险。Nicoletti[85] 对巴西 150 名严重肥胖者进行基因型分析显示，-866G>A 多态性杂合 GA（41.3%）和 Ala55Val 多态性 CT（39.3%）的患病率更高。携带 Ala55Val 和 -866G>A 的 T（CT+TT）和 A（GA＋AA）突变等位基因的个体体重更重。也有报道，$UCP2$ 基因多态性与我国汉族人群、日本人、部分西方人群的肥胖相关[86-88]。此外，解偶联蛋白与 2 型糖尿病、长寿等也有关，$UCP2$ 基因在人体内的普遍分布往往带来广泛的效应，其特征有待进一步阐明。$UCP2$ 基因也可作为预防肥胖发生的靶点之一。

与人体能量代谢和产热功能相关的常见基因有 LPL、$LMNA$、$PPARγ$、$ADIPOQ$、$APOEINSIG2$ 等[78, 89-93]。$PPARγ$ 基因位于 3p25，含有 9 个外显子。$PPARγ$ 可以分为 γ1、γ2 和 γ3 三种亚型，其中 γ1 和 γ3 表达产物相同，编码合成核激素受体。$PPARγ$ 主要分布于脂肪组织中，在肌肉组织中基本不表达。PPARγ主要影响脂肪细胞储存脂肪，与肥胖的形成及严重程度密切相关[94]，若其过度表达则产生严重的脂代谢紊乱[95]。PPARγ不仅与体重减少和BMI相关，且与2型糖尿病有关[96]。Estivalet等[97]通过对高加索人群、西班牙儿童和成人、印尼爪哇人群和朝鲜人的研究表明，Pro12Ala多态性与高BMI相关。Pro12Ala多态性影响从婴儿到成人的长期体质量改变，与脂肪分布而非总体质量相关。但Wang等[98]对日本人群的大样本研究未发现相关性，这可能与该基因对环境因素非常敏感，受生活方式影响较大等有关。在对121例德国肥胖个体进行遗传突变检测时发现，与其他人相比，4名极度肥胖的个体（$37.9 \leqslant BMI \leqslant 47.3 kg/m^2$），在PPARG2基因的第6外显子内发生了P115Q突变，且该突变在德国肥胖人群中的分布频率约为3%。据分析，该突变会导致PPARγ的转录活性下降，而该突变的过表达会加速脂肪细胞的分化和脂肪的积累[99]。

除上述基因外，还有非单一功能突出或功能不明确的基因，如FTO、UCP2[36]、β3-AR[100]、IRX3[101]、SOCS3[102]等，其中FTO基因最受关注。FTO基因位于16q12.2，其变异多集中于内含子区域，该基因变异与肥胖关系最密切，是首要危险因素。其在下丘脑、脂肪组织和骨骼肌中高表达，通过调控饥饿素和瘦素的表达比例控制摄食量[103]，与MC4R等其他肥胖相关基因具有协同作用[76]。FTO也是第一个通过GWAS方法发现的与肥胖相关的基因，并且在德国[104]、美国[105]、欧洲[106]、亚洲[107]人群大型研究中被不断验证明确。FTO基因变异可使BMI增加$0.40 \sim 0.66 kg/m^2$，使个体超重或肥胖可能性分别增加1.18倍和$1.32 \sim 1.67$倍[108, 109]。目前发现的FTO基因位点至少70个，包括rs9939609、rs17817449、rs3751812、rs1421085、rs9930506、rs8050136、rs7202116[104-105, 110-112]、rs62048402[113]等，其中rs9939609最常见、最重要。

FTO基因多态性与BMI的关联可能因年龄、性别有所差异。FTO基因对儿童期BMI的影响存在年龄依赖性，3～7岁开始加强，20岁达到顶峰，成年期逐渐减弱[105]。一项白种儿童人群（<13岁）的荟萃分析发现，FTO基因与婴儿期（<2岁）低BMI、儿童期（>5岁）高BMI相关，说明FTO对肥胖的影响是随着发育而变化的，并不能始终增加风险[114]。Zhang等[115]同样发现，rs9939609与12～18岁中国儿童青少年肥胖密切相关，而与12岁以下儿童肥胖无显著相关性。然而，美国一项研究发现，rs9939609的A等位基因频率与BMI增长强相关，并且这种关联自幼小至整个成年过程持续存在[116]。此外，rs9939609位点与肥胖的关联因性别有所差异。Jacobsson等[117]发现，rs9939609在女童中显示与肥胖相关；而在男童中则无关。Zhang等[115]在中国儿童中也有类似发现。目前研究支持FTO基因多态性与肥胖风险相关，但因年龄、性别等因素产生差异的生理机制仍须探索。

三、营养与肥胖相关基因

不同遗传背景人群的敏感食物种类有差异。有研究发现，在高碳水化合物饮食人群中，南亚人遗传风险评分（genetic risk score，GRS）越高则肥胖发生风险越高；但在高蛋白饮食人群中，东南亚和西亚人群 GRS 越高则中心性肥胖发生风险越高[118]。基于个体独特的遗传背景，营养遗传学提供了更精确的饮食理论基础[119]。单个基因变异本身预测价值较低，但基因之间协同效应、基因与营养等环境因素交互作用已被证明可影响肥胖发生风险，明显提升了基因预测价值[120]。

（一）总能量

肥胖相关基因变异可调节能量摄入。据调查，*LEP* 与 *FTO* 基因对脂肪、糖或蛋白质敏感，可控制能量摄入[121]。*LEP* 基因表达产物瘦素可通过糖异生途径直接调节葡萄糖等碳水化合物代谢。一项研究发现，5mmol/L 葡萄糖浓度升高至 10mmol/L，脂肪细胞 *LEP* 基因表达水平显著增加；葡萄糖含量过高反而抑制 *LEP* 基因表达[122]。饱和脂肪酸摄入量与能量摄入量成正比，但与 *LEP* 基因表达水平负相关[123]。*FTO* 风险等位基因携带者倾向于摄入高热量食物、乳脂肪或蛋白质，会因饱腹感下降出现暴食行为[124]，这与另一项前瞻性研究结果类似[125]。一项荟萃分析结果表明，每个 *FTO* 风险等位基因携带者的总能量摄入比非携带者明显少[126]。控制 *FTO* 位点可能预防甚至逆转高脂饮食引起的体重增加或肥胖[127]。部分 GWAS 发现，*MC4R* rs17782313、rs17700633 位点风险等位基因与总能量摄入、饮食脂肪增加相关，其携带者 BMI 增加更高[128]。*UCP2* 基因 -866G/A 位点 GG 基因型携带者对能量摄入更敏感[129]。这些研究为基因 - 能量交互作用对肥胖风险的影响提供了重要见解。然而，一项综述认为 *FTO*、*MC4R* 等基因不一定能影响总能量摄入[130]，此矛盾结果需要更多研究探索验证。

（二）碳水化合物

碳水化合物摄入量产生的肥胖效应存在个体差异，这与基因型不同有关。16 个肥胖 SNP 构成 GRS 与碳水化合物、植物蛋白质之间均呈负相关，证明宏量营养素摄入可以改变 GRS 与肥胖的关联，其中 rs1042714 位点变异携带者的高碳水化合物摄入量（占每日总食物摄入量的比例 >49%）与 BMI 的增加相关[131]。与摄入坚果相比，面食和豆制品分别富含植物蛋白和碳水化合物。*APOA5* rs662799 位点 AA 型携带者过多摄入面食、豆制品可明显增加肥胖发生风险[132]。有研究发现，女性 *ANKK1* rs1800497 位点 AA 型、rs1800544 位点 GG 型等特定基因型对碳水化合物的反应尤其明显。这可能由于 rs1800497 位点 AA 型会降低多巴胺 D2 受体密度，该受体可以与糖类结合导致大脑的快感，而该受体数目降低需要通过摄入更多的糖来获得快感，所以出现食量增加和较高 BMI[132]。复杂碳水化合物的消化能力也因基因有所差异[133]。*SI* 基因非 AG 基因型携带者往往蔗糖吸收率低，*AMY* 基因缺失阻碍了淀粉消化能力，明显降低超重和肥胖风险，并且此类代谢紊乱遗传风险会累积[133]。此外，对甜食的味觉能力较低的受试者易患肥胖症，有学者首次发现 *TAS1R2* rs35874116 位点与甜味敏感性有关[134]，这也为是否调查偏好某类味道食物的习惯对肥胖的影响带来启示。

摄入糖的类型和质量不同可能强化肥胖相关基因效应。由 32 个 SNP 构成 GRS 与

BMI、体脂质量相关，并且含糖饮料摄入量增加与高 BMI 遗传倾向相关[135]。在中国青少年中同样发现，每周饮用含糖饮料≥500ml 可明显增加肥胖风险[101]。含糖饮料对饱腹感影响较小，但含有高糖分高热量，这与其和肥胖关联基因交互作用共同增加了肥胖发生风险[135,136]。相比之下，一项研究发现摄入淀粉可减少 AMY1 基因（编码淀粉酶）拷贝数，AMY1 基因拷贝数低，导致淀粉大量未消化，通过胃肠道运输时供给机体能量减少从而降低肥胖风险[137]。膳食纤维摄入与 LIPC rs1800588 多态性之间也存在基因 - 营养交互作用[138]，但其因果关系需要进一步研究。这些结果强调评估碳水化合物的质量和数量同样重要，特别是对于那些遗传性易肥胖个体，摄入的碳水化合物类型可能会加剧肥胖风险[120]。

（三）脂肪

目前已发现与总脂肪摄入调节相关基因如 FTO[139,140]、脂肪代谢相关基因如 APOA5[141,142]、与脂肪细胞分化相关基因如 PPARG[143] 等。但不同基因或基因型产生的肥胖效应不同。携带 FTO 风险等位基因的个体肥胖风险明显增加[139,140]，而 APOA5 rs662799 位点 C 等位基因携带者则可免于肥胖发生[141,142]。3 项病例对照研究发现，PPARG rs1801282 位点（Pro/Pro）纯合子个体的脂肪摄入量与 BMI 正相关，而 Ala 基因型携带者 BMI 和脂肪摄入量无关[143]。

不同类型脂肪酸对人体超重 / 肥胖产生的效应不同。APOA2、FTO 风险等位基因的肥胖携带者更易摄入饱和脂肪酸（saturated fatty acid，SFA）[144-146]。63 个 SNP 构成 GRS 与总脂肪和 SFA 摄入正相关[147]，Celis-Morales 等研究有类似发现[148]。因此限制 SFA 以减少总脂肪摄入量，有助于高肥胖遗传风险的个体预防肥胖。然而，PPARγ 12Ala 等位基因携带者单不饱和脂肪酸（monounsaturated fatty acid，MUFA）摄入量与 BMI 负相关[143]，LPL、ADIPOQ 和 APOE 基因的常见变异调节腹型肥胖成人在等热量饮食中对 MUFA 的体脂肪质量反应[149]，这说明基因是人类对膳食脂肪生理反应的重要因素。该结论也在地中海人群中进行的后续研究所证实[150,151]。坚果富含不饱和脂肪酸，可以与多种不同基因型（如 ANKK1 基因 rs1800497 GG/GA、rs3751812 GG，APOA5 基因 rs662799 AA）协同作用，帮助女性保持较好体型[132]。rs662799 AG 基因型女性，食用蛋类会导致肥胖风险增加，吃油炸食品等富含油脂的食物反而利于维持体型；但 GG 基因型的女性吃过多脂肪则易造成脂肪囤积[132]，这可能由于 GG 基因型会增加血液低密度脂蛋白（LDL）的含量，降低 LDL 颗粒的尺寸、较高的氧化 LDL 含量[152]。坚果是优质油脂来源，而棕榈油、花生油、调和油则增加肥胖风险。综上可见，三大营养素的品质是肥胖的重要影响因素[132]。

此外，对某些类型脂肪酸的味觉敏感性不同与人体超重或肥胖倾向有关，如 KCNB1 rs6063399 位点、KCNC2 rs7311660 位点往往对脂肪酸敏感[153]。对脂肪酸敏感的人更容易摄入高剂量脂肪，往往 BMI 较高、易肥胖[154,155]。KCNC2 rs7311660 风险等位基因携带者易感知脂肪酸，这可能与 CD36（脂肪酸转移酶，参与脂肪检测和偏好脂肪）表达改变有关[156]。

特定的基因差异可能在个人食物偏好和摄入量中发挥作用，对营养和饮食习惯具有重要影响。

（四）蛋白质

一些研究已经报道了基因与蛋白质摄入的交互作用对肥胖特征的影响。一项综合 40 项研究的系统综述发现，与 FTO 相关的变异和蛋白质摄入量增加之间存在统计学显著关联；携带风险等位基因的个体患肥胖的风险显著增加[157]。11 091 例欧洲成人的 CTSS rs11576175 位点变异可增加肥胖风险，而膳食蛋白质摄入可以强化此关联[158]。此外，一些学者也意识到蛋白质来源至关重要。较高的总蛋白和动物蛋白摄入量与较高的体脂率（body fat mass，BFM）显著相关，这种相关性在高遗传风险组的个体关联明显强化；而植物蛋白的摄入量对低遗传风险组的个体有保护作用[131]。赵婧雅等[132]研究认为，摄入足量优质的蛋白质对保持良好体型很重要，同时鸡蛋来源蛋白质优于红肉。因此，蛋白质和特定的氨基酸在体重调节方面相互作用，其中遗传背景可以解释与肥胖相关的不同个体间结果[159]。

（五）微量营养素、植物化合物

维生素（生育酚、叶酸、生物素）、矿物质（锌）和植物化合物（黄酮类、儿茶素）等营养成分能够调控人类基因表达[160]。一项 50 808 名韩国成年人 GWAS 发现，叶酸、维生素 B_2 可能分别强化 GHR rs4130113、CRYBB2 rs5760920 位点与肥胖发生风险的关联[161]。Galmés 等研究[162]发现，SCARB1 rs5888、UCP2 rs659366 和 UCP1 rs1800629 位点与维生素 A 交互作用可能影响体脂率（body fat%，BF%），这些基因可以依赖摄入维生素 A 的方式促进更有效地脂肪代谢。Mehrdad 等研究[163]发现，锰可以预防携带 FTO rs9939609 风险等位基因成人超重或肥胖。

四、结论

GWAS 是鉴定复杂疾病关联位点的主要方法之一，已确定 750 多个肥胖相关基因座、3 000 余个 SNP，这些基因主要位于瘦素 - 黑素皮质素信号通路、中枢神经元信号通路、胰岛素信号通路等。此类研究大多聚焦欧美裔个体，但近年亚洲 GWAS 发现并验证 RALGAPA1 等多个新肥胖易感基因座，作出了重大贡献。肥胖遗传学研究未来的挑战就是阐明这些基因变体与肥胖发生关联的生物机制。目前研究认为，FTO、LEP、MC4R 等基因可能成为预防和治疗靶点。此外，营养干预已被证明是治疗和预防这些疾病的有效策略。然而，在人类对相同营养模式的反应以及不同的反应如何影响其健康状况方面存在显著差异。人类对饮食的不同反应很大一部分是由于个体间存在基因变异。营养基因组学是一个新的研究领域，旨在评估营养素和饮食习惯在不同水平上与基因组相互作用的机制。研究这些基因变体与对特定营养素、食物和食物模式的不同反应机制，并与肥胖联系起来。这些发现最终可能有助于制定控制体重的个性化饮食建议。

第二节
肥胖表观遗传学及其与营养的关联研究

肥胖是能量摄入与消耗不平衡导致脂肪组织中过量脂肪积累的复杂代谢性疾病。1942年 Conrad Waddington 首次提出表观遗传学概念，即表观遗传机制调节基因表达模式，但不影响 DNA 碱基序列[164]。研究发现，肥胖发生不能完全用基因变异解释，生活方式、饮食习惯等环境因素可通过改变表观遗传机制增加肥胖发病风险[165]。

表观遗传机制可遗传[166, 167]、可修改[168, 169]特征对预防治疗肥胖很重要。可遗传特征使表观遗传特征可以作为一种生物标志物，用于检测代谢发展轨迹的改变。即使没有直接导致肥胖，但若这些标志物与肥胖相关，表现出个体差异且不随时间发生改变，则可作为肥胖的预测因子，具有降低风险的潜力[170, 171]。如食欲调节基因 POMC、NPY 甲基化可作为减肥维持与体重恢复的生物标志物。血液中低水平 POMC 甲基化与减肥维持有关，NPY 甲基化可预测基于饮食的减肥干预 32 周后体重反弹情况[172]。可修改特征使得干预肥胖发展的因果途径成为可能。如果表观遗传标记对早期暴露后干预措施敏感，可考虑采取干预措施来逆转这些标记，如通过改变生活方式和激素或药物管理，从而降低肥胖及相关疾病发生发展风险[173]。例如，饮食干预与肥胖风险增加有因果关系，可以放大风险基因效应或诱导修饰特定基因的表观遗传调控改变[174, 175]。若采取六周等热量平衡饮食，则可促使骨骼肌中 6 508 个基因的 DNA 甲基化改变在人体内得到恢复[176]。

表观遗传背景分析是确定控制饮食等因素与肥胖关联的分子机制的重要途径。了解导致个体之间对饮食的敏感性存在差异的因素与作用方式，有助于肥胖相关的预防、治疗等管理[177, 178]。本节对可能对肥胖产生影响的表观遗传学生物标志物及其敏感膳食因素进行综述。

一、表观遗传学

（一）DNA 甲基化

DNA 甲基化是由 DNA 甲基转移酶（DNA methyltransferase，DNMT）催化，将 S- 腺苷甲硫氨酸的甲基转移到胞嘧啶第五位碳原子后生成 5- 甲基胞嘧啶的化学修饰过程，只影响基因转录活性而不涉及 DNA 序列改变。包括 DNA 广泛低甲基化、基因启动子特殊区域 CpG 岛高甲基化，目前研究多集中于后者[179]。CpG 岛即 DNA 启动子区一段 C、G 碱基高度重复的序列。DNA 高甲基化导致基因沉默，低甲基化则刺激基因表达。

DNA 甲基化可以作为肥胖相关疾病预后的生物标志物。如研究发现与体重正常的健康受试者相比，肥胖患者中可能出现 H19、IGF2、HSD11B2 等基因异常甲基化。即使 NR3C1、TNF 基因等的启动子不包含富含 CpG 序列，也可能与调节体重的表观生成机制有关[180]。此外，DNA 甲基化可能介导了妊娠相关暴露与后代肥胖之间的关联[180, 181]。Sharp

等[181]检测 1 018 名参与者的后代全表观基因组的 DNA 甲基化发现，与正常体重母亲的新生儿后代相比，肥胖和体重不足母亲的后代分别有 28 个和 1 621 个 CpG 位点发生差异甲基化，其中 78.6% 与肥胖正相关，87.9% 与体重不足正相关，并且母亲肥胖与后代甲基化的关联强于与父亲肥胖的关联。

1. 整体 DNA 甲基化 异常 DNA 甲基化可发生在整体基因水平[182, 183]。如先前确定的大多数与 BMI 相关的 CpG 或样本人数较少的大型表观基因组关联研究（The largest epigenome-wide association study，EWAS）（N<1 000）[174, 184-189]和样本量适中或者只使用 FDR 或不是特别严格的临界值研究[190-194]都发现 DNA 甲基化与 BMI 显著相关。近 5 年来有 15 项 EWAS，其中，中国人群 EWAS 有 2 项（表 4-15-2）。EWAS 以全基因组关联研究（GWAS）为基础，协助破译疾病病因学，并识别肥胖等疾病特异性生物标志物 8 000 余个 DNA 甲基化标记。使用设计良好的 EWAS 有可能揭示疾病发生机制、确定预防治疗新靶点[195]。

表 4-15-2 近五年肥胖相关 EWAS 部分文献汇总表

参考文献	研究队列	人群国家/地区	样本例数	肥胖评价指标
Akhabir 等（2022）[196]	NutriGen, CHILD, START	加拿大	—	BMI
Wu 等（2022）[197]	—	中国	60 对双胞胎	WHR
Chen 等（2021）[198]	—	亚洲	409 人	BMI, WC
Sharp 等（2021）[199]	19 个队列	欧洲	6 876 人	BMI
Xie 等（2021）[199]	SFS	欧洲	210 人	BMI, WC, WHR
乔豪飞等（2021）[200]	—	中国	60 对双胞胎	BF%
Fraszczyk 等（2020）[201]	—	荷兰	40 人	BMI
Crocker 等（2020）[202]	The Strong Heart Study	美国	2 352 人	BMI, WC, BF%
Sun 等（2019）[203]	BHS	美国	1 485 人	BMI
Li 等（2019）[189]	—	澳大利亚	479 人	BMI
Campanella 等（2018）[204]	EPIC、NOWAC、VIP、NSHDS	欧洲	1 941 人	BMI, WC, WHR, HIP
Geurts 等（2018）[205]	MCCS	澳大利亚	5 361 人	BMI
Van 等（2018）[191]	DOMInO	澳大利亚	438 人	BMI
Samblas 等（2018）[194]	GENOI	欧洲	24 人	BMI
Wang 等（2018）[206]	ARIC、EpiGO、LACHY、BP	非裔美国	2 797 人	BMI

注：BMI，体质指数；HIP，臀围；WC，腰围；WHR，腰臀比；BF%，体脂率。

2. 局部 DNA 甲基化 异常 DNA 甲基化也可能发生在局部基因水平，其中脂质代谢、胰岛素抵抗与缺氧和炎症相关基因最易发生肥胖相关的 DNA 甲基化改变。

（1）脂质代谢：*LEP* 基因启动子甲基化与体重呈负相关，也与糖代谢受损、胰岛素敏感性降低和脂质谱改变有关[207]。该基因甲基化水平存在组织特异性，如内脏脂肪细胞 *LEP* 基因甲基化率为 8%，而血管基质脂肪细胞和肝脏中分别为 18% 和 21%[208]。同时，该基因甲基化与 BMI 的关联与年龄有关。研究发现，CpG（cg23381058）甲基化状态与早期短暂性肥胖婴儿的 BMI 轨迹呈正相关[209]。另一项规模较大研究（*N*=10 261）观察到，与成人 BMI 相关的 187 个 CpG 的富集量随着儿童年龄的增长而增加[168]。

（2）胰岛素抵抗：*IRS1*[47]、*PIK3R1*[211]、*INS*[212] 基因等参与胰岛素信号传导，其甲基化状态与胰岛素敏感性、能量代谢等密切相关[210, 213]。Rohde 等[214] 在 146 名肥胖个体的内脏、皮下脂肪组织中观察到更高的 *IRS1* 基因启动子甲基化和更低的基因表达，这与体重、腰围和糖代谢受损指数直接相关。*PIK3R1* 基因启动子甲基化在减肥手术后表达明显降低[211]。

（3）缺氧和炎症相关基因：炎症可诱导基因启动子高甲基化，提供了超重和表观遗传学的潜在联系[215]。*HIF3A*、*TNF*、*IL6*、*TFAM* 等基因与缺氧、炎症相关，也是肥胖中 DNA 甲基化的重要改变[216-218]。*HIF3A* 基因 CpG 甲基化与 BMI 相关，然而也有部分研究认为两者无关[174, 186, 187, 219, 220, 221]，可能与年龄、样本量等有关。由于证据有限，尚需进一步研究探索相关生理机制。

（二）组蛋白修饰

组蛋白是可包裹 DNA 并产生致密染色质的一种球状蛋白质，包括 H1、H2A、H2B、H3 和 H4 组蛋白。组蛋白修饰包括乙酰化、甲基化、磷酸化和泛素化等，可影响 DNA 堆积的致密性，从而影响转录因子的可及性和基因表达。一般而言，组蛋白乙酰化和磷酸化激活基因表达，组蛋白去乙酰化、甲酰化和生物素化抑制基因表达，甲基化和泛素化则根据被修饰的位置和程度充当阻遏物或激活物[58]。

1. 组蛋白乙酰化 组蛋白修饰酶变化与脂肪生成相关的关键调节基因的表达改变有关[222]。组蛋白乙酰化调节 *POMC* 和 *NPY* 基因表达，这些基因残基乙酰化增强与高脂肪饮食诱导的肥胖有关[223]。高脂肪饲料喂养动物的肝脏中 *TNF* 和 *CCL2* 基因的 H3K9 和 H3K18 乙酰化程度增加，可能与炎症诱导有关[223]。然而，热量限制等减肥干预措施可以抑制这些改变，如通过提高 H4 乙酰化以提高脂肪组织中葡萄糖转运蛋白表达[224]。上述结果表明，在肥胖发生发展中组蛋白乙酰化是脂肪形成的重要表观遗传调控之一。

2. 组蛋白甲基化 在加速肥胖进程的表观遗传修饰因子中，组蛋白赖氨酸去甲基化酶 Jhdm2a 处于首位[225, 226]。Jhdm2a 可特异性催化 H3K9 去甲基化以发挥表观遗传学效应，在细胞核激素受体介导的基因激活和雄性生殖细胞发育等过程中至关重要。小鼠敲除 *Jhdm2a* 基因后呈肥胖表型，并引起细胞中 β- 肾上腺素刺激释放糖分、棕色脂肪组织出现氧消耗紊乱、抑制骨骼肌中脂肪氧化和释放糖分。Jhdm2a 还能调控 *PPARα* 和 *Ucp1* 等代谢功能性基因表达，间接参与肥胖发生[226]。

3. 组蛋白磷酸化　虽然组蛋白磷酸化研究较少，但被认为在有丝分裂、细胞死亡、修复、复制和重组中发挥直接作用，通常与基因转录激活有关[227]。

（三）非编码 RNA

miRNA 是在真核生物中发现的具有调控功能的内源性非编码 RNA，其长为 20～25 个核苷酸。miRNA 可直接或间接作用于靶基因或通过改变调控细胞功能的蛋白质表达间接影响基因表达[228]。miRNA 分布于细胞、全血、血清和血浆中[197]，目前研究发现 miR-143、miR-221、miR-222 等 80 余种 miRNA 可抑制或促进脂肪细胞分化（表 4-15-3）。

表 4-15-3　促进 / 抑制脂肪生成的 miRNA

促进脂肪生成的 miRNA	参考文献	抑制脂肪生成的 miRNA	参考文献
miR-17	［230，248］	let-7	［232，74］
miR-21	［249］	miR-14	［237，250，251］
miR-27	［231，252］	miR-15a	［236，253］
miR-26b	［254，255］	miR-22	［256］
miR-30	［257，258］	miR-23	［232］
miR-33	［231，252］	miR-26a	［232］
miR-103	［259］	miR-27a/b	［240］
miR-101	［232］	miR-28-5p	［232］
miR-122	［231，244，255，260，261］	miR-29c	［258］
miR-130a	［258］	miR-30e-3p	［232］
miR-132	［230］	miR-31	［262］
miR-140-5p	［236］	miR-32	［232］
miR-142-3p	［236］	miR-33b	［263］
miR-143	［264］	miR-93	［265］
miR-144	［232］	miR-99b	［258］
miR-146b	［266］	miR-103	［258］
miR-148a	［267］	miR-122	［230］
miR-150	［258］	miR-125	［236，268］
miR-155	［229］	miR-130	［236，241］
miR-181	［269］	miR-132	［230］

促进脂肪生成的 miRNA	参考文献	抑制脂肪生成的 miRNA	参考文献
miR-191	[231, 252]	miR-138	[359]
miR-197	[232]	miR-143	[231, 232]
miR-199	[231, 252, 261, 270]	miR-145	[271]
miR-204	[272]	miR-151	[232]
miR-210	[240, 273]	miR-155	[274]
miR-221	[229]	miR-181a	[232]
miR-222	[229, 236]	miR-193a/b	[275]
miR-320	[276]	miR-194	[277]
miR-370a	[231, 252]	miR-221	[236, 258, 274]
miR-371	[278]	miR-222	[274]
miR-375	[279]	miR-224	[280]
miR-378	[231, 252, 281]	miR-324-3p	[230]
miR-584	[232]	miR-340	[258]
miR-625	[230]	miR-344	[240]
miR-637	[282]	miR-335	[231, 252]
		miR-363	[283]
		miR-365	[232, 243]
		miR-369	[278]
		miR-374b	[232]
		miR-375	[230]
		miR-423-5p	[236]
		miR-448	[284]
		miR-520c-3p	[236]
		miR-532-5p	[236]
		miR-539	[285]
		miR-652	[230]
		miR-709	[286]
		miR-758	[231, 252]

　　miR-221、miR-222、miR-155 等可促进脂肪生成。近年来，许多研究采用减肥手术干预[229]、病例对照研究[230]等方式，对儿童与青少年[231]、女性[232]等人群开展与肥胖相关的 miRNA 谱分析研究。减肥手术后脂肪细胞 miR-221、miR-222 和 miR-155，以及 IL-6 和 TNF-α 基因的表达明显增加[229]。与瘦弱个体相比，肥胖个体的前脂肪细胞和成熟脂肪细胞中的 miRNA 调控在全基因组范围内不同[233]。100 余个与体重变化相关的 miRNA 谱发生了显著变化[232, 234-236]，如 miR-192 被发现与肥胖相关。

　　let-7、miR-27a、miR-130a 等可抑制脂肪生成。let-7 是第一个被发现的人类 miRNA，其存在于一个非常保守的家族中，其中 11 个成员与许多关键的细胞功能（如凋亡、增殖和细胞周期检查点）相关。该 miRNA 家族通过靶向胰岛素受体等调节葡萄糖代谢和外周血胰岛素抵抗。let-7 通过调节 AThook2 基因表达来负向控制脂肪的形成。let-7 在 3T3-L1 脂肪形成模型中表达上调[237]。研究表明，let-7 作为一种抗成脂因子，控制从克隆扩增到终末分化的转变。此外，let-7 已被证明直接参与小鼠的葡萄糖代谢和胰岛素抵抗，作用于与胰岛素 /IGF-1R 通路相关的靶点[238]，let-7 可能也是糖尿病的治疗靶点[239]。miR-27a 和 miR-130a 的过表达明显抑制了脂肪细胞的分化和 PPARγ 的表达，提示它们可能是脂肪形成的抑制因子[240, 241]。值得注意的还有 miR-27a 和 miR-130a，它们通过 PPARγ 下调来抑制脂肪细胞分化[240, 241]。Lin 等[242]发现，在脂肪细胞分化过程中 miR-27 下调。在哺乳动物中，棕色脂肪能燃烧脂肪产生热量并可预防肥胖症。在棕色脂肪的形成过程中，miR-193b 和 miR-365 表达上调。反之，miR-193b 和 miR-365 高表达则可以阻止细胞中肌肉的分化并提高棕色脂肪细胞的形成[243]。与瘦人相比，肥胖女性的腹部皮下脂肪组织和血浆中 miR-130a 和 miR-130b 的表达水平较低[236]。相比之下，循环 miR-130b 在肥胖儿童中更高[234]。

　　miR-122、miR-132、miR-143 等与脂肪生呈正相关或负相关。孕前和妊娠期肥胖者脂肪组织和循环中的候选代谢标志物 miR-122 等显著降低[230]。然而，Willeit 等在长达 15 年队列研究中发现，循环 miR-122 与肥胖发生风险正相关[244]，这可能与发展代谢紊乱作用机制等有关。miR-143 在与脂肪形成相关的 miRNA 中研究较多。miR-143 和 miR-145 经常被一起研究，它们位置紧密，可以共同转录。miR-143 已被确定为通过 ERK5 信号通路发挥作用，是人脂肪细胞分化的正调控因子。miR-143 和 miR-145 在肥胖小鼠模型的肝脏中表达上调，而 miR-143 的异常表达损害胰岛素刺激的 AKT 激活和葡萄糖稳态。相反，缺乏 miR-143-145 簇的小鼠并没有发生与肥胖相关的胰岛素抵抗[235]。

　　尽管 miRNA 通常仅对单个靶基因发挥微弱的抑制或促进作用，但它们通常作用于特定信号通路中的几个相关转录物，导致显著的累积效应。miRNA 可作为潜在的诊断生物标志物，因为它们满足定义良好生物标志物的大多数标准，即可通过非侵入性方法快速和准确检测、具有高度的敏感性和特异性、可早期检测、半衰期很长。因此，识别肥胖发展过程中失调的 miRNA 可为肥胖的临床诊断提供早期生物标志物[245-247]。

二、营养与表观遗传学

在不改变 DNA 序列的情况下，食物营养成分改变可以诱导 DNA 甲基化、组蛋白、miRNA 等一系列表观遗传变化（表 4-15-4），其中 DNA 甲基化相关研究最多。配子成熟和胚胎期间、产前和新生儿时期、青春期和衰老都是表观遗传可塑性增强时期，这些时期表观遗传修饰可以引起发育中生物体表型持续变化[287]。根据胎儿或发育程序起源假说、节俭表型假说等，父母与子代的肥胖存在因果关系，父母健康饮食可为子代健康发育创造积极环境[288-290]。同时，自身饮食干预也可改变表观遗传物质，降低肥胖发生风险。如限制总热量饮食使基线 LINE-1 甲基化水平升高，患者体重减轻[291]。此外，Lee 等[292]对 1 573 名弗明翰队列后代 BMI 和 402 793 个基因位点、415 202 个 DNA 甲基化位点和 397 个饮食因素等相互作用进行机器学习，认为个别食物和营养素可能比饮食模式特征更重要，这与个性化营养概念一致。

表 4-15-4　营养在肥胖相关生理和病理过程中的表观遗传作用

饮食模式或营养成分	表观遗传机制	参考文献
不同结构膳食	DNA 甲基化	[213, 293-310]
	组蛋白修饰	[293, 293, 302, 311-318]
能量	DNA 甲基化	[215, 291, 319-335]
	组蛋白修饰	[336, 337]
碳水化合物	DNA 甲基化	[301, 331, 338-341]
	组蛋白修饰	[342]
蛋白质	DNA 甲基化	[309, 331, 343-357]
	组蛋白修饰	[356, 357]
脂肪	DNA 甲基化	[176, 331, 334, 358-375]
	组蛋白修饰	[225, 376-378]
	miRNA	[379-381]
宏量或微量营养素	DNA 甲基化	[382, 383]
	miRNA	[384, 385]
	组蛋白修饰	[386, 387]
植物化合物	miRNA	[229, 273, 285, 388-393]
	组蛋白修饰	[394-398]

（一）不同结构膳食

许多学者对利于减肥的素食、地中海/低碳水化合物饮食、低脂饮食、甲基缺乏饮食等产生兴趣。Keller 等[298]进行为期 18 个月地中海/低碳水化合物或低脂饮食随机对照试验发现，体重下降超过 16% 的反应者和无反应者之间的 DNA 甲基化存在显著差异。Ajala 等[399]进一步发现地中海/低碳水化合物或低脂饮食比其他结构饮食的减肥效果更明显。此外，地中海饮食干预可能与生物钟有关，有时间限制的饮食有利于新陈代谢，提示间歇性禁食利于减肥[400]。Samblas 等[301]也发现饮食干预可改变生物钟系统相关基因（BMAL1 基因）甲基化状态，参与调节肥胖受试者脂肪生成和脂质代谢。高碳水化合物/脂肪比膳食可诱导 Sglt1 基因残基的 H3K9 乙酰化及其在空肠中表达[401]，以及蔗糖酶-异麦芽糖酶基因残基 H3、H4 乙酰化[402]。这些与碳水化合物消化吸收有关基因可能随饮食改变而发生表观遗传变化。此外，摄入富含水果和蔬菜的均衡营养膳食可诱导外周血中的整体 DNA 甲基化，并且北得克萨斯健康心脏研究也报道了类似的结果[295]。

甲基供体对于 DNA、组蛋白等甲基化至关重要。甲基缺乏饮食会降低某些赖氨酸和精氨酸甲基转移酶及其相应的 mRNA 水平[403]。叶酸、蛋氨酸、胆碱、甜菜碱和维生素等是重要的甲基供体营养素。其中，叶酸是一种水溶性 B 族维生素，叶酸携带甲基并最终传递甲基合成 S- 腺苷甲硫酸胺（S-adenosylmethionine，AdoMet），而 AdoMet 是 DNA 甲基化反应的唯一甲基供体，因此叶酸被广泛研究。在围孕期，减少摄入蛋氨酸/叶酸循环的特定膳食可导致后代整体 DNA 甲基化改变，继而改变肥胖等表型[404]。

（二）能量

低热量/低蛋白质饮食等与肥胖、糖尿病、高血压和高胆固醇血症有关[314]。研究表明，低热量饮食是最利于减肥的选择[405]。然而，饮食干预后体重减轻的个体差异很大[406]，遗传变异可能解释了对同一干预反应的个体间差异部分原因[407-408]。如总热量摄入与 LEP 甲基化相关[331]，而对热量限制反应良好的肥胖女性 LEP 基因启动子甲基化水平往往较低[322]。TNF-α[322]、SOD3[326]、SOCS1 和 SOCS3[409]、IL-8[410]、CASP8[411]等基因启动子甲基化可能也是预测低热量饮食引起体重减轻的炎症标志物，这些发现可能代表开始迈向基于表观遗传标准的个性化营养。除 DNA 甲基化外，研究发现，调节组蛋白甲基转移酶活性也可影响肥胖表型[412]。Sirtuins 是最近发现的一类依赖于 NAD（＋）的蛋白质去乙酰化酶，低热量饮食可降低其表达[336]。

（三）碳水化合物

高碳水饮食可能与肥胖正相关，也可能负相关，可能因含糖饮料、全谷物、水果和蔬菜的膳食纤维等碳水化合物的来源而异。研究表明，碳水化合物摄入可以诱发 DNA 甲基化、组蛋白、miRNA 等表观遗传变化以改变肥胖发生风险。如 LEP 基因甲基化水平较低与碳水化合物摄入量增加显著相关，特别是添加糖、精制碳水化合物[331]。Ramos 等[340]发现

碳水化合物摄入与 *DA* 基因甲基化状态有关，*DA* 基因编码一种调节中枢奖赏系统和食物摄入的神经递质，因此该基因高甲基化和表达下调会引起饮食失调和肥胖。葡萄糖能够诱导组蛋白 H4 的高乙酰化，而后者可提高脂肪组织中葡萄糖转运蛋白 4（glucose transporter 4, GLUT4）表达，增加肥胖发生风险，提示葡萄糖参与了脂肪形成的表观遗传调控[342]。膳食纤维可通过调控表观遗传变化降低体重。研究表明，膳食纤维摄入量与循环 miR-16-5p 水平正相关，miR-16-5p 与免疫调节短链脂肪酸的循环或肠道水平有关，摄入膳食纤维后这些脂肪酸会增加，利于降低体重[413]。此外，*RORA*、*BMAL1* 等生物钟基因甲基化可以控制身体代谢，与蛋白质或脂肪饮食无关，但与碳水化合物摄入有关[301, 340]。

（四）蛋白质

适度低蛋白饮食可能改变后代表型，如给怀孕大鼠喂饲低蛋白质饮食可能导致后代肝脏整体 DNA 高甲基化[344]，这是最早提示宫内发育过程中营养失衡与表观遗传修饰之间存在联系的研究。人体结果也是如此，低蛋白质饮食可诱导孕妇体内肥胖相关 DNA 甲基化、组蛋白修饰改变，如 *GR*、*PPARα* 基因甲基化率分别降低 33%、26%[356-357]。当人类素食者与杂食动物比较时，蛋白质来源是表观遗传变化的决定因素。有研究发现，素食者饮食中蛋氨酸含量往往较低，这可能会抑制 DNA 甲基化活性[414]。与杂食者相比，素食者 *FTO* 基因 CpG1、CpG2、CpG3 和 CpG4 位点，*MC4R* 基因 CpG2 位点的 DNA 甲基化水平更高[309]。然而有研究表明，高蛋白质饮食对减少脂肪质量相对无效[415]，因此蛋白质饮食是否利于降低肥胖发生风险仍需探讨。

（五）脂肪

脂肪质量选择很重要。高脂肪饮食可诱导白色脂肪组织中 *PPARG*[359] 和 *LEP*[416] 基因 CpG 位点呈高甲基化，增加肥胖风险。孕妇在怀孕期间补充 ω-3 PUFA 则可能调节婴儿的总体甲基化水平，降低肥胖风险[341]。高脂饮食除通过诱导 DNA 甲基化等方式在肥胖和代谢综合征发病机制方面发挥作用外，也可以改变组蛋白修饰或 miRNA 等。高脂肪饮食可诱导下丘脑中 *GHR* 基因[417] 呈跨代低甲基化，也可在下丘脑内侧观察到组蛋白去乙酰化酶 HDAC5 和 HDAC8 表达增强，进一步影响调节能量代谢和食欲调节相关基因表达[225]。长期高脂肪饮食摄入也会诱导 HDAC9，干扰脂肪细胞分化功能，导致脂肪细胞分化不正确，脂联素水平和储存脂质效率低下[378]。此外，脂肪也会改变 miRNA 整体或特异性表达进而增加肥胖风险，如 miR-103、miR-107[380]。

高脂肪饮食诱导发生的表观遗传标志物可遗传。一项连续用高脂肪食物喂养三代小鼠以观察脂肪肝代谢的研究发现，持续三代的饮食变化会促进与代谢表型调节有关的表观遗传修饰的渐进式积累[376]。

（六）宏量或微量营养素

除含甲基膳食外，还有一些宏量或微量营养素通过诱导有利的表观遗传改变来促进身体代谢和能量稳态。Li 等[383]对 5 687 名白人女性研究发现，习惯性摄入食物来源的 B 族维生素（叶酸、维生素 B_2、维生素 B_6）可能改变 DNA 甲基化对肥胖的长期影响。B 族维生素也可诱导 miRNA 改变，如 Krammer 等[384]在为期 12 周的运动干预研究中发现，miR-19b-3p 和 -101-3p 与 B 族维生素的摄入相关。此外，miR-19b-3p、miR-378a-3p 分别与镁、铁摄入量相关。锌、钙、维生素 C、维生素 E、镁、铬等也可诱导与体重调节有关的表观遗传改变[377, 385, 418]。有研究发现，孕期补充高剂量复合维生素会增加食物摄入并加速肥胖饮食者后代肥胖的发展[419]。

（七）植物化合物

研究发现，食用蔬菜与 NNAT 基因 CpG3 位点 DNA 甲基化的风险较低有关（OR＝0.941，95% CI：0.914～0.968），而且父亲饮食模式不健康可能导致不利的代谢条件，并增加后代患慢性疾病的风险[310]。其中，多酚是水果和蔬菜中含量最丰富的植物化学物质，包括酚酸（羟基苯甲酸和羟基肉桂酸）、类黄酮类（黄酮醇、黄烷醇、黄酮类、异黄酮类、黄烷酮类和花青素）、二苯乙烯类、木脂素和姜黄素类化合物。研究表明，多酚可以通过调节脂肪组织、氧化和炎症相关表观遗传改变发挥抗肥胖等有益作用[390]。姜黄素通过增加脂肪酸氧化、抑制脂肪生成和炎症基因表达来抑制脂肪生成，这是由 DNMTs、组蛋白去乙酰化酶和乙酰转移酶以及许多 miRNA 活性改变介导的[420]。低剂量大豆异黄酮染料木素诱导肝脏和肌肉 DNA 甲基化以调节体重、脂质谱和胰岛素[418]。白藜芦醇是组蛋白去乙酰化酶的有效激活剂。大量研究证明，白藜芦醇可以改善肝脏脂肪变性，改善胰岛素敏感性，提高脂肪分解 / 脂肪生成比，从而改善体重，效果与热量限制饮食相当[421]。萝卜硫素（十字花科蔬菜）和二烯丙基二硫化物（大蒜）等含硫化合物可改变组蛋白乙酰化以抑制脂肪生成[422]。总之，尽管在动物模型中有大量证据表明这些具体成分有抗肥胖益处，但目前还缺乏对人类影响的干预试验。

三、结论

EWAS 以 GWAS 为基础，协助破译疾病病因学，并识别出肥胖等疾病特异性生物标志物 80 余种 miRNA、不同类别组蛋白修饰和 8 000 余种 DNA 甲基化等表观遗传标志物。表观遗传标志物可调控肥胖发生风险的证据愈加明确，其可遗传、可修饰的特征促使营养干预成为降低肥胖发生发展风险的有效措施之一。低碳水化合物、高蛋白、微量元素摄入等饮食干预研究也强调了通过诱导表观遗传标志物方式实现减肥的重要性。探索识别更多新的生物标志物及其敏感营养素绘制成图谱，并根据其对降低肥胖发生风险贡献能力等赋予权重，继续深入研究营养素如何控制基因表达、组蛋白、miRNA 等生物标志物以调控肥胖发生发展风险等生理机制，有助于合理膳食指导，以减少肥胖及其代谢并发症的风险。

肥胖的蛋白质组学研究进展

肥胖是代谢紊乱疾病，仅在基因层面探索并不能全面体现肥胖患者体内各种与能量代谢有关的蛋白变化。蛋白质组可获得大量、完整和动态的蛋白质谱，可用于探讨肥胖与非肥胖蛋白质组的差异及动态变化。蛋白质组学为研究肥胖患者体内蛋白质表达的变化提供了技术支撑，有助于探讨肥胖的发病机制，并探寻肥胖相关干预的靶点[423]。

蛋白质组学分析最常用的生物分析平台包括基质辅助激光解吸/电离耦合飞行时间质谱、液相色谱耦合电喷雾电离质谱、表面增强激光解吸/电离质谱、蛋白质微阵列、同位素标记相对和绝对定量（isobaric tags for relative and absolute quantification，iTRAQ）等。蛋白质组学能够检测蛋白质翻译后修饰和蛋白质的相互作用，这是基因组学和转录组学无法检测到的。转录组、蛋白质组和代谢组确定的肥胖发病机制和生物标志物，需要更大的前瞻性队列研究来验证结果的准确性和重复性，组学技术促进了肥胖病因与慢性病关联的认识，为实现患者分层和精准营养铺平了道路[424]。

一、代谢健康型肥胖蛋白质组学研究

代谢健康型肥胖（metabolically healthy obese，MHO）表型正在受到关注，主要代谢机制尚未达成共识，MHO 主要指 BMI 较高，但血糖正常，胰岛素敏感，血压、血脂水平正常。Magdalena 等[425]综述了肥胖特别是 MHO 的组学研究，分析了不同表型人群的分子水平变化和靶向结果。MHO 表型参与者发生心血管疾病和糖尿病风险高于代谢健康正常体重参与者，但低于代谢不健康体重正常者。与健康瘦弱受试者相比，MHO 参与者患心血管病风险增加。

Hicham[426]等研究发现健康人与肥胖患者尿液蛋白调节的差异，共发现 54 种蛋白质受影响，其中 44 种蛋白表达上调，10 种蛋白表达下调。这些蛋白质与核因子 κB（NF-κB）、p38 丝裂原蛋白（mitogen activated protein，MAP）激酶通路有关，并参与炎症反应和癌症。代谢不健康肥胖患者（metabolically unhealthy obese，MUHO）与 MHO 比较，尿液中显著增加的有：参与炎症的蛋白质包括纤维蛋白原（FIBA）、血清转铁蛋白（transferrin，TRFE）和激肽原 -1（kininogen-1，KNG1）；胰岛素抵抗指标包括 ADP 核糖基化因子样蛋白 15（ADP-ribosylation factor-like 15，ARL15）和视黄醇结合蛋白 4（retinol conjugated protein 4，RET4）。研究肥胖对泌尿系统蛋白质的影响有助于肥胖相关并发症的早期发现和预防。

Qi 等[427]研究了 MHO 和非酒精脂肪肝（non-alcoholic fatty liver disease，NAFLD）受试者之间的血清差异表达蛋白谱。使用同位素标记相对和绝对定量（iTRAQ）方法为基础进行蛋白质组研究，与 MHO 相比，NAFLD 患者 10 种蛋白表达上调、5 种蛋白表达下调，免疫反应和甘油三酯代谢通路发生了变化，载脂蛋白 H 可能是区分 NAFLD 和 MHO 的潜在血液生物标志物。

Yuan 等[428]研究 MHO 受试者和 NAFLD 患者肝组织中表达差异的蛋白质，肝组织在减肥手术中提取，与 MHO 受试者相比，NAFLD 患者有 132 种蛋白表达上调、84 种蛋白表达下调（主要在线粒体内蛋白），KEGG 通路分析显示，上调的代谢通路包括 PPAR 信号转导通路，下调的代谢通路包含氧化磷酸化通路。免疫组化、Western blot 和 ELISA 证实了衰老关键蛋白 5（fibulin 5，FBLN5）和脱氢酶 / 还原酶 SDR 家族成员 2［dehydrogenase/reductase (SDR family) member 2，DHRS2］的表达情况，FBLN5 表达上调，DHRS2 表达下调。

二、肥胖与炎症的蛋白质组学研究

慢性炎症是肥胖发生和发展的因素之一，肥胖往往伴随脂肪组织的长期低度炎症。脂肪组织不仅是储能器官，还是能量调节的内分泌器官，分泌瘦素（leptin，LEP）、抵抗素（resistin，RETN）和脂联素（adiponectin，ADP）等。脂肪细胞脂质蓄积会导致细胞缺血、缺氧和坏死，引起巨噬细胞浸润并由 M2 亚型向 M1 亚型转变，M1 亚型为促炎表型，分泌肿瘤坏死因子 α（TNF-α）、白介素 -6（IL-6）等炎症因子；M2 亚型为抗炎表型，分泌 IL-10 等抗炎因子。促炎因子进而促使肥大细胞释放促炎潜能，促进炎症相关脂肪因子产生，如 TNF-α、IL-6、C 反应蛋白（C-reactive protein，CRP）[429]。

Sahebekhtiari 等[430]关注在不受遗传变异干扰的情况下，超重和肝脏脂肪对血浆蛋白质的影响。研究采用非靶向液质联用（LC-MS）蛋白质组学定量方法，对 BMI 不一致的年轻健康单卵双胞胎（双胞胎 BMI 差异 >3kg/m², n＝26）进行超重的影响评估。通过对 BMI 不一致双胞胎队列的亚组分析来探讨肝脏脂肪的影响：通过磁共振波谱测量得出，肝脏脂肪不一致对（肝脏脂肪变化 >2%，n＝12）和肝脏脂肪一致对（肝脏脂肪变化＜2%，n＝14）。在双胞胎体重较重者中，75 种蛋白有差异表达，这些蛋白在补体和炎症反应通路中显著富集。在肥胖者的两个肝脏脂肪亚组中都发现了补体失调。补体和炎症蛋白与肥胖、胰岛素抵抗和脂质受损显著相关。

Krasimira 等[424]使用基于鸟枪质谱的蛋白质组学测量加拿大和欧洲两大独立肥胖患者队列（包括 1 002 名肥胖和超重者）的血浆蛋白质组，并进行了特征分析和比较。与 BMI 有显著统计关联的生物标志物有：补体因子 B（CFAB）、补体因子 H（CFAH）、补体因子 I（CFAI）、CRP 等。在这些蛋白质中，CRP 与 BMI 的关系最为密切。

Ponce 等[431]探讨了慢性低度炎症相关蛋白与肥胖的关联，研究纳入了 4 组独立的欧洲人群，共 3 308 名参与者。发现了 14 种蛋白与肥胖相关，并且 4 种蛋白是最新提出的，分别是 DNER、信号淋巴细胞激活分子家族成员 1（SLAMF1）、RANKL 和 CSF-1。此外，还包括 CCL19、CCL28、FGF-21、HGF、IL-10RB、IL-18、IL-18R1、IL-6、SCF 和 VEGF-A。该项研究揭示了肥胖伴随的免疫失调蛋白，有助于了解肥胖发展的病理生理过程。

妊娠糖尿病（gestational diabetes mellitus，GDM）是妊娠期常见的代谢紊乱。发病率逐年上升，严重威胁母婴安全。肥胖是诱发妊娠糖尿病的重要因素。超重和肥胖孕妇中有很大比例为妊娠糖尿病孕妇。Chen 等[432]将体重正常的妊娠糖尿病孕妇设为对照组，超重、肥胖的妊娠糖尿病孕妇设为肥胖组，采集脐带血和胎盘样本，并进行对比研究。ELISA法检测血清炎症因子 IL-10、TNF-α、IL-6、脂多糖（LPS）、TLR4 表达。Western blot 检测BCL-2 和 caspase-3 的表达水平。TUNEL 染色观察胎盘绒毛凋亡情况。与对照组相比，肥胖组脐带血中抗炎因子 IL-10 水平降低，促炎因子 TNF-α、IL-6、LPS 水平升高。在胎盘组织中，肥胖组 LPS、TLR4 和 caspase-3 浓度较高，BCL-2 浓度较低。肥胖组胎盘绒毛比对照组更易发生细胞凋亡。

三、儿童青少年肥胖的蛋白质组学研究

儿童肥胖（childhood obesity）与代谢综合征（metabolic syndrome，MetS）已成为世界性的疾病问题。Zhen[433]等研究测定了半乳糖凝集素 -3 结合蛋白的表达水平，并探讨其与肥胖和代谢综合征的关系。半乳糖凝集素 -3 结合蛋白与代谢综合征呈正相关，因此可能有助于识别患代谢综合征的青少年。

口腔感觉是食物选择的一个关键方面，了解调节这种感觉的机制对儿童肥胖的研究非常重要。Rodrigues[434]等研究具有不同苦味或甜味敏感性的儿童唾液蛋白质组的差异，并评估这些潜在的差异是否与其 BMI 百分位数有关。对 387 名 8 ~ 9 岁儿童进行 BMI 百分位数评估，并根据他们对苦味和甜味的敏感性进行分类。在考虑 BMI 百分比和性别的情况下，使用基于凝胶的蛋白质组学方法，结合质谱法进行蛋白质鉴定，比较不同味觉敏感组之间的唾液蛋白质组成。结果发现，正常体重的苦味敏感儿童半胱氨酸蛋白酶抑制剂水平较高，超重的苦味低敏感儿童半胱氨酸蛋白酶抑制剂水平较高。唾液蛋白和甜味敏感性之间的关系也依赖于 BMI 百分位数。

四、肥胖与骨骼肌相关蛋白质组学研究

骨骼肌是胰岛素刺激葡萄糖吸收的主要部位，是运动的功能器官，是肥胖和 2 型糖尿病（T2DM）胰岛素抵抗研究的重要部位。Rikke 等[435]综述研究发现，肥胖 /2 型糖尿病的胰岛素抵抗与骨骼肌糖酵解增加、线粒体氧化代谢降低有关，线粒体氧化代谢降低可通过运动改善。

人类肌肉中表达 3 种肌球蛋白亚型，均为肌球蛋白重链亚型（myosin heavy chain isoforms，MYH），分别为 1 种慢收缩型（MYH7）和 2 种快收缩型（MYH1 和 MYH2），这三种亚型的比例与基因和生活习惯相关，典型的比例为 MYH7 占 50% ~ 60%、MYH2 占20% ~ 30%、MYH1 占 10% ~ 20%。Kanchana 等对肥胖和 2 型糖尿病患者的骨骼肌蛋白质组学进行综述和 meta 分析发现，肥胖和 2 型糖尿病患者肌肉中 MYH1 和 MYH2 含量丰富，表明快收缩肌纤维含量高以及骨骼肌的氧化能力低；肥胖和 2 型糖尿病个体肌肉中含有高

表达的蛋白质主要富集在 PI3K-Akt 通路，该通路包含的腱蛋白 C 是后续研究的一个重要靶点，但未报道运动训练后这些蛋白质的结果。耐力运动训练后，蛋白质组学结果集中在线粒体电子传递链、三羧酸循环和线粒体呼吸链复合体 I 组装蛋白上，NADH 脱氢酶（泛醌）1α 亚复合物亚基 8 ［NADH dehydrogenase（ubiquinone）1 alpha subcomplex subunit 8，NDUA8］、NADH 脱氢酶（泛醌）1α 亚复合物亚基 13（NADH dehydrogenase［ubiquinone］1 alpha subcomplex subunit 13，NDUFA13）和 ATP 合酶的 β 亚基（beta submit of ATP synthase，ATPB）明显丰富，NDUA8 和 NDUFA13 负责线粒体呼吸链的亚基 I，ATPB 是线粒体呼吸链复合体 V（又称 ATP 合酶）的亚基，这些氧化磷酸化（oxidative phosphorylation，OXPHOS）蛋白在耐力训练后上调表明 ATP 产生和氧化能力改善[436]。

Thrush 等[437]研究了 20 名体重匹配的肥胖饮食敏感型（obese diet-sensitive，ODS）和肥胖饮食抵抗型（obese diet-resistant，ODR）女性，前期进行了标准化减重干预，在空腹状态和给予高脂膳食（high fat meal，HFM）6 小时后进行肌肉组织和血浆中能量代谢标志物的检测。ODS 组体内肌肉脂肪酸氧化和活性氧释放明显高于 ODR 组。血浆蛋白质组具有明显差异，ODS 组 S-甲酰基谷胱甘肽水合酶、热休克 70kDA 蛋白 1A/B（heat shock 70 kDA protein 1A/B，HSP72）、真核翻译起始因子 5（eukaryotic translation initiation factor 5，eIF5）的含量高于 ODR 组；ODR 组芳基烃相互作用蛋白（aryl hydrocarbon interacting protein，AIP）、肽基丙基异构酶 D（peptidylpropyl isomerase D，PPID）和酪氨酸蛋白激酶 Fgr 含量高于 ODS 组。HSP72 含量与肌肉氧化和柠檬酸合酶活性有关。结果显示，ODS 组和 ODR 组女性在空腹和 HFM 饮食后，肌肉代谢和血浆蛋白质组的表达差异较大。

倪致雅[423]等研究基于蛋白质组学和代谢组学对中医痰湿体质肥胖症病变机制的相关研究，发现与蛋白质组相比，运用代谢组学进行痰湿质的微观诊断更加灵敏和更容易检测，有利于中医痰湿及其肥胖的早期检测。痰湿质肥胖组与平和质正常组相比，蛋白质组学分析鉴定出 3 种差异蛋白质，分别为 DNA 依赖性蛋白激酶催化亚单位、FBW1A、LARG，提示中医痰湿体质肥胖症患者存在蛋白质的差异表达。

综上可以看出，蛋白质组学研究使用的生物材料包括脂肪组织、血液、肌肉组织、尿液、唾液和其他生物材料，主要研究方向有 MHO 表型蛋白质组学研究、肥胖与炎症相关蛋白质组学研究、儿童肥胖蛋白质组学研究、骨骼肌相关蛋白质组学研究等。蛋白质组学为肥胖的研究提供了技术支撑，但仍然需要重复性验证才能应用于临床诊断和治疗。

第四节 肥胖的代谢组学研究进展

核磁共振技术（nuclear magnetic resonance，NMR）、质谱（mass spectrometry，MS）、串联质谱（MS/MS）、液相色谱质谱联用技术（liquid chromatography-mass spectrometry，LC-MS）、气相色谱质谱联用技术（gas chromatography-mass spectrometry，GC-MS）和其他现代

分析技术，具有高通量、高灵敏度与高精确度的优点，使得定性定量分析代谢途径中的底物和小分子代谢产物成为可能[438]，由此而发展了代谢组学的研究。代谢组学是对相对分子质量 2 000 以内的小分子物质进行分析，以组群指标分析为基础，以信息模型与系统整合为目标，是系统生物学的一个新分支[439]。

代谢组学是生物信息传递的终端，代谢组学的研究方法通常分为两种：非靶标代谢组学分析路径（代谢物指纹分析），分析比较不同样本中的代谢产物；靶标代谢组学分析路径（代谢轮廓分析），对预设的数种靶标进行定量分析[440]。

肥胖是一种代谢性疾病，特点是体内脂肪异常或过量累积，并受环境、遗传和生活方式等因素的影响。代谢组学从分子水平对肥胖代谢途径中的终端产物进行研究，为肥胖的代谢特征和发生机制提供了更全面的信息[438]。本节将从肥胖代谢组文献涉及的代谢物、特殊人群代谢学特征、代谢健康和不健康肥胖特征进行综述。

一、代谢物

肥胖代谢组学研究最常见的代谢物是氨基酸、肉碱、脂类及其衍生物等。氨基酸谱与肥胖相关，Bi 等[441]提到血浆游离氨基酸的改变是肥胖相关胰岛素抵抗的早期表现。肉碱在体内与脂肪代谢成能量有关。Xu 等[442]使用非靶向脂质组学和代谢组学方法分析了 86 份 19～37 岁中国人血浆样本，结果显示，甘油磷脂、甘油酯或鞘脂可能参与脂肪累积的调节，受饮食暴露影响。

（一）氨基酸

芳香族氨基酸和支链氨基酸（branched chain amino acid，BCAAs）的作用在肥胖代谢组研究中受到关注。芳香族氨基酸是指带有苯环结构的氨基酸，主要包含苯丙氨酸、色氨酸和酪氨酸；支链氨基酸主要包括异亮氨酸、亮氨酸和缬氨酸。Liu 等[443]对从六个独立队列收集的血浆/血清样本进行了有针对性的代谢组学分析，并对 BMI 和肥胖进行了代谢组学的荟萃分析，荟萃分析共纳入 3 397 人，发现 58 种代谢物与 BMI 和肥胖相关，包括四种代谢路径（支链氨基酸、苯丙氨酸、色氨酸和磷脂代谢路径）在肥胖中被改变；限制摄入支链氨基酸可以防止小鼠肥胖和胰岛素抵抗的发生。同时，Mikkola 等[444]研究发现，较高的瘦质量指数（LMI）与较高的 BCAAs 浓度相关。在男性中，LMI 也与酪氨酸正相关，与甘氨酸负相关。较高的脂肪质量指数与所有 BCAAs、芳香族氨基酸（苯丙氨酸和酪氨酸）和丙氨酸的浓度较高相关。

Maltais-Payette 等[445]研究发现，BCAAs 分解代谢副产物——谷氨酸循环水平与内脏脂肪组织堆积和腰围（WC）呈正相关，谷氨酸与多种代谢功能障碍标志物（包括空腹甘油三酯水平、高密度脂蛋白 - 胆固醇水平和 HOMA-IR 指数）相关，谷氨酸可能是腹部肥胖和代谢风险的一个潜在生物标志物。

（二）肉碱与酰基肉碱

肉碱（carnitine），音译为卡尼丁，是一种类氨基酸，是长链脂肪酸的载体，将胞浆的长链脂肪酸转运至线粒体进行 β- 氧化[446]。酰基肉碱是肉碱与脂肪酸或氨基酸代谢物结合的一种酯物质，根据酰基化基团碳原子含量，分为短链（4 ~ 6 碳）、中链（8 ~ 12 碳）和长链（14 碳以上）酰基肉碱。酰基肉碱在脂肪酸的 β- 氧化代谢和 BCAAs 代谢中起作用，如果脂肪酸 β- 氧化代谢和 BCAAs 代谢出现异常，则一种或多种酰基肉碱会出现变化。研究发现，酰基肉碱水平在代谢不健康超重 / 肥胖者中升高。

（三）脂类、磷脂和固醇

脂类主要包含脂肪（甘油三酯）和类脂（主要包括磷脂和固醇类）。甘油三酯由三分子脂肪酸和一分子甘油形成，与肥胖有关的脂肪酸包括棕榈酸、油酸、花生四烯酸、二十碳五烯酸和二十二碳六烯酸等。磷脂指含有磷酸的脂类，磷脂按结构分为磷酸甘油酯和神经鞘磷脂，磷酸甘油酯指甘油三酯中的一个或两个脂肪酸被磷酸或含磷酸的其他基团取代的脂类物质；神经鞘磷脂分子结构中含有脂肪酰基、磷酸胆碱和神经鞘氨醇，不含甘油[447]。固醇是指一类含多个环状结构的脂类化合物，根据其环外基团不同而不同，包括胆固醇、植物固醇等。

代谢组学可用于描述肥胖相关的代谢表型。Carayol 等[448]研究发现 22 种代谢物（犬尿氨酸、1 种鞘磷脂、谷氨酸和 19 种磷脂酰胆碱）与 BMI 相关。

肥胖与不良健康结局相关，但其代谢效应尚未完全阐明。Ahmad 等[449]研究肥胖与循环代谢物之间的关系，并利用孟德尔随机化（MR）研究因果关系。代谢组学数据来自 3 个瑞典人群队列，研究发现 BMI 与 77 种代谢物相关。MR 分析表明，肥胖与花生四烯酸、十二烷二酸和溶血磷脂胆碱水平降低以及肌酸水平升高存在因果关系。重复实验的结果支持肥胖与花生四烯酸水平降低的因果关系。上述结果还需要在队列研究中进一步调查因果关系。

（四）类固醇

类固醇激素在代谢过程中起较多重要作用，体内脂肪组织的分布受到糖皮质激素、雌激素和雄激素等类固醇激素影响，这些激素可通过特异性受体、脂肪细胞增殖分化和脂肪细胞因子分泌的调控，影响人体脂肪组织的集聚和分布[450]。

Lokhov 等[451]研究表明，肥胖进展伴随着类固醇生成、雄烯二酮代谢以及雄激素和雌激素代谢的显著改变。Handakas 等[452]综述儿童肥胖相关的代谢指标包括氨基酸（特别是支链和芳香族）、肉碱、脂类和类固醇。

（五）脂蛋白

脂蛋白包括乳糜微粒（chylomicron）、极低密度脂蛋白（VLDL）、低密度脂蛋白

（LDL）、高密度脂蛋白（HDL）。乳糜微粒是食物脂肪的主要运输形式；VLDL 满足机体对甘油三酯的需要；LDL 满足机体对脂类的需要，过多可引起动脉粥样硬化等疾病；HDL 的重要功能是将胆固醇、磷脂运输回肝脏代谢，具有有益作用。

Verkouter 等[453]研究成人体重增加的代谢组学特征，发现体重增加与 7 项代谢组学指标的浓度相关，包括一些特定脂蛋白和多不饱和脂肪酸等。Ali 等[454]发现，南亚成年人中 HDL 中的总胆固醇和 VLDL 颗粒中的胆固醇酯可能是识别肥胖相关 2 型糖尿病早期发展的重要生物标志物。

（六）碳水化合物代谢物

碳水化合物代谢分为分解代谢和合成代谢。分解代谢包括无氧氧化和有氧分解。碳水化合物分解时，首先降解为丙酮酸，无氧条件下，丙酮酸在胞浆内还原为乳酸，也称糖酵解；在有氧的条件下，丙酮酸进入线粒体，氧化脱羧变成乙酰辅酶 A，后进入三羧酸循环，彻底氧化为二氧化碳和水。碳水化合物的合成代谢途径包括糖异生，指非糖物质变为葡萄糖或者糖原的过程。

Neeland 等[455]研究内脏脂肪组织与血清代谢物的关系，与内脏脂肪组织显著相关的代谢物包括氨基酸、乙酰糖蛋白、葡萄糖和肝脏代谢的中间产物、有机酸、载脂蛋白、胆固醇、磷脂和甘油三酯等，代谢产物分布在 31 个生化通路中，包括氨基酸代谢和糖酵解 / 糖异生等。De Spiegeleer 等[456]文献综述儿童肥胖代谢标志物数据库，儿童肥胖研究的生物基质包括血液、尿液、唾液和脂肪组织，研究观察到脂质、碳水化合物和氨基酸代谢相关的多种途径的差异改变，高水平的乳酸、丙酮酸、丙氨酸和醋酸盐标志着肥胖儿童明显转向缺氧状态，以及脂质代谢的明显改变。

（七）核苷酸代谢物

核苷酸合成代谢包括从头合成和补救合成。从头合成是利用机体内小分子物质如氨基酸（谷氨酰胺、甘氨酸、天冬氨酸）、磷酸核糖、一碳单位和二氧化碳等，耗能极大；补救合成是利用体内碱基和核苷经过简单的反应合成核苷酸。核苷酸在糖脂代谢和蛋白质代谢中起调控作用[457]。Bardanzellu 等[458]评估因母体超重和肥胖而改变的 8 种特定代谢物（核苷酸衍生物、5- 甲基硫代腺苷、糖醇、酰基肉碱、氨基酸、多胺、单糖和寡糖、脂类）对后代肥胖和其他潜在健康问题的影响。与体重正常对照组相比，超重肥胖母亲的母乳在产后 1 个月嘧啶和嘌呤相关代谢物具有代表性，但仍需要在更大样本的代谢组学研究中得到证实。

Hu 等[459]研究表明，产前代谢组学特征可能解释了母亲超重 / 肥胖对儿童早期生长轨迹和后代超重肥胖风险的影响。在怀孕期间母体血浆中检测到的 880 种代谢物中，14 种代谢物和 11 种代谢物分别显著介导了母体孕前超重肥胖对儿童 BMI 轨迹和 4 岁时超重肥胖风险的影响，其中 5 种同时介导了这两种结果。分析表明，20 种产前代谢介质中有 6 种可能受到母体孕前超重肥胖的影响，其中大多数来自与氨基酸（羟天冬酰胺、谷氨酸和高糖氨酸）、固醇（菜油固醇）和核苷酸（N2，N2- 二甲基鸟苷）代谢相关的通路。

二、特殊人群肥胖的代谢组学特征

（一）孕期肥胖的代谢组学研究

妊娠期的代谢谱可能是妊娠体重增加引起慢性病的分子基础，孕妇肥胖与特征性的尿液和血浆代谢表型相关，磷脂特征与妊娠体重增加（gestational weight gain，GWG）和产后体重减轻（weight loss，WL）相关。Lau 等[460]研究发现，尿中 4- 脱氧红苏酸和 4- 脱氧苏酸与 BMI 呈正相关。有 17 种血脂指标与妊娠体重增加相关，16 种血脂指标与产后体重减轻相关，包括磷脂酰肌醇（phosphatidylinositols，PI）、磷脂酰胆碱（phosphatidylcholines，PC）、溶血磷脂（lysophospholipids，lyso）、鞘磷脂（sphingomyelins，SM）和醚磷脂酰胆碱（ether phosphatidylcholine，PC-O）。与妊娠体重增加呈正相关的 3 种磷脂均含有棕榈酸酯侧链，与妊娠体重增加呈负相关的 14 种磷脂中有 7 种为 PC-O。此外，产前代谢组学特征可能介导了母亲超重 / 肥胖对儿童早期生长轨迹和后代超重肥胖风险的影响。

（二）儿童肥胖代谢组学研究

Martos-Moreno 等[461]进行肥胖儿童血液代谢组学检测，最显著的富集途径包括尿素循环、丙氨酸代谢和葡萄糖 - 丙氨酸循环，脂肪酸氧化相关代谢产物与氨基酸（主要是支链和芳香族氨基酸）高度相关。Polidori 等[462]研究表明，肥胖儿童和青少年体内 BCAAs 的血浆水平已经受损。Ocampo-Medina[463]研究发现，肥胖儿童血清 BCAAs 和芳香族氨基酸（AA）水平高于正常体重儿童和低体重儿童。

与儿童肥胖关联较多的食品及污染物包括超加工食品（ultra-processed foods）和邻苯二甲酸盐等。超加工食品的高消费量与儿童肥胖有关，但其潜在机制尚不清楚。Handakas 等[464]研究结果发现，7 岁儿童中，超加工食品与 115 个代谢物相关，包括低水平的 BCAAs 和芳香族氨基酸，以及高水平的柠檬酸、谷氨酰胺和单不饱和脂肪酸，这些代谢物也与脂肪堆积有关。Xia 等[465]研究结果表明，邻苯二甲酸盐相关的精氨酸和脯氨酸代谢紊乱可能引起学龄期儿童超重和肥胖的发展。

（三）青少年肥胖代谢组学研究

BCAAs 代谢失调是肥胖青少年非酒精性脂肪肝的代谢特征，并预测随着时间的推移肝脏脂肪含量将增加。Goffredo 等[466]研究发现，患 NAFLD 的青少年血浆缬氨酸、异亮氨酸、色氨酸和赖氨酸水平较高。循环中的 BCAAs 与胰岛素敏感性呈负相关。此外，较高的基线缬氨酸水平预示着随访时肝脏脂肪含量的增加。McCann 等[467]研究发现，肥胖青少年血清谷丙转氨酶、C 反应蛋白、糖化血红蛋白水平高于正常体重对照组，高密度脂蛋白胆固醇水平低于正常体重对照组。

此外，肥胖青少年的高胰岛素血症和胰岛素抵抗也与 BCAAs 和芳香族氨基酸的增加有关。Müllner 等[468]研究确定肥胖青少年相关的代谢改变，肥胖青少年的乙酰肉碱、丙氨酸、丙酮酸和谷氨酸浓度高于较瘦青少年，乙酸浓度低于较瘦青少年。

另外，炎症诱导的胰岛素抵抗、氨毒性和氧化应激可能是肥胖青少年重要的代谢组学特征。Cho 等[469]研究尿液生物标志物结果显示，非肥胖组与肥胖组的非靶向代谢组有明显差异。肥胖组筛选出 7 种内源性代谢物，其中炎症相关代谢标志物对分组分类具有较强的预测能力。从靶向代谢组学结果来看，肥胖组炎症相关的代谢产物中有 45 种存在显著差异。

三、肥胖的代谢分型——代谢健康型肥胖与代谢不健康型肥胖

全球肥胖率不断增加，针对脂肪组织病理生理和生物化学的研究较多，"代谢健康"肥胖与"代谢不健康"肥胖概念出现。目前的结果表明，代谢健康超重/肥胖者在整体代谢特征上表现较好。代谢健康肥胖者具有更有利的脂质和葡萄糖代谢特征，即更低的血糖和甘油三酯水平，以及更低的代谢不利脂质生物标志物，同时伴有潜在有害的蛋白质组生物标志物的下调。Cheng 等[470]重点描述代谢不健康超重/肥胖和代谢健康超重/肥胖之间的代谢组学特征，代谢健康超重/肥胖的特定肥胖患者亚组表现出良好的代谢特征，其特征是胰岛素敏感性高，血压正常，以及良好的脂质、炎症、激素、肝功能和免疫特征。代谢不健康超重/肥胖者的 BCAAs（异亮氨酸、亮氨酸和缬氨酸）、芳香族氨基酸（苯丙氨酸和酪氨酸）、脂类（棕榈酸、棕榈油酸、油酸、二十碳五烯酸和二十二碳六烯酸）和酰基肉碱（丙酰肉碱）水平可能升高。

Piro 等[471]研究显示，在代谢良好的肥胖患者（O）和伴有代谢综合征（PO）的肥胖患者（BMI 43 ~ 48kg/m^2）内脏脂肪组织中，BCAAs（亮氨酸、异亮氨酸、缬氨酸）降解可能增强，而其氧化产物水平则增加。此外，伴有代谢综合征（PO）的肥胖患者和代谢良好的肥胖患者的内脏脂肪组织样品特征是：犬尿氨酸（kynurenine）水平升高，半胱氨酸亚磺酸水平显著升高，1-甲基组氨酸水平下降，3-甲基组氨酸水平升高。Bagheri 等[472]研究发现，BCAAs、酪氨酸和谷氨酸等标志物与 MHO 表型直接相关。Korduner 等[473]研究发现，甘油三酯与代谢不健康肥胖的相关性更强，而磷脂与 MHO 相关。Muresan 等[474]研究发现，从正常体重到代谢不健康肥胖，半胱氨酸随代谢不良呈线性增加，正常体重组和 MHO 组赖氨酸和谷氨酰胺含量显著高于代谢不健康肥胖组，天冬酰胺含量显著低于代谢不健康肥胖组。Chashmniam 等[475]研究肥胖［代谢健康 vs 不健康（MHO vs MUHO）］和非肥胖［代谢健康 vs 不健康（MHNO vs MUHNO）］个体的代谢物模式差异，发现大多数代谢物的改变可能会改善 MHO 个体的胰岛素敏感性，而在 MUHNO 个体代谢物的改变可能会导致胰岛素抵抗。此外，不健康表型（MUHO，MUHNO）中涉及的氨基酸代谢异常和氨循环异常可能与胰岛素抵抗有关。

然而，有文献发现代谢健康肥胖者和代谢不健康正常体重者患糖尿病的风险会增加，研究人群为美国圣安东尼奥的墨西哥裔美国人和非西班牙裔白人，中位随访时间为 7.4 年。

该研究中，代谢健康肥胖指 BMI≥30kg/m²，且不存在 >1 种代谢异常；代谢不健康正常指 BMI<25kg/m²，且存在≥2 种代谢异常。结果提示，在临床实践中应常规进行肥胖和其他代谢异常的筛查，以制定适当的预防措施[476]。

四、总结

近年来，研究肥胖与代谢产物之间关系的文献越来越多，文献研究内容涉及肥胖人群的氨基酸和脂类等物质的代谢；特殊人群如孕期、哺乳期、儿童、青少年人群的肥胖代谢特征；代谢健康型肥胖和代谢不健康型肥胖的代谢特征。目前还不能明确实验室代谢组指标可用来指征肥胖，还需要在队列研究中进一步研究因果关联，所以在临床上应用存在一定的困难，但肥胖代谢组学研究的突破将为未来肥胖的诊治提供有意义的线索。

（赵夏雨　陈晨）

参考文献

［1］ BAXTER J, ARMIJO P R, FLORES L, et al. Updates on Monogenic Obesity in a Multifactorial Disease [J]. Obes Surg, 2019, 29 (12): 4077-4083.

［2］ BLEICH S, CUTLER D, MURRAY C, et al. Why is the developed world obese? [J]. Annu Rev Public Health, 2008, 29 (2): 273-295.

［3］ 李磊，胡博，郑妍妍. 肥胖会传染吗？［J］. 经济学（季刊），2016，60（2）：5-28.

［4］ 马依彤. 肥胖与心血管疾病的研究进展［J］. 新疆医科大学学报，2021，44（10）：3.

［5］ MAES H H, NEALE M C, EAVES L J. Genetic and environmental factors in relative body weight and human adiposity [J]. Behav Genet, 1997, 27 (4): 325-351.

［6］ NELSON T L, BRANDON D T, WIGGINS S A, et al. Genetic and environmental influences on body-fat measures among African-American twins [J]. Obes Res, 2002, 10 (8): 733-739.

［7］ ROSE K M, NEWMAN B, MAYER-DAVIS E J, et al. Genetic and behavioral determinants of waist-hip ratio and waist circumference in women twins [J]. Obes Res, 1998, 6 (6): 383-392.

［8］ STUNKARD A J, SØRENSEN T I, HANIS C, et al. An adoption study of human obesity [J]. N Engl J Med, 1986, 314 (4): 193-198.

［9］ 李晓卉，郭红侠，黄艳丽，等. 父母超重肥胖对儿童青少年超重肥胖的影响［J］. 中国学校卫生，2016，37（2）：4.

［10］ MIN J, CHIU D T, WANG Y. Variation in the heritability of body mass index based on diverse twin studies: a systematic review [J]. Obes Rev, 2013, 14 (11): 871-882.

［11］ ROKHOLM B, SILVENTOINEN K, TYNELIUS P, et al. Increasing genetic variance of body mass index during the Swedish obesity epidemic [J]. PLoS One, 2011, 6 (11): e27135.

［12］ KIM H J, SON H Y, SUNG J, et al. A Genome-Wide Association Study on Abdominal Adiposity-Related Traits in Adult Korean Men [J]. Obes Facts, 2022, 15 (4): 590-599.

［13］ WONG H S, TSAI S Y, CHU H W, et al. Genome-wide association study identifies genetic risk loci for adiposity in a Taiwanese population [J]. PLoS Genet, 2022, 18 (1): e1009952.

［14］ BOJARCZUK A, BOULYGINA E A, DZITKOWSKA-ZABIELSKA M, et al. Genome-Wide Association Study of Exercise-Induced Fat Loss Efficiency [J]. Genes (Basel), 2022, 13 (11): 1975.

［15］ FERWERDA B, ABDELLAOUI A, NIEUWDORP M, et al. A Genetic Map of the Modern Urban Society of Amsterdam [J]. Front Genet, 2021, 12 (11): 727269.

［16］ LIVINGSTONE K M, TAN M H, ABBOTT G, et al. Discovery Genome-Wide Association Study of Body Composition in 4 386 Adults From the UK Biobank's Pilot Imaging Enhancement Study [J]. Front Endocrinol (Lausanne), 2021, 12 (6): 692677.

［17］ WARNER E T, JIANG L, ADJEI D N, et al. A Genome-Wide Association Study of Childhood Body Fatness [J]. Obesity (Silver Spring), 2021, 29 (2): 446-453.

［18］ JUSTICE A E, YOUNG K, GOGARTEN S M, et al. Genome-wide association study of body fat distribution traits in Hispanics/Latinos from the HCHS/SOL [J]. Hum Mol Genet, 2021, 30 (22): 2190-2204.

［19］ PARK J M, PARK D H, SONG Y, et al. Understanding the genetic architecture of the metabolically unhealthy normal weight and metabolically healthy obese phenotypes in a Korean population [J]. Sci Rep, 2021, 11 (1): 2279.

［20］ GIRI A K, PRASAD G, BANDESH K, et al. Multifaceted genome-wide study identifies novel regulatory loci in SLC22A11 and ZNF45 for body mass index in Indians. Mol Genet Genomics [J]. 2020, 295 (4): 1013-1026.

［21］ SALINAS Y D, WANG Z, DEWAN A T. Discovery and Mediation Analysis of Cross-Phenotype Associations Between Asthma and Body Mass Index in 12q13.2 [J]. Am J Epidemiol, 2021, 190 (1): 85-94.

［22］ SCHLAUCH K A, READ R W, LOMBARDI V C, et al. A Comprehensive Genome-Wide and Phenome-Wide Examination of BMI and Obesity in a Northern Nevadan Cohort [J]. G3 (Bethesda), 2020, 10 (2): 645-664.

［23］ VOGELEZANG S, BRADFIELD J P, AHLUWALIA T S, et al. Novel loci for childhood body mass index and shared heritability with adult cardiometabolic traits [J]. PLoS Genet, 2020, 16 (10): e1008718.

［24］ AHN Y, LEE H, CHO Y S. Identification of Genetic Variants for Female Obesity and Evaluation of the Causal Role of Genetically Defined Obesity in Polycystic Ovarian Syndrome [J]. Diabetes Metab Syndr Obes, 2020 (13): 4311-4322.

［25］ CHO H W, JIN H S, EOM Y B. Association between non-Caucasian-specific ASCC1 gene polymorphism and osteoporosis and obesity in Korean postmenopausal women [J]. J Bone Miner Metab, 2020, 38 (6): 868-877.

［26］ VALSESIA A, WANG Q P, GHELDOF N, et al. Genome-wide gene-based analyses of weight loss interventions identify a potential role for NKX6.3 in metabolism [J]. Nat Commun, 2019, 10 (1): 540.

［27］ KUSIC D M, ROBERTS W N, JARVIS J P, et al. rs11670527 Upstream of ZNF264 Associated with Body Mass Index in the Coriell Personalized Medicine Collaborative [J]. Mil Med, 2020, 185 (Suppl 1): 649-655.

［28］ HELGELAND Ø, VAUDEL M, JULIUSSON P B, et al. Genome-wide association study reveals dynamic role of genetic variation in infant and early childhood growth [J]. Nat Commun, 2019, 10 (1): 4448.

［29］ BRADFIELD J P, VOGELEZANG S, FELIX J F, et al. A trans-ancestral meta-analysis of genome-wide association studies reveals loci associated with childhood obesity [J]. Hum Mol Genet, 2019, 28 (19): 3327-3338.

［30］ COSTA-URRUTIA P, COLISTRO V, JIMÉNEZ-OSORIO A S, et al. Genome-Wide Association Study of

Body Mass Index and Body Fat in Mexican-Mestizo Children [J]. Genes (Basel), 2019, 10 (11): 945.

［31］CHIANG K M, CHANG H C, YANG H C, et al. Genome-wide association study of morbid obesity in Han Chinese [J]. BMC Genet, 2019, 20 (1): 97.

［32］JIAO H, ZANG Y, ZHANG M, et al. Genome-Wide Interaction and Pathway Association Studies for Body Mass Index [J]. Front Genet, 2019, 10 (5): 404.

［33］PULIT S L, STONEMAN C, MORRIS A P, et al. Meta-analysis of genome-wide association studies for body fat distribution in 694 individuals of European ancestry [J]. Hum Mol Genet, 2019, 28 (1): 166-174.

［34］WU Y, DUAN H, TIAN X, et al. Genetics of Obesity Traits: A Bivariate Genome-Wide Association Analysis [J]. Front Genet, 2018, 9 (5): 179.

［35］HOFFMANN T J, CHOQUET H, YIN J, et al. A Large Multiethnic Genome-Wide Association Study of Adult Body Mass Index Identifies Novel Loci [J]. Genetics, 2018, 210 (2): 499-515.

［36］SRIVASTAVA N, PRAKASH J, LAKHAN R, et al. A common polymorphism in the promoter of UCP2 is associated with obesity and hyperinsulenemia in Northern Indians [J]. Mol Cell Biochem, 2010, 337 (1/2): 293-298.

［37］DHALL M, CHATURVEDI M M, RAI U, et al. Sex-dependent effects of the UCP1-3826 A/G polymorphism on obesity and blood pressure [J]. Ethn Dis, 2012, 22 (2): 181-184.

［38］WALSTON J, SILVER K, BOGARDUS C, et al. Time of onset of non-insulin-dependent diabetes mellitus and genetic variation in the beta 3-adrenergic-receptor gene [J]. N Engl J Med, 1995, 333 (6): 343-347.

［39］ZAAGSMA J, NAHORSKI S R. Is the adipocyte beta-adrenoceptor a prototype for the recently cloned atypical 'beta 3-adrenoceptor'? [J]. Trends Pharmacol Sci, 1990, 11 (1): 3-7.

［40］PIGEYRE M, YAZDI F T, KAUR Y, et al. Recent progress in genetics, epigenetics and metagenomics unveils the pathophysiology of human obesity [J]. Clin Sci (Lond), 2016, 130 (12): 943-986.

［41］NIAZI R K, GJESING A P, HOLLENSTED M, et al. Screening of 31 genes involved in monogenic forms of obesity in 23 Pakistani probands with early-onset childhood obesity: a case report [J]. BMC Med Genet, 2019, 20 (1): 152.

［42］THAKER V V. Genetic and epigenetic causes of obesity [J]. Adolesc Med State Art Rev, 2017, 28 (2): 379-405.

［43］ZHANG Y, CHUA S J R. Leptin Function and Regulation [J]. Compr Physiol, 2017, 8 (1): 351-369.

［44］TASAKA Y, YANAGISAWA K, IWAMOTO Y. Human plasma leptin in obese subjects and diabetics [J]. Endocr J, 1997, 44 (5): 671-676.

［45］MASUZAKI H, MIYAWAKI T, AZUMA N, et al. Human leptin receptor gene in obese Japanese subjects: evidence against either obesity-causing mutations or association of sequence variants with obesity [J]. Diabetologia, 1997, 40 (10): 1204-1210.

［46］MONTAGUE C T, FAROOQI I S, WHITEHEAD J P, et al. Congenital leptin deficiency is associated with severe early-onset obesity in humans [J]. Nature, 1997, 387 (6636): 903-908.

［47］DAYAL D, SEETHARAMAN K, PANIGRAHI I, et al. Severe Early Onset Obesity due to a Novel Missense Mutation in Exon 3 of the Leptin Gene in an Infant from Northwest India [J]. J Clin Res Pediatr Endocrinol, 2018, 10 (3): 274-278.

［48］GIBSON W T, FAROOQI I S, MOREAU M, et al. Congenital leptin deficiency due to homozygosity for the Delta133G mutation: report of another case and evaluation of response to four years of leptin therapy [J]. J Clin Endocrinol Metab, 2004, 89 (10): 4821-4826.

［49］FAROOQI I S, MATARESE G, LORD G M, et al. Beneficial effects of leptin on obesity, T cell hyporesponsiveness, and neuroendocrine/metabolic dysfunction of human congenital leptin deficiency [J].

J Clin Invest, 2002, 110 (8): 1093-1103.

[50] WABITSCH M, FUNCKE J B, LENNERZ B, et al. Biologically inactive leptin and early-onset extreme obesity [J]. N Engl J Med, 2015, 372 (1): 48-54.

[51] FISCHER-POSOVSZKY P, VON SCHNURBEIN J, MOEPPS B, et al. A new missense mutation in the leptin gene causes mild obesity and hypogonadism without affecting T cell responsiveness [J]. J Clin Endocrinol Metab, 2010, 95 (6): 2836-2840.

[52] MAZEN I, EL-GAMMAL M, ABDEL-HAMID M, et al. A novel homozygous missense mutation of the leptin gene (N103K) in an obese Egyptian patient [J]. Mol Genet Metab, 2009, 97 (4): 305-308.

[53] QADIR M I, AHMED Z. lep Expression and Its Role in Obesity and Type-2 Diabetes [J]. Crit Rev Eukaryot Gene Expr, 2017, 27 (1): 47-51.

[54] FUNCKE J B, VON SCHNURBEIN J, LENNERZ B, et al. Monogenic forms of childhood obesity due to mutations in the leptin gene [J]. Mol Cell Pediatr, 2014, 1 (1): 3.

[55] CHEKHRANOVA M K, KARPOVA S K, IATSYSHINA S B, et al. A new mutation c.422C>G (p.S141C) in homo- and heterozygous forms of the human leptin gene [J]. Bioorg Khim, 2008, 34 (6): 854-856.

[56] FATIMA W, SHAHID A, IMRAN M, et al. Leptin deficiency and leptin gene mutations in obese children from Pakistan [J]. Int J Pediatr Obes, 2011, 6 (5/6): 419-427.

[57] SAEED S, BUTT T A, ANWER M, et al. High prevalence of leptin and melanocortin-4 receptor gene mutations in children with severe obesity from Pakistani consanguineous families [J]. Mol Genet Metab, 2012, 106 (1): 121-126.

[58] THAKUR S, KUMAR A, DUBEY S, et al. A novel mutation of the leptin gene in an Indian patient [J]. Clin Genet, 2014, 86 (4): 391-393.

[59] 陈桂霞，许榕仙，黄妙惠，等. 75 例儿童肥胖遗传风险评估与儿童肥胖的关系［J］. 医药前沿，2012（35）: 113-114.

[60] MAZEN I, EL-GAMMAL M, ABDEL-HAMID M, et al. Homozygosity for a novel missense mutation in the leptin receptor gene (P316T) in two Egyptian cousins with severe early onset obesity [J]. Mol Genet Metab, 2011, 102 (4): 461-464.

[61] YAGHOOTKAR H, ZHANG Y, SPRACKLEN C N, et al. Genetic Studies of Leptin Concentrations Implicate Leptin in the Regulation of Early Adiposity [J]. Diabetes, 2020, 69 (12): 2806-2818.

[62] ZHAO Y, HONG N, LIU X, et al. A novel mutation in leptin gene is associated with severe obesity in Chinese individuals [J]. Biomed Res Int, 2014 (2014): 912052.

[63] MAZEN I, AMR K, TANTAWY S, et al. A novel mutation in the leptin gene (W121X) in an Egyptian family [J]. Mol Genet Metab Rep, 2014, 1 (11): 474-476.

[64] TABASSUM R, MAHENDRAN Y, DWIVEDI O P, et al. Common variants of IL6, LEPR, and PBEF1 are associated with obesity in Indian children [J]. Diabetes, 2012, 61 (3): 626-631.

[65] BHASKAR L V, THANGARAJ K, PARDHASARADHI G, et al. Neuropeptide Y gene polymorphisms are not associated with obesity in a South Indian population [J]. Eur J Clin Nutr, 2010, 64 (8): 868-872.

[66] DWIVEDI O P, TABASSUM R, CHAUHAN G, et al. Strong influence of variants near MC4R on adiposity in children and adults: a cross-sectional study in Indian population [J]. J Hum Genet, 2013, 58 (1): 27-32.

[67] OOSTEROM J, GARNER K M, DEN DEKKER W K, et al. Common requirements for melanocortin-4 receptor selectivity of structurally unrelated melanocortin agonist and endogenous antagonist, Agouti protein [J]. J Biol Chem, 2001, 276 (2): 931-936.

[68] KASK A, RÄGO L, KORROVITS P, et al. Evidence that orexigenic effects of melanocortin 4 receptor

antagonist HS014 are mediated by neuropeptide Y [J]. Biochem Biophys Res Commun, 1998, 248 (2): 245-249.

［69］ GARG S K, HENRY R R, BANKS P, et al. Effects of Sotagliflozin Added to Insulin in Patients with Type 1 Diabetes [J]. N Engl J Med, 2017, 377 (24): 2337-2348.

［70］ ALMEIDA S M, FURTADO J M, MASCARENHAS P, et al. Association between LEPR, FTO, MC4R, and PPARG-2 polymorphisms with obesity traits and metabolic phenotypes in school-aged children [J]. Endocrine, 2018, 60 (3): 466-478.

［71］ SINA M, HINNEY A, ZIEGLER A, et al. Phenotypes in three pedigrees with autosomal dominant obesity caused by haploinsufficiency mutations in the melanocortin-4 receptor gene [J]. Am J Hum Genet, 1999, 65 (6): 1501-1507.

［72］ ZHAO J, BRADFIELD J P, ZHANG H, et al. Role of BMI-associated loci identified in GWAS meta-analyses in the context of common childhood obesity in European Americans [J]. Obesity (Silver Spring), 2011, 19 (12): 2436-2439.

［73］ 高璐滢. MC4R，GPC4，FNDC5 基因单核苷酸多态性与肥胖症关系［D］. 北京：中国医学科学院北京协和医学院，2015.

［74］ ZHAO J, BRADFIELD J P, LI M, et al. The role of obesity-associated loci identified in genome-wide association studies in the determination of pediatric BMI [J]. Obesity (Silver Spring), 2009, 17 (12): 2254-2257.

［75］ 王臻. MC4R 基因多态性与广州市中小学生肥胖的关联性研究［D］. 广州：广东药科大学，2018.

［76］ LI S, ZHAO J H, LUAN J, et al. Cumulative effects and predictive value of common obesity-susceptibility variants identified by genome-wide association studies [J]. Am J Clin Nutr, 2010, 91 (1): 184-190.

［77］ HUANG W, SUN Y, SUN J. Combined effects of FTO rs9939609 and MC4R rs17782313 on obesity and BMI in Chinese Han populations [J]. Endocrine, 2011, 39 (1): 69-74.

［78］ SRIVASTAVA A, MITTAL B, PRAKASH J, et al. Analysis of MC4R rs17782313, POMC rs1042571, APOE-Hha1 and AGRP rs3412352 genetic variants with susceptibility to obesity risk in North Indians [J]. Ann Hum Biol, 2016, 43 (3): 285-288.

［79］ LOGAN M, VAN DER MERWE M T, DODGEN T M, et al. Allelic variants of the Melanocortin 4 receptor (MC4R) gene in a South African study group [J]. Mol Genet Genomic Med, 2015, 4 (1): 68-76.

［80］ DE ROSA M C, CHESI A, MCCORMACK S, et al. Characterization of Rare Variants in MC4R in African American and Latino Children With Severe Early-Onset Obesity [J]. J Clin Endocrinol Metab, 2019, 104 (7): 2961-2970.

［81］ VIMALESWARAN K S, RADHA V, MOHAN V. Thr54 allele carriers of the Ala54Thr variant of FABP2 gene have associations with metabolic syndrome and hypertriglyceridemia in urban South Indians [J]. Metabolism, 2006, 55 (9): 1222-1226.

［82］ BOUTIN P, DINA C, VASSEUR F, et al. GAD2 on chromosome 10p12 is a candidate gene for human obesity [J]. PLoS Biol, 2003, 1 (3): E68.

［83］ 邹恒昀. 解偶联蛋白 2-866G/A 多态性与肥胖关系的研究［J］. 中国分子心脏病学杂志，2011，3（3）：6.

［84］ 李芹. β3- 肾上腺素能受体及 UCP2 基因多态性与儿童单纯性肥胖的关系［J］. 中国学校卫生，2007，28（3）：4.

［85］ NICOLETTI C F, DE OLIVEIRA A P, BROCHADO M J, et al. The Ala55Val and -866G>A polymorphisms of the UCP2 gene could be biomarkers for weight loss in patients who had Roux-en-Y gastric bypass [J]. Nutrition, 2017, 33 (1): 326-330.

［86］ ZHANG M, WANG M, ZHAO Z T. Uncoupling protein 2 gene polymorphisms in association with overweight and obesity susceptibility: A meta-analysis [J]. Meta Gene, 2014, 2 (1): 143-159.

［87］ SALOPURO T, PULKKINEN L, LINDSTRÖM J, et al. Variation in the UCP2 and UCP3 genes associates with abdominal obesity and serum lipids: the Finnish Diabetes Prevention Study [J]. BMC Med Genet, 2009, 10 (9): 94.

［88］ LIOU T H, CHEN H H, WANG W, et al. ESR1, FTO, and UCP2 genes interact with bariatric surgery affecting weight loss and glycemic control in severely obese patients [J]. Obes Surg, 2011, 21 (11): 1758-1765.

［89］ RADHA V, VIMALESWARAN K S, AYYAPPA K A, et al. Association of lipoprotein lipase gene polymorphisms with obesity and type 2 diabetes in an Asian Indian population [J]. Int J Obes (Lond), 2007, 31 (6): 913-918.

［90］ SHARMA M, MISRA A, VIKRAM N, et al. Genotype of the LMNA 1908C>T variant is associated with generalized obesity in Asian Indians in North India [J]. Clin Endocrinol (Oxf), 2011, 75 (5): 642-649.

［91］ BHATT S P, MISRA A, SHARMA M, et al. Ala/Ala genotype of Pro12Ala polymorphism in the peroxisome proliferator-activated receptor-γ2 gene is associated with obesity and insulin resistance in Asian Indians [J]. Diabetes Technol Ther, 2012, 14 (9): 828-834.

［92］ RAMYA K, AYYAPPA K A, GHOSH S, et al. Genetic association of ADIPOQ gene variants with type 2 diabetes, obesity and serum adiponectin levels in south Indian population [J]. Gene, 2013, 532 (2): 253-262.

［93］ PRAKASH J, MITTAL B, APURVA S, et al. Common Genetic Variant of insig2 Gene rs7566605 Polymorphism Is Associated with Severe Obesity in North India [J]. Iran Biomed J, 2017, 21 (4): 261-269.

［94］ JANANI C, RANJITHA KUMARI B D. PPAR gamma gene: a review [J]. Diabetes Metab Syndr, 2015, 9 (1): 46-50.

［95］ BARAK Y, NELSON M C, ONG E S, et al. PPAR gamma is required for placental, cardiac, and adipose tissue development [J]. Mol Cell, 1999, 4 (4): 585-595.

［96］ XIA Q, GRANT S F. The genetics of human obesity [J]. Ann N Y Acad Sci, 2013, 1281 (1): 178-190.

［97］ ESTIVALET A A, LEIRIA L B, DORA J M, et al. D2 Thr92Ala and PPARγ2 Pro12Ala polymorphisms interact in the modulation of insulin resistance in type 2 diabetic patients [J]. Obesity (Silver Spring), 2011, 19 (4): 825-832.

［98］ WANG Y, SUGITA N, YOSHIHARA A, et al. PPARγ gene polymorphism, C-reactive protein level, BMI and periodontitis in post-menopausal Japanese women [J]. Gerodontology, 2016, 33 (1): 44-51.

［99］ JENINGA E H, GURNELL M, KALKHOVEN E. Functional implications of genetic variation in human PPARgamma [J]. Trends Endocrinol Metab, 2009, 20 (8): 380-387.

［100］ WALSTON J, SILVER K, BOGARDUS C, et al. Time of onset of non-insulin-dependent diabetes mellitus and genetic variation in the beta 3-adrenergic-receptor gene [J]. N Engl J Med, 1995, 333 (6): 343-347.

［101］ 宗一楠. FTO、IRX3 基因遗传变异对广州市中小学生肥胖的影响 [D]. 广州：广东药科大学，2018.

［102］ 周浩. SOCS3 基因多态性与汉族人群肥胖易感性的关系 [D]. 郑州：郑州大学，2017.

［103］ 袁登越，刘炬，邓文清，等. 脂肪和肥胖相关基因与肥胖关系的研究进展 [J]. 动物营养学报，2017，29（3）：7.

［104］ HINNEY A, NGUYEN T T, SCHERAG A, et al. Genome wide association (GWA) study for early onset extreme obesity supports the role of fat mass and obesity associated gene (FTO) variants [J]. PLoS One, 2007, 2 (12): e1361.

［105］ FRAYLING T M, TIMPSON N J, WEEDON M N, et al. A common variant in the FTO gene is associated with body mass index and predisposes to childhood and adult obesity [J]. Science, 2007, 316 (5826): 889-894.

［106］ PRICE R A, LI W D, ZHAO H. FTO gene SNPs associated with extreme obesity in cases, controls and extremely discordant sister pairs [J]. BMC Med Genet, 2008, 9 (1): 4.

［107］ 张艳，吕朵，许玉洋，等. FTO 基因 rs9939609 基因多态性与儿童青少年肥胖和摄食行为有关［C］// 江西省科协第二届学术年会暨华东地区第十一次流行病学学术交流会议. 江苏省科协，2012：491-492.

［108］ SCUTERI A, SANNA S, CHEN W M, et al. Genome-wide association scan shows genetic variants in the FTO gene are associated with obesity-related traits [J]. PLoS Genet, 2007, 3 (7): e115.

［109］ 杨曦，沈沭彤，郭军. 肥胖症易感基因：FTO 的研究进展［J］. 生命科学，2011（05）：459-464.

［110］ SCUTERI A, SANNA S, CHEN W M, et al. Genome-wide association scan shows genetic variants in the FTO gene are associated with obesity-related traits [J]. PLoS Genet, 2007, 3 (7): e115.

［111］ DINA C, MEYRE D, GALLINA S, et al. Variation in FTO contributes to childhood obesity and severe adult obesity [J]. Nat Genet, 2007, 39 (6): 724-726.

［112］ YANG J, LOOS R J, POWELL J E, et al. FTO genotype is associated with phenotypic variability of body mass index [J]. Nature, 2012, 490 (7419): 267-272.

［113］ 孟祥睿. FTO 基因多态性与儿童青少年肥胖指标的相关性［J］. 中国学校卫生，2014，35（10）：1525-1528.

［114］ SOVIO U, MOOK-KANAMORI D O, WARRINGTON N M, et al. Association between common variation at the FTO locus and changes in body mass index from infancy to late childhood: the complex nature of genetic association through growth and development [J]. PLoS Genet, 2011, 7 (2): e1001307.

［115］ ZHANG M, ZHAO X, CHENG H, et al. Age- and sex-dependent association between FTO rs9939609 and obesity-related traits in Chinese children and adolescents [J]. PLoS One, 2014, 9 (5): e97545.

［116］ HUNT S C, STONE S, XIN Y, et al. Association of the FTO gene with BMI [J]. Obesity (Silver Spring), 2008, 16 (4): 902-904.

［117］ JACOBSSON J A, DANIELSSON P, SVENSSON V, et al. Major gender difference in association of FTO gene variant among severely obese children with obesity and obesity related phenotypes [J]. Biochem Biophys Res Commun, 2008, 368 (3): 476-482.

［118］ VIMALESWARAN K S. A nutrigenetics approach to study the impact of genetic and lifestyle factors on cardiometabolic traits in various ethnic groups: findings from the GeNuIne Collaboration [J]. Proc Nutr Soc, 2020, 79 (2): 194-204.

［119］ FERGUSON L R, DE CATERINA R, GÖRMAN U, et al. Guide and Position of the International Society of Nutrigenetics/Nutrigenomics on Personalised Nutrition: Part 1 - Fields of Precision Nutrition [J]. J Nutrigenet Nutrigenomics, 2016, 9 (1): 12-27.

［120］ MARTINEZ J A, NAVAS-CARRETERO S, SARIS W H, et al. Personalized weight loss strategies-the role of macronutrient distribution [J]. Nat Rev Endocrinol, 2014, 10 (12): 749-760.

［121］ DOUGKAS A, YAQOOB P, GIVENS D I, et al. The impact of obesity-related SNP on appetite and energy intake [J]. Br J Nutr, 2013, 110 (6): 1151-1156.

［122］ 王方年，马春姑. 葡萄糖与胰岛素对 3T3-F442A 脂肪细胞中 Leptin 表达的调节［J］. 生物化学与生物物理学报（英文版），1999（3）：350-352.

［123］ ROSTAMI H, SAMADI M, YUZBASHIAN E, et al. Habitual dietary intake of fatty acids are associated with leptin gene expression in subcutaneous and visceral adipose tissue of patients without diabetes [J].

Prostaglandins Leukot Essent Fatty Acids, 2017 (126): 49-54.

[124] CECIL J E, TAVENDALE R, WATT P, et al. An obesity-associated FTO gene variant and increased energy intake in children [J]. N Engl J Med, 2008, 359 (24): 2558-2566.

[125] SVEDLUND A, TUBIC B, ELFVIN A, et al. The Significance of the FTO Gene for Weight and Body Composition in Swedish Women With Severe Anorexia Nervosa During Intensive Nutrition Therapy [J]. J Am Nutr Assoc, 2022, 41 (6): 594-599.

[126] LIVINGSTONE K M, CELIS-MORALES C, LARA J, et al. Associations between FTO genotype and total energy and macronutrient intake in adults: a systematic review and meta-analysis [J]. Obes Rev, 2015, 16 (8): 666-678.

[127] CHEN B, YE F, YU L, et al. Development of cell-active N6-methyladenosine RNA demethylase FTO inhibitor [J]. J Am Chem Soc, 2012, 134 (43): 17963-17971.

[128] QI L, KRAFT P, HUNTER D J, et al. The common obesity variant near MC4R gene is associated with higher intakes of total energy and dietary fat, weight change and diabetes risk in women [J]. Hum Mol Genet, 2008, 17 (22): 3502-3508.

[129] MUHAMMAD H F L, SULISTYONINGRUM D C, HURIYATI E, et al. The interaction between energy intake, physical activity and UCP2 -866G/A gene variation on weight gain and changes in adiposity: an Indonesian Nutrigenetic Cohort (INDOGENIC) [J]. Br J Nutr, 2021, 125 (6): 611-617.

[130] DRABSCH T, GATZEMEIER J, PFADENHAUER L, et al. Associations between Single Nucleotide Polymorphisms and Total Energy, Carbohydrate, and Fat Intakes: A Systematic Review [J]. Adv Nutr, 2018, 9 (4): 425-453.

[131] GONI L, CUERVO M, MILAGRO F I, et al. A genetic risk tool for obesity predisposition assessment and personalized nutrition implementation based on macronutrient intake [J]. Genes Nutr, 2015, 10 (1): 445.

[132] 赵婧雅，李辉. 遗传背景和饮食习惯协同影响肥胖进程 [J]. 解剖学杂志，2018，41（4）：6.

[133] KOZLOV A I. Carbohydrate-related nutritional and genetic risks of obesity for indigenous northerners [J]. Vopr Pitan, 2019, 88 (1): 5-16.

[134] MELIS M, MASTINU M, NACIRI L C, et al. Associations between Sweet Taste Sensitivity and Polymorphisms (SNPs) in the TAS1R2 and TAS1R3 Genes, Gender, PROP Taster Status, and Density of Fungiform Papillae in a Genetically Homogeneous Sardinian Cohort [J]. Nutrients, 2022, 14 (22): 4903.

[135] QI Q, CHU A Y, KANG J H, et al. Sugar-sweetened beverages and genetic risk of obesity [J]. N Engl J Med, 2012, 367 (15): 1387-1396.

[136] BRUNKWALL L, CHEN Y, HINDY G, et al. Sugar-sweetened beverage consumption and genetic predisposition to obesity in 2 Swedish cohorts [J]. Am J Clin Nutr, 2016, 104 (3): 809-815.

[137] RUKH G, ERICSON U, ANDERSSON-ASSARSSON J, et al. Dietary starch intake modifies the relation between copy number variation in the salivary amylase gene and BMI [J]. Am J Clin Nutr, 2017, 106 (1): 256-262.

[138] SANTOS J L, BOUTIN P, VERDICH C, et al. Genotype-by-nutrient interactions assessed in European obese women. A case-only study [J]. Eur J Nutr, 2006, 45 (8): 454-462.

[139] CYRUS C, ISMAIL M H, CHATHOTH S, et al. Analysis of the Impact of Common Polymorphisms of the FTO and MC4R Genes with the Risk of Severe Obesity in Saudi Arabian Population [J]. Genet Test Mol Biomarkers, 2018, 22 (3): 170-177.

[140] LABAYEN I, RUIZ J R, HUYBRECHTS I, et al. Dietary fat intake modifies the influence of the FTO rs9939609 polymorphism on adiposity in adolescents: The HELENA cross-sectional study [J]. Nutr Metab Cardiovasc Dis, 2016, 26 (10): 937-943.

［141］ CORELLA D, LAI C Q, DEMISSIE S, et al. APOA5 gene variation modulates the effects of dietary fat intake on body mass index and obesity risk in the Framingham Heart Study [J]. J Mol Med (Berl), 2007, 85 (2): 119-128.

［142］ SÁNCHEZ-MORENO C, ORDOVÁS J M, SMITH C E, et al. APOA5 gene variation interacts with dietary fat intake to modulate obesity and circulating triglycerides in a Mediterranean population [J]. J Nutr, 2011, 141 (3): 380-385.

［143］ MEMISOGLU A, HU F B, HANKINSON S E, et al. Interaction between a peroxisome proliferator-activated receptor gamma gene polymorphism and dietary fat intake in relation to body mass [J]. Hum Mol Genet, 2003, 12 (22): 2923-2929.

［144］ LAI C Q, SMITH C E, PARNELL L D, et al. Epigenomics and metabolomics reveal the mechanism of the APOA2-saturated fat intake interaction affecting obesity [J]. Am J Clin Nutr, 2018, 108 (1): 188-200.

［145］ CORELLA D, TAI E S, SORLÍ J V, et al. Association between the APOA2 promoter polymorphism and body weight in Mediterranean and Asian populations: replication of a gene-saturated fat interaction [J]. Int J Obes (Lond), 2011, 35 (5): 666-675.

［146］ PHILLIPS C M, KESSE-GUYOT E, MCMANUS R, et al. High dietary saturated fat intake accentuates obesity risk associated with the fat mass and obesity-associated gene in adults [J]. J Nutr, 2012, 142 (5): 824-831.

［147］ CASAS-AGUSTENCH P, ARNETT D K, SMITH C E, et al. Saturated fat intake modulates the association between an obesity genetic risk score and body mass index in two US populations [J]. J Acad Nutr Diet, 2014, 114 (12): 1954-1966.

［148］ CELIS-MORALES C A, LYALL D M, GRAY S R, et al. Dietary fat and total energy intake modifies the association of genetic profile risk score on obesity: evidence from 48 170 UK Biobank participants [J]. Int J Obes (Lond), 2017, 41 (12): 1761-1768.

［149］ HAMMAD S S, ECK P, SIHAG J, et al. Common Variants in Lipid Metabolism-Related Genes Associate with Fat Mass Changes in Response to Dietary Monounsaturated Fatty Acids in Adults with Abdominal Obesity [J]. J Nutr, 2019, 149 (10): 1749-1756.

［150］ ROSADO E L, BRESSAN J, MARTÍNEZ J A, et al. Interactions of the PPARγ2 polymorphism with fat intake affecting energy metabolism and nutritional outcomes in obese women [J]. Ann Nutr Metab, 2010, 57 (3/4): 242-250.

［151］ GARAULET M, SMITH C E, HERNÁNDEZ-GONZÁLEZ T, et al. PPARγ Pro12Ala interacts with fat intake for obesity and weight loss in a behavioural treatment based on the Mediterranean diet [J]. Mol Nutr Food Res, 2011, 55 (12): 1771-1779.

［152］ KIM M, KIM M, YOO H J, et al. A promoter variant of the APOA5 gene increases atherogenic LDL levels and arterial stiffness in hypertriglyceridemic patients [J]. PLoS One, 2017, 12 (12): e0186693.

［153］ COMUZZIE A G, COLE S A, LASTON S L, et al. Novel genetic loci identified for the pathophysiology of childhood obesity in the Hispanic population [J]. PLoS One, 2012, 7 (12): e51954.

［154］ STEWART J E, FEINLE-BISSET C, GOLDING M, et al. Oral sensitivity to fatty acids, food consumption and BMI in human subjects [J]. Br J Nutr, 2010, 104 (1): 145-152.

［155］ GILBERTSON T A, LIU L, YORK D A, et al. Dietary fat preferences are inversely correlated with peripheral gustatory fatty acid sensitivity [J]. Ann N Y Acad Sci, 1998 (855): 165-168.

［156］ KELLER K L, LIANG L C, SAKIMURA J, et al. Common variants in the CD36 gene are associated with oral fat perception, fat preferences, and obesity in African Americans [J]. Obesity (Silver Spring), 2012, 20 (5): 1066-1073.

［157］ QI Q, KILPELÄINEN T O, DOWNER M K, et al. FTO genetic variants, dietary intake and body mass index: insights from 177 330 individuals [J]. Hum Mol Genet, 2014, 23 (25): 6961-6972.

［158］ HOOTON H, ANGQUIST L, HOLST C, et al. Dietary factors impact on the association between CTSS variants and obesity related traits [J]. PLoS One, 2012, 7 (7): e40394.

［159］ TURCOT V, LU Y, HIGHLAND H M, et al. Protein-altering variants associated with body mass index implicate pathways that control energy intake and expenditure in obesity [J]. Nat Genet, 2018, 50 (1): 26-41.

［160］ EVANS D A, HIRSCH J B, DUSHENKOV S. Phenolics, inflammation and nutrigenomics [J].Journal of the Science of Food & Agriculture, 2006, 86 (15): 2503-2509.

［161］ KWON Y J, PARK D H, CHOI J E, et al. Identification of the interactions between specific genetic polymorphisms and nutrient intake associated with general and abdominal obesity in middle-aged adults [J]. Clin Nutr, 2022, 41 (2): 543-551.

［162］ GALMÉS S, PALOU A, SERRA F. Increased Risk of High Body Fat and Altered Lipid Metabolism Associated to Suboptimal Consumption of Vitamin A Is Modulated by Genetic Variants rs5888 (SCARB1), rs1800629 (UCP1) and rs659366 (UCP2) [J]. Nutrients, 2020, 12 (9): 2588.

［163］ MEHRDAD M, VAHID F, EFTEKHARI M H. Nutritional Quality's Key Role in the Odds of Overweight in Adults with rs9939609 Polymorphism of FTO Gene- the Role of Manganese and Vitamin D [J]. Am J Med Sci, 2020, 360 (6): 678-685.

［164］ WEINHOLD B. Epigenetics: the science of change [J]. Environ Health Perspect, 2006, 114 (3): A160-A167.

［165］ DHURANDHAR E J, KEITH S W. The aetiology of obesity beyond eating more and exercising less [J]. Best Pract Res Clin Gastroenterol, 2014, 28 (4): 533-544.

［166］ RAVELLI G P, STEIN Z A, SUSSER M W. Obesity in young men after famine exposure in utero and early infancy [J]. N Engl J Med, 1976, 295 (7): 349-353.

［167］ RAVELLI A C, VAN DER MEULEN J H, OSMOND C, et al. Obesity at the age of 50 y in men and women exposed to famine prenatally [J]. Am J Clin Nutr, 1999, 70 (5): 811-816.

［168］ WATERLAND R A, GARZA C. Potential mechanisms of metabolic imprinting that lead to chronic disease [J]. Am J Clin Nutr, 1999, 69 (2): 179-197.

［169］ GIBSON G. Decanalization and the origin of complex disease [J]. Nat Rev Genet, 2009, 10 (2): 134-140.

［170］ VAN DIJK S J, MOLLOY P L, VARINLI H, et al. Epigenetics and human obesity [J]. Int J Obes (Lond), 2015, 39 (1): 85-97.

［171］ TALENS R P, BOOMSMA D I, TOBI E W, et al. Variation, patterns, and temporal stability of DNA methylation: considerations for epigenetic epidemiology [J]. FASEB J, 2010, 24 (9): 3135-3144.

［172］ CRUJEIRAS A B, CAMPION J, DÍAZ-LAGARES A, et al. Association of weight regain with specific methylation levels in the NPY and POMC promoters in leukocytes of obese men: a translational study [J]. Regul Pept, 2013, 186 (9): 1-6.

［173］ BURDGE G C, LILLYCROP K A. Nutrition, epigenetics, and developmental plasticity: implications for understanding human disease [J]. Annu Rev Nutr, 2010, 30 (8): 315-339.

［174］ DICK K J, NELSON C P, TSAPROUNI L, et al. DNA methylation and body-mass index: a genome-wide analysis [J]. Lancet, 2014, 383 (9933): 1990-1998.

［175］ GROOM A, POTTER C, SWAN D C, et al. Postnatal growth and DNA methylation are associated with differential gene expression of the TACSTD2 gene and childhood fat mass [J]. Diabetes, 2012, 61 (2): 391-400.

［176］JACOBSEN S C, BRØNS C, BORK-JENSEN J, et al. Effects of short-term high-fat overfeeding on genome-wide DNA methylation in the skeletal muscle of healthy young men [J]. Diabetologia, 2012, 55 (12): 3341-3349.

［177］BOLLEPALLI S, KAYE S, HEINONEN S, et al. Subcutaneous adipose tissue gene expression and DNA methylation respond to both short- and long-term weight loss [J]. Int J Obes (Lond), 2018, 42 (3): 412-423.

［178］BURDGE G C, LILLYCROP K A. Environment-physiology, diet quality and energy balance: the influence of early life nutrition on future energy balance [J]. Physiol Behav, 2014, 134 (7): 119-122.

［179］SULLIVAN K E, REDDY A B, DIETZMANN K, et al. Epigenetic regulation of tumor necrosis factor alpha [J]. Mol Cell Biol, 2007, 27 (14): 5147-5160.

［180］RICHMOND R C, TIMPSON N J, SØRENSEN T I. Exploring possible epigenetic mediation of early-life environmental exposures on adiposity and obesity development [J]. Int J Epidemiol, 2015, 44 (4): 1191-1198.

［181］SHARP G C, LAWLOR D A, RICHMOND R C, et al. Maternal pre-pregnancy BMI and gestational weight gain, offspring DNA methylation and later offspring adiposity: findings from the Avon Longitudinal Study of Parents and Children [J]. Int J Epidemiol, 2015, 44 (4): 1288-1304.

［182］TURCOT V, TCHERNOF A, DESHAIES Y, et al. LINE-1 methylation in visceral adipose tissue of severely obese individuals is associated with metabolic syndrome status and related phenotypes [J]. Clin Epigenetics, 2012, 4 (1): 10.

［183］PETRUS P, BIALESOVA L, CHECA A, et al. Adipocyte Expression of SLC19A1 Links DNA Hypermethylation to Adipose Tissue Inflammation and Insulin Resistance [J]. J Clin Endocrinol Metab, 2018, 103 (2): 710-721.

［184］RZEHAK P, COVIC M, SAFFERY R, et al. DNA-Methylation and Body Composition in Preschool Children: Epigenome-Wide-Analysis in the European Childhood Obesity Project (CHOP)-Study [J]. Sci Rep, 2017, 7 (1): 14349.

［185］GODFREY K M, SHEPPARD A, GLUCKMAN P D, et al. Epigenetic gene promoter methylation at birth is associated with child's later adiposity [J]. Diabetes, 2011, 60 (5): 1528-1534.

［186］PAN H, LIN X, WU Y, et al. HIF3A association with adiposity: the story begins before birth [J]. Epigenomics, 2015, 7 (6): 937-950.

［187］RICHMOND R C, SHARP G C, WARD M E, et al. DNA Methylation and BMI: Investigating Identified Methylation Sites at HIF3A in a Causal Framework [J]. Diabetes, 2016, 65 (5): 1231-1244.

［188］KUEHNEN P, MISCHKE M, WIEGAND S, et al. An Alu element-associated hypermethylation variant of the POMC gene is associated with childhood obesity [J]. PLoS Genet, 2012, 8 (3): e1002543.

［189］LI S, WONG E M, BUI M, et al. Inference about causation between body mass index and DNA methylation in blood from a twin family study [J]. Int J Obes (Lond), 2019, 43 (2): 243-252.

［190］DING X, ZHENG D, FAN C, et al. Genome-wide screen of DNA methylation identifies novel markers in childhood obesity [J]. Gene, 2015, 566 (1): 74-83.

［191］VAN DIJK S J, PETERS T J, BUCKLEY M, et al. DNA methylation in blood from neonatal screening cards and the association with BMI and insulin sensitivity in early childhood [J]. Int J Obes (Lond), 2018, 42 (1): 28-35.

［192］FRADIN D, BOËLLE P Y, BELOT M P, et al. Genome-Wide Methylation Analysis Identifies Specific Epigenetic Marks In Severely Obese Children [J]. Sci Rep, 2017 (7): 46311.

［193］LILLYCROP K, MURRAY R, CHEONG C, et al. ANRIL Promoter DNA Methylation: A Perinatal Marker for Later Adiposity [J]. EBioMedicine, 2017 (19): 60-72.

［194］ SAMBLAS M, MILAGRO F I, MANSEGO M L, et al. PTPRS and PER3 methylation levels are associated with childhood obesity: results from a genome-wide methylation analysis [J]. Pediatr Obes, 2018, 13 (3): 149-158.

［195］ MTA B. Epigenome-wide association study (EWAS): Methods and applications - ScienceDirect [J]. Epigenetics Methods, 2020 (18): 591-613.

［196］ AKHABIR L, STRINGER R, DESAI D, et al. DNA methylation changes in cord blood and the developmental origins of health and disease - a systematic review and replication study [J]. BMC Genomics, 2022, 23 (1): 221.

［197］ WU Y, TIAN H, WANG W, et al. DNA methylation and waist-to-hip ratio: an epigenome-wide association study in Chinese monozygotic twins [J]. J Endocrinol Invest, 2022, 45 (12): 2365-2376.

［198］ CHEN Y, KASSAM I, LAU S H, et al. Impact of BMI and waist circumference on epigenome-wide DNA methylation and identification of epigenetic biomarkers in blood: an EWAS in multi-ethnic Asian individuals [J]. Clin Epigenetics, 2021, 13 (1): 195.

［199］ SHARP G C, ALFANO R, GHANTOUS A, et al. Paternal body mass index and offspring DNA methylation: findings from the PACE consortium [J]. Int J Epidemiol, 2021, 50 (4): 1297-1315.

［200］ 乔豪飞. 基于体脂率不一致同卵双生子的全基因组 DNA 甲基化研究［D］. 青岛：青岛大学，2021.

［201］ FRASZCZYK E, LUIJTEN M, SPIJKERMAN A M W, et al. The effects of bariatric surgery on clinical profile, DNA methylation, and ageing in severely obese patients [J]. Clin Epigenetics, 2020, 12 (1): 14.

［202］ CROCKER K C, DOMINGO-RELLOSO A, HAACK K, et al. DNA methylation and adiposity phenotypes: an epigenome-wide association study among adults in the Strong Heart Study [J]. Int J Obes (Lond), 2020, 44 (11): 2313-2322.

［203］ SUN D, ZHANG T, SU S, et al. Body Mass Index Drives Changes in DNA Methylation: A Longitudinal Study [J]. Circ Res, 2019, 125 (9): 824-833.

［204］ CAMPANELLA G, GUNTER M J, POLIDORO S, et al. Epigenome-wide association study of adiposity and future risk of obesity-related diseases [J]. Int J Obes (Lond), 2018, 42 (12): 2022-2035.

［205］ GEURTS Y M, DUGUÉ P A, JOO J E, et al. Novel associations between blood DNA methylation and body mass index in middle-aged and older adults [J]. Int J Obes (Lond), 2018, 42 (4): 887-896.

［206］ WANG X, PAN Y, ZHU H, et al. An epigenome-wide study of obesity in African American youth and young adults: novel findings, replication in neutrophils, and relationship with gene expression [J]. Clin Epigenetics, 2018, 10 (1): 3.

［207］ SADASHIV, MODI A, KHOKHAR M, et al. Leptin DNA Methylation and Its Association with Metabolic Risk Factors in a Northwest Indian Obese Population [J]. J Obes Metab Syndr, 2021, 30 (3): 304-311.

［208］ MARCHI M, LISI S, CURCIO M, et al. Human leptin tissue distribution, but not weight loss-dependent change in expression, is associated with methylation of its promoter [J]. Epigenetics, 2011, 6 (10): 1198-1206.

［209］ SHERWOOD W B, BION V, LOCKETT G A, et al. Duration of breastfeeding is associated with leptin (LEP) DNA methylation profiles and BMI in 10-year-old children [J]. Clin Epigenetics, 2019, 11 (1): 128.

［210］ NILSSON E, JANSSON P A, PERFILYEV A, et al. Altered DNA methylation and differential expression of genes influencing metabolism and inflammation in adipose tissue from subjects with type 2 diabetes [J]. Diabetes, 2014, 63 (9): 2962-2976.

［211］PINHEL M A S, NORONHA N Y, NICOLETTI C F, et al. Changes in DNA Methylation and Gene Expression of Insulin and Obesity-Related Gene PIK3R1 after Roux-en-Y Gastric Bypass [J]. Int J Mol Sci, 2020, 21 (12): 4476.

［212］KURODA A, RAUCH T A, TODOROV I, et al. Insulin gene expression is regulated by DNA methylation [J]. PLoS One, 2009, 4 (9): e6953.

［213］AHMED S A H, ANSARI S A, MENSAH-BROWN E P K, et al. The role of DNA methylation in the pathogenesis of type 2 diabetes mellitus [J]. Clin Epigenetics, 2020, 12 (1): 104.

［214］ROHDE K, KLÖS M, HOPP L, et al. IRS1 DNA promoter methylation and expression in human adipose tissue are related to fat distribution and metabolic traits [J]. Sci Rep, 2017, 7 (1): 12369.

［215］CAMPIÓN J, MILAGRO F I, GOYENECHEA E, et al. TNF-alpha promoter methylation as a predictive biomarker for weight-loss response [J]. Obesity (Silver Spring), 2009, 17 (6): 1293-1297.

［216］NA Y K, HONG H S, LEE W K, et al. Increased methylation of interleukin 6 gene is associated with obesity in Korean women [J]. Mol Cells, 2015, 38 (5): 452-456.

［217］ALI M M, NAQUIALLAH D, QURESHI M, et al. DNA methylation profile of genes involved in inflammation and autoimmunity correlates with vascular function in morbidly obese adults [J]. Epigenetics, 2022, 17 (1): 93-109.

［218］ALI M M, HASSAN C, MASRUR M, et al. Adipose Tissue Hypoxia Correlates with Adipokine Hypomethylation and Vascular Dysfunction [J]. Biomedicines, 2021, 9 (8): 1034.

［219］WANG S, SONG J, YANG Y, et al. HIF3A DNA Methylation Is Associated with Childhood Obesity and ALT [J]. PLoS One, 2015, 10 (12): e0145944.

［220］MANSELL T, PONSONBY AL, JANUAR V, et al. Early-life determinants of hypoxia-inducible factor 3A gene (HIF3A) methylation: a birth cohort study [J]. Clin Epigenetics, 2019, 11 (1): 96.

［221］ITO T. Role of histone modification in chromatin dynamics [J]. J Biochem, 2007, 141 (5): 609-614.

［222］YANG H, YANG K, GU H, et al. Dynamic post-translational modifications in obesity [J]. J Cell Mol Med, 2020, 24 (3): 2384-2387.

［223］MIKULA M, MAJEWSKA A, LEDWON J K, et al. Obesity increases histone H3 lysine 9 and 18 acetylation at Tnfa and Ccl2 genes in mouse liver [J]. Int J Mol Med, 2014, 34 (6): 1647-1654.

［224］WHEATLEY K E, NOGUEIRA L M, PERKINS S N, et al. Differential effects of calorie restriction and exercise on the adipose transcriptome in diet-induced obese mice [J]. J Obes, 2011 (2011): 265417.

［225］FUNATO H, ODA S, YOKOFUJITA J, et al. Fasting and high-fat diet alter histone deacetylase expression in the medial hypothalamus [J]. PLoS One, 2011, 6 (4): e18950.

［226］TATEISHI K, OKADA Y, KALLIN E M, et al. Role of Jhdm2a in regulating metabolic gene expression and obesity resistance [J]. Nature, 2009, 458 (7239): 757-761.

［227］OKI M, AIHARA H, ITO T. Role of histone phosphorylation in chromatin dynamics and its implications in diseases [J]. Subcell Biochem, 2007 (41): 319-336.

［228］ARNER P, KULYTÉ A. MicroRNA regulatory networks in human adipose tissue and obesity [J]. Nat Rev Endocrinol, 2015, 11 (5): 276-288.

［229］ORTEGA F J, MORENO M, MERCADER J M, et al. Inflammation triggers specific microRNA profiles in human adipocytes and macrophages and in their supernatants [J]. Clin Epigenetics, 2015, 7 (1): 49.

［230］HENEGHAN H M, MILLER N, MCANENA O J, et al. Differential miRNA expression in omental adipose tissue and in the circulation of obese patients identifies novel metabolic biomarkers [J]. J Clin Endocrinol Metab, 2011, 96 (5): E846-E850.

［231］CAN U, BUYUKINAN M, YERLIKAYA F H. The investigation of circulating microRNAs associated with lipid metabolism in childhood obesity [J]. Pediatr Obes, 2016, 11 (3): 228-234.

［232］JONES A, DANIELSON K M, BENTON M C, et al. miRNA Signatures of Insulin Resistance in Obesity [J]. Obesity (Silver Spring), 2017, 25 (10): 1734-1744.

［233］FEINBERG A P, IRIZARRY R A, FRADIN D, et al. Personalized epigenomic signatures that are stable over time and covary with body mass index [J]. Sci Transl Med, 2010, 2 (49): 49ra67.

［234］PRATS-PUIG A, ORTEGA F J, MERCADER J M, et al. Changes in circulating microRNAs are associated with childhood obesity [J]. J Clin Endocrinol Metab, 2013, 98 (10): E1655-E1660.

［235］JORDAN S D, KRÜGER M, WILLMES D M, et al. Obesity-induced overexpression of miRNA-143 inhibits insulin-stimulated AKT activation and impairs glucose metabolism [J]. Nat Cell Biol, 2011, 13 (4): 434-446.

［236］ORTEGA F J, MERCADER J M, CATALÁN V, et al. Targeting the circulating microRNA signature of obesity [J]. Clin Chem, 2013, 59 (5): 781-792.

［237］SUN T, FU M, BOOKOUT A L, et al. MicroRNA let-7 regulates 3T3-L1 adipogenesis [J]. Mol Endocrinol, 2009, 23 (6): 925-931.

［238］ZHU H, SHYH-CHANG N, SEGRÈ A V, et al. The Lin28/let-7 axis regulates glucose metabolism [J]. Cell, 2011, 147 (1): 81-94.

［239］FROST R J, OLSON E N. Control of glucose homeostasis and insulin sensitivity by the Let-7 family of microRNAs [J]. Proc Natl Acad Sci USA, 2011, 108 (52): 21075-21080.

［240］QIN L, CHEN Y, NIU Y, et al. A deep investigation into the adipogenesis mechanism: profile of microRNAs regulating adipogenesis by modulating the canonical Wnt/beta-catenin signaling pathway [J]. BMC Genomics, 2010, 11 (5): 320.

［241］LEE E K, LEE M J, ABDELMOHSEN K, et al. miR-130 suppresses adipogenesis by inhibiting peroxisome proliferator-activated receptor gamma expression [J]. Mol Cell Biol, 2011, 31 (4): 626-638.

［242］LIN Q, GAO Z, ALARCON R M, et al. A role of miR-27 in the regulation of adipogenesis [J]. FEBS J, 2009, 276 (8): 2348-2358.

［243］SUN L, XIE H, MORI M A, et al. Mir193b-365 is essential for brown fat differentiation [J]. Nat Cell Biol, 2011, 13 (8): 958-965.

［244］WILLEIT P, SKROBLIN P, MOSCHEN A R, et al. Circulating MicroRNA-122 Is Associated With the Risk of New-Onset Metabolic Syndrome and Type 2 Diabetes [J]. Diabetes, 2017, 66 (2): 347-357.

［245］CREEMERS E E, TIJSEN A J, PINTO Y M. Circulating microRNAs: novel biomarkers and extracellular communicators in cardiovascular disease? [J]. Circ Res, 2012, 110 (3): 483-495.

［246］ZAMPETAKI A, WILLEIT P, DROZDOV I, et al. Profiling of circulating microRNAs: from single biomarkers to re-wired networks [J]. Cardiovasc Res, 2012, 93 (4): 555-562.

［247］TIJSEN A J, PINTO Y M, CREEMERS E E. Circulating microRNAs as diagnostic biomarkers for cardiovascular diseases [J]. Am J Physiol Heart Circ Physiol, 2012, 303 (9): H1085-H1095.

［248］WANG Q, LI Y C, WANG J, et al. miR-17-92 cluster accelerates adipocyte differentiation by negatively regulating tumor-suppressor Rb2/p130 [J]. Proc Natl Acad Sci USA, 2008, 105 (8): 2889-2894.

［249］KIM Y J, HWANG S J, BAE Y C, et al. MiR-21 regulates adipogenic differentiation through the modulation of TGF-beta signaling in mesenchymal stem cells derived from human adipose tissue [J]. Stem Cells, 2009, 27 (12): 3093-3102.

［250］XU P, VERNOOY S Y, GUO M, et al. The Drosophila microRNA Mir-14 suppresses cell death and is required for normal fat metabolism [J]. Curr Biol, 2003, 13 (9): 790-795.

［251］HARTIG S M, HAMILTON M P, BADER D A, et al. The miRNA Interactome in Metabolic Homeostasis

[J]. Trends Endocrinol Metab, 2015, 26 (12): 733-745.

[252] THOMPSON M D, CISMOWSKI M J, SERPICO M, et al. Elevation of circulating microRNA levels in obese children compared to healthy controls [J]. Clin Obes, 2017, 7 (4): 216-221.

[253] ANDERSEN D C, JENSEN C H, SCHNEIDER M, et al. MicroRNA-15a fine-tunes the level of Delta-like 1 homolog (DLK1) in proliferating 3T3-L1 preadipocytes [J]. Exp Cell Res, 2010, 316 (10): 1681-1691.

[254] LI G, NING C, MA Y, et al. miR-26b Promotes 3T3-L1 Adipocyte Differentiation Through Targeting PTEN [J]. DNA Cell Biol, 2017, 36 (8): 672-681.

[255] SONG G, XU G, JI C, et al. The role of microRNA-26b in human adipocyte differentiation and proliferation [J]. Gene, 2014, 533 (2): 481-487.

[256] HUANG S, WANG S, BIAN C, et al. Upregulation of miR-22 promotes osteogenic differentiation and inhibits adipogenic differentiation of human adipose tissue-derived mesenchymal stem cells by repressing HDAC6 protein expression [J]. Stem Cells Dev, 2012, 21 (13): 2531-2540.

[257] ZARAGOSI L E, WDZIEKONSKI B, BRIGAND K L, et al. Small RNA sequencing reveals miR-642a-3p as a novel adipocyte-specific microRNA and miR-30 as a key regulator of human adipogenesis [J]. Genome Biol, 2011, 12 (7): R64.

[258] CARRERAS-BADOSA G, BONMATÍ A, ORTEGA F J, et al. Altered Circulating miRNA Expression Profile in Pregestational and Gestational Obesity [J]. J Clin Endocrinol Metab, 2015, 100 (11): E1446-E1456.

[259] LI M, LIU Z, ZHANG Z, et al. miR-103 promotes 3T3-L1 cell adipogenesis through AKT/mTOR signal pathway with its target being MEF2D [J]. Biol Chem, 2015, 396 (3): 235-244.

[260] PIROLA C J, FERNÁNDEZ GIANOTTI T, CASTAÑO G O, et al. Circulating microRNA signature in non-alcoholic fatty liver disease: from serum non-coding RNAs to liver histology and disease pathogenesis [J]. Gut, 2015, 64 (5): 800-812.

[261] THOMPSON M D, CISMOWSKI M J, SERPICO M, et al. Elevation of circulating microRNA levels in obese children compared to healthy controls [J]. Clin Obes, 2017, 7 (4): 216-221.

[262] TANG Y F, ZHANG Y, LI X Y, et al. Expression of miR-31, miR-125b-5p, and miR-326 in the adipogenic differentiation process of adipose-derived stem cells [J]. OMICS, 2009, 13 (4): 331-336.

[263] TANIGUCHI M, NAKAJIMA I, CHIKUNI K, et al. MicroRNA-33b downregulates the differentiation and development of porcine preadipocytes [J]. Mol Biol Rep, 2014, 41 (2): 1081-1090.

[264] ESAU C, KANG X, PERALTA E, et al. MicroRNA-143 regulates adipocyte differentiation [J]. J Biol Chem, 2004, 279 (50): 52361-52365.

[265] CIOFFI M, VALLESPINOS-SERRANO M, TRABULO S M, et al. MiR-93 Controls Adiposity via Inhibition of Sirt7 and Tbx3 [J]. Cell Rep, 2015, 12 (10): 1594-1605.

[266] CHEN L, DAI Y M, JI C B, et al. MiR-146b is a regulator of human visceral preadipocyte proliferation and differentiation and its expression is altered in human obesity [J]. Mol Cell Endocrinol, 2014, 393 (1-2): 65-74.

[267] SHI C, ZHANG M, TONG M, et al. miR-148a is Associated with Obesity and Modulates Adipocyte Differentiation of Mesenchymal Stem Cells through Wnt Signaling [J]. Sci Rep, 2015, 5 (9): 9930.

[268] JI H L, SONG C C, LI Y F, et al. miR-125a inhibits porcine preadipocytes differentiation by targeting ERRα [J]. Mol Cell Biochem, 2014, 395 (1/2): 155-165.

[269] LI H, CHEN X, GUAN L, et al. MiRNA-181a regulates adipogenesis by targeting tumor necrosis factor-α (TNF-α) in the porcine model [J]. PLoS One, 2013, 8 (10): e71568.

［270］SHI X E, LI Y F, JIA L, et al. MicroRNA-199a-5p affects porcine preadipocyte proliferation and differentiation [J]. Int J Mol Sci, 2014, 15 (5): 8526-8538.

［271］GUO Y, CHEN Y, ZHANG Y, et al. Up-regulated miR-145 expression inhibits porcine preadipocytes differentiation by targeting IRS1 [J]. Int J Biol Sci, 2012, 8 (10): 1408-1417.

［272］HUANG J, ZHAO L, XING L, et al. MicroRNA-204 regulates Runx2 protein expression and mesenchymal progenitor cell differentiation [J]. Stem Cells, 2010, 28 (2): 357-364.

［273］BLADÉ C, BASELGA-ESCUDERO L, SALVADÓ M J, et al. miRNAs, polyphenols, and chronic disease [J]. Mol Nutr Food Res, 2013, 57 (1): 58-70.

［274］SKÅRN M, NAMLØS H M, NOORDHUIS P, et al. Adipocyte differentiation of human bone marrow-derived stromal cells is modulated by microRNA-155, microRNA-221, and microRNA-222 [J]. Stem Cells Dev, 2012, 21 (6): 873-883.

［275］BELARBI Y, MEJHERT N, LORENTE-CEBRIÁN S, et al. MicroRNA-193b Controls Adiponectin Production in Human White Adipose Tissue [J]. J Clin Endocrinol Metab, 2015, 100 (8): E1084-E1088.

［276］HAMAM D, ALI D, VISHNUBALAJI R, et al. microRNA-320/RUNX2 axis regulates adipocytic differentiation of human mesenchymal (skeletal) stem cells [J]. Cell Death Dis, 2014, 5 (10): e1499.

［277］JEONG B C, KANG I H, HWANG Y C, et al. MicroRNA-194 reciprocally stimulates osteogenesis and inhibits adipogenesis via regulating COUP-TFII expression [J]. Cell Death Dis, 2014, 5 (11): e1532.

［278］BORK S, HORN P, CASTOLDi M, et al. Adipogenic differentiation of human mesenchymal stromal cells is down-regulated by microRNA-369-5p and up-regulated by microRNA-371 [J]. J Cell Physiol, 2011, 226 (9): 2226-2234.

［279］LING H Y, WEN G B, FENG S D, et al. MicroRNA-375 promotes 3T3-L1 adipocyte differentiation through modulation of extracellular signal-regulated kinase signalling [J]. Clin Exp Pharmacol Physiol, 2011, 38 (4): 239-246.

［280］PENG Y, XIANG H, CHEN C, et al. MiR-224 impairs adipocyte early differentiation and regulates fatty acid metabolism [J]. Int J Biochem Cell Biol, 2013, 45 (8): 1585-1593.

［281］GERIN I, BOMMER G T, MCCOIN C S, et al. Roles for miRNA-378/378* in adipocyte gene expression and lipogenesis [J]. Am J Physiol Endocrinol Metab, 2010, 299 (2): E198-E206.

［282］ZHANG J F, FU W M, HE M L, et al. MiR-637 maintains the balance between adipocytes and osteoblasts by directly targeting Osterix [J]. Mol Biol Cell, 2011, 22 (21): 3955-3961.

［283］CHEN L, CUI J, HOU J, et al. A novel negative regulator of adipogenesis: microRNA-363 [J]. Stem Cells, 2014, 32 (2): 510-520.

［284］KINOSHITA M, ONO K, HORIE T, et al. Regulation of adipocyte differentiation by activation of serotonin (5-HT) receptors 5-HT2AR and 5-HT2CR and involvement of microRNA-448-mediated repression of KLF5 [J]. Mol Endocrinol, 2010, 24 (10): 1978-1987.

［285］GRACIA A, MIRANDA J, FERNÁNDEZ-QUINTELA A, et al. Involvement of miR-539-5p in the inhibition of de novo lipogenesis induced by resveratrol in white adipose tissue [J]. Food Funct, 2016, 7 (3): 1680-1688.

［286］CHEN H, MO D, LI M, et al. miR-709 inhibits 3T3-L1 cell differentiation by targeting GSK3β of Wnt/β-catenin signaling [J]. Cell Signal, 2014, 26 (11): 2583-2589.

［287］SZYF M. The dynamic epigenome and its implications in toxicology [J]. Toxicol Sci, 2007, 100 (1): 7-23.

［288］GLUCKMAN P D, HANSON M A, COOPER C, et al. Effect of in utero and early-life conditions on adult health and disease [J]. N Engl J Med, 2008, 359 (1): 61-73.

［289］BILLAH M M, KHATIWADA S, MORRIS M J, et al. Effects of paternal overnutrition and interventions on future generations [J]. Int J Obes (Lond), 2022, 46 (5): 901-917.

［290］FERNANDEZ-TWINN D S, OZANNE S E. Mechanisms by which poor early growth programs type-2 diabetes, obesity and the metabolic syndrome [J]. Physiol Behav, 2006, 88 (3): 234-243.

［291］GARCIA-LACARTE M, MILAGRO F I, ZULET M A, et al. LINE-1 methylation levels, a biomarker of weight loss in obese subjects, are influenced by dietary antioxidant capacity [J]. Redox Rep, 2016, 21 (2): 67-74.

［292］LEE Y C, CHRISTENSEN J J, PARNELL L D, et al. Using Machine Learning to Predict Obesity Based on Genome-Wide and Epigenome-Wide Gene-Gene and Gene-Diet Interactions [J]. Front Genet, 2022, 12 (1): 783845.

［293］ZHENG S, ROLLET M, PAN Y X. Maternal protein restriction during pregnancy induces CCAAT/enhancer-binding protein (C/EBPβ) expression through the regulation of histone modification at its promoter region in female offspring rat skeletal muscle [J]. Epigenetics, 2011, 6 (2): 161-170.

［294］SOHI G, MARCHAND K, REVESZ A, et al. Maternal protein restriction elevates cholesterol in adult rat offspring due to repressive changes in histone modifications at the cholesterol 7alpha-hydroxylase promoter [J]. Mol Endocrinol, 2011, 25 (5): 785-798.

［295］ZHANG F F, MORABIA A, CARROLL J, et al. Dietary patterns are associated with levels of global genomic DNA methylation in a cancer-free population [J]. J Nutr, 2011, 141 (6): 1165-1171.

［296］MOODY L, XU G B, CHEN H, et al. Epigenetic regulation of carnitine palmitoyltransferase 1 (Cpt1a) by high fat diet [J]. Biochim Biophys Acta Gene Regul Mech, 2019, 1862 (2): 141-152.

［297］OHASHI K, MUNETSUNA E, YAMADA H, et al. High fructose consumption induces DNA methylation at PPARα and CPT1A promoter regions in the rat liver [J]. Biochem Biophys Res Commun, 2015, 468 (1-2): 185-189.

［298］KELLER M, YASKOLKA MEIR A, BERNHART S H, et al. DNA methylation signature in blood mirrors successful weight-loss during lifestyle interventions: the CENTRAL trial [J]. Genome Med, 2020, 12 (1): 97.

［299］MARTÍN-NÚÑEZ G M, CABRERA-MULERO R, RUBIO-MARTÍN E, et al. Methylation levels of the SCD1 gene promoter and LINE-1 repeat region are associated with weight change: an intervention study [J]. Mol Nutr Food Res, 2014, 58 (7): 1528-1536.

［300］DUGGAN C, XIAO L, TERRY M B, et al. No effect of weight loss on LINE-1 methylation levels in peripheral blood leukocytes from postmenopausal overweight women [J]. Obesity (Silver Spring), 2014, 22 (9): 2091-2096.

［301］SAMBLAS M, MILAGRO F I, GÓMEZ-ABELLÁN P, et al. Methylation on the Circadian Gene BMAL1 Is Associated with the Effects of a Weight Loss Intervention on Serum Lipid Levels [J]. J Biol Rhythms, 2016, 31 (3): 308-317.

［302］CAMPIÓN J, MILAGRO F I, MARTÍNEZ J A. Individuality and epigenetics in obesity [J]. Obes Rev, 2009, 10 (4): 383-392.

［303］WATERLAND R A, TRAVISANO M, TAHILIANI K G, et al. Methyl donor supplementation prevents transgenerational amplification of obesity [J]. Int J Obes (Lond), 2008, 32 (9): 1373-1379.

［304］RAMOS-LOPEZ O, SAMBLAS M, MILAGRO F I, et al. Association of low dietary folate intake with lower CAMKK2 gene methylation, adiposity, and insulin resistance in obese subjects [J]. Nutr Res, 2018 (50): 53-62.

［305］ONO H, IWASAKI M, KUCHIBA A, et al. Association of dietary and genetic factors related to one-carbon metabolism with global methylation level of leukocyte DNA [J]. Cancer Sci, 2012, 103 (12): 2159-2164.

[306] ZHANG F F, CARDARELLI R, CARROLL J, et al. Significant differences in global genomic DNA methylation by gender and race/ethnicity in peripheral blood [J]. Epigenetics, 2011, 6 (5): 623-629.

[307] MATHERS J C. Session 2: Personalised nutrition. Epigenomics: a basis for understanding individual differences? [J]. Proc Nutr Soc, 2008, 67 (4): 390-394.

[308] WEAVER I C, CHAMPAGNE F A, BROWN S E, et al. Reversal of maternal programming of stress responses in adult offspring through methyl supplementation: altering epigenetic marking later in life [J]. J Neurosci, 2005, 25 (47): 11045-11054.

[309] FRANZAGO M, SABOVIC I, FRANCHI S, et al. Sperm DNA Methylation at Metabolism-Related Genes in Vegan Subjects [J]. Front Endocrinol (Lausanne), 2021, 12 (3): 633943.

[310] SOUBRY A, MURPHY S K, VANSANT G, et al. Opposing Epigenetic Signatures in Human Sperm by Intake of Fast Food Versus Healthy Food [J]. Front Endocrinol (Lausanne), 2021, 12 (4): 625204.

[311] HONMA K, MOCHIZUKI K, GODA T. Inductions of histone H3 acetylation at lysine 9 on SGLT1 gene and its expression by feeding mice a high carbohydrate/fat ratio diet [J]. Nutrition, 2009, 25 (1): 40-44.

[312] HONMA K, MOCHIZUKI K, GODA T. Carbohydrate/fat ratio in the diet alters histone acetylation on the sucrase-isomaltase gene and its expression in mouse small intestine [J]. Biochem Biophys Res Commun, 2007, 357 (4): 1124-1129.

[313] MARTIN-GRONERT M S, OZANNE S E. Mechanisms linking suboptimal early nutrition and increased risk of type 2 diabetes and obesity [J]. J Nutr, 2010, 140 (3): 662-666.

[314] COOPER M E, EL-OSTA A. Epigenetics: mechanisms and implications for diabetic complications [J]. Circ Res, 2010, 107 (12): 1403-1413.

[315] POGRIBNY I P, TRYNDYAK V P, BAGNYUKOVA T V, et al. Hepatic epigenetic phenotype predetermines individual susceptibility to hepatic steatosis in mice fed a lipogenic methyl-deficient diet [J]. J Hepatol, 2009, 51 (1): 176-186.

[316] POGRIBNY I P, TRYNDYAK V P, MUSKHELISHVILI L, et al. Methyl deficiency, alterations in global histone modifications, and carcinogenesis [J]. J Nutr, 2007, 137 (1 Suppl): 216S-222S.

[317] DOBOSY J R, FU V X, DESOTELLE J A, et al. A methyl-deficient diet modifies histone methylation and alters Igf2 and H19 repression in the prostate [J]. Prostate, 2008, 68 (11): 1187-1195.

[318] DAVISON J M, MELLOTT T J, KOVACHEVA V P, et al. Gestational choline supply regulates methylation of histone H3, expression of histone methyltransferases G9a (Kmt1c) and Suv39h1 (Kmt1a), and DNA methylation of their genes in rat fetal liver and brain [J]. J Biol Chem, 2009, 284 (4): 1982-1989.

[319] HEIJMANS B T, TOBI E W, STEIN A D, et al. Persistent epigenetic differences associated with prenatal exposure to famine in humans [J]. Proc Natl Acad Sci USA, 2008, 105 (44): 17046-17049.

[320] MILAGRO F I, CAMPIÓN J, CORDERO P, et al. A dual epigenomic approach for the search of obesity biomarkers: DNA methylation in relation to diet-induced weight loss [J]. FASEB J, 2011, 25 (4): 1378-1389.

[321] SAMBLAS M, MANSEGO M L, ZULET M A, et al. An integrated transcriptomic and epigenomic analysis identifies CD44 gene as a potential biomarker for weight loss within an energy-restricted program [J]. Eur J Nutr, 2019, 58 (5): 1971-1980.

[322] CORDERO P, CAMPION J, MILAGRO F I, et al. Leptin and TNF-alpha promoter methylation levels measured by MSP could predict the response to a low-calorie diet [J]. J Physiol Biochem, 2011, 67 (3): 463-470.

[323] NICOLETTI C F, NONINO C B, DE OLIVEIRA B A, et al. DNA Methylation and Hydroxymethylation Levels in Relation to Two Weight Loss Strategies: Energy-Restricted Diet or Bariatric Surgery [J]. Obes Surg, 2016, 26 (3): 603-611.

[324] DELGADO-CRUZATA L, ZHANG W, MCDONALD J A, et al. Dietary modifications, weight loss, and changes in metabolic markers affect global DNA methylation in Hispanic, African American, and Afro-Caribbean breast cancer survivors [J]. J Nutr, 2015, 145 (4): 783-790.

[325] BOUCHARD L, RABASA-LHORET R, FARAJ M, et al. Differential epigenomic and transcriptomic responses in subcutaneous adipose tissue between low and high responders to caloric restriction [J]. Am J Clin Nutr, 2010, 91 (2): 309-320.

[326] GEERAERT B, CROMBÉ F, HULSMANS M, et al. Stevioside inhibits atherosclerosis by improving insulin signaling and antioxidant defense in obese insulin-resistant mice [J]. Int J Obes (Lond), 2010, 34 (3): 569-577.

[327] WANG Z, ZHOU Y T, KAKUMA T, et al. Leptin resistance of adipocytes in obesity: role of suppressors of cytokine signaling [J]. Biochem Biophys Res Commun, 2000, 277 (1): 20-26.

[328] ESTEP J M, BARANOVA A, HOSSAIN N, et al. Expression of cytokine signaling genes in morbidly obese patients with non-alcoholic steatohepatitis and hepatic fibrosis [J]. Obes Surg, 2009, 19 (5): 617-624.

[329] LEE S D, KUO W W, BAU D T, et al. The coexistence of nocturnal sustained hypoxia and obesity additively increases cardiac apoptosis [J]. J Appl Physiol (1985), 2008, 104 (4): 1144-1153.

[330] HJORT L, JØRGENSEN S W, GILLBERG L, et al. 36 h fasting of young men influences adipose tissue DNA methylation of LEP and ADIPOQ in a birth weight-dependent manner [J]. Clin Epigenetics, 2017, 9 (4): 40.

[331] DANIELS T E, SADOVNIKOFF A I, RIDOUT K K, et al. Associations of maternal diet and placenta leptin methylation [J]. Mol Cell Endocrinol, 2020, 505 (4): 110739.

[332] GODFREY K M, SHEPPARD A, GLUCKMAN P D, et al. Epigenetic gene promoter methylation at birth is associated with child's later adiposity [J]. Diabetes, 2011, 60 (5): 1528-1534.

[333] BERDEAUX R, GOEBEL N, BANASZYNSKI L, et al. SIK1 is a class II HDAC kinase that promotes survival of skeletal myocytes [J].Nature Med, 2007, 13 (5): 597-603.

[334] PLAGEMANN A, HARDER T, BRUNN M, et al. Hypothalamic proopiomelanocortin promoter methylation becomes altered by early overfeeding: an epigenetic model of obesity and the metabolic syndrome [J]. J Physiol, 2009, 587 (Pt 20): 4963-4976.

[335] PLAGEMANN A, ROEPKE K, HARDER T, et al. Epigenetic malprogramming of the insulin receptor promoter due to developmental overfeeding [J]. J Perinat Med, 2010, 38 (4): 393-400.

[336] QIU X, BROWN K V, MORAN Y, et al. Sirtuin regulation in calorie restriction [J]. Biochim Biophys Acta, 2010, 1804 (8): 1576-1583.

[337] VAQUERO A, STERNGLANZ R, REINBERG D. NAD$^+$-dependent deacetylation of H4 lysine 16 by class III HDACs [J]. Oncogene, 2007, 26 (37): 5505-5520.

[338] GERAGHTY A A, SEXTON-OATES A, O'BRIEN E C, et al. A Low Glycaemic Index Diet in Pregnancy Induces DNA Methylation Variation in Blood of Newborns: Results from the ROLO Randomised Controlled Trial [J]. Nutrients, 2018, 10 (4): 455.

[339] LAI C Q, PARNELL L D, SMITH C E, et al. Carbohydrate and fat intake associated with risk of metabolic diseases through epigenetics of CPT1A [J]. Am J Clin Nutr, 2020, 112 (5): 1200-1211.

[340] RAMOS-LOPEZ O, RIEZU-BOJ J I, MILAGRO F I, et al. Dopamine gene methylation patterns are

associated with obesity markers and carbohydrate intake [J]. Brain Behav, 2018, 8 (8): e01017.

[341] LEE H S, BARRAZA-VILLARREAL A, HERNANDEZ-VARGAS H, et al. Modulation of DNA methylation states and infant immune system by dietary supplementation with ω-3 PUFA during pregnancy in an intervention study [J]. Am J Clin Nutr, 2013, 98 (2): 480-487.

[342] MOSLEY A L, OZCAN S. Glucose regulates insulin gene transcription by hyperacetylation of histone h4 [J]. J Biol Chem, 2003, 278 (22): 19660-19666.

[343] CARONE B R, FAUQUIER L, HABIB N, et al. Paternally induced transgenerational environmental reprogramming of metabolic gene expression in mammals [J]. Cell, 2010, 143 (7): 1084-1096.

[344] REES W D, HAY S M, BROWN D S, et al. Maternal protein deficiency causes hypermethylation of DNA in the livers of rat fetuses [J]. J Nutr, 2000, 130 (7): 1821-1826.

[345] BOGDARINA I, WELHAM S, KING P J, et al. Epigenetic modification of the renin-angiotensin system in the fetal programming of hypertension [J]. Circ Res, 2007, 100 (4): 520-526.

[346] BOGDARINA I, HAASE A, LANGLEY-EVANS S, et al. Glucocorticoid effects on the programming of AT1b angiotensin receptor gene methylation and expression in the rat [J]. PLoS One, 2010, 5 (2): e9237.

[347] COUPÉ B, AMARGER V, GRIT I, et al. Nutritional programming affects hypothalamic organization and early response to leptin [J]. Endocrinology, 2010, 151 (2): 702-713.

[348] JOUSSE C, PARRY L, LAMBERT-LANGLAIS S, et al. Perinatal undernutrition affects the methylation and expression of the leptin gene in adults: implication for the understanding of metabolic syndrome [J]. FASEB J, 2011, 25 (9): 3271-3278.

[349] SANDOVICI I, SMITH N H, NITERT M D, et al. Maternal diet and aging alter the epigenetic control of a promoter-enhancer interaction at the Hnf4a gene in rat pancreatic islets [J]. Proc Natl Acad Sci USA, 2011, 108 (13): 5449-5454.

[350] VAN STRATEN E M, BLOKS V W, HUIJKMAN N C, et al. The liver X-receptor gene promoter is hypermethylated in a mouse model of prenatal protein restriction [J]. Am J Physiol Regul Integr Comp Physiol, 2010, 298 (2): R275- R282.

[351] LILLYCROP K A, PHILLIPS E S, JACKSON A A, et al. Dietary protein restriction of pregnant rats induces and folic acid supplementation prevents epigenetic modification of hepatic gene expression in the offspring [J]. J Nutr, 2005, 135 (6): 1382-1386.

[352] GOYAL R, GALFFY A, FIELD S A, et al. Maternal protein deprivation: changes in systemic renin-angiotensin system of the mouse fetus [J]. Reprod Sci, 2009, 16 (9): 894-904.

[353] THALER R, KARLIC H, RUST P, et al. Epigenetic regulation of human buccal mucosa mitochondrial superoxide dismutase gene expression by diet [J]. Br J Nutr, 2009, 101 (5): 743-749.

[354] VAN BREDA S G, VAN DELFT J H, ENGELS L G, et al. Methylation status of CpG islands in the promoter region of genes differentially expressed in colonic mucosa from adenoma patients and controls in response to altered vegetable intake [J]. Br J Nutr, 2009, 101 (9): 1295-1299.

[355] WATERLAND R A, LIN J R, SMITH C A, et al. Post-weaning diet affects genomic imprinting at the insulin-like growth factor 2 (Igf2) locus [J]. Hum Mol Genet, 2006, 15 (5): 705-716.

[356] LILLYCROP K A, PHILLIPS E S, TORRENS C, et al. Feeding pregnant rats a protein-restricted diet persistently alters the methylation of specific cytosines in the hepatic PPAR alpha promoter of the offspring [J]. Br J Nutr, 2008, 100 (2): 278-282.

[357] LILLYCROP K A, SLATER-JEFFERIES J L, HANSON M A, et al. Induction of altered epigenetic regulation of the hepatic glucocorticoid receptor in the offspring of rats fed a protein-restricted diet during pregnancy suggests that reduced DNA methyltransferase-1 expression is involved in impaired

DNA methylation and changes in histone modifications [J]. Br J Nutr, 2007, 97 (6): 1064-1073.

[358] WIDIKER S, KARST S, WAGENER A, et al. High-fat diet leads to a decreased methylation of the Mc4r gene in the obese BFMI and the lean B6 mouse lines [J]. J Appl Genet, 2010, 51 (2): 193-197.

[359] FUJIKI K, KANO F, SHIOTA K, et al. Expression of the peroxisome proliferator activated receptor gamma gene is repressed by DNA methylation in visceral adipose tissue of mouse models of diabetes [J]. BMC Biol, 2009, 7 (7): 38.

[360] BRØNS C, JACOBSEN S, NILSSON E, et al. Deoxyribonucleic acid methylation and gene expression of PPARGC1A in human muscle is influenced by high-fat overfeeding in a birth-weight-dependent manner [J]. J Clin Endocrinol Metab, 2010, 95 (6): 3048-3056.

[361] GILLBERG L, JACOBSEN S C, RÖNN T, et al. PPARGC1A DNA methylation in subcutaneous adipose tissue in low birth weight subjects: impact of 5 days of high-fat overfeeding [J]. Metabolism, 2014, 63 (2): 263-271.

[362] JACOBSEN S C, GILLBERG L, BORK-JENSEN J, et al. Young men with low birthweight exhibit decreased plasticity of genome-wide muscle DNA methylation by high-fat overfeeding [J]. Diabetologia, 2014, 57 (6): 1154-1158.

[363] GILLBERG L, PERFILYEV A, BRØNS C, et al. Adipose tissue transcriptomics and epigenomics in low birthweight men and controls: role of high-fat overfeeding [J]. Diabetologia, 2016, 59 (4): 799-812.

[364] VUCETIC Z, KIMMEL J, REYES T M. Chronic high-fat diet drives postnatal epigenetic regulation of μ-opioid receptor in the brain [J]. Neuropsychopharmacology, 2011, 36 (6): 1199-206.

[365] VUCETIC Z, CARLIN J L, TOTOKI K, et al. Epigenetic dysregulation of the dopamine system in diet-induced obesity [J]. J Neurochem, 2012, 120 (6): 891-898.

[366] VUCETIC Z, KIMMEL J, TOTOKI K, et al. Maternal high-fat diet alters methylation and gene expression of dopamine and opioid-related genes [J]. Endocrinology, 2010, 151 (10): 4756-4764.

[367] OKADA Y, SAKAUE H, NAGARE T, et al. Diet-induced up-regulation of gene expression in adipocytes without changes in DNA methylation [J]. Kobe J Med Sci, 2009, 54 (5): E241-E249.

[368] URIARTE G, PATERNAIN L, MILAGRO F I, et al. Shifting to a control diet after a high-fat, high-sucrose diet intake induces epigenetic changes in retroperitoneal adipocytes of Wistar rats [J]. J Physiol Biochem, 2013, 69 (3): 601-611.

[369] SUN D, HEIANZA Y, LI X, et al. Genetic, epigenetic and transcriptional variations at NFATC2IP locus with weight loss in response to diet interventions: The POUNDS Lost Trial [J]. Diabetes Obes Metab, 2018, 20 (9): 2298-2303.

[370] MAUGERI A, BARCHITTA M. How Dietary Factors Affect DNA Methylation: Lesson from Epidemiological Studies [J]. Medicina (Kaunas), 2020, 56 (8): 374.

[371] PIYATHILAKE C J, BADIGA S, KABAGAMBE E K, et al. A dietary pattern associated with LINE-1 methylation alters the risk of developing cervical intraepithelial neoplasia [J]. Cancer Prev Res (Phila), 2012, 5 (3): 385-392.

[372] BAGCHI R A, FERGUSON B S, STRATTON M S, et al. HDAC11 suppresses the thermogenic program of adipose tissue via BRD2 [J]. JCI Insight, 2018, 3 (15): e120159.

[373] COUVREUR O, FEREZOU J, GRIPOIS D, et al. Unexpected long-term protection of adult offspring born to high-fat fed dams against obesity induced by a sucrose-rich diet [J]. PLoS One, 2011, 6 (3): e18043.

[374] ZHANG Q, XIAO X, ZHENG J, et al. A Maternal High-Fat Diet Induces DNA Methylation Changes That Contribute to Glucose Intolerance in Offspring [J]. Front Endocrinol (Lausanne), 2019, 10 (12): 871.

［375］ GALI RAMAMOORTHY T, ALLEN T J, DAVIES A, et al. Maternal overnutrition programs epigenetic changes in the regulatory regions of hypothalamic Pomc in the offspring of rats [J]. Int J Obes (Lond), 2018, 42 (8): 1431-1444.

［376］ LI J, HUANG J, LI J S, et al. Accumulation of endoplasmic reticulum stress and lipogenesis in the liver through generational effects of high fat diets [J]. J Hepatol, 2012, 56 (4): 900-907.

［377］ TAVERA-MENDOZA L E, QUACH T D, DABBAS B, et al. Incorporation of histone deacetylase inhibition into the structure of a nuclear receptor agonist [J]. Proc Natl Acad Sci USA, 2008, 105 (24): 8250-8255.

［378］ CHATTERJEE T K, BASFORD J E, YIEW K H, et al. Role of histone deacetylase 9 in regulating adipogenic differentiation and high fat diet-induced metabolic disease [J]. Adipocyte, 2014, 3 (4): 333-338.

［379］ ZHANG J, ZHANG F, DIDELOT X, et al. Maternal high fat diet during pregnancy and lactation alters hepatic expression of insulin like growth factor-2 and key microRNAs in the adult offspring [J]. BMC Genomics, 2009, 10 (11): 478.

［380］ PARRA P, SERRA F, PALOU A. Expression of adipose microRNAs is sensitive to dietary conjugated linoleic acid treatment in mice [J]. PLoS One, 2010, 5 (9): e13005.

［381］ 张林，胡茂清. 表观遗传和肥胖［J］. 中国糖尿病杂志，2013，21（4）：376-378.

［382］ ZEISEL S H. Importance of methyl donors during reproduction [J]. Am J Clin Nutr, 2009, 89 (2): 673S-677S.

［383］ LI X, WANG T, ZHAO M, et al. DNA methylation variant, B-vitamins intake and longitudinal change in body mass index [J]. Int J Obes (Lond), 2019, 43 (3): 468-474.

［384］ KRAMMER U D B, TSCHIDA S, BERNER J, et al. MiRNA-based "fitness score" to assess the individual response to diet, metabolism, and exercise [J]. J Int Soc Sports Nutr, 2022, 19 (1): 455-473.

［385］ GAEDICKE S, ZHANG X, SCHMELZER C, et al. Vitamin E dependent microRNA regulation in rat liver [J]. FEBS Lett, 2008, 582 (23-24): 3542-3546.

［386］ HASSAN Y I, ZEMPLENI J. Epigenetic regulation of chromatin structure and gene function by biotin [J]. J Nutr, 2006, 136 (7): 1763-1765.

［387］ PETRELLI F, CODERONI S, MORETTI P, et al. Effect of biotin on phosphorylation, acetylation, methylation of rat liver histones [J]. Mol Biol Rep, 1978, 4 (2): 87-92.

［388］ MILENKOVIC D, JUDE B, MORAND C. miRNA as molecular target of polyphenols underlying their biological effects [J]. Free Radic Biol Med, 2013, 64 (9): 40-51.

［389］ LATRUFFE N, LANÇON A, FRAZZI R, et al. Exploring new ways of regulation by resveratrol involving miRNAs, with emphasis on inflammation [J]. Ann N Y Acad Sci, 2015, 1348 (1): 97-106.

［390］ SEPTEMBRE-MALATERRE A, LE SAGE F, HATIA S, et al. Curcuma longa polyphenols improve insulin-mediated lipid accumulation and attenuate proinflammatory response of 3T3-L1 adipose cells during oxidative stress through regulation of key adipokines and antioxidant enzymes [J]. Biofactors, 2016, 42 (4): 418-430.

［391］ SALAS-SALVADÓ J, GARCIA-ARELLANO A, ESTRUCH R, et al. Components of the Mediterranean-type food pattern and serum inflammatory markers among patients at high risk for cardiovascular disease [J]. Eur J Clin Nutr, 2008, 62 (5): 651-659.

［392］ BLADE C, BASELGA-ESCUDERO L, AROLA-ARNAL A. microRNAs as new targets of dietary polyphenols [J]. Curr Pharm Biotechnol, 2014, 15 (4): 343-351.

［393］ BASELGA-ESCUDERO L, BLADE C, RIBAS-LATRE A, et al. Resveratrol and EGCG bind directly and distinctively to miR-33a and miR-122 and modulate divergently their levels in hepatic cells [J].

Nucleic Acids Res, 2014, 42 (2): 882-892.

［394］CAPPELLETTI V, FIORAVANTI L, MIODINI P, et al. Genistein blocks breast cancer cells in the G (2) M phase of the cell cycle [J]. J Cell Biochem, 2000, 79 (4): 594-600.

［395］DAVIE J R, CHADEE D N. Regulation and regulatory parameters of histone modifications [J]. J Cell Biochem Suppl, 1998 (30-31): 203-213.

［396］JUAN G, TRAGANOS F, JAMES W M, et al. Histone H3 phosphorylation and expression of cyclins A and B1 measured in individual cells during their progression through G2 and mitosis [J]. Cytometry, 1998, 32 (2): 71-77.

［397］AHAMED S, FOSTER J S, BUKOVSKY A, et al. Signal transduction through the Ras/Erk pathway is essential for the mycoestrogen zearalenone-induced cell-cycle progression in MCF-7 cells [J]. Mol Carcinog, 2001, 30 (2): 88-98.

［398］KIKUNO N, SHIINA H, URAKAMI S, et al. Genistein mediated histone acetylation and demethylation activates tumor suppressor genes in prostate cancer cells [J]. Int J Cancer, 2008, 123 (3): 552-560.

［399］AJALA O, ENGLISH P, PINKNEY J. Systematic review and meta-analysis of different dietary approaches to the management of type 2 diabetes [J]. Am J Clin Nutr, 2013, 97 (3): 505-516.

［400］CHAIX A, LIN T, LE H D, et al. Time-Restricted Feeding Prevents Obesity and Metabolic Syndrome in Mice Lacking a Circadian Clock [J]. Cell Metab, 2019, 29 (2): 303-319.e4.

［401］HONMA K, MOCHIZUKI K, GODA T. Inductions of histone H3 acetylation at lysine 9 on SGLT1 gene and its expression by feeding mice a high carbohydrate/fat ratio diet [J]. Nutrition, 2009, 25 (1): 40-44.

［402］HONMA K, MOCHIZUKI K, GODA T. Carbohydrate/fat ratio in the diet alters histone acetylation on the sucrase-isomaltase gene and its expression in mouse small intestine [J]. Biochem Biophys Res Commun, 2007, 357 (4): 1124-1129.

［403］POGRIBNY I P, TRYNDYAK V P, MUSKHELISHVILI L, et al. Methyl deficiency, alterations in global histone modifications, and carcinogenesis [J]. J Nutr, 2007, 137 (1 Suppl): 216S-222S.

［404］SINCLAIR K D, ALLEGRUCCI C, SINGH R, et al. DNA methylation, insulin resistance, and blood pressure in offspring determined by maternal periconceptional B vitamin and methionine status [J]. Proc Natl Acad Sci USA, 2007, 104 (49): 19351-19356.

［405］MOZAFFARIAN D. Dietary and Policy Priorities for Cardiovascular Disease, Diabetes, and Obesity: A Comprehensive Review [J]. Circulation, 2016, 133 (2): 187-225.

［406］BRAY G A, SIRI-TARINO P W. The Role of Macronutrient Content in the Diet for Weight Management [J]. Endocrinol Metab Clin North Am, 2016, 45 (3): 581-604.

［407］WINKLER T W, JUSTICE A E, GRAFF M, et al. The Influence of Age and Sex on Genetic Associations with Adult Body Size and Shape: A Large-Scale Genome-Wide Interaction Study [J]. PLoS Genet, 2015, 11 (10): e1005378.

［408］ELKS C E, DEN HOED M, ZHAO J H, et al. Variability in the heritability of body mass index: a systematic review and meta-regression [J]. Front Endocrinol (Lausanne), 2012, 3 (5): 29.

［409］WANG Z, ZHOU Y T, KAKUMA T, et al. Leptin resistance of adipocytes in obesity: role of suppressors of cytokine signaling [J]. Biochem Biophys Res Commun, 2000, 277 (1): 20-26.

［410］ESTEP J M, BARANOVA A, HOSSAIN N, et al. Expression of cytokine signaling genes in morbidly obese patients with non-alcoholic steatohepatitis and hepatic fibrosis [J]. Obes Surg, 2009, 19 (5): 617-624.

［411］LEE S D, KUO W W, BAU D T, et al. The coexistence of nocturnal sustained hypoxia and obesity additively increases cardiac apoptosis [J]. J Appl Physiol (1985), 2008, 104 (4): 1144-1153.

［412］ VAQUERO A, SCHER M, ERDJUMENT-BROMAGE H, et al. SIRT1 regulates the histone methyl-transferase SUV39H1 during heterochromatin formation [J]. Nature, 2007, 450 (7168): 440-444.

［413］ HESS A L, LARSEN L H, UDESEN P B, et al. Levels of Circulating miR-122 are Associated with Weight Loss and Metabolic Syndrome [J]. Obesity (Silver Spring), 2020, 28 (3): 493-501.

［414］ THALER R, KARLIC H, RUST P, et al. Epigenetic regulation of human buccal mucosa mitochondrial superoxide dismutase gene expression by diet [J]. Br J Nutr, 2009, 101 (5): 743-749.

［415］ WYCHERLEY T P, MORAN L J, CLIFTON P M, et al. Effects of energy-restricted high-protein, low-fat compared with standard-protein, low-fat diets: a meta-analysis of randomized controlled trials [J]. Am J Clin Nutr, 2012, 96 (6): 1281-1298.

［416］ MILAGRO F I, CAMPIÓN J, GARCÍA-DÍAZ D F, et al. High fat diet-induced obesity modifies the methylation pattern of leptin promoter in rats [J]. J Physiol Biochem, 2009, 65 (1): 1-9.

［417］ DUNN G A, BALE T L. Maternal high-fat diet promotes body length increases and insulin insensitivity in second-generation mice [J]. Endocrinology, 2009, 150 (11): 4999-5009.

［418］ MILAGRO F I, MANSEGO M L, DE MIGUEL C, et al. Dietary factors, epigenetic modifications and obesity outcomes: progresses and perspectives [J]. Mol Aspects Med, 2013, 34 (4): 782-812.

［419］ SZETO I M, DAS P J, AZIZ A, et al. Multivitamin supplementation of Wistar rats during pregnancy accelerates the development of obesity in offspring fed an obesogenic diet [J]. Int J Obes (Lond), 2009, 33 (3): 364-372.

［420］ SHAO W, YU Z, CHIANG Y, et al. Curcumin prevents high fat diet induced insulin resistance and obesity via attenuating lipogenesis in liver and inflammatory pathway in adipocytes [J]. PLoS One, 2012, 7 (1): e28784.

［421］ CAMINS A, SUREDA F X, JUNYENT F, et al. Sirtuin activators: designing molecules to extend life span [J]. Biochim Biophys Acta, 2010, 1799 (10/11/12): 740-749.

［422］ CHOI S W, FRISO S. Epigenetics: A New Bridge between Nutrition and Health [J]. Adv Nutr, 2010, 1 (1): 8-16.

［423］ 倪致雅. 基于蛋白质组学和代谢组学对中医痰湿体质肥胖症病变机制的相关研究 ［D］. 杭州：浙江中医药大学，2017.

［424］ KRASIMIRA A, CAUE E R, ANNA F, et al. Omics Biomarkers in Obesity: Novel Etiological Insights and Targets for Precision Prevention [J]. Current obesity reports, 2020, 9 (3): 219-230.

［425］ MAGDALENA P A, ADAM K. Obesity, metabolic health and omics: Current status and future directions [J]. World journal of diabetes, 2021, 12 (4): 420-436.

［426］ HICHAM B, AFSHAN M, MESHAIL O, et al. A proteomics-based approach reveals differential regulation of urine proteins between metabolically healthy and unhealthy obese patients [J]. International journal of molecular sciences, 2019, 20 (19): 4905.

［427］ CHENG Q, YUAN X W, LIN S B, et al. Serum proteome profiling reveals differentially expressed proteins between subjects with metabolically healthy obesity and nonalcoholic fatty liver disease [J]. Journal of Proteomics, 2022 (260): 104556.

［428］ YUAN X, SUN Y, CHENG Q, et al. Proteomic analysis to identify differentially expressed proteins between subjects with metabolic healthy obesity and non-alcoholic fatty liver disease [J]. Journal of Proteomics, 2020 (221): 103683

［429］ 吕梅霞. 维吾尔族超重肥胖人群膳食模式与炎症因子的相关性研究 ［D］. 乌鲁木齐：新疆医科大学，2021.

［430］ SAHEBEKHTIARI N, SARASWAT M, JOENVR S, et al. Plasma proteomics analysis reveals dysregulation of complement proteins and inflammation in acquired obesity-a study on rare BMI-discordant monozygotic twin pairs [J]. Proteomics - Clinical Applications, 2019, 13 (4): e1800173.

[431] RODRIGUEZ M P L, LINSEISEN J, PETERS A, et al. Novel associations between inflammation-related proteins and adiposity: A targeted proteomics approach across four population-based studies [J]. Translational Research, 2021 (242): 93-104.

[432] CHEN Q, LI W, DENG Y, et al. Correlation Analysis of Umbilical Cord Blood Metabolic Phenotype and Inflammation in Patients with Gestational Diabetes Mellitus Complicated with Overweight and Obesity [J]. Evid Based Complement Alternat Med, 2022 (2022): 6072286.

[433] SHIHAN Z, YANAN M, YANSHUO H, et al. Serum galectin-3BP as a novel marker of obesity and metabolic syndrome in Chinese adolescents [J]. BMJ open diabetes research & care, 2021, 9 (1): e001894.

[434] LENIA R, ROSA E, ANA R C, et al. Comparison of salivary proteome of children with different sensitivities for bitter and sweet tastes: association with body mass index [J]. International Journal of Obesity, 2018 (43): 701-712.

[435] KRUSE R, HOJLUND K. Proteomics study of skeletal muscle in obesity and type2 diabetes: progress and potential [J]. Expert Review of Proteomics, 2018, 15 (10): 817-828.

[436] KANCHANA S, SAM O. Shepherd, Paulo J. Lisboa, et al. A systematic review and meta-analysis of proteomics literatureon the response of human skeletal muscle to obesity/type 2 diabetes mellitus (T2DM) Versus exercise training [J]. Proteomes, 2017, 5 (4): 30.

[437] THRUSH A B, ANTOUN G, NIKPAY M, et al. Diet-resistant obesity is characterized by a distinct plasma proteomic signature and impaired muscle fiber metabolism [J]. Int J Obes (Lond), 2018, 42 (3): 353-362.

[438] 龚凌霄, 迟海林, 王静, 等. 靶向代谢组学技术在营养性疾病研究中的应用 [J]. 食品工业科技, 2017, 38 (18): 323-327.

[439] 凯塞尔·艾则孜, 艾克拜尔·艾力. 代谢组学在肥胖症及肥胖相关疾病研究中的应用现状 [J]. 中华肥胖与代谢病电子杂志, 2017, 3 (3): 150-153.

[440] 刘磊, 马亚楠, 闻德亮. 代谢组学在儿童肥胖研究中的应用研究进展 [J]. 中国妇幼保健, 2017, 32 (22): 5794-5796.

[441] BI X, TEY S L, LOO Y T, et al. Central adiposity-induced plasma-free amino acid alterations are associated with increased insulin resistance in healthy Singaporean adults [J]. Eur J Clin Nutr, 2017, 71 (9): 1080-1087.

[442] XU K, SHI L, ZHANG B M, et al. Distinct metabolite profiles of adiposity indices and their relationships with habitual diet in young adults [J]. Nutr Metab Cardiovasc Dis, 2021, 31 (7): 2122-2130.

[443] LIU M, HUANG Y, ZHANG H, et al. Restricting Branched-Chain Amino Acids within a High-Fat Diet Prevents Obesity [J]. Metabolites, 2022, 12 (4): 334.

[444] MIKKOLA T M, SALONEN M K, KAJANTIE E, et al. Associations of Fat and Lean Body Mass with Circulating Amino Acids in Older Men and Women [J]. J Gerontol A Biol Sci Med Sci, 2020, 75 (5): 885-891.

[445] MALTAIS-PAYETTE I, ALLAM-NDOUL B, PÉRUSSE L, et al. Circulating glutamate level as a potential biomarker for abdominal obesity and metabolic risk [J]. Nutr Metab Cardiovasc Dis, 2019, 29 (12): 1353-1360.

[446] 吴桐菲. 血氨基酸肉碱谱与尿有机酸谱检测的意义与应用 [D]. 北京: 首都医科大学, 2015.

[447] 孙长颢. 营养与食品卫生学 [M]. 8 版. 北京: 人民卫生出版社, 2017: 40.

［448］ CARAYOL M, LEITZMANN M F, FERRARI P, et al. Blood Metabolic Signatures of Body Mass Index: A Targeted Metabolomics Study in the EPIC Cohort [J]. J Proteome Res, 2017, 16 (9): 3137-3146.

［449］ AHMAD S, HAMMAR U, KENNEDY B, et al. Effect of General Adiposity and Central Body Fat Distribution on the Circulating Metabolome: A Multicohort Nontargeted Metabolomics Observational and Mendelian Randomization Study [J]. Diabetes, 2022, 71 (2): 329-339.

［450］ 张丽，李晓南. 类固醇激素与中心性肥胖［J］. 医学综述，2010，16（7）：961-964.

［451］ LOKHOV P G, BALASHOVA E E, TRIFONOVA O P, et al. Mass Spectrometry-Based Metabolomics Analysis of Obese Patients' Blood Plasma [J]. Int J Mol Sci, 2020, 21 (2): 568.

［452］ HANDAKAS E, LAU C H, ALFANO R, et al. A systematic review of metabolomic studies of childhood obesity: State of the evidence for metabolic determinants and consequences [J]. Obes Rev, 2022, 23 (Suppl 1): e13384.

［453］ VERKOUTER I, NOORDAM R, LOH N Y, et al. The Relation Between Adult Weight Gain, Adipocyte Volume, and the Metabolic Profile at Middle Age [J]. J Clin Endocrinol Metab, 2021, 106 (11): e4438-e4447.

［454］ ALI M K, KADIR M M, GUJRAL U P, et al. Obesity-associated metabolites in relation to type 2 diabetes risk: A prospective nested case-control study of the CARRS cohort [J]. Diabetes Obes Metab, 2022, 24 (10): 2008-2016.

［455］ NEELAND I J, BOONE S C, MOOK-KANAMORI D O, et al. Metabolomics Profiling of Visceral Adipose Tissue: Results From MESA and the NEO Study [J]. Journal of the American Heart Association, 2019, 8 (9): e010810.

［456］ DE SPIEGELEER M, DE PAEPE E, VAN MEULEBROEK L, et al. Paediatric obesity: a systematic review and pathway mapping of metabolic alterations underlying early disease processes [J]. Molecular Medicine, 2021, 27 (1): 145.

［457］ 刘怡琳. 尿苷对肥胖和高脂饮食小鼠肝脏代谢的影响及其调控机制研究［D］. 南昌：南昌大学，2021.

［458］ BARDANZELLU F, PUDDU M, PERONI D G, et al. The Human Breast Milk Metabolome in Overweight and Obese Mothers [J]. Front Immunol, 2020 (11): 1533.

［459］ HU Z, HAN L, LIU J, et al. Prenatal Metabolomic Profiles Mediate the Effect of Maternal Obesity On Early Childhood Growth Trajectories and Obesity Risk: the CANDLE Study [J]. Am J Clin Nutr, 2022, 116 (5): 1343-1353.

［460］ LAU C E, TAYLOR-BATEMAN V, VORKAS P A, et al. Metabolic Signatures of Gestational Weight Gain and Postpartum Weight Loss in a Lifestyle Intervention Study of Overweight and Obese Women [J]. Metabolites, 2020, 10 (12): 498.

［461］ MARTOS-MORENO G Á, MASTRANGELO A, BARRIOS V, et al. Metabolomics allows the discrimination of the pathophysiological relevance of hyperinsulinism in obese prepubertal children [J]. Int J Obes (Lond), 2017, 41 (10): 1473-1480.

［462］ POLIDORI N, GRASSO E A, CHIARELLI F, et al. Amino Acid-Related Metabolic Signature in Obese Children and Adolescents [J]. Nutrients, 2022, 14 (7): 1454.

［463］ OCAMPO-MEDINA E. Serum Branched Chain and Aromatic Amino Acids Are Associated to Overweight, Obesity and Metabolic Alterations in School-Aged [C]//Experimental Biology (EB) Annual Meeting. Chicago, IL: Faseb Journal, 2017.

［464］ HANDAKAS E. Metabolic profiles of ultra-processed food consumption and their role in obesity risk in British children [J]. Clin Nutr, 2022, 41 (11): 2537-2548.

［465］XIA B, ZHU Q, ZHAO Y, et al. Phthalate exposure and childhood overweight and obesity: Urinary metabolomic evidence [J]. Environment International, 2018 (121): 159-168.

［466］GOFFREDO M, SANTORO N, TRICÒ D, et al. A Branched-Chain Amino Acid-Related Metabolic Signature Characterizes Obese Adolescents with Non-Alcoholic Fatty Liver Disease [J]. Nutrients, 2017, 9 (7): 642.

［467］MCCANN J R, BIHLMEYER N A, ROCHE K, et al. The Pediatric Obesity Microbiome and Metabolism Study (POMMS): Methods, Baseline Data, and Early Insights [J]. Obesity, 2021, 29 (3): 569-578.

［468］MÜLLNER E, RÖHNISCH H E, VON BRÖMSSEN C, et al. Metabolomics analysis reveals altered metabolites in lean compared with obese adolescents and additional metabolic shifts associated with hyperinsulinaemia and insulin resistance in obese adolescents: a cross-sectional study [J]. Metabolomics, 2021, 17 (1): 11.

［469］CHO K, MOON J S, KANG J H, et al. Combined untargeted and targeted metabolomic profiling reveals urinary biomarkers for discriminating obese from normal-weight adolescents [J]. Pediatric obesity, 2017, 12 (2): 93-101.

［470］CHENG D, ZHAO X, YANG S, et al. Metabolomic Signature Between Metabolically Healthy Overweight/Obese and Metabolically Unhealthy Overweight/Obese: A Systematic Review [J]. Diabetes Metab Syndr Obes, 2021 (14): 991-1010.

［471］PIRO M C, TESAURO M, LENA A M, et al. Free-amino acid metabolic profiling of visceral adipose tissue from obese subjects [J]. Amino acids, 2020, 52 (8): 1125-1137.

［472］BAGHERI M, FARZADFAR F, QI L, et al. Obesity-Related Metabolomic Profiles and Discrimination of Metabolically Unhealthy Obesity [J]. J Proteome Res, 2018, 17 (4): 1452-1462.

［473］KORDUNER J, NILSSON P M, MELANDER O, et al. Proteomic and Metabolomic Characterization of Metabolically Healthy Obesity: A Descriptive Study from a Swedish Cohort [J]. J Obes, 2021 (2021): 6616983.

［474］MURESAN A A, RUSU A, ROMAN G, et al. Metabolomic Analysis of Normal Weight, Healthy and Unhealthy Obesity: Amino Acid Change Across The Spectrum of Metabolic Wellbeing in Women [J]. Acta endocrinologica-bucharest, 2021, 17 (4): 427-431.

［475］CHASHMNIAM S, HASHEMI MADANI N, GHOOCHANI B F, et al. The metabolome profiling of obese and non-obese individuals: Metabolically healthy obese and unhealthy non-obese paradox [J]. Iran J Basic Med Sci, 2020, 23 (2): 186-194.

［476］AUNG K, LORENZO C, HINOJOSA M A, et al. Risk of developing diabetes and cardiovascular disease in metabolically unhealthy normal-weight and metabolically healthy obese individuals [J]. J Clin Endocrinol Metab, 2014 (99): 462-468.

第十六章　糖尿病与精准营养

美国国立卫生研究院（NIH）营养研究所 2020 年 5 月发布了《2020—2030 年 NIH 营养研究战略规划》。该计划以精确营养为重点，采取多学科方法，以加速营养科学的发展和发现人类营养在改善公共健康和减少疾病中的作用。精准营养在研究和实践中考虑了包括膳食习惯、基因背景、健康状况、微生物组、代谢组、食物环境、体力活动、社会经济学、心理社会学特征和环境暴露多个因素协同水平的影响。随着基因组学、代谢组学、蛋白质组学以及微生物组学发展和大数据分析技术的进步，基于个体特征的精准营养干预将针对更为广泛的目标人群，在以 2 型糖尿病（T2DM）为主的慢性代谢性疾病的预防与治疗领域产生更为深远的健康意义。

第一节
膳食营养与糖尿病精准预防

一、糖尿病与营养

美国糖尿病学会（American Diabetes Association，ADA）2020 年发布了《成人 2 型糖尿病自我管理与教育支持的共识报告》，指出成人糖尿病营养治疗的目标：一是促进和支持健康的饮食模式，强调各种营养丰富、份量适当的食物，以改善整体健康，实现并保持体重目标，实现个性化的血糖、血压和血脂目标，延缓或预防糖尿病并发症。二是根据个人和文化偏好、健康素养和计算能力、获得健康食品的机会、做出行为改变的意愿和能力以及现有的改变障碍来满足个人营养需求。三是通过提供关于食物选择的非判断性信息，同时仅在科学证据表明的情况下限制食物选择，保持饮食的乐趣。四是为糖尿病患者提供发展健康饮食模式的实用工具，而非专注于单个常量营养素、微量营养素或单一食物。ADA 在 2021 年初进一步发布《行为改善以促进健康福祉：2021 年糖尿病医疗规范》[1]，明确了医学营养治疗（Medical Nutrition Therapy，MNT）是糖尿病治疗的核心基础，医生需要确保营养管理与药物治疗、运动以及糖尿病自我管理与教育支持管理模式协同，以达到良好的长期血糖管理要求。指南进一步明确，营养（医）师是糖尿病患者长期管理综合医疗团队中不可缺少的组成成员，而通过接受 MNT 的合理治疗管理以及充分的随访（3 ~ 6 个月 1 次或视病情需要增加随访次数）可促进 T2DM 患者的糖化血红蛋白（glycated hemoglobin A1c，HbA1c）下降 0.5% ~ 2.0%。此外 MNT 有助于预防、延缓或治疗糖尿病常见的其他并发症，如高血压、心血管疾病、肾病、腹腔疾病和胃轻瘫。

(一)膳食模式和膳食计划

有证据表明,对于糖尿病患者来说,碳水化合物、蛋白质和脂肪的热量比例并不理想。因此,大量营养素的分配应基于对当前饮食模式、偏好和代谢目标的个性化评估。个人偏好(例如传统、文化、宗教、健康信仰和目标、经济)以及代谢目标均应被考虑,以确定个人的最佳饮食模式。糖尿病的治疗可以接受多种饮食模式,并应关注这些模式中常见的关键因素:①强调非淀粉类蔬菜;②尽量减少添加的糖和精制谷物;③尽可能选择全食品而不是高度加工的食品。个性化的饮食模式还应考虑个人的健康状况、技能、资源、食物偏好和健康目标。地中海饮食、低碳水化合物和素食或植物性饮食模式都是健康饮食模式的范例,在研究中显示出积极的结果,但个性化的饮食计划应注重个人喜好、需求和目标。

(二)碳水化合物

促进持续低血糖水平的碳水化合物食物可能有利于糖尿病及其并发症的代谢控制。不建议糖尿病患者和其他糖代谢受损者食用高糖或果糖饮食。当糖尿病饮食需要摄入糖浆时,最好考虑蔗糖而不是果糖[2]。一项针对T2DM患者的短期试验表明,用等热量果糖替代蔗糖和淀粉等其他碳水化合物可以改善血糖控制,对胰岛素信号没有影响[3]。此外,某些饮食成分可能会影响食物对葡萄糖水平的调节作用。例如,含有纤维、某些蛋白质或脂质的饮食可能会影响碳水化合物的消化和吸收速度,这可能对T2DM患者有益[4]。多元醇作为糖替代品已经使用了大约80年。临床试验表明,多元醇可降低T2DM患者的血糖水平[5],这可能为T2DM的治疗提供一种新策略。膳食纤维主要存在于谷物、水果、蔬菜或豆类中,与T2DM密切相关。增加纤维摄入,尤其是可溶性纤维,对改善T2DM患者的血糖控制起到有益的作用[6]。

减少糖尿病患者的总碳水化合物摄入已证明可改善血糖,并可用于满足个人需求和偏好的多种饮食模式。对于T2DM患者,低碳水化合物和极低碳水化合物的饮食模式尤其被发现可以降低HbA1c和抗高血糖药物的需求[7]。随机对照试验的系统回顾和荟萃分析发现,限制碳水化合物的饮食模式,特别是那些被认为是极低碳水化合物(总能量<26%)的饮食模式,在短期内(<6个月)可有效降低HbA1c,1年后的饮食模式差异较小[8]。目前不建议孕妇或哺乳期妇女、饮食紊乱或有饮食紊乱风险者或肾病患者采用极低碳水化合物的饮食模式,服用钠-葡萄糖协同转运蛋白2抑制剂的患者应谨慎使用,因为可能存在酮症酸中毒的风险。目前对1型糖尿病的研究还不足以支持一种饮食模式胜过另一种饮食模式[1]。

在发达国家,鼓励患糖尿病的儿童和成人尽量减少精制碳水化合物和添加糖的摄入,应关注蔬菜、豆类、水果、乳制品(牛奶和酸奶)和全谷物中的碳水化合物。鼓励糖尿病患者和有糖尿病风险者摄入至少为公众推荐的膳食纤维量。《美国膳食指南》建议每1 000kcal至少摄入14g纤维,其中至少一半的谷物是完整谷物。定期摄入足够的膳食纤维可降低糖尿病患者的全因死亡率,前瞻性队列研究发现膳食纤维摄入与T2DM风险呈负相关。强烈反对食用含糖饮料和含有大量精制谷物和添加糖的加工食品[9-15]。

（三）蛋白质

膳食蛋白质对生命至关重要，其在获取必需氨基酸以维持蛋白质合成和降解以及支持细胞生长和发育等细胞过程中发挥重要作用[16]。近年来，越来越多的研究表明，除了体重和喂养行为外，蛋白质通过影响胰岛素的作用和分泌对葡萄糖稳态有不同的影响。在正常人或糖尿病患者中，饮食蛋白质刺激胰岛素分泌，从而降低血糖[17]。高蛋白饮食似乎对减肥和糖代谢有利，可显著提高胰岛素敏感性，并在短期内减少炎症[4]。但长期高蛋白摄入似乎会通过增加 mTOR/S6K1 信号通路，刺激糖异生和高胰高血糖素周转，导致全身胰岛素抵抗。研究表明，健康人 6 个月的高蛋白饮食［每天（1.87 ± 0.26）g 蛋白质 / kg 体重］会增加空腹血糖水平，降低胰岛素对肝脏葡萄糖输出的抑制，并增强糖异生[18]。低蛋白饮食（5% ~ 10% 的蛋白质热量）改善了胰岛素敏感性，有利于 T2DM，这可能通过一般控制的非去抑制蛋白 2（GCN2）/ 转录因子 4（ATF4）/FGF21 信号通路实现[19]。

大豆蛋白是一种对人体有降血脂和降胆固醇作用的蛋白质[20]。研究表明，摄入大豆蛋白除了可以降低血脂外，还可以积极影响糖代谢。与酪蛋白相比，大豆蛋白降低动物的空腹血糖和胰岛素水平，并预防高糖饮食诱导的胰岛素抵抗。此外，在人类中，还发现大豆蛋白比酪蛋白更能降低葡萄糖水平[21]。这种功能可能是由不同的激素反应引起。此外，大豆蛋白还可以刺激胰岛素受体（INSR）mRNA 表达，从而增加脂肪和肝脏中的胰岛素信号，最终提高这些组织中的胰岛素敏感性[22]。

鱼类蛋白质是另一种蛋白质，也是多年来广为人知的蛋白质，阿拉斯加州和格陵兰岛的居民因食用大量鱼类而患 T2DM 的概率较低。在鱼瘦肉中，蛋白质是最丰富的营养素；食用鱼蛋白后，通过高密度脂蛋白改善胆固醇转运，通过极低密度脂蛋白降低甘油三酯[23]。同时，与酪蛋白喂养的动物相比，鳕鱼蛋白喂养的大鼠通过刺激骨骼肌的葡萄糖摄取，对蔗糖或饱和脂肪诱导的胰岛素抵抗有保护作用[24-25]。人类研究还表明，鳕鱼蛋白对 T2DM 具有有益作用。与牛奶蛋白相比，鳕鱼蛋白诱导的胰岛素与葡萄糖的比率较低[26]；与牛肉蛋白相比，鳕鱼蛋白诱导的胰岛素与葡萄糖的比率较高[27]。

健康均衡的饮食应符合各种来源的氨基酸和蛋白质的所有要求，并以适当的比例提供。当必需氨基酸减少时，会导致相应的 tRNA 脱乙酰化。不带电的 tRNA 结合并激活 GCN2 激酶，激活的 GCN2 磷酸化真核起始因子 2α（eIF2α），并诱导 ATF4 激活[28]。支链氨基酸（BCAAs）是调节体内平衡的重要氨基酸。BCAAs 调节激素的释放，包括瘦素（LEP）、GLP-1 和 ghrelin，进而影响血糖控制[29]。此外，BCAAs 部分通过激活 mTORC1/PKC 信号通路来调节糖代谢[30]。大量研究表明，增加饮食中的 BCAAs 水平对 T2DM 有积极影响[31]；而其他研究表明，缺乏 BCAAs 有利于改善胰岛素敏感性和糖耐量。亮氨酸剥夺或蛋氨酸缺乏均显示通过 GCN2/eIF2α/ATF4/FGF21 转导途径改善了胰岛素敏感性、能量消耗和产热[19]。

（四）脂肪

人体直接从饮食中获得各种脂质代谢产物，或通过肝脏和脂肪组织在细胞内以不同的途径产生。脂质组学有助于更好地了解循环中的脂质种类。其中一些被认为是与胰岛素抵抗相关的生物标志物，如硬脂酸和脱氧鞘脂，以及脂肪酸的饱和度和链长[32]。高脂饮食诱导的胰岛素抵抗和 T2DM 在 20 年前就已广为人知。高脂饮食会增加细胞中的脂质积累，导致肥胖。脂肪过多会增加促炎细胞因子和其他激素或与胰岛素抵抗有关的因子[33]。游离脂肪酸抑制 AKT/PKB 激活，从而损害胰岛素信号通路，线粒体中活性氧物质的生成增加，这也会影响葡萄糖稳态[34]。过氧化物酶体增殖物激活受体（PPAR）是一种脂质传感器，可被膳食脂肪酸及其衍生物激活。PPAR 调节参与多种过程的基因表达，包括葡萄糖和脂质代谢、免疫反应和细胞生长（图 4-16-1）。PPARα 在调节脂肪酸氧化方面至关重要，因此对改善葡萄糖代谢有间接影响[35]。此外，PPARα 激活 Tribbles 假激酶 3（TRB3），这是一个直接靶点，可抑制 AKT 激活并损害胰岛素敏感性[36]。PPARγ 是通过 C/EBP 生成脂肪的效应器，负责葡萄糖调节。

科学家研究了脂肪酸摄入对 T2DM 成年人饮食中血糖和胰岛素的影响，发现用单不饱和脂肪酸（MUFA）或多不饱和脂肪酸替代饱和脂肪可以改善葡萄糖或胰岛素耐受性[4]。体外试验也证实，MUFA 或油酸酯而非棕榈酸酯可预防胰岛素抵抗[37]。餐后高脂血症在 T2DM 患者中很常见，研究表明，ω-3 脂肪酸可以降低餐后血脂，但可能无法完全纠正[38]。然而，反式脂肪在调节血糖控制中的作用仍有争议。荟萃分析表明，高胆固醇饮食与 T2DM 风险呈正相关[39]。此外，补充植物甾醇或甾烷醇可降低血清胆固醇水平[40]，这可能间接有利于葡萄糖代谢。

研究表明，地中海饮食模式富含多不饱和脂肪和 MUFA，可以改善血糖管理和血脂[41]。但也有证据并不完全支持为所有糖尿病患者推荐 n-3 补充剂（二十碳五烯酸［EPA］和二十二碳六烯酸［DHA］），以预防或治疗心血管事件[42-43]。在 T2DM 患者中，两项关于 n-3 和 n-6 脂肪酸的系统评价得出结论，膳食补充剂不能改善血糖管理[44]。在 ASCEND 试验（糖尿病心血管事件的研究）中，与安慰剂组相比，在没有心血管疾病证据的糖尿病患者中，补充 1g/dn-3 脂肪酸不会对心血管产生益处[45]。然而，使用 Icosapent Ethyl 干预试验（REDUCE-IT）减少心血管事件的研究确实发现，每天补充 4g 纯 EPA 可显著降低不良心血管事件的风险。该研究对 8 179 名参与者进行的试验（其中 50% 以上为糖尿病患者）发现，对于已确诊的动脉粥样硬化性心血管疾病（CVD）患者，服用他汀类药物并伴有残余高甘油三酯血症（135~499mg/dl）后，心血管事件绝对减少了 5%[46]。建议糖尿病患者遵循一般人群的饱和脂肪、膳食胆固醇和反式脂肪推荐摄入量指南，避免使用反式脂肪。此外，随着饮食中饱和脂肪的逐渐减少，应使用不饱和脂肪代替，而不是精制碳水化合物[1]。

（五）矿物质

作为微量营养素，正常生长需要极低浓度的矿物质，但在维持代谢稳态方面发挥着重要作用[47]。一些矿物质正在激活辅助因子和辅酶，用于代谢控制、氧化应激和基因转录。矿物质缺乏与 T2DM 有关（图 4-16-1）。

硒是人体内谷胱甘肽过氧化物酶和硫氧还蛋白还原酶等氧化还原反应酶的重要组成部分，重要的是，其毒性的剂量范围非常窄[48]。硒的主要膳食来源是谷物、红茶、牛奶、蘑菇、大豆、竹笋、坚果和花椰菜[49]。适当浓度的硒摄入可以作为胰岛素抑制剂来减轻糖尿病症状，具有降低葡萄糖和胰岛素耐受性的作用，从而预防肝脏胰岛素抵抗[50]。然而，高浓度硒将导致糖异生，空腹血糖（FBG）水平升高，有患糖尿病的风险[51]。

钒在自然界中很常见，但在人体中的浓度很低。其与转铁蛋白、白蛋白和血红蛋白等对生理过程至关重要的蛋白质一起出现[52]。体外和体内研究表明，钒具有胰岛素模拟特性，可能是 T2DM 的潜在治疗剂[53]。每日口服 1mg/kg 硫酸钒 4 周，可显著降低糖尿病患者的血糖水平。潜在的机制可能是通过增加 GLUT 向质膜易位，导致葡萄糖转运增加[54]。

铬通过增强胰岛素与 INSR 的结合在葡萄糖代谢中发挥重要作用[55]。临床试验表明，补充铬 4 个月可显著降低餐后和空腹血糖水平。铬的这种有益功能机制部分可以通过骨骼肌中 GLUT2 表达的增加和 PI3K/AKT 通路的激活来解释[56]。

锌是酶的重要组成部分，在调节胰岛素敏感性和葡萄糖稳态方面起至关重要的作用。研究表明，T2DM 患者血浆和组织中的锌浓度较低。补充锌可改善糖尿病小鼠模型的胰岛素敏感性和糖耐量，并被发现在人类中具有类似的功能[4]。

高钠摄入导致糖尿病患者患高血压和心血管疾病的风险更高。钠摄入通过 PPARδ/SGLT2 途径增加钠排泄，并随后调节 T2DM 患者的糖代谢[57]。相反，另一种物质镁被认为可以降低 T2DM 患者患心血管疾病的风险。镁缺乏与糖尿病风险相关，而补充镁可以减轻 T2DM 患者的胰岛素抵抗并改善血糖控制[58]。

（六）维生素和其他营养素

近年来，维生素因其通过调节胰岛素抵抗和胰腺 β 细胞功能来调节 T2DM 的发展而受到越来越多的关注（图 4-16-1）。其中，维生素 D 和维生素 E 是最受欢迎。维生素 D 是骨代谢的调节剂，但被发现具有多种临床功能。其是一种关键激素，与多种衍生物一起参与钙磷平衡[59]。维生素 D 受体（VDR）存在于胰腺 β 细胞和胰岛素反应组织中，如骨骼肌和脂肪组织。研究表明，维生素 D 以 VDR 依赖的方式影响肌肉和脂肪组织中的葡萄糖利用，并激活 PPARδ，PPARδ 是一种参与脂肪酸代谢的转录因子[60]。此外，维生素通过直接刺激 INSR 基因表达[61]或改变钙流量来影响 β 细胞的胰岛素释放，从而调节胰岛素作用和胰岛素敏感性[59]。维生素是炎症细胞因子如肿瘤坏死因子 α（TNF-α）和白细胞介素 6（IL-6）的负性调节剂，与胰岛素抵抗密切相关[62]。

胰岛素抵抗是大多数 T2DM 患者的主要诊断，维生素 D 缺乏可导致胰岛素抵抗和代谢综合征，如性腺功能低下、肾病和心血管并发症[62]。临床试验研究显示，服用维生素 D 可降低 T2DM 患者的空腹血糖水平，并改善稳态模型对胰岛素抵抗指数的评估[60, 63]。维生素 E 是一种脂溶性维生素，以其抗氧化能力而闻名。此外，它还对细胞周期、细胞信号、脂质代谢和炎症起作用[64]。据报道，维生素 E 在调节胰岛素敏感性方面发挥作用[65]。补充维生素 E 可显著降低血糖和 HbA1c 水平[66]。潜在的机制可能包括几种途径：由于其抗氧化能力，维生素 E 改变 IRS1 磷酸化，从而影响胰岛素信号传导[64]；此外，维生素 E 直接调节基因表达，如 *PPARγ*，其在胰岛素敏感性中起重要作用[67]。

除了大量营养素和微量营养素外，其他如广泛分布在饮食中的植物化学物质和生物活性物质也对 T2DM 有潜在影响。植物化学物质或生物活性物质存在于水果、花朵、木材、种子、树皮和茎中，其中一些存在于中药中[68]。在各种研究中，它们因对糖尿病的有益和治疗作用而被报道。木脂素或类黄酮等植物化学化合物可防止氧化应激，帮助糖尿病伤口愈合[69]。姜黄素、辣椒素、小檗碱、雷公藤红素或青蒿素等生物活性物质被证明可以提高胰岛素敏感性，从而对抗糖尿病[68]。尽管这些植物化学物质和生物活性物质具有良好的前景，但其分子活性和毒性仍需进一步研究。

前瞻性研究和临床试验为 T2DM 的预防和管理提出了不同的营养建议，但强调了饮食习惯和生活方式的重要性。例如，热量限制和运动有助于降低 T2DM 的风险。从营养素的角度来看，质量比数量更重要。为了更好地改善 T2DM 患者的血糖控制，推荐富含水果、蔬菜、豆类和全谷物的饮食。低碳水化合物、低 GI（血糖指数）和高蛋白饮食模式将保护人体免受高血糖的影响。此外，适度食用坚果也有益[70]。不同的人群或个体有不同的食物、饮食习惯和疾病易感性，因此营养策略应根据其文化和遗传背景而有所不同。

碳水化合物通过碳水化合物反应元件结合蛋白（ChREBP）诱导的糖代谢相关基因表达调节葡萄糖稳态[71]。脂肪酸抑制 AKT/PKB 激活，从而损害胰岛素信号通路。此外，脂肪还诱导线粒体产生活性氧（ROS），激活过氧化物酶体增殖物激活受体（PPAR），从而介导脂肪对糖代谢的调节。蛋白质 / 氨基酸影响血糖水平的潜在途径或机制包括胰岛素分泌、葡萄糖摄取、激素释放、mTOR/S6K1 信号通路和 GCN2/eIF2α/ATF4 转导通路。矿物质激活辅助因子和辅酶代谢控制、氧化应激和基因转录，在葡萄糖转运和氧化还原反应中发挥作用，最终影响葡萄糖稳态。维生素在调节葡萄糖利用、胰岛素信号传导和 β 细胞释放胰岛素以维持血糖水平方面发挥作用，也是与葡萄糖代谢相关的炎性细胞因子的调节剂（图 4-16-1）。

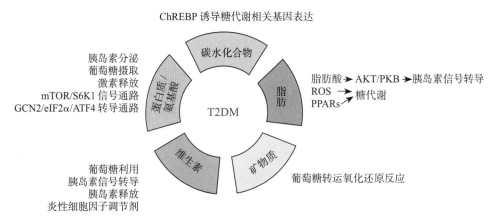

图 4-16-1　营养素在 T2DM 中的作用

二、糖尿病的主要代谢改变

循环血糖是通过肠道吸收从饮食中获得的，葡萄糖产生的过程称为糖异生和糖原分解。目前治疗 T2DM 的方法依赖于破坏葡萄糖稳态的分子信号通路和靶点。胰岛素信号通路失调或胰岛素抵抗是 T2DM 的主要原因。胰岛素是一种由胰腺分泌的内分泌肽激素，与肝脏、脂肪组织和骨骼肌靶细胞中的膜结合受体结合，以触发对多种刺激的代谢反应。胰岛素通过与胰岛素受体（INSR）结合发挥其低糖功能，激活的 INSR 招募磷酸酪氨酸结合支架蛋白，如 INSR 底物（IRS）家族。IRS 蛋白具有 NH2 末端的 pleckstrin 同源性（PH）和 PTB 结构域，以它们为靶点激活 INSR。随后，酪氨酸磷酸化 IRS 蛋白招募包含调节性 p85 亚基和催化性 p110 亚基的 PI3K 异二聚体。PI3K 催化 PIP2 生成磷脂酰肌醇 -3,4,5- 三磷酸（PIP3），然后将具有 PH 结构域的蛋白质招募到质膜上，如丙酮酸脱氢酶激酶 1（PDK1），直接磷酸化 AKT。激活的 AKT 使各种信号通路中的许多下游底物磷酸化，使其成为胰岛素信号传导的关键节点[33]。激活的胰岛素信号降低葡萄糖生成，增加糖原合成，并增加外周组织（如骨骼肌和脂肪组织）的葡萄糖摄取[71]（图 4-16-2）。

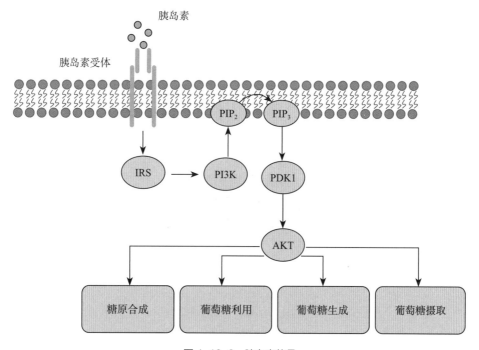

图 4-16-2　胰岛素信号

胰岛素信号传导功能障碍将导致胰岛素抵抗，这是一种复杂的代谢紊乱，与许多途径密切相关，包括脂质代谢、能量消耗和炎症（图 4-16-3）。已知肝脏脂质积聚会导致胰岛素抵抗。二酰甘油类物质激活蛋白激酶 C（PKC），导致胰岛素信号受损。肝脏脂质过多积聚常伴有肝脏炎症。Kupffer 细胞和巨噬细胞将通过分泌促炎分子来降低胰岛素敏感性，这些促炎分子激活丝氨酸 / 苏氨酸激酶，如 c-Jun N 末端激酶（JNK）和 IκB 激酶，进而损害胰岛素信号。此外，脂质累积触发未折叠蛋白反应（UPR）途径，从而损害胰岛素信号。UPR 还可能改变肝细胞因子的分泌，从而导致胰岛素抵抗。能量消耗障碍会导致肥胖和胰岛素抵抗，因为非酯化脂肪酸会损害 β 细胞功能，减少 PI3K 信号，并增强糖异生酶的表达[33]。此外，TNF-α、IL-6 和单核细胞趋化蛋白 1 的释放增加与胰岛素抵抗的发展有关。肝细胞因子（从肝脏产生并分泌到循环中的蛋白质）也在调节胰岛素信号中发挥重要作用。视黄醇结合蛋白 4（RBP4）、α2- 巨球蛋白（A2M）、胎球蛋白 A（FETUA）、胎球蛋白 B（FETUB）、肝素（FGL1）、白细胞源性趋化因子 2（LECT2）和硒蛋白 P（selenoprotein P）是胰岛素敏感性的负向调节因子，会导致胰岛素抵抗；而成纤维细胞生长因子 21（FGF21）、性激素结合球蛋白（SHBG）、阿霉素、血管生成素样蛋白 4（ANGPTL4）是正向调节因子。

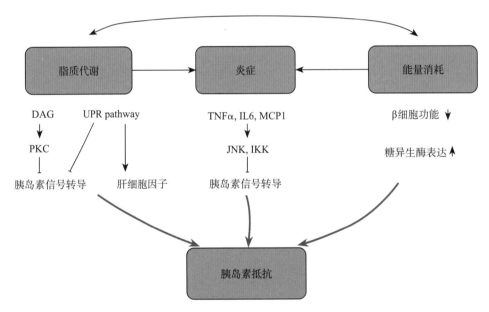

图 4-16-3　脂质代谢、能量代谢、炎症和胰岛素抵抗的关系

脂质代谢和能量代谢紊乱导致炎症，相互影响，这些都会导致胰岛素抵抗[71]。其机制包括二酰甘油（DAG）、激活蛋白激酶 C（PKC）和脂质积聚，触发未折叠蛋白反应（UPR）途径，导致胰岛素信号抑制；UPR 影响肝细胞因子分泌，诱导胰岛素抵抗；炎症分子如肿瘤坏死因子 α（TNF-α）、白细胞介素 6（IL-6）和单核细胞趋化蛋白 1（MCP1）激活 c-Jun N 末端激酶（JNK）和 IκB 激酶（IKK），进而损害胰岛素信号；能量稳态障碍损害 β 细胞功能，减少 PI3K 信号，增强糖异生酶表达，导致胰岛素抵抗。

第二节
精准营养应用于糖尿病代谢评价及干预

　　精准营养可以实现更精确的膳食风险和疾病风险分层，从而更有效地针对 T2DM 预防和管理中的膳食方法。组学技术和可穿戴设备的最新进展改善了精准营养在 T2DM 预防和管理中的应用（图 4-16-4）。精准营养可以将新兴技术和传统营养评估的数据整合到 T2DM 的流行病学或膳食干预研究中，一是从 T2DM 风险和血糖结果的角度，更好地理解个人对饮食暴露或干预的不同反应机制，更好地评估人群的饮食摄入和营养状况；二是在预测 T2DM 及其并发症风险方面识别比传统生物标志物更有效的新生物标志物；三是针对

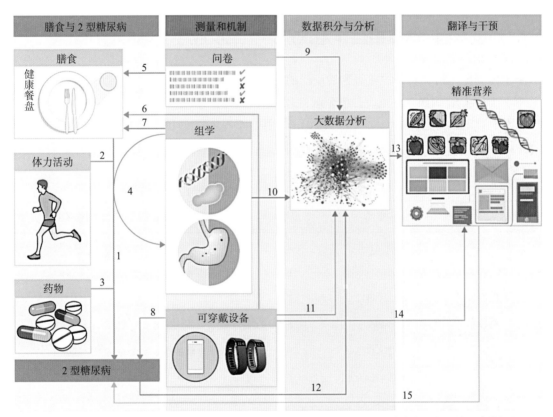

　　注意：1.健康饮食的一般建议。2.饮食摄入与身体活动水平相互影响。3.饮食疗法与抗糖尿病药物在 2 型糖尿病治疗中的相互作用。4.各种组学技术，如肠道微生物群的基因组学、代谢组学、宏基因组学和宏基因组学分析，以及表观基因组学，为深入表型个体特征和理解饮食和 2 型糖尿病的机制提供强有力的工具。5.营养流行病学研究中，食物频率问卷等有效问卷是测量长期正常饮食的最重要和最可行的工具。6.可穿戴设备和移动应用程序提供客观、实时的饮食和体力活动测量。7.应用组学技术改善自由生活人群的饮食评估。8.可穿戴设备可连续测量血糖和其他生理变量。9.流行病学研究中基于自我报告问卷的饮食评估工具。10.组学研究。11.可穿戴设备。12.传统临床测量指标，例如快速血糖和血脂。13.使用大数据分析得出的结果为精准营养的开发和应用提供信息。14.可穿戴设备和移动应用程序为监测和实施精准营养提供有用工具。15.精准营养旨在提供个性化的营养指导，以实现更有效的 2 型糖尿病饮食预防和管理。

图 4-16-4　2 型糖尿病预防和管理中精准营养的概念框架[72]

T2DM 确定新的生活方式和药物干预措施；四是为更有效地预防和管理 T2DM 提供个性化的饮食和生活方式指导。

遗传背景和环境（例如高脂肪和高能量的饮食习惯、久坐的生活方式）是导致 T2DM 高易感性的主要因素。下一代测序（NGS）技术的巨大进步使基因组测序能够以廉价可靠的大规模方式获得，提供了包括单核苷酸多态性（SNP）、拷贝数变异和其他结构变异在内的遗传变异的全面描述。与 NGS 相结合的各种技术被开发出来，以广泛探索转录组、表观基因组和微生物组日益多样化的生物学问题。遗传变异仅占观察到的 T2DM 遗传力的 5%～10%[73]。精准营养的最新进展已经认识到，个人饮食可能通过与特定基因变体相互作用、影响基因表达、修改表观遗传特征或改变关键代谢途径中的微生物组成，增加 T2DM 的疾病风险。

一、通过基因 - 饮食相互作用识别易感或反应性个体

遗传变异是精确营养领域研究最广泛的特征，GWAS 对 T2DM 的遗传背景有广泛的了解（表 4-16-1）。例如，α- 酮戊二酸依赖性双加氧酶基因（*FTO*）和黑素皮质素 -4 受体基因（*MC4R*）被确认为肥胖相关位点；转录因子 7 样 2 基因（*TCF7L2*）是 T2DM 最重要的遗传危险因子等。

表 4-16-1　单核苷酸多态性 - 饮食相互作用增加 T2DM 的风险

基因	多态性	等位基因	饮食相互作用	参考文献
TCF7L2	rs7903146	T	高膳食纤维	[75]
TCF7L2	rs7903146	T	高摄入甜点和牛奶	[76]
TCF7L2	rs12255372	T	咖啡	[77]
FTO	rs9939609	T	地中海饮食依从性	[78]
MC4R	rs17782313	T	地中海饮食依从性	[78]
IRS1	rs2943641	T	低碳水化合物和脂肪摄入	[79]
FTO	rs1558902	A	膳食脂肪	[80]
PGC-1α	rs10517030 rs10517032	C/T	低能量膳食	[81]
ACE	rs4343	I/D	高脂肪摄入	[82]

TCF7L2 基因是 T2DM 最重要的遗传危险因子，T 等位基因 *TCF7L2* rs7903146 使 T2DM 的风险增加 40%～50%，且 *TCF7L2* rs7903146 与肠促胰岛素作用减弱有关。Hindy 等于 2012 年研究了碳水化合物、脂肪、蛋白质或纤维的饮食摄入与 *TCF7L2* 之间的相互作用对

T2DM 风险的影响，基于 Malmö 饮食与癌症研究（Malmö Diet and Cancer Study，MDCS）的 24 799 名非糖尿病患者队列，采用改良的膳食史方法获得膳食数据，进行了 12 年随访，共记录了 1 649 次 T2DM 事件，前瞻性分析饮食五分位数人群中 T2DM 的风险，调整潜在的混杂因素。对 5 216 名患者的基线空腹血糖和 HbA1c 水平进行横断面分析，结果发现 rs7903146（$OR=1.44$，95% CI：1.33～1.56，$P=4.6\times10^{-19}$）随着膳食纤维摄入量的增加而增加（$OR=1.24$，95% CI：1.04～1.47 至 $OR=1.56$，95% CI：1.31～1.86，从最低到最高的五分位；$P_{相互作用}=0.049$）。高膳食纤维摄入仅在 CC 基因型携带者中与糖尿病发病率呈负相关（$OR=0.74$，95% CI：0.58～0.94，$P=0.025$）。T 等位基因与 HbA1c 升高 0.027% 相关（$P=0.02$），并且这种效应随着纤维摄入量的增加而增加（$-0.021\%～0.079\%$，对于最低到最高的五分位，$P_{相互作用}=0.02$）。CC 基因型和 CT 基因型中每五分之一的高纤维摄入与较低的 HbA1c 水平相关，而 TT 基因型携带者则不相关（-0.036%，$P=6.5\times10^{-7}$；-0.023%，$P=0.009$；0.012%，$P=0.52$）。研究表明，膳食纤维摄入可能会改变 *TCF7L2* rs7903146 与 T2DM 发病率之间的关系，而高纤维摄入可能仅与非危险等位基因携带者的 T2DM 保护相关[74]。Ouhaibi-Djellouli 等于 2014 年在奥兰市基于 ISOR 人群研究对 751 名阿尔及利亚人群（30～64 岁）进行 *TCF7L2* 关联分析，采用每周食物频率问卷估计膳食摄入量，结果发现，rs7903146 SNP 的 T 等位基因与低体重（$P=0.02$）、BMI 较低（$P=0.009$）、下腰围（$P=0.01$）和较低的腰臀比（$P=0.02$）相关。T 等位基因独立于 BMI，与 T2DM 高风险显著相关（$OR=1.55$，95% CI：1.09～2.20，$P=0.01$）。在考虑 T2DM 风险时，rs7903146 SNP 和甜点（$P=0.05$）与牛奶（$P=0.01$）摄入量分别存在相互作用。T2DM 风险在 T 等位基因携带者摄入大量甜点和牛奶（$OR=2.61$，95% CI：1.51～4.52，$P=0.000\,6$；$OR=2.46$，95% CI：1.47～4.12，$P=0.000\,6$）时较高。在甜点摄入量较高的受试者中，T 等位基因也与较高的空腹血糖浓度相关［TT 基因型受试者为（4.89 ± 0.46）mmol/L，CT 基因型受试者为（4.72 ± 0.48）mmol/L，CC 基因型受试者为（4.78 ± 0.51）mmol/L，$P=0.03$］。研究表明，在阿尔及利亚人群中，rs7903146 SNP 的 T 等位基因与 T2DM 风险显著增高相关。高甜点摄入进一步加强了这种关联，表明基因 - 饮食相互作用增加了 T2DM 风险[75]。

肠促肠激素胰高血糖素样肽 -1（GLP-1）和葡萄糖依赖性促胰岛素肽（GIP）在 T2DM 的病理生理学中起重要作用。已发现特定的遗传和饮食因素影响肠促胰岛素的释放和作用。InterAct Consortium 于 2016 年在欧洲癌症与营养前瞻性调查（EPIC）- 相互作用研究中对 *GIPR*、*KCNQ1*、*TCF7L2* 和 *WFS1* 中七种肠促胰岛素相关基因变体与饮食成分（含乳清的乳制品、谷物纤维、咖啡和橄榄油）之间的相互作用对 T2DM 的风险影响展开了研究，病例队列研究包括 8 086 例 T2DM 患者和 11 035 名参与者的代表性亚组（中位随访时间为 12.5 年）。Prentice 加权 Cox 比例风险回归模型用于研究饮食因素和基因与 T2DM 风险之间的关联和相互作用。研究发现 *TCF7L2* 变异与咖啡摄入量存在显著相关关系（$P=0.048$），糖尿病风险等位基因（T）rs12255372 携带者咖啡摄入量与 T2DM 成反比（GG：$HR=0.99$，95% CI：0.97～1.02；GT：$HR=0.96$，95% CI：0.93～0.98；TT：$HR=0.93$，95% CI：0.88～0.98）。此外，相互作用肠促胰岛素特异性遗传风险评分和咖啡之间观察到显著相关性（$P=0.005$），具有更多风险等位基因的携带者与咖啡具有更强的反向关联性（$0 \sim 3$ 个风险等位基因：$HR=0.99$，$95\%\ CI$：$0.94 \sim 1.04$；$7 \sim 10$ 个风险等位基因：$HR=0.95$，$95\%\ CI$：$0.90 \sim 0.99$）。经多次测试校正后，这些相关性均无统计学意义。这项大规模病例队列研究为 TCF7L2 变异体和肠促胰岛素特异性遗传风险评分与咖啡消费和 T2DM 风险的可能相互作用提供了一些证据，但仍需要进一步的大规模研究和 / 或荟萃分析来证实其他人群中的这些相互作用[76]。

脂肪质量与肥胖基因（FTO）和黑素皮质素 -4 受体（MC4R）基因一直与肥胖风险相关，但肥胖风险等位基因与 T2DM 之间的关联仍存在争议。2012 年 Ortega-Azorin 等对 7 052 名高心血管风险受试者（3 430 名 T2DM 患者和 3 622 名非糖尿病受试者，BMI 无差异）进行对照研究，通过有效问卷对饮食进行评估并测定 FTO-rs9939609 和 MC4R-rs17782313，计算总遗传分数以检验加性效应分析基因 - 饮食相互作用，研究发现这两种基因多态性与 T2DM 无关，然而 FTO rs9939609（$P_{相互作用}=0.039$）、MC4R rs17782313（$P_{相互作用}=0.009$）及其总分（$P_{相互作用}=0.006$）与地中海饮食的依从性存在基因 - 饮食相互作用。当对地中海饮食的依从性较低时，与野生型受试者相比，变异等位基因携带者 T2DM 风险较高（$OR=1.21$，$95\%\ CI$：$1.03 \sim 1.40$；FTO rs9939609：$P=0.019$，$OR=1.17$，$95\%\ CI$：$1.01 \sim 1.36$；MC4R rs17782313：$P=0.035$）。然而，当地中海饮食依从性较高时，这些相关性消失（FTO rs9939609：$OR=0.97$，$95\%\ CI$：$0.85 \sim 1.16$；FTO rs17782313：$P=0.673$；MC4R-rs17782313：$OR=0.89$，$95\%\ CI$：$0.78 \sim 1.02$，$P=0.097$）。即使调整了体质指数，这些基因 - 饮食相互作用仍然显著。结果表明，FTO-rs9939609 和 MC4R-rs17782313 多态性与 T2DM 的关联取决于饮食，并且高度坚持地中海饮食可以抵消遗传易感性[77]。2015 年 Zheng 等在一项随机减肥饮食干预试验中，对 743 名超重或肥胖成年人（年龄 $30 \sim 70$ 岁，60% 为女性）在基线检查时、6 个月和 2 年随访时空腹血浆样本的胰岛素抵抗进行测量，对 FTO 变异体 rs1558902 和 rs9939609 进行基因分型，使用广义估计方程模型评估 FTO 变体与膳食脂肪和蛋白质摄入之间的相互作用，以及与体重变化和胰岛素抵抗的关系，结果发现，rs1558902 和膳食脂肪在胰岛素抵抗（HOMA-IR）和胰岛素稳态模型评估的变化上存在显著相互作用（P 分别为 0.003 和 0.004）。对于低脂饮食的参与者，rs1558902 的每个风险等位基因（A）可降低 log（胰岛素）和 log（HOMA-IR）0.05 个单位（均 $P=0.06$）；但对于高脂饮食的参与者，在 2 年干预期内并未显著降低（均 $P>0.1$）；而 rs9939609 与胰岛素抵抗变化之间的关联并没有被饮食中的大量营养素摄入所改变。结果表明 rs1558902 风险等位基因携带者通过食用高脂减肥饮食而非低脂饮食，在改善胰岛素敏感性方面有不同的益处[78]。

在 GWAS 中，胰岛素受体底物 1（IRS1）编码基因附近的 rs2943641 小 T 等位基因与 T2DM 和肥胖风险降低相关。饮食摄入会影响 IRS1 的调节，研究表明 IRS1 与肥胖之间存在性别特异性关联。2013 年，Ericson 等对 Malmö 饮食与癌症研究队列中 15 227 名女性和 9 614 名男性（年龄 $45 \sim 74$ 岁，无糖尿病）IRS1 rs2943641 与大量营养素摄入对 T2DM 事件和体脂百分比的相互作用开展研究，采用改良的膳食史方法收集膳食数据，在 12 年随访期间，共发现 1 567 例 T2DM 病例，结果发现 T 等位基因与 T2DM 的发病率较低相关

（$P_{趋势}$＝0.003）；而在男性中，T 等位基因与较高的体脂百分比相关（$P_{趋势}$＝0.000 02）。在 T2DM 事件中，进一步观察到 *IRS1* rs2943641 与发生 T2DM 时的碳水化合物和脂肪摄入以性别特异性方式相互作用。rs2943641 T 等位基因与 T2DM 之间的保护性关联仅限于碳水化合物摄入低的女性（$P_{趋势}$＝0.01，$P_{交互作用}$＝0.01）和脂肪摄入低的男性（$P_{趋势}$＝0.01，$P_{交互作用}$＝0.02）[79]。

PGC-1α 是能量和糖代谢的重要调节因子。2017 年，Park 等对 8 842 名年龄为 40 ～ 65 岁的韩国安松 / 安桑队列受试者进行分析，在显性遗传模型中分析 *PGC*-1α 单核苷酸多态性 rs10517030 和 rs10212638 与 T2DM 的相关性，结果发现 rs10517030、rs10517032 和 rs10212638 与 T2DM 患病率呈正相关，rs10517030 和 rs10517032 具有很强的相关性（r^2＝0.963）。在葡萄糖耐量试验中，对于 rs10517030，处于次要等位基因组（次要等位基因纯合子和杂合子）的受试者血糖水平 *OR*s 高于主要等位基因组（主要等位基因纯合子）。血清胰岛素水平在 rs10517030 次要等位基因组中的 *OR*s 较低。能量摄入和 *PGC*-1α rs10517030 之间的相互作用可影响 T2DM 风险。仅在低能量组，*PGC*-1α 次要等位基因与 T2DM 患病率和 HOMA-IR 相关，与 HOMA-β 呈显著负相关。这些数据表明，具有 *PGC*-1α rs10517030、rs10517032 和 rs10212638 次要等位基因的韩国人患 T2DM 的风险更大，并且低能量饮食对具有 rs10517030 和 rs10517032 主要等位基因的受试者患 T2DM 的风险更大[80]。

研究发现，频繁的 ACE 插入 / 缺失多态性（I/D）虽然不一致，但与糖耐量受损和胰岛素抵抗有关。最近观察到，由于脂肪摄入增加，ACE 的上调增强，因此研究了其在糖代谢中的潜在营养作用。在此项营养干预研究中，Schüler 等于 2017 年对 46 对健康和非肥胖双胞胎连续 6 周食用推荐的低脂饮食后，在等热量条件下接受 6 周高脂肪（HF）饮食之前，并在 HF 饮食 1 周和 6 周前后进行静脉葡萄糖耐量试验。结果发现，糖耐量在基线检查时基因型之间没有差异，但在 HF 饮食 6 周后，rs4343 SNP 的 GG 携带者与 AA/AG 携带者相比，糖耐量显著下降（P＝0.001），2 小时葡萄糖（P＝0.003）和胰岛素浓度（P＝0.042）增高。此外，柏林 - 波茨坦代谢综合征横断面研究证实了基因 - 饮食相互作用（P＝0.012），其中 GG 基因型与高膳食脂肪摄入（≥37%）者的 T2DM 流行显著相关（GG vs. AA/AG，*OR*＝2.36，95% *CI*：1.02 ～ 5.49，P＝0.045）。因此，*ACE* rs4343 SNP 是一种新型的营养敏感型 T2DM 风险标志物，其与糖耐量之间的关系受膳食脂肪摄入的调节[81]。

虽然 T2DM 的病因尚不完全清楚，但家族史和双胞胎间的一致性研究表明，T2DM 风险有很强的遗传因素。GWAS 实现了与 T2DM 常见遗传风险变体和相关性状的强大关联的鉴定。自 2008 年以来，研究人员一直使用多基因评分，即 GWAS 确定的多个易感位点的组合。在探索 T2DM 基因 - 饮食相互作用时，这些分数反映 T2DM 的多基因性质至关重要。一些证据支持 10 个 T2DM 风险等位基因的多基因评分与饮食模式之间的相互作用。为了更好地了解已知 T2DM 相关基因变异的累积效应，制定了遗传风险评分（GRS）。例如，2018 年 Layton 等收集了包括 4 622 名非裔美国人在内的 4 项前瞻性研究数据，以评估 β 细胞功能障碍（*BCD*）和 / 或胰岛素抵抗（*IR*）基因 SNP 是否与 T2DM 风险增加相关，并选择了 22 个 GWAS 确定的 T2DM 相关 SNP，其中 15 个 SNP 影响 β 细胞功能，7 个 SNP 影响胰岛素反应，每个 SNP 存在的风险等位基因数量被汇总为每个个体的 GRS。研究发现，CD 遗传风险评分（GRS）和 *BCD/IR* 联合 GRS 与 T2DM 风险增加显著相关；且当根据心脏代谢危险因素对研究队列进行分层时，IR GRS 仅在基线血糖正常的个体中与 T2DM 风险增加 9% 显著相关，在以下基线衍生阶层的人群（瘦、血压正常、低 HDL 和高甘油三酯血症）中，BCD GRS 与 T2DM 风险增加 5%～7% 相关，研究显示与 BCD 和 IR 相关的遗传风险评分与非裔美国人 T2DM 风险增加相关，且在心脏代谢特征临床正常范围内的个体中，GRS 是 T2DM 的重要预测因子[82]。一项减肥试验研究了干预饮食中大量营养成分的变化与 T2DM 遗传风险评分之间的相互作用。Huang 等应用与空腹血糖调控相关的 31 个 SNP 基因对 744 例超重或肥胖的非糖尿病患者（80% 为美国白人）进行了 T2DM 遗传易感基因的 GRS，与随访 2 年内风险评分较高的受试者相比，遗传风险评分较低的受试者对低蛋白饮食表现出更有利的反应，包括空腹胰岛素（$P=0.04$）、糖化血红蛋白（$P=0.000\ 1$）和 HOMA-IR（$P=0.02$）的下降幅度更大，对 β- 细胞功能的 HOMA-B（$P=0.004$）增加幅度较小。在 6 个月的随访中，对于低脂饮食，GRS 较低的参与者在空腹血糖、胰岛素抵抗和胰岛素敏感性方面表现出更积极的反应[83]。

Wang 等认为，只有少数观察性研究和随机对照试验测试了与 T2DM 和血糖特征相关的基因 - 饮食相互作用。尽管有一些迹象表明，不同基因型的个体对饮食干预在血糖标记物方面的反应不同，但很少存在独立的复制。目前的总体证据不足以根据基因信息为糖尿病的预防或管理提供个性化的饮食建议。当前研究的几个局限性值得注意：①一些研究是横断面的，因此容易产生反向因果关系，对混杂因素的控制不足。②自我报告的饮食摄入、T2DM 的病理异质性和基因变异的适度效应大小的测量误差共同导致统计能力有限，可能掩盖真实的相互作用效应，导致假阴性结果。③基因 - 饮食相互作用很难复制，可能是因为不同人群的饮食和生活方式的异质性、统计能力不足以及饮食评估和分析方法缺乏标准化[73]。

二、表观遗传修饰对糖尿病发病风险的影响

表观遗传学包括 DNA 甲基化、组蛋白修饰、非编码 RNA、染色质结构等，可以在不改变 DNA 编码序列的情况下调节基因表达。表观遗传学是可遗传和可逆的过程，涉及生命的各个方面，例如细胞分化、胚胎发生和发育。近年来研究发现，表观遗传变化在各种疾病中起着重要作用，包括癌症、精神障碍、免疫疾病、糖尿病和心血管疾病。据报道，在一些人群研究中 DNA 甲基化标记物与 T2DM 发病率显著相关，DNA 甲基化风险评分能够预测 T2DM 的风险[84-86]。例如，2015 年 Chambers 等对亚洲（印度）和欧洲 T2DM 患者的 DNA 甲基化进行了巢式病例对照研究，对样本进行表观基因组广泛关联分析，结果发现，13 535 名亚洲印度人中有 1 608 人（11.9%）、7 066 名欧洲人中有 306 人（4.3%）在平均 8.5 年（标准差 SD: 1.8）的随访期间患上了 T2DM，印度 T2DM 患者与对照组之间甲基化水平的平均绝对差异范围为 0.5%（SD: 0.1%）～ 1.1%（SD: 0.2%）。五个基因座的甲基

化标记与未来 T2DM 发病率相关：*ABCG1* 甲基化每增加 1% 的相对风险为 1.09（95% *CI*：1.07 ～ 1.11，$P=1.3 \times 10^{-17}$）；*PHOSPHO1* 为 0.94（95% *CI*：0.92 ～ 0.95，$P=4.2 \times 10^{-11}$）；*SOCS3* 为 0.94（95% *CI*：0.92 ～ 0.96，$P=1.4 \times 10^{-9}$）；*SREBF1* 为 1.07（95% *CI*：1.04 ～ 1.09，$P=2.1 \times 10^{-10}$）；*TXNIP* 为 0.92（95% *CI*：0.90 ～ 0.94，$P=1.2 \times 10^{-17}$）。五个基因座的甲基化评分与未来 T2DM 发病率相关（相对风险四分位 4 vs 四分位 1：3.51，95% *CI*：2.79 ～ 4.42，$P=1.3 \times 10^{-26}$），且独立于已确定的风险因素。亚裔印度人的甲基化评分高于欧洲人（$P=1 \times 10^{-34}$）[84]。

目前关于表观遗传学在 T2DM 中作用的认知仍然有限。只有少数研究调查了选定候选基因的 DNA 甲基化或人类胰岛（糖尿病的主要致病组织）基因组 CpG 位点的一小部分。2015 年 Rönn 等从已故供体获得人类胰岛的全基因组 DNA 甲基化模式，研究发现 T2DM 供体与非糖尿病供体相比胰岛的 DNA 甲基化水平发生改变，共有 1 649 个 CpG 位点，对应 853 个基因。这些基因包括已知的 T2DM 基因座，如 *TCF7L2*、*KCNQ1*、*THADA*、*FTO*、*IRS1* 和 *PPARG*，并且在涉及癌症、轴突导向和 MAPK（丝裂原激活蛋白激酶）信号的途径中富集。102 个显示差异甲基化的基因也显示了 T2DM 患者与非糖尿病患者胰岛之间的 mRNA 表达改变，表明转录活性的表观遗传调节以及 T2DM 风险基因促进疾病发展的可能机制（图 4-16-5）[85]。与非糖尿病供体相比，糖尿病供体胰岛中大多数基因的 DNA 甲基化增加，基因表达降低。例如，对其中一些基因的功能分析表明，当 *Cdkn1a* 和 *Pde7b* 分别在 β 细胞中过度表达时，胰岛素分泌受损，并且由于 *Cdkn1a*（p21）的过度表达，β 细胞增殖也减少。此外，β 细胞中编码胞外囊复合体一个组成部分的基因 *Exoc3l* 的沉默导致胞外分泌减少。重要的是，在这项研究中，糖尿病和非糖尿病胰岛之间的 β 细胞含量没有显著差异，表明确定的表观遗传学差异不是由于细胞类型组成的改变。这项研究提供了人类胰岛 DNA 甲基组的详细信息，并强调了表观遗传调控作为 T2DM 发病机制的重要性（图 4-16-5）。

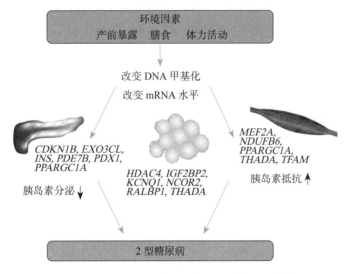

图 4-16-5　2 型糖尿病靶组织 DNA 甲基化改变[87]

2017 年，Volkov 等通过全基因组亚硫酸氢盐测序，描述人类胰岛的全基因组 DNA 甲基化状况，确定糖尿病胰岛中的差异甲基化区（DMR），并研究 DMR 在胰岛生物学中的功能，结果在 T2DM 患者的胰岛中鉴定出 25 820 个 DMR。这些 DMR 包括具有已知胰岛功能的位点，例如 PDX1、TCF7L2 和 ADCY5。重要的是，先前通过 ChIP-seq 识别的胰岛特异性转录因子、增强子区域和不同组蛋白标记的结合位点在 T2DM 相关 DMR 中富集；还鉴定了 457 个基因，包括 NR4A3、PARK2、PID1、SLC2A2 和 SOCS2，这些基因在 T2DM 胰岛中具有 DMR 和显著的表达变化。为了模拟 T2DM 胰岛的情况，候选基因在培养的 β 细胞中过度表达或沉默，导致胰岛素分泌受损，从而将差异甲基化与胰岛功能障碍联系起来。该研究进一步探索了胰岛甲基组，并发现甲基化水平与组蛋白标记之间存在强烈联系。此外，不同基因组区域和不同转录类型（即蛋白质编码、非编码和假基因）的 DNA 甲基化与胰岛表达水平相关。该研究提供了糖尿病患者和非糖尿病患者胰岛 DNA 甲基组的全貌，并强调了表观遗传失调在胰岛和 T2DM 发病机制中的重要性[88]。

除了与遗传背景相互作用外，饮食方式还可以改变与 T2DM 相关的转录，增加疾病风险。PREDIMED 研究是在西班牙进行的一项大型、平行、多中心、对照、随机、5 年临床试验，旨在评估传统地中海饮食（TMD）对心血管疾病一级预防的影响，该试验包括 7 447 名冠心病高危人群，被随机分配到 3 个干预组：①传统的地中海饮食加初榨橄榄油（TDM＋VOO）；②传统的地中海饮食，辅以混合坚果（TMD＋坚果）；③高碳低脂饮食（LFD）对照组。对随机子样本（$n=34$）参与者中 CVD 相关基因表达和生物途径变化进行全转录组微阵列分析评估，对 241 个 TMD＋VOO 后选择的应答基因（139 个上调基因、102 个下调基因）、312 个 TMD＋坚果后选择的应答基因（165 个上调基因、147 个下调基因）和 145 个低脂饮食后选择的应答基因（100 个上调基因、45 个下调基因）进行功能注释分析。在 18 条心血管典型通路分析中，12 条通路表达差异，43% 的通路受两种 TMD 的调节；最常见的途径与动脉粥样硬化和高血压有关。同时测试调整后，TMD＋VOO 饮食调节 9 条通路，TMD＋坚果饮食调节 4 条通路：TMD＋VOO 干预后动脉粥样硬化信号通路显著下调，该途径中下调的基因为 IL1β、IL1RN、TNF-α 和 ICAM1。在 TMD 调节的 3 条通路中观察到 VEGF 的下调：缺氧、eNOS 和一氧化氮信号。与 VEGF 密切相关的 HIF1α 在缺氧信号通路中也被 TMD＋坚果下调。在 TMD＋VOO 组，缺氧和血管生成素信号通路中 VEGF 与 NF-κβ 一起下调。TMD 干预后，以下 7 条与高血压相关的 CVD 途径受到调节：缺氧、一氧化氮、eNOS、肾素-血管紧张素、醛固酮、P2Y 纯化和心肌肥厚信号。这些途径中的一个关键特征是 JUN 基因的下调。结果显示，地中海饮食的长期膳食干预，尤其是如果补充了初榨橄榄油，可以通过改变与心血管风险相关的基因的转录组反应发挥对 TDM 的调控影响[89]。基于高脂饮食导致假定的 T2DM 候选基因的 DNA 甲基化改变的设想，Jacobsen 等于 2012 年在随机交叉设置下，对 21 名健康年轻男性在短期高脂过量喂养（HFO）饮食和对照饮食后进行人类骨骼肌全基因组 DNA 甲基化模式的影响检测，使用表达芯片在 27 578 个 CpG 位点 /14 475 个基因中测量 DNA 甲基化；通过实时定量 PCR 检测候选基因的表达，发现 HFO 引起了广泛的 DNA 甲基化变化，影响 6 508 个基因（45%），最大甲基化变化为 13.0 个百分点。6~8 周后，HFO 诱导的甲基化变化仅部分逆转，无明显逆转。DNA 甲基化水平的改变主要影响炎症、生殖系统和癌症相关的基因，饮食也与代谢改变有关，如肝脏胰岛素抵抗和非酯化脂肪酸水平降低[90]。

随着表观遗传修饰分析方法在过去几年中的显著改进，描述健康和疾病状态各种组织中表观基因组的图谱已经进化。DNA 甲基化与作为 T2DM 诊断工具高度相关，因为在疾病发展之前可以看到许多表观遗传学变化，例如，与健康个体 BMI 或 HbA1c 增加相关，或在前瞻性研究中检测到。血液中与 T2DM 相关的基因 DNA 甲基化改变的发现表明，至少一些表观遗传学改变是在早期发育中确定的。未来研究全基因组 DNA 甲基化的阵列极大提高了对人类表观基因组的认识和理解，然而，全基因组亚硫酸氢盐测序将通过在整个 DNA 序列的单碱基分辨率上提供 DNA 甲基化的细节而将其提升到一个新的水平。随着越来越多的全基因组表观遗传学数据可用，人们也将更好地理解 DNA 甲基化和各种组蛋白修饰之间的复杂相互作用，以及基因调控和染色质结构建立中的遗传变异[87]。总之，这些数据将有助于识别和开发可用于对抗 T2DM 的新型诊断和干预措施。

三、基于代谢组学识别膳食摄入对糖尿病风险的影响

代谢组学分析有可能比传统的单一生物标志物更好地捕捉习惯性饮食的复杂性。新的代谢组学技术能够分析大量来自食物摄入和吸收的代谢物，测量宿主和肠道微生物群对营养素的内源性生物转化，并揭示饮食诱导的代谢反应。应用多组学手段，可以更确切地评价膳食模式、摄入量或膳食干预依从性。与传统的询问法或个体膳食报告相比，代谢组学技术可检出与某种食物摄入及吸收相关的多个代谢指标，反映特定营养素通过机体与肠道菌群进行的生化转化，揭示机体代谢状态[91]。研究显示，尿脯氨酸甜菜碱和 4- 羟基脯氨酸甜菜碱已被确定为柑橘类食品的生物标志物。血浆乙醚连接的磷脂和血浆素、二己糖神经酰胺和 GM3 神经节苷脂是可以区分主要膳食脂肪来源的生物标志物。血浆和尿液中的鹅绒碱是鸡肉的标志物，而血浆和尿液中的三甲胺 -N- 氧化物和肉碱是红肉和鱼肉的标志物[92, 93]。

近年来，高通量代谢组学在 T2DM 患者研究中得到了广泛应用。对 8 项前瞻性研究的荟萃分析中，包括 8 000 名个体（1 940 例 T2DM 患者），研究发现患 T2DM 与 BCAAs（包括亮氨酸和缬氨酸）和芳香族氨基酸（AAs，包括酪氨酸和苯丙氨酸）的血浆浓度显著正相关，但与甘氨酸和谷氨酰胺呈负相关[94]。这些代谢物受膳食摄入和代谢的影响，因此可以作为预防 T2DM 的营养干预目标。该研究报告了代谢物与糖尿病前期和 / 或 T2DM 的相关性。T2DM 患者的碳水化合物（葡萄糖和果糖）、脂质（磷脂、鞘磷脂和甘油三酯）和氨基酸（BCAAs、芳香族氨基酸、甘氨酸和谷氨酰胺）代谢产物高于对照组。前瞻性研究表明，包括己糖、BCAAs、芳香族氨基酸、磷脂和甘油三酯在内的几种代谢物的血液浓度与糖尿病前期和 T2DM 的发病率相关。有研究者对八项前瞻性研究的结果进行了荟萃分析，报告了代谢产物和 T2DM 的风险估计，研究对象包括 8 000 人，其中 1 940 人患 T2DM；分析发现，异亮氨酸（合并相对风险 1.36，95% CI: 1.24~1.48，I^2=9.5%）亮氨酸

为 36%（1.36，95% *CI*：1.17~1.58，I^2=37.4%），缬氨酸为 35%（1.35，95% *CI*：1.19~1.53，I^2=45.8%），酪氨酸为 36%（1.36,95% *CI*：1.19~1.55，I^2=51.6%），苯丙氨酸为 26%（1.26，95% *CI*：1.10~1.44，I^2=56%）。甘氨酸和谷氨酰胺与 T2DM 风险呈负相关 [分别为 0.89（0.81~0.96）和 0.85（0.82~0.89）]，说明在使用高通量代谢组学的研究中，几种血液氨基酸始终与 T2DM 的发病风险相关。

使用代谢组学可以揭示新的饮食模式，并了解饮食在预防 T2DM 中的作用，如西方饮食模式摄入较高的精制谷类产品、甜点、糖果和加工肉类，与由氨基酸（AAs）和酰基肉碱（ACs）组成的代谢谱存在关联，西方饮食模式与中长链 ACs（C16：2、C14：2、C14：2-OH、C16、C14：1-OH、C14：1、C10：2、C5-DC/C6-OH、C12、C18：2、C10、C4：1-DC/C6、C8：1 和 C2）呈负相关（*r*=-0.34，*P*=0.05），与 AAs 和短链 ACs（xLeu、Met、Arg、Phe、Pro、Orn、His、C0、C3、C4 和 C5）呈正相关（*r*=0.38，*P*=0.03），与年龄、性别和 BMI 无关[95]。

在欧洲癌症与营养前瞻性调查——波茨坦研究中，Floegel 等于 2013 年利用与 T2DM 风险相关的血清代谢物来推断饮食模式，通过食物频率问卷评估 45 个食物组的摄入量，靶向代谢组学测量 127 种血清代谢物的浓度，进一步降阶回归寻找解释代谢产物最大变化的饮食模式。研究发现，在多变量调整模型中，习惯性饮食解释的变异比例如下：酰基烷基磷脂酰胆碱（5.7%）、鞘磷脂（5.1%）、二酰基磷脂酰胆碱（4.4%）、溶血磷脂酰胆碱（4.1%）、酰基肌醇（3.5%）、氨基酸（2.2%）和己糖（1.6%）。黄油摄入量高而人造黄油摄入量低的模式与酰基肌醇、酰基烷基磷脂酰胆碱、溶血磷脂酰胆碱和羟基鞘磷脂有关，尤其与饱和、单不饱和脂肪酸侧链有关。红肉和鱼类的高摄入量、全麦面包和茶的低摄入量与己糖和磷脂酰胆碱有关。由大量摄入土豆、乳制品和玉米片组成的模式特别解释了蛋氨酸和 BCAAs。与 T2DM 相关代谢物相关的饮食模式包括大量摄入红肉和少量摄入全麦面包、茶、咖啡、蛋糕和饼干、罐装水果和鱼。该研究说明，以摄入红肉、全麦面包、茶和咖啡为特征的饮食模式与相关代谢物有关，可能成为慢性病预防的潜在目标[96]。

代谢组学分析也被用于评估 PREDIMED 试验中地中海饮食干预人群不同随访时间点的尿液代谢组学变化。Vázquez-Fresno 等于 2015 年基于核磁共振的代谢组学发现了多种尿液代谢物，其中地中海饮食组最显著的特征与碳水化合物（3-羟基丁酸、柠檬酸和顺乌头酸）、肌酸、肌酐、氨基酸（脯氨酸、N-乙酰谷氨酰胺、甘氨酸、支链氨基酸和衍生代谢物）、脂质（油酸和亚油酸）和肠道微生物群共代谢产物（苯乙酰谷氨酰胺和对甲酚）有关，而马尿酸、三甲胺氮氧化物、组氨酸及其衍生物（甲基组氨酸、肌肽和鹅血清）和黄嘌呤在高脂膳食组占主导地位[97]。

除了评估个体的代谢状态外，代谢组学还可以捕捉外部暴露（如饮食摄入）引起的代谢变化，并揭示饮食暴露影响 T2DM 风险的代谢途径。Floegel 等发现了几种与饮食摄入和代谢性疾病结果相关的代谢网络，例如由磷脂、鞘磷脂、溶酶体磷脂酰胆碱和酰基烷基磷脂酰胆碱亚类中特定代谢物组成的代谢网络与咖啡摄入量呈正相关，但与肥胖和 T2DM 的风险呈负相关，提示咖啡可能起到保护作用的潜在途径[98]。

近期随机对照试验中的研究利用代谢组学提供了新的证据来解释个体对特定饮食干预反应的异质性。一项基于两项减肥试验的研究中（POUND LOST trial and the DIRECT trial-weight-loss diets），饮食减少了与 T2DM 风险相关的代谢物，包括 BCAAs 和芳香族氨基酸[99]。更重要的是，观察到的氨基酸代谢物减少预示着胰岛素抵抗的改善，与体重减轻无关。在糖尿病预防计划（DPP）中，Walford 及其同事进行了血浆代谢物分析，将高危人群随机分为生活方式组、二甲双胍干预组或安慰剂干预组，研究发现支链和芳香族氨基酸以及谷氨酰胺/谷氨酸盐与糖尿病事件相关（均为 $P<0.05$），但这些相关性在调整临床和生化指标后有所减弱；而甜菜碱和其他三种代谢物的基线水平仍与糖尿病事件相关；此外，生活方式干预能够增加甜菜碱水平，2 年内甜菜碱水平增加依然与糖尿病发病率降低相关（$P=0.01$）。研究结果表明，甜菜碱是基线和预防干预期间高危人群糖尿病风险的标志物，在调节代谢健康方面具有直接作用[100]。

Wang 等认为代谢组学技术是发现与饮食成分和 T2DM 风险相关的新生物标志物的有力工具，可用于区分饮食干预的应答者和非应答者。然而，目前的研究主要集中在几种候选代谢物或数量有限的靶向代谢物上，很少有独立的研究结果重复。确定的代谢物是否代表将饮食摄入与疾病风险联系起来的因果生物学途径，目前尚不清楚。为了减少对潜在代谢途径的偏见，需要对所有可检测、非靶向代谢产物进行代谢组学研究。此外，需要在独立人群中复制具有统计学意义的发现，并对已识别的代谢物进行功能研究，以提供因果证据，支持代谢物作为干预目标的作用。总的来说，目前的代谢组学平台仅显示出适度的能力来区分不同的饮食模式，并没有产生对食物或营养摄入具有高度敏感性和特异性的生物标志物。这种失败部分是因为代谢物不仅反映了饮食摄入，还反映了代谢活动、微生物组和遗传背景。因此，这些技术不太可能取代传统的评估工具，如经验证的膳食调查问卷和成熟的营养生物标志物。然而，它们可以作为在观察性研究中测量饮食摄入量和评估饮食干预依从性的补充工具[73]。

四、膳食摄入对糖尿病肠道微生物群的影响

肠道微生物群与大多数慢性病的发病机制有关，例如控制体重和调节胰岛素抵抗。在导致 T2DM 的环境因素中，饮食通过改变肠道微生物群发挥重要作用。随着近年来技术的进步，16S rRNA 基因扩增子测序、鸟枪宏基因组测序和亚转录组测序已经建立并广泛用于肠道微生物的综合定位，其在微生物综合图谱中的应用为肠道微生物群在血糖控制和 T2DM 病理生物学中的作用提供了新的见解。

越来越多的证据表明，肠道微生物群的总体组成和多样性与 T2DM 之间存在关联，但因果关系仍不确定。此外，特定肠道微生物的相对丰度与疾病风险有关。例如，黏液阿克曼菌的丰度增加与血糖控制的改善和 T2DM 风险的降低有关[101-105]。

最近一项系统综述[106]，总结了 42 项关于细菌微生物群和 T2DM 的观察研究，并报告了五个属包括双歧杆菌、类杆菌、粪便杆菌、阿克曼菌和 *Roseburia*（*Bifidobacterium*，

Bacteroides, *Faecalibacterium*, *Akkermansia*, *Roseburia*）与 T2DM 呈负相关，而瘤胃球菌属、梭杆菌属和 *Blautia* 属（*Ruminococcus*, *Fusobacterium* 和 *Blautia*）与 T2DM 呈正相关。众所周知，肠道微生物群影响营养吸收，相应的，营养调节肠道微生物群的组成。一些文献研究了食物摄入如何改变肠道微生物群，进而促进 T2DM。Yamaguchi 等在 59 名 T2DM 患者中发现，高碳水化合物、高脂肪和高蛋白饮食增加了肠道中梭菌群Ⅳ和 XI（Clostridium clusters Ⅳ 和 XI）的数量，减少了双歧杆菌、乳酸杆菌目和梭菌群Ⅳ（Bifidobacterium species，order Lactobacillales，Clostridium cluster Ⅳ）的数量，粪便短链脂肪酸（SCFA）的产生随后减少，导致代谢紊乱，从而增加血液胰岛素水平和胰岛素抵抗[107]。

肠道微生物群是一个复杂的微生物生态系统，与之保持共生关系对人类健康至关重要，SCFA 可通过人体肠道内碳水化合物的细菌发酵产生人类宿主饮食提供不可消化的碳水化合物以支持细菌生长，而作为回报，细菌产生 SCFA，为结肠细胞提供能量底物，减轻炎症，调节饱腹感等。研究发现 SCFA 生成不足与疾病有关，包括 T2DM。Zhao 等将临床诊断为 T2DM 的患者随机分为对照组（U 组；$n=16$ 名患者，常规护理）和治疗组（W 组；$n=27$ 名患者，高纤维饮食，包括全谷物、中草药食品和益生元，即 WTP 饮食），两组均接受阿卡波糖（一种淀粉酶抑制剂）作为标准化药物，研究发现与 U 组相比，W 组不同结构的膳食纤维摄入量显著高于 U 组，但各组的每日能量和大量营养素摄入量相似，两组的 HbA1c 水平均较基线水平显著下降且呈时间依赖性。然而，从第 28 天开始，W 组的下降幅度更大，在干预结束时达到适当血糖控制（HbA1c<7%）的参与者比例在 W 组也显著高于 U 组（89%，U 组为 50%），尽管在干预结束时，各组之间没有差异，餐后血糖也有类似趋势，但与 U 组相比，W 组的体重下降幅度更大，血脂状况更好。临床研究数据表明，增加不可消化但可发酵的碳水化合物的可用性足以诱导 T2DM 患者的临床相关代谢改善，进一步对在四个时间点（第 0、28、56 和 84 天）采集的 172 份粪便样本进行鸟枪宏基因组测序，得到 4 893 833 个非冗余微生物基因目录。第 28 天之后，W 组的基因丰富度高于 U 组，在干预结束时（第 84 天），W 组和 U 组存在显著差异，反映了高纤维干预对肠道微生物群的明显调节作用。根据来自膳食纤维摄入增加的 SCFA 是微生物群对宿主葡萄糖稳态影响的关键介质之一，进一步研究代谢产物产生的相关基因。研究发现，在 W 组和 U 组中乙酸的生成途径都显著富集，丁酸浓度仅在 W 组显著增加，两组在第 28 天的粪便 pH 均显著降低，这种 pH 变化表明 SCFA 生成增加，肠腔酸化。醋酸盐和丁酸盐通过诱导肠内产生胰高血糖素样肽 -1（GLP-1）和肽 YY（PYY），刺激胰岛素分泌，从而改善葡萄糖稳态；干预结束时，W 组粪便醋酸盐和丁酸盐浓度增加的趋势与餐后 GLP-1 曲线下面积（AUC）和空腹 PYY 水平显著高于 U 组。该研究表明，SCFA 可改善葡萄糖调节的胃肠激素 - 胰岛素分泌级联效应，采用高纤维饮食可以促进糖尿病患者体内产生 SCFA 的有机体的生长，诱导整个肠道微生物群落发生变化，并与 GLP-1 水平升高、乙酰化血红蛋白水平下降和血糖调节改善相关[108]。同样，富含纤维的 Ma Pi 2 饮食或 T2DM 治疗的推荐对照饮食[109] 对调节肠道微生物失调有积极的影响，尤其是恢复产生 SCFA 的微生物群，如粪便杆菌、玫瑰杆菌、拉克诺菌、拟杆菌和阿克曼菌（*Faecalibacterium*, *Roseburia*, *Lachnospira*,

Bacteroides，*Akkermansia*）。此外，Ma Pi 2 饮食显示出通过抵消促炎基团（如 *Collinsella* 和链球菌/*Collinsella* 和 *Streptococcus*）的增加，逆转 T2DM 促炎性失调的潜力。

近期研究表明，短期饮食变化和长期习惯性饮食都会影响肠道微生物群的组成。David 等在一项为期 5 天的喂养研究中发现，短期食用完全由动物或植物产品组成的饮食会改变微生物群落结构，并压倒微生物基因表达的个体间差异，以动物为基础的饮食增加了耐胆汁微生物的丰度（*Alistipes*，*Bilophila*，*Bacteroides*），并降低了代谢膳食植物多糖的厚壁菌（*Roseburia*，*Eubacterium rectale*，*Ruminocococcus bromii*）的水平[110]。最近的两项研究发现，长期摄入各种饮食与肠道微生物群的多样性和组成有关。西式饮食模式的特征，包括加糖饮料、较高的能量摄入、零食和全脂牛奶，与较低的微生物多样性相关，而咖啡、茶和红酒的消费与较高的微生物多样性相关[111]。

肠道微生物群通过与宿主饮食相互作用在人类健康中发挥重要作用，但在对饮食的反应中存在着巨大的个体差异。Kovatcheva-Datchary 等比较了食用大麦仁面包（BKB）3 天后葡萄糖代谢改善的受试者和饮食干预反应最小的受试者肠道微生物群组成，研究发现有应答者的 *Prevotella*/*Bacteroides* 比率高于无应答者，宏基因组分析表明，应答者的肠道微生物群富含 *Prevotella copri*，并且在 BKB 干预后发酵复合多糖的潜力增加[112]。

因此，越来越多的证据表明，饮食对肠道微生物群的组成既有短期影响，也有长期影响。某些饮食干预措施，尤其是基于植物的高纤维饮食，可能改变与葡萄糖代谢调节有关的特定类型的肠道微生物。整合代谢组学和肠道微生物组学技术可以揭示肠道微生物组的功能活性和肠道微生物改变个人对饮食暴露的反应。然而，Wang 等认为对肠道微生物群的研究仍处于初级阶段，尚未准备好转化为临床实践。现有的研究受到统计能力不足、横断面研究设计不足以及缺乏关于肠道微生物群功能活动和菌株水平变化的信息的限制。未来需要在前瞻性队列和长期随机对照试验中开展大型研究，以验证肠道微生物组的可调节能力及其在 T2DM 预防和管理中的作用[111]。

五、精准营养在糖尿病防治方面的应用展望

基因组学研究识别了大量 T2DM 基因座，这些基因座可以用于描述个体对该疾病的遗传易感性。代谢组学研究识别了与 T2DM 相关的代谢物，这些代谢物可能会被饮食改变。还有越来越多的证据表明，肠道微生物群在血糖控制和疾病病理生理学方面发挥作用。这些发现为在饮食干预中使用个性化风险表征和分层提供了科学依据。这些科学进步使我们能够通过遗传、表观遗传信息和饮食习惯来预测个体风险，从而通过制定饮食建议来实现疾病的个性化预防。

精准营养需要整合多种组学数据，以及传统来源（如问卷调查和标准临床试验）和现代来源（如电子病历、移动应用程序和可穿戴设备）的信息，运用新的生物信息学数据分析和可视化工具（如大数据分析）为个性化营养干预提供信息。Zeevi 等研究了个性化营养在降低餐后血糖方面的效用[113]，开发了一种机器学习算法，用于预测餐后血糖反应，该算

法集成了 800 人队列中测量的血液参数、饮食习惯、人体测量学、体力活动和肠道微生物群，基于膳食摄入、生物标志物、体力活动、睡眠、人体测量变量和肠道微生物群的综合数据，这些数据是通过问卷、智能手机、连续血糖监测仪、血液和 16S rRNA 宏基因组分析收集的，并在一个独立的 100 人队列中验证了这些预测和分析。研究表明该算法能够准确预测对真实膳食的个性化餐后血糖反应，基于该算法的盲法随机对照膳食干预可显著降低餐后反应，并持续改变肠道菌群结构，从而得出结论：个性化饮食可以成功改善餐后血糖升高及其代谢后果，基于该算法的营养干预在降低餐后血糖方面比传统饮食建议更有效。

快速发展的组学技术为评估包括基因组、表观基因组、代谢组和微生物组在内的个体特征提供了前所未有的机会，这些特征可以整合到营养流行病学研究和饮食干预试验中。此外，移动应用程序和可穿戴设备有可能改善饮食摄入的实时评估并提供反馈，从而改善血糖控制和 T2DM 的管理。Wang 等认为，尽管取得了这些进展，但精确营养仍处于起步阶段，需要进行大量研究才能广泛应用于临床和公共卫生环境。在将精确营养应用 T2DM 的预防和管理方面存在着重大挑战，包括缺乏可靠和可重复的结果、组学技术的高成本以及研究设计和高维数据分析中的方法学问题。尖端的组学技术尚未提供可靠且临床可扩展的生物标志物，用于预测特定饮食暴露的疾病结局和个体间变异性等[73]。

（沈施）

参考文献

[1] American Diabetes Association. Facilitating Behavior Change and Well-being to Improve Health Outcomes: Standards of Medical Care in Diabetes-2021 [J]. Diabetes Care, 2021, 44 (Supplement 1): S53-S72.

[2] WHEELER M L, PI-SUNYER F X. Carbohydrate issues: type and amount [J]. J Am Diet Assoc, 2008 (108): S34-S39.

[3] COOPER A J, FOROUHI N G, YE Z, et al. Fruit and vegetable intake and type 2 diabetes: EPIC-InterAct prospective study and meta-analysis [J]. Eur J Clin Nutr, 2012 (66): 1082-1092.

[4] RUSSELL W R, BAKA A, BJORCK I, et al. Impact of diet composition on blood glucose regulation [J]. Crit Rev Food Sci Nutr, 2016 (56): 541-590.

[5] MOHSENPOUR M A, KASEB F, NAZEMIAN R, et al. The effect of a new mixture of sugar and sugar-alcohols compared to sucrose and glucose on blood glucose increase and the possible adverse reactions: a phase I double-blind, three-way randomized cross-over clinical trial [J]. Endocrinol Diabetes Nutr, 2019 (66): 647-653.

[6] CHANDALIA M, GARG A, LUTJOHANN, D, et al. Beneficial effects of high dietary fiber intake in patients with type 2 diabetes mellitus [J]. N Engl J Med, 2000 (342): 1392-1398.

[7] EVERT A B, DENNISON M, GARDNER C D, et al. Nutrition therapy for adults with diabetes or prediabetes: a consensus report [J]. Diabetes Care, 2019 (42): 731-754.

[8] KIRKPATRICK C F, BOLICK J P, KRIS-ETHERTON P M, et al. Review of current evidence and clinical recommendations on the effects of low-carbohydrate and very-low-carbohydrate (including ketogenic) diets

for the management of body weight and other cardiometabolic risk factors: a scientific statement from the National Lipid Association Nutrition and Lifestyle Task Force [J]. J Clin Lipidol, 2019 (13): 689-711.

［9］ US Department of Agriculture and US Department of Health and Human Services. Dietary guidelines for Americans 2015-2020 [M/OL]. 8th Edition. 2015. https://health.gov/dietaryguidelines/2015/guidelines/.

［10］ HE M, VAN DAM R M, RIMM E, et al. Whole-grain, cereal fiber, bran, and germ intake and the risks of all-cause and cardiovascular disease-specific mortality among women with type 2 diabetes mellitus [J]. Circulation, 2010 (121): 2162-2168.

［11］ BURGER K N J, BEULENS J W J, VAN DER SCHOUW Y T, et al. Dietary fiber, carbohydrate quality and quantity, and mortality risk of individuals with diabetes mellitus [J]. PLoS One, 2012 (7): e43127.

［12］ PARTULA V, DESCHASAUX M, DRUESNE-PECOLLO N, et al. The Milieu Interieur Consortium. Associations between consumption of dietary fibers and the risk of cardiovascular diseases, cancers, type 2 diabetes, and mortality in the prospective NutriNet-Sante cohort [J]. Am J Clin Nutr, 2020 (112): 195-207.

［13］ REYNOLDS A, MANN J, CUMMINGS J, et al. Carbohydrate quality and human health: a series of systematic reviews and meta-analyses [J]. Lancet, 2019 (393): 434-445.

［14］ NANSEL T R, LIPSKY L M, LIU A. Greater diet quality is associated with more optimal glycemic control in a longitudinal study of youth with type 1 diabetes [J]. Am J Clin Nutr, 2016 (104): 81-87.

［15］ KATZ M L, MEHTA S, NANSEL T, et al. Associations of nutrient intake with glycemic control in youth with type 1 diabetes: differences by insulin regimen [J]. Diabetes Technol Ther, 2014 (16): 512-518.

［16］ TREMBLAY F, LAVIGNE C, JACQUES H, et al. Role of dietary proteins and amino acids in the pathogenesis of insulin resistance [J]. Annu Rev Nutr, 2007 (27): 293-310.

［17］ SPILLER G A, JENSEN C D, PATTISON T S, et al. Effect of protein dose on serum glucose and insulin response to sugars [J]. Am J Clin Nutr, 1987 (46): 474-480.

［18］ LINN T, SANTOSA B, GRONEMEYER D, et al. Effect of long-term dietary protein intake on glucose metabolism in humans [J]. Diabetologia, 2000 (43): 1257-1265.

［19］ HARO D, MARRERO P F, RELAT J. Nutritional Regulation of Gene Expression: carbohydrate-, Fat- and Amino Acid-Dependent Modulation of Transcriptional Activity [J]. Int J Mol Sci, 2019 (20): 1386.

［20］ ANDERSON J W, JOHNSTONE B M, COOK-NEWELL M E. Meta-analysis of the effects of soy protein intake on serum lipids [J]. N Engl J Med, 1995 (333): 276-282.

［21］ HUBBARD R, KOSCH C L, SANCHEZ A, et al. Effect of dietary protein on serum insulin and glucagon levels in hyper-and normocholesterolemic men [J]. Atherosclerosis, 1989 (76): 55-61.

［22］ IRITANI N, SUGIMOTO T, FUKUDA H, et al. Dietary soybean protein increases insulin receptor gene expression in Wistar fatty rats when dietary polyunsaturated fatty acid level is low [J]. J Nutr, 1997 (127): 1077-1083.

［23］ CHEN Z, FRANCO O H, LAMBALLAIS S, et al. Associations of specific dietary protein with longitudinal insulin resistance, prediabetes and type 2 diabetes: the rotterdam study [J]. Clin Nutr, 2020 (39): 242-249.

［24］ LAVIGNE C, MARETTE A, JACQUES H. Cod and soy proteins compared with casein improve glucose tolerance and insulin sensitivity in rats [J]. Am J Physiol Endocrinol Metab, 2000 (278): E491-E500.

［25］ LAVIGNE C, TREMBLAY F, ASSELIN G, et al. Prevention of skeletal muscle insulin resistance by dietary cod protein in high fat-fed rats [J]. Am J Physiol Endocrinol Metab, 2001 (281): E62-E71.

［26］ VON POST-SKAGEGARD M, VESSBY B, KARLSTROM B. Glucose and insulin responses in healthy women after intake of composite meals containing cod-, milk-, and soy protein [J]. Eur J Clin Nutr, 2006

(60): 949-954.

[27] TREMBLAY F, LAVIGNE C, JACQUES H, et al. Dietary cod protein restores insulin-induced activation of phosphatidylinositol 3-kinase/Akt and GLUT4 translocation to the T-tubules in skeletal muscle of high-fat-fed obese rats [J]. Diabetes, 2003 (52): 29-37.

[28] HAO S, SHARP J W, ROSS-INTA C M, et al. Uncharged tRNA and sensing of amino acid deficiency in mammalian piriform cortex [J]. Science, 2005 (307): 1776-1778.

[29] POTIER M, DARCEL N, TOME D. Protein, amino acids and the control of food intake [J]. Curr Opin Clin Nutr Metab Care, 2009 (12): 54-58.

[30] VARY T C, LYNCH C J. Nutrient signaling components controlling protein synthesis in striated muscle [J]. J Nutr, 2007 (137): 1835-1843.

[31] LYNCH C J, ADAMS S H. Branched-chain amino acids in metabolic signalling and insulin resistance [J]. Nat Rev Endocrinol, 2014 (10): 723-736.

[32] MEIKLE P J, SUMMERS S A. Sphingolipids and phospholipids in insulin resistance and related metabolic disorders [J]. Nat Rev Endocrinol, 2017 (13): 79-91.

[33] KAHN S E, HULL R L, UTZSCHNEIDER K M. Mechanisms linking obesity to insulin resistance and type 2 diabetes [J]. Nature, 2006 (444): 840-846.

[34] BRUCE C R, FEBBRAIO M A. It's what you do with the fat that matters! [J] Nat Med, 2007 (13): 1137-1138.

[35] EVANS R M, BARISH G D, WANG Y X. PPARs and the complex journey to obesity [J]. Nat Med, 2004 (10): 355-361.

[36] DU K, HERZIG S, KULKARNI R N, et al. TRB3: a tribbles homolog that inhibits Akt/PKB activation by insulin in liver [J]. Science, 2003 (300): 1574-1577.

[37] GAO D, GRIFFITHS H R, BAILEY C J. Oleate protects against palmitate induced insulin resistance in L6 myotubes [J]. Br J Nutr, 2009 (102): 1557-1563.

[38] TOMLINSON B, CHAN P, LAM C W K. Postprandial hyperlipidemia as a risk factor in patients with type 2 diabetes [J]. Expert Rev Endocrinol Metab, 2020 (15): 147-157.

[39] TAJIMA R, KODAMA S, HIRATA M, et al. High cholesterol intake is associated with elevated risk of type 2 diabetes mellitus - a meta-analysis [J]. Clin Nutr, 2014 (33): 946-950.

[40] DEROSA G, CATENA G, RADDINO R, et al. Effects on oral fat load of a nutraceutical combination of fermented red rice, sterol esters and stanols, curcumin, and olive polyphenols: a randomized, placebo controlled trial [J]. Phytomedicine, 2018 (42): 75-82.

[41] ESTRUCH R, ROS E, SALAS-SALVADO J, et al. PREDIMED Study Investigators. Primary prevention of cardiovascular disease with a Mediterranean diet supplemented with extra-virgin olive oil or nuts [J]. N Engl J Med, 2018 (378): e34.

[42] HOLMAN R R, PAUL S, FARMER A, et al. Atorvastatin in Factorial with Omega-3 EE90 Risk Reduction in Diabetes Study Group. Atorvastatin in Factorial with Omega-3 EE90 Risk Reduction in Diabetes (AFORRD): a randomised controlled trial [J]. Diabetologia, 2009 (52): 50-59.

[43] BOSCH J, GERSTEIN H C, DAGENAIS G R, et al. ORIGIN Trial Investigators. n-3 fatty acids and cardiovascular outcomes in patients with dysglycemia [J]. N Engl J Med, 2012 (367): 309-318.

[44] BROWN T J, BRAINARD J, SONG F, et al. Omega-3, omega-6, and total dietary polyunsaturated fat for prevention and treatment of type 2 diabetes mellitus: systematic review and meta-analysis of randomised controlled trials [J]. BMJ, 2019 (366): l4697.

[45] BOWMAN L, MAFHAM M, WALLENDSZUS K, et al. Effects of n-3 fatty acid supplements in diabetes

mellitus [J]. N Engl J Med, 2018 (379): 1540-1550.

［46］BHATT D L, STEG P G, MILLER M, et al. REDUCE-IT Investigators. Cardiovascular risk reduction with icosapent ethyl for hypertriglyceridemia [J]. N Engl J Med, 2019 (380): 11-22.

［47］SHENKIN A. Micronutrients in health and disease [J]. Postgrad Med J, 2006 (82): 559-567.

［48］SUN M, LIU G, WU Q. Speciation of organic and inorganic selenium in selenium-enriched rice by graphite furnace atomic absorption spectrometry after cloud point extraction [J]. Food Chem, 2013 (141): 66-71.

［49］RAYMAN M P, INFANTE H G, SARGENT M. Food-chain selenium and human health: spotlight on speciation [J]. Br J Nutr, 2008 (100): 238-253.

［50］ZHOU J, HUANG K, LEI X G. Selenium and diabetes-evidence from animal studies [J]. Free Radic Biol Med, 2013 (65): 1548-1556.

［51］OGAWA-WONG A N, BERRY M J, SEALE L A. Selenium and metabolic disorders: an emphasis on type 2 diabetes risk [J]. Nutrients, 2016 (8): 80.

［52］PESSOA J C, TOMAZ I. Transport of therapeutic vanadium and ruthenium complexes by blood plasma components [J]. Curr Med Chem, 2010 (17): 3701-3738.

［53］DOMINGO J L, GOMEZ M. Vanadium compounds for the treatment of human diabetes mellitus: a scientific curiosity? A review of thirty years of research [J]. Food Chem Toxicol, 2016 (95): 137-141.

［54］COHEN N, HALBERSTAM M, SHLIMOVICH P, et al. Oral vanadyl sulfate improves hepatic and peripheral insulin sensitivity in patients with non-insulin-dependent diabetes mellitus [J]. J Clin Invest, 1995 (95): 2501-2509.

［55］CEFALU W T, HU F B. Role of chromium in human health and in diabetes [J]. Diabetes Care, 2004 (27): 2741-2751.

［56］PANCHAL S K, WANYONYI S, BROWN L. Selenium, vanadium, and chromium as micronutrients to improve metabolic syndrome [J]. Curr Hypertens Rep, 2017 (19): 10.

［57］ZHAO Y, GAO P, SUN F, et al. Sodium intake regulates glucose homeostasis through the PPARδ/ adiponectin-mediated SGLT2 pathway [J]. Cell Metab, 2016 (23): 699-711.

［58］WA E L I, NASER A, TALEB M H, et al. The effects of oral magnesium supplementation on glycemic response among type 2 diabetes patients [J]. Nutrients, 2018 (11): 44.

［59］MUSCOGIURI G, ALTIERI B, ANNWEILER C, et al. Vitamin D and chronic diseases: the current state of the art [J]. Arch Toxicol, 2017 (91): 97-107.

［60］GRAMMATIKI M, RAPTI E, KARRAS S, et al. Vitamin D and diabetes mellitus: causal or casual association? [J]. Rev Endocr Metab Disord, 2017 (18): 227-241.

［61］MAESTRO B, CAMPION J, DAVILA N, et al. Stimulation by 1,25-dihydroxyvitamin D3 of insulin receptor expression and insulin responsiveness for glucose transport in U-937 human promonocytic cells [J]. Endocr, 2000, 47 (4): 383-391.

［62］GARBOSSA S G, FOLLI F. Vitamin D, sub-inflammation and insulin resistance. A window on a potential role for the interaction between bone and glucose metabolism [J]. Rev Endocr Metab Disord, 2017 (18): 243-258.

［63］TALAEI A, MOHAMADI M, ADGI Z. The effect of vitamin D on insulin resistance in patients with type 2 diabetes [J]. Diabetol Metab Syndr, 2013 (5): 8.

［64］GRAY B, SWICK J, RONNENBERG A G. Vitamin E and adiponectin: proposed mechanism for vitamin E-induced improvement in insulin sensitivity [J]. Nutr Rev, 2011 (69): 155-161.

［65］GALMES S, SERRA F, PALOU A. Vitamin E metabolic effects and genetic variants: a challenge for precision nutrition in obesity and associated disturbances [J]. Nutrients, 2018 (10): 1919.

[66] PAOLISSO G, D'AMORE A, GIUGLIANO D, et al. Pharmacologic doses of vitamin E improve insulin action in healthy subjects and non-insulin-dependent diabetic patients [J]. Am J Clin Nutr, 1993 (57): 650-656.

[67] LANDRIER J F, GOURANTON E, EL YAZIDI C, et al. Adiponectin expression is induced by vitamin E via a peroxisome proliferator-activated receptor gamma-dependent mechanism [J]. Endocrinology, 2009 (150): 5318-5325.

[68] ZHAO C, YANG C, WAI S T C, et al. Regulation of glucose metabolism by bioactive phytochemicals for the management of type 2 diabetes mellitus [J]. Crit Rev Food Sci Nutr, 2019 (59): 830-847.

[69] BACANLI M, DILSIZ S A, BASARAN N, et al. Effects of phytochemicals against diabetes [J]. Adv Food Nutr Res, 2019 (89): 209-238.

[70] LEY S H, HAMDY O, MOHAN V, et al. Prevention and management of type 2 diabetes: dietary components and nutritional strategies [J]. Lancet, 2014 (383): 1999-2007.

[71] GUO Y, HUANG Z, SANG D, et al. The Role of Nutrition in the Prevention and Intervention of Type 2 Diabetes [J]. Front Bioeng Biotechnol, 2020, 15 (8): 575442.

[72] WANG D D, HU F B. Precision nutrition for prevention and management of type 2 diabetes [J]. Lancet Diabetes Endocrinol, 2018, 6 (5): 416-426.

[73] SCHWENK R W, VOGEL H, SCHURMANN A. Genetic and epigenetic control of metabolic health [J]. Mol Metab, 2013 (2): 337-347.

[74] HINDY G, SONESTEDT E, ERICSON U, et al. Role of TCF7L2 risk variant and dietary fibre intake on incident type 2 diabetes [J]. Diabetologia, 2012 (55): 2646-2654.

[75] OUHAIBI-DJELLOULI H, MEDIENE-BENCHEKOR S, LARDJAM-HETRAF S A, et al. The TCF7L2 rs7903146 polymorphism, dietary intakes and type 2 diabetes risk in an Algerian population [J]. BMC Genet, 2014 (15): 134.

[76] INTERACT C. Investigation of gene-diet interactions in the incretin system and risk of type 2 diabetes: the EPIC-InterAct study [J]. Diabetologia, 2016 (59): 2613-2621.

[77] ORTEGA-AZORIN C, SORLI J V, ASENSIO E M, et al. Associations of the FTO rs9939609 and the MC4R rs17782313 polymorphisms with type 2 diabetes are modulated by diet, being higher when adherence to the Mediterranean diet pattern is low [J]. Cardiovasc Diabetol, 2012 (11): 137.

[78] ERICSON U, RUKH G, STOJKOVIC I, et al. Sex-specific interactions between the IRS1 polymorphism and intakes of carbohydrates and fat on incident type 2 diabetes [J]. Am J Clin Nutr, 2013 (97): 208-216.

[79] ZHENG Y, HUANG T, ZHANG X, et al. dietary fat modifies the effects of FTO genotype on changes in insulin sensitivity [J]. J Nutr, 2015 (145): 977-982.

[80] PARK S, KIM B C, KANG S. Interaction effect of PGC-1α rs10517030 variants and energy intake in the risk of type 2 diabetes in middle-aged adults [J]. Eur J Clin Nutr, 2017 (71): 1442-1448.

[81] SCHÜLER R, OSTERHOFF M A, FRAHNOW T, et al. Dietary fat intake modulates effects of a frequent ace gene variant on glucose tolerance with association to type 2 diabetes [J]. Sci Rep, 2017 (7): 9234.

[82] LAYTON J, LI X, SHEN C, et al. Type 2 diabetes genetic risk scores are associated with increased type 2 diabetes risk among african americans by cardiometabolic status [J]. Clin Med Insights Endocrinol Diabetes, 2018 (11): 1179551417748942.

[83] HUANG T, LEY S H, ZHENG Y, et al. Genetic susceptibility to diabetes and long-term improvement of insulin resistance and beta cell function during weight loss: the Preventing Overweight Using Novel Dietary Strategies (POUNDS LOST) trial [J]. Am J Clin Nutr, 2016 (104): 198-204.

［84］CHAMBERS J C, LOH M, LEHNE B, et al. Epigenome-wide association of DNA methylation markers in peripheral blood from Indian Asians and Europeans with incident type 2 diabetes: a nested case-control study [J]. Lancet Diabetes Endocrinol, 2015 (3): 526-534.

［85］DAYEH T, TUOMI T, ALMGREN P, et al. DNA methylation of loci within ABCG1 and PHOSPHO1 in blood DNA is associated with future type 2 diabetes risk [J]. Epigenetics, 2016 (11): 482-488.

［86］WAHL S, DRONG A, LEHNE B, et al. Epigenome-wide association study of body mass index, and the adverse outcomes of adiposity [J]. Nature, 2017 (541): 81-86.

［87］RÖNN T, LING C. DNA methylation as a diagnostic and therapeutic target in the battle against Type 2 diabetes [J]. Epigenomics, 2015, 7 (3): 451-460.

［88］VOLKOV P, BACOS K, OFORI J K, et al. Whole-genome bisulfite sequencing of human pancreatic islets reveals novel differentially methylated regions in type 2 diabetes pathogenesis [J]. Diabetes, 2017 (66): 1074-1085.

［89］CASTANER O, CORELLA D, COVAS M I, et al. In vivo transcriptomic profile after a Mediterranean diet in high-cardiovascular risk patients: a randomized controlled trial [J]. Am J Clin Nutr, 2013 (98): 845-853.

［90］JACOBSEN S C, BRØNS C, BORK-JENSEN J, et al. Effects of short-term high-fat overfeeding on genome-wide DNA methylation in the skeletal muscle of healthy young men [J]. Diabetologia, 2012, 55 (12): 3341-3349.

［91］李融融，肖新华. 精准营养治疗应用于 2 型糖尿病的前沿进展［J］. 中华糖尿病杂志，2019，11 （3）：149-152.

［92］CHEUNG W, KESKI-RAHKONEN P, ASSI N, et al. A metabolomic study of biomarkers of meat and fish intake [J]. Am J Clin Nutr, 2017 (105): 600-608.

［93］STELLA C, BECKWITH-HALL B, CLOAREC O, et al. Susceptibility of human metabolic phenotypes to dietary modulation [J]. J Proteome Res, 2006 (5): 2780-2788.

［94］GUASCH-FERRÉ M, HRUBY A, TOLEDO E, et al. Metabolomics in Prediabetes and Diabetes: A Systematic Review and Meta-analysis [J]. Diabetes Care, 2016, 39 (5): 833-846.

［95］BOUCHARD-MERCIER A, RUDKOWSKA I, LEMIEUX S, et al. The metabolic signature associated with the Western dietary pattern: a cross-sectional study [J]. Nutr J, 2013 (12): 158.

［96］FLOEGEL A, VON RUESTEN A, DROGAN D, et al. Variation of serum metabolites related to habitual diet: a targeted metabolomic approach in EPIC-Potsdam [J]. Eur J Clin Nutr, 2013 (67): 1100-1108.

［97］VAZQUEZ-FRESNO R, LLORACH R, URPI-SARDA M, et al. Metabolomic pattern analysis after mediterranean diet intervention in a nondiabetic population: a 1- and 3-year follow-up in the PREDIMED study [J]. J Proteome Res, 2015, 14 (1): 531-540.

［98］FLOEGEL A, WIENTZEK A, BACHLECHNER U, et al. Linking diet, physical activity, cardiorespiratory fitness and obesity to serum metabolite networks: findings from a population-based study [J]. Int I Obes (Lond), 2014 (38): 1388-1396.

［99］ZHENG Y, CEGLAREK U, HUANG T, et al. Weight-loss diets and 2-y changes in circulating amino acids in 2 randomized intervention trials [J]. Am J Chin Nutr, 2016 (103): 505-511.

［100］WALFORD G A, MA Y, CLISH C, et al. Metabolite profiles of diabetes Incidence and intervention response in the Diabetes Prevention Program [J]. Diabetes, 2016 (65): 1424-1433.

［101］ARORA T, BACKHED F. The gut microbiota and metabolic disease: current understanding and future perspectives [J]. J Intern Med, 2016 (280): 339-349

［102］BRUNKWALL L, ORHO-MELANDER M. The gut microbiome as a target for prevention and treatment of hyperglycaemia in type 2 diabetes: from current human evidence to future possibilities [J].

Diabetologia, 2017 (60): 943-951.

［103］QIN J, LI Y, CAI Z, et al. A metagenome-wide association study of gut microbiota in type 2 diabetes [J]. Nature, 2012 (490): 55-60.

［104］YASSOUR M, LIM M Y, YUN H S, et al. Sub-clinical detection of gut microbial biomarkers of obesity and type 2 diabetes [J]. Genome Med, 2016 (8): 17.

［105］DAO M C, EVERARD A, ARON-WISNEWSKY I, et al. Akkermansia muciniphila and improved metabolic health during a dietary intervention in obesity: relationship with gut microbiome richness and ecology [J]. Gut, 2016 (65): 426-436.

［106］GURUNG M, LI Z, YOU H, et al. Role of gut microbiota in type 2 diabetes pathophysiology [J]. EBioMedicine, 2020 (51): 102590.

［107］YAMAGUCHI Y, ADACHI K, SUGIYAMA T, et al. Association of Intestinal Microbiota with Metabolic Markers and Dietary Habits in Patients with Type 2 Diabetes [J]. Digestion, 2016 (94): 66-72.

［108］ZHAO L, ZHANG F, DING X, et al. Gut bacteria selectively promoted by dietary fibers alleviate type 2 diabetes [J]. Science, 2018, 359 (6380): 1151-1156.

［109］CANDELA M, BIAGI E, SOVERINI M, et al. Modulation of gut microbiota dysbioses in type 2 diabetic patients by macrobiotic Ma-Pi 2 diet [J]. Br J Nutr, 2016 (116): 80-93.

［110］DAVID L A, MAURICE C F, CARMODY R N, et al. Diet rapidly and reproducibly alters the human gut microbiome [J]. Nature, 2014, 505 (7484): 559-563.

［111］WANG T, HUANG T, ZHENG Y, et al. Genetic variation of fasting glucose and changes in glycemia in response to 2-year weight-loss diet intervention: the POUNDS LOST trial [J]. Int J Obes (Lond), 2016, 40 (7): 1164-1169.

［112］KOVATCHEVA-DATCHARY P, NILSSON A, AKRAMI R, et al. Dietary fiber-induced improvement in glucose metabolism is associated with Increased abundance of Prevotella [J]. Cell Metab, 2015 (22): 971-982.

［113］ZEEVI D, KOREM T, ZMORA N, et al. Personalized Nutrition by Prediction of Glycemic Responses [J]. Cell, 2015, 163 (5): 1079-1094.

第十七章　肿瘤防治与精准营养

2020 年，全球约有 1 930 万例新发癌症病例，近 1 000 万人死于癌症，癌症 5 年患病率约为 5 060 万，预计到 2040 年，全球癌症负担将达到 2 840 万例，比 2020 年增加 47%[1]。全球人口老龄化和社会经济风险因素是推动癌症发生和死亡增长的主要因素。中国国家癌症登记中心（National Central Cancer Registry of China，NCCR）数据显示，过去 40 年来我国人群肿瘤发病率和死亡率不断升高，癌症已经成为我国居民的主要死因[2]。2020 年我国癌症发病率为 204.8/10 万，近五年患病率为 642.1/10 万，死亡率为 129.4/10 万（全球年龄标化）[1]。我国的癌症谱与国外不同，发病率最高的四种癌症为肺癌、肝癌、胃癌和食管癌，这四种癌症在我国导致的死亡占癌症相关总死亡人数的 58.7%，美国和英国因这四种癌症死亡的占比分别为 38.4% 和 38.8%。未来几年这四种癌症的死亡人数将持续增加，肺癌仍将是我国癌症相关的首位死因[3]。

癌症异质性是这种疾病的特征之一，使其治疗特别具有挑战性，肿瘤治疗方式主要包括传统的手术切除、放化疗及仍在发展中的靶向治疗、免疫治疗等，这些方法均具有相关的不良反应，对患者生活产生较大的负面影响，且手术或初步治疗后复发的患者比例很高，癌症复发涉及许多不同的分子机制，每位患者的情况也不尽相同。基因组学、代谢组学、蛋白质组学等组学技术的进步提高了人们对癌症代谢多样性的理解，许多学者开始关注基因调控、肠道微生物群等与肿瘤进展和转移之间的关系，越来越多的基于基因组学和表观遗传学的研究应用于肿瘤的治疗，以期在精准医疗的背景下开发个性化的治疗方法。精准营养技术因其毒性较小且易被患者接受，已被作为补充药物用于癌症治疗[4]。精准医学是个性化癌症治疗和预防复发的关键要素，其不断探索新的可以增强已知化疗药物效果的物质。精确营养治疗是预防癌症转移和复发的重要手段，关于生物活性食品在治疗不同类型癌症中的机制研究越来越多，营养物质与抑制肿瘤生长和转移的特定遗传靶点或不同分子途径密切相关。此外，营养素与化疗药物之间也存在高度的协同作用，增强化疗药物的抗肿瘤作用效果，甚至可以降低癌细胞的耐药性。

第一节
营养干预与肿瘤防治

由于肿瘤组织代谢率较高以及肿瘤组织造成的机体免疫、代谢反应紊乱，使得肿瘤患者的基础能量消耗较高，蛋白质分解速度加快，脂肪消耗较多，葡萄糖酵解使得患者对糖代谢需求增加，同时伴有多种膳食营养素吸收和代谢调控紊乱过程。因此，在抗肿瘤治疗阶段，特异的营养干预对于增加治疗效果、维持器官功能、减少副作用和并发症具有重要的临床意义。对肿瘤患者营养干预的主要目标是改善营养不良、辅助提升治疗效果。目前临床上针对肿瘤患者的营养干预指征包括术前体重快速下降、白蛋白水平较低、严重营养不良、发生胃肠道毒副作用和晚期肿瘤。近年来研究发现，肿瘤代谢可能依赖于某些特殊营养物质（如蛋氨酸和谷氨酰胺），通过对其进行营养干预可能会降低肿瘤细胞的增殖，而对正常细胞不存在显著影响。同时研究发现，精氨酸、二十二碳五烯酸（EPA）和二十碳四烯酸（DHA）具有调控患者免疫反应的能力，提高其膳食摄入水平可能改善肿瘤患者预后。然而由于肿瘤细胞的多样性和异质性，目前针对肿瘤细胞代谢的营养干预方案仍在探索中。未来，伴随着对肿瘤细胞异常代谢信号通路认识的加深，极有可能通过精细化调控个体营养状态来实现对肿瘤的干预、控制和治疗。

天然生物活性食品正慢慢被纳入不同类型癌症的临床治疗中。几十年来，多酚类化合物因其强烈的抗氧化活性而成为研究最多的植物化学物，大量深入研究已经证实天然酚类化合物预防和治疗肿瘤的活性[5]，为其在各种类型癌症治疗中的应用奠定了基础，一些合成酚类化合物已成功用于治疗某些癌症，如乳腺癌[6]、结肠癌[7]。除多酚之外，姜黄素是近年来研究最多的食品之一，是一种潜在的治疗白血病的产品[8]。此外，近期研究显示类黄酮也具有抗肿瘤和抗增殖活性，可用于预防肿瘤复发的治疗，如没食子酸酯（EGCG）是绿茶中存在的一种类黄酮，有抑制肿瘤细胞生长、增加细胞凋亡、促进肿瘤抑制作用，该化合物可增加结肠癌细胞对 5- 氟尿嘧啶的敏感性，增强辅助治疗的效果，改善预后，最终降低肿瘤复发风险[9]。

饮食干预是影响癌症患者体内代谢和疾病结局的重要手段，营养素介导的全身代谢变化可以局部改变癌细胞对营养物质的获取和利用，从而改变肿瘤细胞的耐药性，增强治疗的效果，一些饮食干预已被作为抗癌方案的一个组成部分。已有研究表明，饥饿或能量限制（如禁食或间歇性禁食、葡萄糖限制）、选择性营养限制（如蛋氨酸、丝氨酸），以及选择性营养补充剂（如组氨酸、甘露糖）等更具针对性的饮食方案可以增强原本的癌症治疗效果[10]。饮食方法的组合，包括禁食、低热量空腹饮食和生酮饮食联合化疗、免疫治疗或其他癌症治疗，可能减少治疗相关不良反应并提高疗效结局[11]。例如，高脂肪低碳水化合物的饮食可预防高血糖并降低胰岛素释放，从而有效降低肿瘤中胰岛素受体的活化，并限制肿瘤磷脂酰肌醇 3- 激酶（PI3K）途径的再活化，从而增强 PI3K 抑制剂的治疗反应[12]；低蛋白饮食或蛋氨酸的特异性限制也已被证明可以改善 T 细胞和巨噬细胞的肿瘤反应[13]。在不同的小鼠肿瘤模型中，贫精氨酸饮食和精氨酸降解剂与癌症疗法的抗肿瘤效果有协同作用，但饮食中补充精氨酸可以通过增强先天性免疫反应和适应性免疫反应来限制癌症的生长[10]。

饮食习惯和生活方式对肿瘤的发生和发展有重要影响，尤其是消化系统肿瘤[14]，如腌制食品在烟熏、腌制等过程中被苯并芘污染或产生亚硝酸盐，长期食用会加快癌症的发生和发展，因此对肿瘤患者的饮食干预应合理调整其饮食结构，减少摄入腌制食品，适当多吃新鲜水果和蔬菜，减少机体受致癌因素的伤害。Bansal 等的研究显示，生活压力大、饮食不合理、久坐不动、嗜酒、有吸烟习惯的人患脑瘤的风险较高[15]。Terry 等在 2013 年进行了一项成人饮食与脑瘤风险的病例对照研究，观察到绿叶蔬菜和橙黄色蔬菜摄入量与胶质瘤之间呈显著的负相关，而肉类则会增加胶质瘤发生风险，食用鸡蛋、谷物和柑橘类水果与神经胶质瘤发生之间也观察到显著的正相关[16]。

— 第二节 —
精准营养在肿瘤防治中的应用

肿瘤可通过基因、蛋白质和代谢物之间复杂的相互作用来进行研究，以往的研究多集中在肿瘤的发病机制、治疗、耐药机制以及寻找新的药物靶点等方面。精准营养通过构建多组学模型，深入理解个体对营养物质暴露或干预产生差异应答背后的机制，针对机体内外环境的应激，给予充分、适当的个性化营养干预。

一、营养基因组学和表观遗传学

不同的生物活性食品影响不同的基因表达，进而对人类细胞系的生理属性产生不同的影响[17]，食物及其代谢产物可以诱变正常细胞发生突变，因为它们涉及许多生物和病理条件。基于饮食的干预方案和饮食成分也对癌症有预防作用，因为 DNA 代谢和修复依赖于作为代谢途径辅助因子的饮食因素。不仅是食物种类，特定食物成分的数量也会影响基因[18]。营养基因组学从基因的内因与营养的外因，以及其与癌症病因的辩证关系，为癌症病因预防提供了技术应用可行性。癌基因的变异是一个逐渐累积的过程，常摄入致癌食物，可能会启动癌变过程，某些具有生物活性的食物化合物已被证实通过表观遗传机制、基因修饰和营养 - 基因相互作用以及预防氧化应激引起的损伤来预防癌症。研究表明，芹菜素可以通过抑制 DNA 复制，诱导乳腺癌、肝癌、皮肤癌、甲状腺癌、前列腺癌和白血病等多种癌细胞凋亡，从而预防癌症[19]。当饮食 β- 胡萝卜素、维生素 A、维生素 C、硒等营养缺乏（外因），作用于携带有遗传缺陷（内因），人体 KRAS 和 MYC 肺癌原癌基因就会增加被激活的风险，抑癌基因就会增加被灭活的风险，从而增加肺癌发生的风险[20]。人们无法改变自己的基因，但能通过食物营养因素的改变来影响基因表达，从而改变基因对健康或疾病的影响方式。Van Breda 等研究发现，蔬菜摄取量不足会增加结直肠癌发生的可能性[21]；含大量脂肪的高能量饮食可产生更多脂质过氧化物和氧自由基，这些自由基在肿瘤形成后期对 DNA、核酸等大分子物质有破坏作用；植物性食物中广泛存在的抗氧化剂，则可减少自由基的形成，因此要预防饮食营养成为致癌物质直接供体，避免外因异常因子作用于内因的疾病易感基因，阻止细胞继续异常增生，将肿瘤细胞增长控制在低风险状态[20]。

在营养基因组学中，营养物质与参与癌症发生的基因相互作用，表观遗传作用包括特定靶向 DNA 甲基化和组蛋白修饰的营养物质。膳食多酚的防癌作用可能是由于其抑制 DNA 甲基转移酶和修饰组蛋白的能力[18]，可以从根本上改变肿瘤细胞的表观基因组，是癌症预防的重要因素。儿茶素的抗癌机制也涉及 DNA 甲基化，儿茶酚甲基转移酶是负责灭活儿茶酚分子甲基化表没食子儿茶素的酶，S- 腺苷蛋氨酸在儿茶酚甲基转移酶催化下给儿茶酚胺提供一个甲基，甲基供体后的 S- 腺苷蛋氨酸称为 S- 腺苷同型半胱氨酸（SAH），而 SAH 是一种有效的 DNA 甲基转移酶抑制剂[22]。除此之外，王莉莉等研究表明，与表观遗传学方面有关的 DNA 异常甲基化和组蛋白乙酰化修饰也可以预防和治疗直肠结肠癌[23]。

营养基因组学是一门相对较新的学科，但具有巨大的潜力，可应用于某些癌症和饮食相关疾病的预防和管理。研究表明，营养基因组学是治疗和预防多种类型癌症和慢性疾病的有效方法，通过定义代谢反应和基因表达来影响个人的健康状况和疾病的易感性。表观遗传治疗在癌症治疗领域出现了一线希望，表观遗传变异有助于研究人员为不同类型的癌症设置生物标志物的概况。饮食中的植物化学物质具有调节所有主要表观遗传途径的强大潜力，其中包括 DNA 甲基化和组蛋白修饰。天然形式的膳食植物化学物质广泛可用，与其他化学物质相比，对健康细胞的细胞毒性较小。表观遗传活性化合物增加了口服生物利用度、成本效益和广泛的基因靶点等优点，除此之外，当发生耐药癌症时，还可以作为化疗药物的敏化剂发挥作用[18]。基因检测中的遗传学信息包括个体的多种营养素吸收与代谢能力，可以帮助研究者为个体选择适当的营养干预方案，帮助个体预防疾病的发生。

二、代谢组学

代谢组学是一种对生物系统内源性代谢物进行全面分析的方法。在疾病逐渐发展的情况下，代谢物的变化可能比任何特定症状发生得更早，因此，代谢组学被用于更深入地了解肿瘤的病理机制，以及寻找新的生物标志物应用于肿瘤的诊断、肿瘤耐药机制、预后和治疗等方面[24]。目前，代谢组学在肿瘤中的研究取得了一定成果，尤其在激素依赖性肿瘤的诊断及治疗方面，已经发现多种潜在的标志物分子及治疗靶点。大多数与结直肠癌相关的症状往往在疾病晚期才表现出来，许多患者在初次诊断时已为晚期结直肠癌，因此，代谢组学的一个主要目标是识别和开发用于结直肠癌早期诊断的新型生物标志物，以改善临床治疗和生存结局。自 2008 年起，代谢组学已通过测量生物液和 / 或组织样本的全局和时间代谢变化，发现结直肠癌生物标志物[25]。Hashim 等综述了结直肠癌血清代谢组学的特征，并表示丙酮酸、葡萄糖、乳酸等 11 种代谢物将有可能成为结直肠癌的诊断生物标志物[26]，如维生素 D 活性代谢物 1,25-（OH$_2$）D$_3$ 和雄激素都是调节包括结直肠组织在内的多种组织的细胞生长和分化所必需的。维生素 D 受体和雄激素受体都是核受体，是配体依赖性的转录调节蛋白，在前列腺癌细胞中，雄激素受体过表达可抑制维生素 D 受体的激活，其在 1,25-（OH$_2$）D$_3$ 的抗增殖作用中发挥作用。高通量分析技术的应用，例如核磁共振（NMR）波谱和质谱（MS）结合色谱分离，能够识别涉及各种生物途径的广泛小分子代谢物[27]。Kim 等应用磁共振波谱技术发现牛磺酸、丙氨酸和 3- 氨基异丁酸对结直肠癌患者有较好的判别力，并表示尿磁共振代谢组学有可能成为准确诊断侵袭前结直肠癌的筛查工具[24]。Zhang 等使用超高效液相色谱 - 串联质谱分析了乳腺癌敏感和耐药细胞系的代谢产物，发现耐药肿瘤细胞的蛋白质合成途径发生改变，包括膜蛋白、多药耐药相关蛋白等，表明可通过潜在的耐药生物标志物评估乳腺癌患者化疗效果及预测耐药的产生[24]。

三、蛋白质组学

癌症的蛋白质组学研究旨在识别和表征驱动恶性肿瘤转化的功能蛋白[28]。蛋白质组学在癌症方面的研究主要有两个方向，一是对全部蛋白质的表达进行分析，有利于对肿瘤进行系统分析，改进癌症的诊断及治疗方法；二是对癌症中特异性生物蛋白质标志物进行分析，在癌症中发现新的特异性肿瘤生物蛋白质标志物，为早期的癌症临床诊断治疗提供理论依据[29]。胡康蝶等利用蛋白质组学技术，在肺癌细胞外泌体蛋白质组学层面上探究黄芪多糖对癌细胞炎症反应的缓解作用，以及黄芪多糖通过肿瘤微环境中外泌体发挥抗炎作用的机制，发现黄芪多糖可以下调 LAMA1 等蛋白质的表达，调节免疫，并抑制肿瘤细胞迁移[30]。创新的蛋白质组学技术和策略已被设计用于蛋白质的鉴定、定量、分离和富集，以更深入地研究肿瘤蛋白质组。Wettersten 等联合蛋白质组学和代谢组学对人类肾癌组织进行了广泛分析，揭示肾癌的分级依赖代谢重编程，发现肾癌患者的有氧糖酵解上调，谷氨酰胺代谢途径抑制活性氧，β- 氧化途径被抑制导致脂肪酰肉碱增加，这些发现将为肾癌的治疗提供理论基础[31]。在基因持续突变的过程中，蛋白质表达的变化却很小，认为基因的表达、转录及蛋白质合成的过程存在大量缓冲空间，生物体中各个途径的蛋白质被积极协调以承受由致癌物质和基因突变引起的各种转录组扰动，从而维持细胞正常的功能，因此，降低营养物质对蛋白质组缓冲能力的干扰，可能是治疗癌症新的途径[32]。

四、肠道微生物群

肠道微生物群影响宿主患癌风险的方式分为三大类：改变宿主细胞增殖和死亡的平衡，影响免疫系统功能，以及影响宿主产生的因子、摄入的食物和药物的代谢[33]。肠道微生物群的组成会影响抗肿瘤药物的疗效，饮食调整不仅可以改变循环中免疫相关代谢物（如葡萄糖、酮体）和免疫因子（如炎症细胞因子）的组成，还可以改变肠道微生物群的组成[34]。生酮饮食可以增加 Akkermansia muciniphila 的相对丰度，该菌种能够在癌症模型中恢复癌细胞对免疫检查点抑制剂的反应，降低耐药性[35]；减少膳食中蛋氨酸和半胱氨酸的摄入可能会通过改变肠道微生物群而增加免疫治疗的疗效；肠道微生物群还可以为宿主合成特定的营养物质，如氨基酸、短链脂肪酸等，这些营养物质也会影响饮食干预的免疫效果[10]。

肠道微生物群及其衍生成分和代谢物通过肠肝轴直接影响肝脏疾病的发展，对肝癌的影响贯穿于肝癌形成的整个过程，从肝脏炎症、纤维化、肝硬化直至肝癌的发生，均各有其特点，1/3 的肝硬化患者可发展为肝癌，了解肝癌早期肠道微生物群的改变，对肝癌的早期诊断治疗有重要作用。肠道微生物介导的治疗是肝癌治疗的潜在选择，包括纤维饮食和蔬菜饮食、抗菌剂、益生菌和药物抑制剂。此外，肠道微生物群可用作肝细胞癌早期诊断的标志物。Zhang 等研究发现，肝硬化患者粪便中肠杆菌科和链球菌的丰度增加；而肝癌患者中，拟杆菌和瘤胃球菌科增加，双歧杆菌减少[36]，与肝硬化患者相比，肝癌早期患者放线菌属和拟杆菌属较多，克雷伯氏菌和嗜血杆菌增加[37]。拟杆菌科在肝癌早期升高，为肝癌的早期诊断提供思路，但还需更多相关研究进一步验证，并进一步寻找其他特异性微生物群，为肝癌的早期诊断作出贡献。肠道微生物群筛选可以识别出患癌症风险高的个体，深入了解微生物群介导的免疫调节机制，通过测序、定量聚合酶链反应或功能筛选可以制定个性化的治疗方法[38]。

五、展望

膳食的改变可以显著降低饮食和生活方式相关疾病的风险。多年来，已经进行了许多流行病学研究，发现饮食与癌症的关联，然而，在精确医学发展的同时，精准营养目前只是一门新兴的科学，在辅助治疗中使用生物活性食品的营养疗法研究仍然有限。包括蛋白组学在内的组学技术可以在精准营养中单独或共同应用，以更好地了解机体健康代谢和肿瘤等疾病发生发展，促进精准营养的进一步完善。蛋白质组学和大数据分析等技术能够更好地帮助研究者将精准营养从理论内容转化为实际应用。精准营养由于其独特的精准性，将成为现代营养学的新方向之一，使得现代营养学能够更好地帮助人们预防肿瘤等慢性疾病，提高人群整体的健康水平。

（冯静　宫照龙）

参考文献

[1] SUNG H, FERLAY J, SIEGEL R L, et al. Global Cancer Statistics 2020: GLOBOCAN Estimates of Incidence and Mortality Worldwide for 36 Cancers in 185 Countries [J]. CA Cancer J Clin, 2021, 71 (3): 209-249.

[2] WEI W, ZENG H, ZHENG R, et al. Cancer registration in China and its role in cancer prevention and control [J]. Lancet Oncol, 2020, 21 (7): e342-e349.

[3] 李宁，吴鹏，申郁冰，等. 2020–2030 年中国 4 种主要癌症相关死亡率的预测 [J]. 癌症, 2022(01)：8-17.

[4] REGLERO C, REGLERO G. Precision Nutrition and Cancer Relapse Prevention: A Systematic Literature Review [J]. Nutrients, 2019, 11 (11): 2799.

[5] ZAMORA-ROS R, BARUPAL D K, ROTHWELL J A, et al. Dietary flavonoid intake and colorectal cancer risk in the European prospective investigation into cancer and nutrition (EPIC) cohort [J]. Int J Cancer, 2017, 140 (8): 1836-1844.

[6] ZIAEI S, HALABY R. Dietary Isoflavones and Breast Cancer Risk [J]. Medicines (Basel, Switzerland), 2017, 4 (2): 18.

［7］ DARBAND S G, KAVIANI M, YOUSEFI B, et al. Quercetin: A functional dietary flavonoid with potential chemo-preventive properties in colorectal cancer [J]. J Cell Physiol, 2018, 233 (9): 6544-6560.

［8］ KOUHPEIKAR H, BUTLER A E, BAMIAN F, et al. Curcumin as a therapeutic agent in leukemia [J]. J Cell Physiol, 2019, 234 (8): 12404-12414.

［9］ LA X, ZHANG L, LI Z, et al. Epigallocatechin Gallate (EGCG) Enhances the Sensitivity of Colorectal Cancer Cells to 5-FU by Inhibiting GRP78/NF-κB/miR-155-5p/MDR1 Pathway [J]. J Agric Food Chem, 2019, 67 (9): 2510-2518.

［10］ CUYàS E, VERDURA S, MARTIN-CASTILLO B, et al. Tumor Cell-Intrinsic Immunometabolism and Precision Nutrition in Cancer Immunotherapy [J]. Cancers (Basel), 2020, 12 (7): 1757.

［11］ NENCIONI A, CAFFA I, CORTELLINO S, et al. Fasting and cancer: molecular mechanisms and clinical application [J]. Nat Rev Cancer, 2018, 18 (11): 707-719.

［12］ HOPKINS B D, PAULI C, DU X, et al. Suppression of insulin feedback enhances the efficacy of PI3K inhibitors [J]. Nature, 2018, 560 (7719): 499-503.

［13］ ORILLION A, DAMAYANTI N P, SHEN L, et al. Dietary Protein Restriction Reprograms Tumor-Associated Macrophages and Enhances Immunotherapy [J]. Clin Cancer Res, 2018, 24 (24): 6383-6395.

［14］ 吴云林，俞骁珺. 膳食结构对结肠直肠肿瘤的影响及其对中国人膳食结构的启示［J］. 诊断学理论与实践，2019，18（4）：383-386.

［15］ BANSAL N, DAWANDE P, SHUKLA S, et al. Effect of lifestyle and dietary factors in the development of brain tumors [J]. J Family Med Prim Care, 2020, 9 (10): 5200-5204.

［16］ TERRY M B, HOWE G, POGODA J M, et al. An international case-control study of adult diet and brain tumor risk: a histology-specific analysis by food group [J]. Ann Epidemiol, 2009, 19 (3): 161-171.

［17］ 郭英男，郭倩颖，陈勇言，等. 精准营养的评价指标体系进展［J］. 中国慢性病预防与控制，2021（09）：711-714.

［18］ NASIR A, BULLO M M H, AHMED Z, et al. Nutrigenomics: Epigenetics and cancer prevention: A comprehensive review [J]. Crit Rev Food Sci Nutr, 2020, 60 (8): 1375-1387.

［19］ XU C, SHEN G, CHEN C, et al. Suppression of NF-kappaB and NF-kappaB-regulated gene expression by sulforaphane and PEITC through IkappaBalpha, IKK pathway in human prostate cancer PC-3 cells [J]. Oncogene, 2005, 24 (28): 4486-4495.

［20］ 赖汝和. 从病因学原理与营养基因组学作用机制探讨癌症病因预防技术应用可行性［J］. 医学食疗与健康，2020（09）：17-21.

［21］ VAN BREDA S G, VAN AGEN E, ENGELS L G, et al. Altered vegetable intake affects pivotal carcinogenesis pathways in colon mucosa from adenoma patients and controls [J]. Carcinogenesis, 2004, 25 (11): 2207-2216.

［22］ DATTA S, GHOSH S, BISHAYEE A, et al. Flexion of Nrf2 by tea phytochemicals: A review on the chemopreventive and chemotherapeutic implications [J]. Pharmacol Res, 2022 (182): 106319.

［23］ 付嵘，李航，陈若雷，等. 结直肠癌的营养干预研究［J］. 基因组学与应用生物学，2015（05）：1076-1079.

［24］ 张楠，孔丹，杨淑佳，等. 代谢组学及其在肿瘤研究中的应用［J］. 肿瘤代谢与营养，2022，9（1）：117-121.

［25］ NI Y, XIE G, JIA W. Metabonomics of human colorectal cancer: new approaches for early diagnosis and biomarker discovery [J]. J Proteome Res, 2014, 13 (9): 3857-3870.

［26］ HASHIM N A A, AB-RAHIM S, SUDDIN L S, et al. Global serum metabolomics profiling of colorectal cancer [J]. Molecular and clinical oncology, 2019, 11 (1): 3-14.

［27］ SIEGEL R L, MILLER K D, FUCHS H E, et al. Cancer Statistics, 2021 [J]. CA Cancer J Clin, 2021, 71 (1): 7-33.

［28］ TAN H T, LEE Y H, CHUNG M C. Cancer proteomics [J]. Mass Spectrom Rev, 2012, 31 (5): 583-605.

［29］ 张洋，武爱迪，苗璐，等. 蛋白质组学在癌症研究中的进展［J］. 现代畜牧兽医，2011（5）：30-33.

［30］ 胡康蝶，杨凯歌，CHEDDAH S，等. 基于蛋白质组学的黄芪多糖对 TLR4 激活的肺癌细胞来源外泌体的作用研究［J］. 中国中药杂志，2022，47（21）：5908-5915.

［31］ WETTERSTEN H I, HAKIMI A A, MORIN D, et al. Grade-Dependent Metabolic Reprogramming in Kidney Cancer Revealed by Combined Proteomics and Metabolomics Analysis [J]. Cancer Res, 2015, 75 (12): 2541-2552.

［32］ NUSINOW D P, SZPYT J, GHANDI M, et al. Quantitative Proteomics of the Cancer Cell Line Encyclopedia [J]. Cell, 2020, 180 (2): 387-402.

［33］ GARRETT W S. Cancer and the microbiota [J]. Science (New York, NY), 2015, 348 (6230): 80-86.

［34］ YI M, YU S, QIN S, et al. Gut microbiome modulates efficacy of immune checkpoint inhibitors [J]. J Hematol Oncol, 2018, 11 (1): 47.

［35］ ROUTY B, LE CHATELIER E, DEROSA L, et al. Gut microbiome influences efficacy of PD-1-based immunotherapy against epithelial tumors [J]. Science, 2018, 359 (6371): 91-97.

［36］ ZHANG C, YANG M, ERICSSON A C. The Potential Gut Microbiota-Mediated Treatment Options for Liver Cancer [J]. Front Oncol, 2020 (10): 524205.

［37］ 姚琳，楚慧款，杨玲. 肠道菌群与肝癌［J］. 中西医结合肝病杂志，2021，31（9）：781-784

［38］ MATSON V, CHERVIN C S, GAJEWSKI T F. Cancer and the Microbiome-Influence of the Commensal Microbiota on Cancer, Immune Responses, and Immunotherapy [J]. Gastroenterology, 2021, 160 (2): 600-613.

第十八章 孤独症与精准营养

孤独症（autism）又称自闭症，是一种广泛性发育障碍（pervasive developmental disorder，PDD）的代表性疾病。该病起病于婴幼儿期，一般 3 岁前发病，男性发病率为女性的 4 ~ 5 倍，可导致严重的社交行为变化，主要表现为沟通社交障碍、语言发育障碍或迟缓、重复和刻板行为[1]。阿斯伯格综合征（Asperger syndrome）、童年瓦解性障碍（childhood disintegrative disorder）和非特异的广泛发育障碍（pervasive developmental disorder not otherwise specified，PDD-NOS）等与孤独症或经典孤独症谱系障碍统称为孤独症谱系障碍（autism spectrum disorder，ASD）。

近年来，孤独症的患病人数在逐年增加。据统计，在美国大约每 1 000 名 8 岁儿童中有 18.5 名 ASD 患者[2]，在中国 6 ~ 12 岁儿童中的 ASD 患病率估计也达到了 0.7%[3]。此外，根据全国残疾人普查数据，ASD 是目前中国最常见的精神类残疾[4]。因此，对 ASD 的诊断和治疗在中国越来越受到关注。多项研究[5, 6]表明，遗传、环境和生物等因素在 ASD 的发病过程中起重要作用，但其作用机制尚未明确，也缺乏切实有效的针对核心症状的治疗方法。似乎没有一个易感基因或环境风险因素是所有 ASD 患者所共有的[7]，这种异质性是开发 ASD 有效治疗方法的一个主要障碍。本章将从饮食、基因组、代谢组以及肠道微生物组四个方面介绍孤独症相关的风险因素研究进展，以期为孤独症的精准防控提供参考。

第一节
孤独症与饮食

与正常儿童相比，ASD 儿童存在更多的饮食问题，主要表现为挑食、偏好某种食物以及刻板的进食行为等，因此更容易出现营养素的缺乏[8]。ASD 儿童通常只吃五六种食物，普遍拒绝各种水果、蔬菜和蛋白质，更加偏爱零食和高脂肪、高碳水化合物的食物及加工食品[1,9]。挑食会导致 ASD 儿童缺乏膳食纤维素，容易引起胃肠道功能紊乱，特别是便秘。有限的食物种类必然导致营养不良，缺乏一些必需的营养素和酶类，会进一步降低对食物的消化能力，从而形成恶性循环。ASD 儿童维生素和微量元素的缺乏程度与 ASD 严重程度相关。多项研究表明，维生素 A 缺乏在 ASD 儿童中比较普遍[10]。在中国开展的 ASD 儿童营养管理的多中心大样本项目研究结果表明，ASD 儿童血清镁、铜、锌水平显著低于对照组，重度 ASD 儿童血清镁、锌水平明显低于轻 - 中度 ASD 儿童[8]。

ASD 发病的高风险时间是出生前或出生后不久，这段时间正是生长发育的关键时期，极易受到外界环境的影响，母亲的不良饮食习惯可能对孩子的大脑和神经发育造成影响[11, 12]。研究发现，母亲孕期食用含可卡因和酒精的食物会增加孩子的患病风险，而在孕前和孕早期补充叶酸能降低后代患 ASD 的风险[13, 14]。此外，母亲对孩子的喂养习惯也会影响孩子的健康，过多食用方便食品和加工食品，为迎合孩子喜好而过多提供高脂高糖食物都会对孩子产生不利影响。因此，要降低后代患 ASD 的风险，孕妇及乳母有必要注意自己的饮食习惯和喂养习惯，在孩子出生后也要时刻注意培养孩子良好的饮食习惯。

第二节
孤独症与基因组学

　　ASD 是一个涉及遗传和环境因素的复杂疾病，流行病学调查显示，遗传因素在 ASD 的发病中起到非常重要的作用。对有 ASD 患者的家庭及双胞胎的患病比例研究发现，同卵双胞胎共患 ASD 的概率为 60%～80%，异卵双胞胎的共患率为 3%～10%，家族内同胞患 ASD 的概率为 3%～5%，是群体中 ASD 患病率的 50～100 倍[15]。患病家族中出现患儿的概率明显高于普通家庭，说明 ASD 有较高的遗传性。

　　一项针对 118 个 ASD 单患家系、47 个多患家系以及 99 个对照家系的全基因组拷贝数变异（copy number variation，CNV）研究首次报道 ASD 与新发 CNVs 显著相关，而且单患家系中新发 CNVs 较多，多患家系中新发 CNVs 较少[16]。随后，Sanders 等多个研究团队分别进行了大样本全基因组 CNVs 研究，发现了多个频发的新发缺失/重复位点或基因，如 7q11.23、15q24、15q11-13、16q11.2、*NRXN1*、*CNTN4*、*NLGN1*、*RFWD2*、*UBE3A*、*PARK2*、*FBXO40*、*SHANK2*、*SHANK3*、*NLGN4X*、*DPP10*、*PCDH9*、*ANKRD11*、*DDX53-PTCHD1*、*PTCHD1*、*SYNGAP1* 等[17-21]。结合上述全基因组 CNVs 研究结果，发现这些新发或罕见 CNVs 的突变频率很低，大多数 CNVs 只在一个患者中发现，频发的 CNVs 最多只能解释约 1% 的患者。因此，罕见和新发的 CNVs 变异研究表明 ASD 具有高度的遗传异质性。

　　除了 CNVs 研究外，大量研究也表明罕见或新发的单核苷酸突变和小片段的插入或缺失对 ASD 有显著影响。2012 年，四个独立研究小组对 965 个 ASD 家系进行外显子组测序，研究发现新发变异与 ASD 发病风险显著相关，并且与患者父亲的生育年龄呈正相关[22-25]。这四项研究同时鉴定了几个比较可信的频发新发变异基因，如 *CHD8*、*NTNG1*、*SCN2A*、*POGZ*、*KATNAL2*、*DYRK1A* 等。其中一个研究小组在随后的研究中，将前期发现的 44 个候选基因在 2 446 个 ASD 患者中进行突变筛查，验证了 6 个频发的新发变异基因 *CHD8*、*TBL1XR1*、*GRIN2B*、*TBR1*、*PTEN* 和 *DYRK1A*，发现这 6 个新发变异基因大约能解释 1%的 ASD 患者[26]。

　　复杂疾病与常见风险变异之间的关系通常靠疾病与常见变异的关联研究鉴定。全基因组关联研究（GWAS）已成为研究复杂疾病常见风险变异的成熟方法。国际上发表过 4 项基于大样本量的 ASD 患者 GWAS，其样本主要来自美国两个最大的 ASD 遗传资源样本库（AGRE 和 AGP）和中国孤独症"973"项目收集的临床遗传学样本库（SKLMG）（表 4-18-1）。

其中，一项对来自 AGRE 的 780 个家系和来自 ACC 的 8 695 个病例对照样本分别进行家系传递不平衡检验和病例对照关联分析研究，发现 6 个存在于染色体 5p14.1 区域的单核苷酸多态性（SNP）与 ASD 显著相关，该结果在其他两组独立样本中得到验证。这 6 个 SNP 位于神经黏附分子 *CDH9* 和 *CDH10* 之间一个约 100kb 的连锁不平衡区内。另一项研究对来自 AGRE 的 1 031 个家系和来自 NIMH 的 341 个家系进行核心家系的传递不平衡关联分析发现，位于染色体 5p15 区域，在基因 *SEMA5A* 和 *TAS2R1* 之间的一个 SNP 与 ASD 显著相关。基因表达分析发现 ASD 患者脑中 *SEMA5A* 的表达下降，提示 *SEMA5A* 可能是 ASD 患者的一个易感基因。2013 年，一项利用中国人群中 290 个 ASD 核心家系和 1 280 个病例对照样本进行的 GWAS 发现，位于染色体 1p13.2 区域的多个 SNP 与 ASD 接近全基因组显著相关，结合其他三个欧美人群孤独症 GWAS 数据的 meta 分析发现，染色体 1p13.2 区域内的多个 SNP 与 ASD 达到了全基因组显著关联水平。

表 4-18-1　部分全基因组关联研究及发现的易感位点 / 基因

主要样本来源[1]	样本数量[2]	位点或基因	参考文献
AGRE	780 家系	5p14.1/*CDH9*、*CDH10*	Wang 等[27]
AGRE	1 031 家系	5p15/*SEMA5A*	Weiss 等[28]
AGP Stage 1	1 558 家系	*MACROD2*	Anney 等[29]
AGP Stage 2	1 558＋1301 家系	*CNTNAP2*	Anney 等[30]
SKLMG	275 核心家系 ＋1 120 对照	1p13.2/*TRIM33*、*CSDE1*、*AMPD1*、*NRAS*	Xia 等[31]

注：1 指用于第一阶段研究的样本来源；2 指用于第一阶段研究的样本数量。

第三节
孤独症与代谢组学

孤独症患者的营养状况不仅取决于他们从食物中摄取的营养物质，还在于食物在体内的代谢状况。运用代谢组学技术进行生物标志物检测，不仅可促进精准的治疗评价和疾病的早期诊断筛查，还能明确膳食及生活方式干预对孤独症治疗的代谢意义。

研究发现，ASD 患者存在氨基酸代谢异常、能量和脂肪酸代谢异常以及氧化应激能力增强。从食物中摄入的色氨酸约 99% 通过犬尿氨酸代谢途径进行再加工，色氨酸是参与神经发育和突触发生的五羟色胺（5-HT）、犬尿酸和喹啉酸的前体物质。喹啉酸是构成脱氢烟酰胺腺嘌呤二核苷酸（NAD^+）的前体，而 NAD^+ 是线粒体中重要的能量载体，喹啉酸和犬尿酸可影响免疫系统的活性，色氨酸的代谢异常可能会影响这些物质的产生，进而影响大脑的发育、神经免疫活性和线粒体功能[32]。研究表明，ASD 儿童体内的色氨酸代谢明显减少，大脑中产生的 NADH 也随之减少，从而影响线粒体的能量代谢、神经细胞的发育、轴突的生长以及神经的可塑性[33]。

一项对 52 例 ASD 儿童血浆样品运用代谢组学技术筛选生物标志物的研究发现，筛选出的 179 个代谢物对能量代谢（包括三羧酸循环代谢物质、脂肪酸、氨基异丁酸、肌酸等）、线粒体功能（包括天冬氨酸、谷氨酸、脱氢表雄酮、支链氨基酸、戊二酸等）以及肠道菌群产生影响[34]。将这 179 个代谢物引入分类模型进行统计分析发现，采用支持向量机模型（SVM）分析时，由 80 个代谢物所建立的预测模型效果最好，灵敏度和特异度（分别为 85%，75%）达到最优水平，曲线下面积（AUC）为 0.84。随后，该研究团队又进一步检测了 ASD 儿童的 31 种胺类代谢物，在前期研究基础上开展了代谢物靶标分析，发现甘氨酸、鸟氨酸和谷氨酰胺与支链氨基酸的比值可以用于区分 ASD 和正常发育儿童，特异度达到 96.3%，阳性预测值达到 93.5%，但灵敏度只有 16.7%，说明上述指标还不能作为诊断标志物应用于临床[35]。但研究者认为，通过胺类代谢物的检测分析可以将 ASD 患者按照代谢物水平分层，或许对未来实现 ASD 的靶向营养干预及精准化治疗有一定指导意义。

研究表明，ASD 患者体内的氧化水平高于正常人，而甲基化活动明显低于正常人。S-腺苷甲硫氨酸（S-adenosylmethionine，SAM）是甲基供体，脱去甲基后生成 S- 腺苷高半胱氨酸（S-adenosylhomocysteine，SAH），SAM/SAH 的比值可作为甲基化能力的指标。在 ASD 患者体内，SAM 和 SAM/SAH 比值都显著降低，可引起 DNA、RNA、蛋白质和磷脂的低甲基化，使基因和蛋白表达下降，降低酶活性和膜磷脂含量，进而影响细胞的正常功能[36]。ASD 儿童体内的叶酸、蛋氨酸合成酶活性、还原型谷胱甘肽（GSH）水平明显降低，而同型半胱氨酸和 SAH 明显升高。与女孩相比，男孩体内 GSH 含量更低，同型半胱氨酸含量更高，这可能是男性患病率更高的一个原因。

大脑是人体消耗能量最多的器官，尤其是大脑发育过程需要大量能量。ASD 儿童更青睐脂肪、淀粉类高热量的食物，推测可能是 ASD 儿童体内的能量代谢出现了问题[1]。研究发现，ASD 儿童体内的 NAD^+ 和 NADPH 等参与线粒体能量代谢的物质明显减少，可能由于 ASD 儿童大脑缺乏能量供给，从而促使他们选择高能量的食物。此外，ASD 患者血清中丙氨酸和氨的含量明显升高，而肉碱和丙酮酸的含量明显降低[37]。通过磁共振波谱分析对 ASD 儿童进行检测发现，血液中乳酸明显增加，而脑中的 N- 乙酰 - 天冬氨酸含量明显降低。上述结果表明，ASD 儿童体内的能量代谢异常、能量供给不足，患儿脑中神经代谢出现紊乱并且神经系统受到一定损伤。

第四节
孤独症与肠道微生物组学

肠道菌群能显著影响宿主表型和疾病的进展以及治疗手段的疗效，针对个体的肠道菌群组成，利用膳食补充剂和菌群移植等方式改善个体的肠道菌群是精准营养常用的干预手段。

研究发现，ASD 发病可能与某些肠道微生物的异常相关。梭菌属（*Clostridium*）细菌可产生神经毒性物质或其前体物质，一些晚发型孤独症患者肠道菌群明显紊乱，肠道内梭菌属和瘤胃球菌属（*Ruminococcus*）细菌数量明显高于对照组，破伤风梭菌（*Clostridium tetani*）产生的破伤风毒素异常高[38]。此外，研究显示 ASD 患者体内的梭状芽孢杆菌（*Clostridium bolteae*）是正常对照组的 46 倍，ASD 儿童肠道中的溶组织梭菌（*Clostridium histolyticum*）比例也明显偏高[39]。

除梭菌外，脱硫弧菌属（*Desulfovibrio*）和萨特菌属（*Sutterella*）也可能与 ASD 发病相关。大约 50% 的 ASD 儿童肠道中可检测到脱硫弧菌，超过 50% 伴有胃肠功能障碍的 ASD 儿童肠道中可检测到萨特菌，而正常人肠道中几乎没有这两种菌[40]。脱硫弧菌可引起硫代谢异常，ASD 儿童血液中硫含量较低，而尿液中硫含量偏高[41]。萨特菌属于产碱菌科（Alcaligenaceae），占肠道细菌总数的 1% ~ 7%。目前，脱硫弧菌和萨特菌影响 ASD 发病的机制尚不清楚。

研究表明，ASD 患者肠道中拟杆菌门（Bacteroidetes）含量较高，放线菌门（Actinobacteria）和变形菌门（Proteobacteria）在严重 ASD 患者中也明显增多，脱硫弧菌属和普通拟杆菌（*Bacteroides vulgatus*）的比例也都显著高于对照组[42]。此外，ASD 儿童粪便中萨特菌含量较对照组要明显增多，相比无功能性胃肠疾病的 ASD 儿童，伴随有功能性胃肠疾病的 ASD 儿童粪便中毛圈瘤胃球菌（*Ruminococcus torques*）也明显增多[43]。ASD 儿童粪便中普氏菌属（*Prevotella*）、粪球菌属（*Coprococcus*）和未分类的韦荣球菌科（*Veillonellaceae*）明显减少，其肠道菌群多样性与 ASD 症状的相关性要强于与肠道症状严重程度的相关性。由此推论，肠道菌群紊乱可能是 ASD 的诱因。

近年来，用益生菌或其代谢产物对 ASD 患者进行干预来重建菌群平衡、改善代谢的研究取得了一些进展。研究发现，给 33 名 ASD 患者服用含 5 种益生菌的胶囊和一种来自乳酸菌细胞裂解物的免疫激活剂 21 天后，有 88% 的患者在语言沟通、社会交往、认知意识、身体健康和行为等方面的症状有了明显改善，有 48% 的患者腹泻症状明显减轻，52% 的患者便秘症状明显好转[44]。但是，该研究没有设置对照组。另一研究显示，短双歧杆菌（*Bifidobacterium breve*）可减轻 ASD 患者的胃肠道症状，给 20 名伴有便秘的 ASD 儿童（3 ~ 16 岁）服用短双歧杆菌 4 周后，其便秘症状都得到了明显改善，排便次数增多，粪便硬度和粪尿失禁频率降低，并且腹痛症状减少[45]。然而，该研究样本量少，也没有设置对照组和安慰剂组。此外，还有研究表明益生菌能够显著降低 ASD 患者体内异常真菌的含量，明显改善 ASD 症状。D- 阿拉伯糖醇（D-DA）可作为体内真菌感染的诊断指标，与正常人相比，ASD 患者尿液中 D- 阿拉伯糖醇含量偏高。研究人员在给 22 名 ASD 儿童服用嗜酸乳杆菌后发现，其尿液中 D- 阿拉伯糖醇含量明显降低，D- 阿拉伯糖醇与 L- 阿拉伯糖醇比例（DA/LA）也显著下降，此外，有关 ASD 行为，如目光回避、注意力差及反应迟钝等也明显得到改善[46]。上述几项研究显示了对肠道微生物进行干预在治疗 ASD 方面的积极意义，但相关研究仍较有限，还需要更多大样本量可重复性的独立研究来验证。

第五节
孤独症的精准营养干预

目前，针对孤独症患者的营养干预和治疗主要依赖于膳食和营养补充剂的应用。其中，特殊碳水化合物饮食（specific carbohydrate diet，SCD）疗法尽可能减少饮食中的淀粉和多糖，从而抑制体内酵母菌及其他有害微生物的生长，减少对大脑有伤害的神经毒性物质产生，促进有益菌的增殖，帮助患者恢复肠道菌群的健康，提高患者的行为、感知和语言发展能力[47]。肠道和心理综合征饮食（gut and psychology syndrome diet，GAPS）疗法包含了SCD疗法中的主要内容，与之不同的是，该方法允许使用淀粉和多糖，还提倡食用发酵食品、益生菌和自制食品，特别强调了使用营养素补充剂，通过促进ASD儿童肠道菌群的平衡来改善消化系统异常及相应的心理问题[48]。此外，针对ASD儿童的饮食治疗还包括无麸质/无酪蛋白饮食（gluten-free/casein-free，GF/CF）饮食、低草酸饮食（low oxalate diet）、生酮饮食（ketogenic diet）和法因戈尔德饮食（Feingold diet）[49]。上述饮食疗法虽然取得了一定的效果，但由于它们主要是针对特定人群而非个体，在使用时并不会考虑个体自身状况和膳食等因素，缺乏个体精准性，使得营养干预过程长，营养补充效果大打折扣。不同个体的遗传背景、肠道菌群组成、饮食习惯和生活环境各异，对于ASD患者而言，最理想的治疗方式是针对患者特点采取个性化的营养干预和治疗。精准营养的实施很大程度上取决于精准的程度，如何高效获取个体营养素吸收与代谢的信息是精准营养的关键。包括基因组学、表观基因组学、转录组学、蛋白组学、代谢组学、微生物组学在内的这些技术可以在精准营养中单独或共同应用，以便更好地了解个体健康代谢和疾病进展。通过可穿戴设备获得的数据和组学技术产生的大数据集，借助机器学习技术可帮助精准营养更好地实施。

有研究者采用可穿戴设备监测了800名健康及糖尿病前期的受试者一周的膳食、身体活动和睡眠信息，并结合传统的膳食/生活方式问卷调查，同时综合血糖监测信息、肠道菌群、血清代谢物水平和物理查体信息后，通过机器学习的方式建立了针对个体的血糖预测综合模型，随后将这一模型应用到临床随机对照试验中，取得了较好的效果[50]。该研究将糖尿病的发生风险与日常行为、健康饮食及个体菌群情况、代谢物水平等联系在一起，为如何开展个性化生活方式干预、个体精准营养治疗提供了参考依据。虽然目前还未看到对孤独症进行精准营养干预和治疗的相关文献报道，但将精准营养的理念应用于孤独症研究具有广阔的空间和前景。

（秦文）

参考文献

［1］ 段云峰，吴晓丽，金峰. 饮食对自闭症的影响研究进展［J］. 科学通报，2015，60（30）：2845-2861.

［2］ MAENNER M J, SHAW K A, BAIO J, et al. Prevalence of Autism Spectrum Disorder Among Children Aged 8 Years - Autism and Developmental Disabilities Monitoring Network, 11 Sites, United States, 2016 [J]. MMWR Surveill Summ, 2020, 69 (4): 1-12.

［3］ ZHOU H, XU X, YAN W, et al. Prevalence of Autism Spectrum Disorder in China: A Nationwide Multi-center Population-based Study Among Children Aged 6 to 12 Years [J]. Neurosci Bull, 2020, 36 (9): 961-971.

［4］ SUN X, ALLISON C, WEI L, et al. Autism prevalence in China is comparable to Western prevalence [J]. Mol Autism, 2019 (10): 7.

［5］ TAMMIMIES K. Genetic mechanisms of regression in autism spectrum disorder [J]. Neurosci Biobehav Rev, 2019 (102): 208-220.

［6］ BÖLTE S, GIRDLER S, MARSCHIK P B. The contribution of environmental exposure to the etiology of autism spectrum disorder [J]. Cell Mol Life Sci, 2019, 76 (7): 1275-1297.

［7］ LORD C, ELSABBAGH M, BAIRD G, et al. Autism spectrum disorder [J]. Lancet, 2018, 392 (10146): 508-520.

［8］ 张鑫慧，杨亭，陈洁，等. 孤独症谱系障碍儿童血清微量元素水平与核心症状间关系的全国多中心调查［J］. 中国当代儿科杂志，2021，23（5）：445-450.

［9］ SHARP W G, JAQUESS D L, LUKENS C T. Multi-method assessment of feeding problems among children with autism spectrum disorders [J]. Res Autism Spectr Disord, 2013 (7): 56-65.

［10］ WEN J, YANG T, ZHU J, et al. Vitamin A deficiency and sleep disturbances related to autism symptoms in children with autism spectrum disorder: a cross-sectional study [J]. BMC Pediatrics, 2021 (21): 299.

［11］ GUGUSHEFF J R, ONG Z Y, MUHLHAUSLER B S. The early origins of food preferences: targeting the critical windows of development [J]. FASEB J, 2015, 29 (2): 365-373.

［12］ GARDENER H, SPIEGELMAN D, BUKA S L. Perinatal and neonatal risk factors for autism: a comprehensive meta-analysis [J]. Pediatrics, 2011, 128 (2): 344-355.

［13］ RUTTER M. Aetiology of autism: findings and questions [J]. J Intellect Disabil Res, 2005 (49): 231-238.

［14］ SURÉN P, ROTH C, BRESNAHAN M, et al. Association between maternal use of folic acid supplements and risk of autism spectrum disorders in children [J]. JAMA, 2013, 309 (6): 570-577.

［15］ 郭辉，胡正茂，夏昆. 孤独症的遗传病因学研究进展及基因型表型关联研究计划［J］. 生命科学，2014，26（6）：571-582.

［16］ SEBAT J, LAKSHMI B, MALHOTRA D, et al. Strong association of de novo copy number mutations with autism [J]. Science, 2007, 316 (5823): 445-449.

［17］ SANDERS S J, ERCAN-SENCICEK A G, HUS V, et al. Multiple recurrent de novo CNVs, including duplications of the 7q11.23 Williams syndrome region, are strongly associated with autism [J]. Neuron, 2011, 70 (5): 863-885.

［18］ LEVY D, RONEMUS M, YAMROM B, et al. Rare de novo and transmitted copy-number variation in autistic spectrum disorders [J]. Neuron, 2011, 70 (5): 886-897.

［19］ PINTO D, PAGNAMENTA A T, KLEI L, et al. Functional impact of global rare copy number variation in autism spectrum disorders [J]. Nature, 2010, 466 (7304): 368-372.

［20］ GLESSNER J T, WANG K, CAI G, et al. Autism genome-wide copy number variation reveals ubiquitin and neuronal genes [J]. Nature, 2009, 459 (7246): 569-573.

［21］ ITSARA A, WU H, SMITH J D, et al. De novo rates and selection of large copy number variation [J]. Genome Res, 2010, 20 (11): 1469-1481.

［22］ NEALE B M, KOU Y, LIU L, et al. Patterns and rates of exonic de novo mutations in autism spectrum disorders [J]. Nature, 2012, 485 (7397): 242-245.

［23］ O'ROAK B J, VIVES L, GIRIRAJAN S, et al. Sporadic autism exomes reveal a highly interconnected protein network of de novo mutations [J]. Nature, 2012, 485 (7397): 246-250.

［24］ SANDERS S J, MURTHA M T, GUPTA A R, et al. De novo mutations revealed by whole-exome sequencing are strongly associated with autism [J]. Nature, 2012, 485 (7397): 237-241.

［25］ IOSSIFOV I, RONEMUS M, LEVY D, et al. De novo gene disruptions in children on the autistic spectrum [J]. Neuron, 2012, 74 (2): 285-299.

［26］ O'ROAK B J, VIVES L, FU W, et al. Multiplex targeted sequencing identifies recurrently mutated genes in autism spectrum disorders [J]. Science, 2012, 338 (6114): 1619-1622.

［27］ WANG K, ZHANG H, MA D, et al. Common genetic variants on 5p14.1 associate with autism spectrum disorders [J]. Nature, 2009, 459 (7246): 528-533.

［28］ WEISS L A, ARKING D E. Gene Discovery Project of Johns Hopkins & the Autism Consortium, et al. A genome-wide linkage and association scan reveals novel loci for autism [J]. Nature, 2009, 461 (7265): 802-808.

［29］ ANNEY R, KLEI L, PINTO D, et al. A genome-wide scan for common alleles affecting risk for autism [J]. Hum Mol Genetics, 2010, 19 (20): 4072-4082.

［30］ ANNEY R, KLEI L, PINTO D, et al. Individual common variants exert weak effects on the risk for autism spectrum disorderspi [J]. Hum Mol Genet, 2012, 21 (21): 4781-4792.

［31］ XIA K, GUO H, HU Z, et al. Common genetic variants on 1p13.2 associate with risk of autism [J]. Mol Psychiatry, 2014, 19 (11): 1212-1219.

［32］ 段云峰，吴晓丽，金锋. 自闭症的病因和治疗方法研究进展［J］. 中国科学，2015，45（9）：820-844.

［33］ BOCCUTO L, CHEN C F, PITTMAN A, et al. Decreased tryptophan metabolism in patients with autism spectrum disorders [J]. Mol Autism, 2013 (4): 1-16.

［34］ WEST P R, AMARAL D G, BAIS P, et al. Metabolomics as a tool for discovery of biomarkers of autism spectrum disorder in the blood plasma of children [J]. PLoS One, 2014, 9 (11): e112445.

［35］ SMITH A M, KING J J, WEST P R, et al. Amino acid dysregulation metabotypes: potential biomarkers for diagnosis and individualized treatment for subtypes of autism spectrum disorder [J]. Biol Psychiatry, 2019, 85 (4): 345-354.

［36］ FRYE R E, JAMES S J. Metabolic pathology of autism in relation to redox metabolism [J]. Biomark Med, 2014 (8): 321-330.

［37］ FILIPEK P, JURANEK J, NGUYEN M, et al. Relative carnitine deficiency in autism [J]. J Autism Dev Disord, 2004 (34): 615-623.

［38］ FINEGOLD S M, MOLITORIS D, SONG Y, et al. Gastrointestinal microflora studies in late-onset autism [J]. Clin Infect Dis, 2002 (35): S6-S16.

［39］ PARRACHO H M, BINGHAM M O, GIBSON G R, et al. Differences between the gut microflora of children with autistic spectrum disorders and that of healthy children [J]. J Med Microbiol, 2005 (54): 987-991.

［40］ FINEGOLD S M, DOWNES J, SUMMANEN P H. Microbiology of regressive autism [J]. Anaerobe,

2012 (18): 260-262.

[41] WARING R H, KLOVRZA L V. Sulphur metabolism in autism [J]. J Nutr Env Med, 2000 (10): 25-32.

[42] FINEGOLD S M, DOWD S E, GONTCHAROVA V, et al. Pyrosequencing study of fecal microflora of autistic and control children [J]. Anaerobe, 2010 (16): 444-453.

[43] WANG L, CHRISTOPHERSEN C T, SORICH M J, et al. Increased abundance of Sutterella spp. And Ruminococcus torques in feces of children with autism spectrum disorder [J]. Mol Psychiatry, 2013 (4): 42.

[44] DO R W, ROBERTS E, SICHEL L S, et al. Improvements in gastrointestinal symptoms among children with autism spectrum disorder receiving the Delpro® probiotic and immunomodulator formulation [J]. Prob Health, 2013 (1): 102.

[45] TABBERS M M, DE MILLIANO I, ROSEBOOM M G, et al. Is Bifidobacterium breve effective in the treatment of childhood constipation? Results from a pilot study [J]. Nutr J, 2011 (10): 19.

[46] KALUZNA-CZAPLINSKA J, BLASZCZYK S. The level of arabinitol in autistic children after probiotic therapy [J]. Nutrition, 2012 (28): 124-126.

[47] GOTTSCHALL E. Digestion-gut-autism connection: The specific carbohydrate diet [J]. Med Veritas, 2004 (1): 261-271.

[48] MCBRIDE N C. Gut and psychology syndrome [J]. J Orthomol Med, 2005, 23 (2): 90-94.

[49] KAWICKA A, REGULSKA-ILOW B. How nutritional status, diet and dietary supplements can affect autism. A review [J]. Rocz Panstw Zakl Hig, 2013 (64): 1-12.

[50] ZEEVI D, KOREM T, ZMORA N, et al. Personalized nutrition by prediction of glycemic responses [J]. Cell, 2015, 163 (5): 1079-1094.

第十九章　肠易激综合征与精准营养

肠易激综合征（irritable bowel syndrome，IBS）是指在排除器质性病变的前提下，以慢性腹痛、腹胀、排便规律改变或粪便形态异常为特点的胃肠道功能紊乱性疾病。根据罗马诊断标准，按照粪便形态，可将IBS分为4种亚型，即以便秘为主要症状的便秘型（IBS-C）、以腹泻为主要症状的腹泻型（IBS-D）、便秘腹泻两种症状相当的混合型（IBS-M）及未分型（IBS-U）[1]，其中IBS-D在临床病例中最常见，全球范围内发病率为1.1%～29.2%。

IBS是最常见的功能性肠道疾病之一，对患者的日常生活、工作和情绪等方面造成困扰，严重影响其生活质量，并对社会产生巨大的经济影响。IBS病因尚不明确，目前发现内脏高敏感性、脑-肠轴功能紊乱、肠道微生物改变、肠道渗透性增高、胃肠道动力异常、肠道黏膜免疫功能与炎症等多种机制相互作用。此外，心理因素、食谱成分、抗生素应用、微生物感染等因素也影响IBS的发生、发展，因此治疗IBS一直是临床上的难题。

本章将对肠道微生物组学、基因组学和表观遗传组学与IBS疾病风险关系研究以及IBS与膳食和营养的关系进行阐述，探究实现IBS患者个体化的精准营养干预手段、改善机体营养状况及降低疾病风险的发展前景。

第一节
肠道及肠道微生物组学与肠易激综合征风险关系

机体肠道是一个复杂、庞大的微生态环境，包括真菌、细菌、病毒等，其中细菌占比较高。正常情况下，肠道菌群在肠道内相互依赖、互利共生、拮抗，彼此之间处于相互制约平衡的状态，维持人体肠道正常功能、肠黏膜屏障正常生理功能，为机体的新陈代谢提供必需的指标等，且诸多微生物群对机体有益无害，有效参与维持机体正常生理功能。依据肠道菌群对宿主的作用，主要分为：①以变形杆菌、梭状杆菌等为主的过路菌的病原菌；②能够与宿主共栖的肠杆菌、肠球菌等条件致病菌；③与宿主共生的以双歧杆菌、消化球菌等为主的生理性菌群。

当肠道内菌群失调，产气菌群产生大量气体，导致患者腹胀、腹痛、消化不良等诸多不适感，病原体趁机入侵肠道黏膜，细菌产生大量内毒素，增加细胞黏膜通透性。与此同时，肠黏膜肥大细胞增加，合成并释放颗粒中的多种生物活性介质和细胞因子，如组胺、5-羟色胺（5-HT）、类胰蛋白酶、白三烯、前列腺素等致痛细胞因子，直接作用于下丘脑-垂体-肾上腺素轴，参加免疫调节，最终导致患者腹痛[2]。

一、肥大细胞

近年来，在一些 IBS 患者的肠道观察到了低级别的炎症浸润，且通常富含肥大细胞（mast cells，MC）。MC 可通过活化脱颗粒释放多种炎症介质来介导炎症反应，因此有人认为肠黏膜 MC 浸润数量的增加可能是 IBS 患者肠道持续性炎症反应的原因。也有学者发现，IBS 患者肠道 MC 的数量没有明显变化，MC 的脱颗粒率可能在 IBS 发病中起更重要的作用。研究显示，机会致病菌泰氏菌的丰度与 MC 的脱颗粒率有明显相关性。因此推测 IBS 患者中泰氏菌丰度的增加通过激活 MC，促使其脱颗粒增多，进而激活局部免疫炎症反应。这表明肠道菌群的紊乱在肠道慢性、低级别炎症的形成和维持中起着关键作用，也可能是肠道菌群在 IBS 复杂发病机制中的一种情况[3]。

二、肠黏膜屏障

肠道内菌群失调还能造成肠黏膜屏障受损，肠道免疫反应受到影响，导致肠道炎症介质、内分泌激素等异常释放，影响肠道内在神经功能、肠蠕动、吸收与内分泌等功能，同时经脑 - 肠轴影响中枢神经元系统，最终引起患者全身症状，故肠道菌群失调患者的临床症状较未发生肠道菌群失调的患者症状重。

肠黏膜不仅是消化吸收营养物质的场所，阻止病原菌、有毒物质的屏障，还是机体最大的淋巴器官。机体肠黏膜在正常情况下，抑制炎症与控制免疫反应之间处于动态平衡，但此平衡并不是一成不变的，肠腔环境、精神因素、个体差异、内源性炎症介质等均会对这种平衡造成严重影响。反之，肠道菌群异常导致患者发生一系列不适反应，也会造成患者精神因素、内源性炎症等异常，如此形成恶性循环。精神心理因素在疾病的发生、发展、转归过程中发挥重要作用，精神心理应激能够促进下丘脑释放促肾上腺皮质激素释放激素，加速炎症细胞释放 5-HT 与炎性介质，机体脏器呈现高敏状态，肠道异常分泌，肠蠕动异常，最终导致患者出现腹痛、腹胀等，而上述不适反应又反作用于患者异常情绪，如此形成反馈环路，加重患者不良情绪。韩小胜等研究结果表明，腹泻型患者肠道菌群特征与消化道症状积分和精神症状评分之间关系密切。肠道细菌相互作用形成一些代谢产物，包括神经递质或短链脂肪酸，可能在 IBS 的脑 - 肠 - 微生态轴（brain-gut-microbiome axis）中发挥重要作用[4]，这些都促使脑 - 肠 - 微生态轴紊乱成为近年来 IBS 发病机制的研究热点。

三、肠道微生物群

一些研究表明，IBS 患者和健康对照人群之间肠道微生物群的组成存在差异，与健康对照者的微生物群相比，IBS 患者肠道微生物群的整体微生物多样性降低，IBS 患者的特定细菌分类群也存在改变[5]。尽管数据表明，大多数 IBS 患者厚壁菌门水平升高而拟杆菌门水平降低，但这两种微生物门内特定物种的丰度差异并不一致。拟杆菌门不仅能够促进碳水化合物的代谢与能量的吸收，还能够生成肠道自由基清除剂及炎症调节因子，抑制肠道的氧化应激与炎症反应，有效阻止胃肠疾病的发生与发展。Bennet 等[6]研究表明，厚壁菌门与拟杆菌门比值的升高会引起肠道免疫活性的改变，从而导致 IBS-D 的发生。同时，部分学者也发现，肠道菌群中厚壁菌门比例升高和双歧杆菌属、拟杆菌属比例降低是 IBS 发生的重要病因，因其代谢产物等可直接影响肠道舒缩功能及肠道神经丛功能状态。张卫平等[7]指出，脾虚型泄泻小鼠类杆菌、肠球菌增多，肠杆菌、乳酸杆菌、双歧杆菌减少。

变形菌门包括大肠杆菌、沙门菌、霍乱弧菌等致病菌。研究显示，健康人肠道中变形菌门丰度较低，但在一些致病因素的作用下会大量增殖，产生促炎因子引起肠道炎症。Durbán 等[8]通过研究 IBS-D 患者肠道菌群的不稳定性发现，急性腹泻的发生可能与变形菌门相关。

在"属"水平上发现，另枝菌属隶属于理研菌科、拟杆菌目、拟杆菌纲、拟杆菌门，漆靖等[9]指出，另枝菌属的减少能够使肠道通透性增加，引起肠道炎症。乳酸菌属隶属于乳酸菌科、乳酸菌目、芽孢杆菌纲、厚壁菌门，是益生菌的重要组成部分，对宿主具有促进消化、提升免疫力和抑制病原菌生长的益生特性。理研菌属隶属于理研菌科、拟杆菌目、拟杆菌纲、拟杆菌门，徐航宇等[10]研究发现，溃疡性结肠炎大鼠肠道菌群中理研菌属丰度较高，其在疾病的活动期发挥重要作用；阿克曼菌属隶属于疣微菌科、疣微菌目、疣微菌纲、疣微菌门，Derrien 等[11]研究发现，其具有降低黏蛋白的作用，能够破坏黏液层的完整性，从而破坏肠道黏膜屏障，导致 IBS-D 的发生。

在"种"水平上发现，柔嫩梭菌隶属于梭菌属、梭菌科、梭菌目、梭菌纲、厚壁菌门，是肠道内重要的有益菌，可促进肠系膜的修复，增强机体的免疫力，抑制炎症因子的形成。Lopez-Siles 等[12]研究指出，IBS 患者体内的柔嫩梭菌低于健康人。艰难梭菌隶属于梭菌属、梭菌科、梭菌目、梭菌纲、厚壁菌门，其主要通过产生毒素 A、毒素 B、二元毒素致病，从而导致腹泻或伪膜性结肠炎。丁姮月等研究表明，与健康小鼠比较，脾虚型 IBS-D 小鼠肠道菌群的丰度与多样性均降低，在门、纲、目、科、属、种 6 个分类水平上，2 组小鼠的菌群构成及构成比皆存在差异，表现为大量有益菌的减少与有害菌的增加[13]。

第二节
基因组学、表观遗传组学与肠易激综合征风险关系

尽管对 IBS 遗传学的研究落后于其他疾病（例如炎症性肠病），但全基因组关联研究提供了与第 9 号染色体（9q31.2 基因座）变异的关联，这些变异与多种离子通道的功能和自主神经功能障碍[14]以及蔗糖酶 - 异麦芽糖酶基因突变有关[15-16]。

此外，大约 2% 的 IBS 患者携带 SCN5A 错义突变[17]，这会改变电压门控机械敏感性钠离子通道 NaV1.5 的功能，并影响平滑肌功能和机械敏感性。在双胞胎研究中，IBS 诊断一致性在单卵双胞胎中比在双卵双胞胎中更常见；然而，父母 IBS 疾病史是一个强有力的预

测因素，表明环境因素，如学习疾病行为比遗传因素更重要[18]。

表观遗传学改变包括 DNA 甲基化改变、蛋白翻译后修饰、microRNA（miRNA）的差异表达等。

一、DNA 甲基化改变

Mahurkar 等[19]的全基因组 DNA 甲基化扫描和靶向测序研究发现，与健康对照组相比，IBS 患者的全基因组 DNA 甲基化分子谱鉴定出 133 个差异甲基化位点，平均差异≥10%，这些基因与氧化应激和神经肽激素的活性有关。该研究还发现，IBS 患者 *SSPO* 基因表观遗传学变化与医院焦虑抑郁评分呈正相关，说明表观遗传学变化在 IBS 中具有重要作用。Zhu 等[20]研究发现，与对照组相比，IBS 大鼠结肠中 309 个基因表达上调，626 个基因启动子区甲基化水平显著升高，其中参与上皮细胞连接和肠黏膜屏障的基因受到显著影响。

二、蛋白翻译后修饰

蛋白翻译后修饰（post-translational modifications，PTMs）是蛋白质功能调节的一种重要方式，指蛋白质在翻译后发生的化学变化，主要由识别特定蛋白质中特定靶序列的酶催化，与许多重要的生命活动、疾病发生密切相关。多种 PTMs 如乙酰化、磷酸化、甲基化等通过对相关蛋白分子的修饰及通路的活化在调节 IBS 内脏超敏、肠黏膜屏障、肠道免疫细胞等方面起重要作用。Navabi 等[21]发现，组蛋白去乙酰化酶 3 通过调节肠上皮细胞中的组蛋白乙酰化，可减轻肠上皮黏膜下水肿并降低炎症因子水平，维持肠上皮细胞正常的通透性。Moloney 等[22]通过母婴分离模型发现，组蛋白去乙酰化酶抑制剂 SAHA 可逆转早期应激诱导的内脏超敏以及应激诱导的排便，说明组蛋白去乙酰化在调节 IBS 内脏超敏方面有重要作用。

三、miRNA 的差异表达

miRNA 是一类长度约 20～22 个核苷酸组成的非编码 RNA，通过转录后抑制或降解 mRNA，参与调控多种生理过程。研究发现，IBS 患者的结肠组织、外周血中相关 miRNA 表达异常，IBS 患者的肠道菌群计数与血清 miR-199b 表达水平呈负相关。miRNA 参与调节肠黏膜的通透性，如 miR-29a 可以通过翻译抑制下调谷氨酰胺合成酶（GLUL）来调节肠道通透性；miRNA 参与 IBS 内脏高敏反应，如 miR-24 通过抑制 5-HT 选择性再摄取蛋白（SERT）表达，降低肠道 5-HT 再摄取，加重内脏高敏反应[23]。Zhou 等[24]研究表明，IBS 伴内脏痛的患者结肠 miR-199a/b 降低，并与结肠辣椒素受体（TRPV1）表达增加和内脏痛评分直接相关。miRNA 还参与调控 IBS 肠道低度炎症，研究表明，过度表达的 miR-181c-5p 可以抑制白细胞介素 1α（IL-1α）生成，从而降低 IBS 肠黏膜的炎症分级。

第三节
膳食和营养与肠易激综合征风险关系

食物摄入已被确定为 IBS 症状的触发因素，并且膳食测试已被用于研究 IBS 的症状反应。消化道餐后症状加重的患者往往有更高水平的抑郁症和躯体化障碍。食物摄入导致 IBS 症状发生或恶化与更严重的症状和生活质量降低有关[25]。

一、食物中可发酵的短链碳水化合物

Gibson & Shepherd 首次提出了易吸收且可快速发酵的碳水化合物——可发酵寡糖、二糖、单糖和多元醇（FODMAP）在 IBS 中的有害作用[26]。FODMAP 包括果糖、乳糖、果聚糖和半乳聚糖以及多元醇（如山梨糖醇、甘露醇、木糖醇和麦芽糖醇），这些物质都假定具有三种共同的功能特性。

1. 小肠吸收不良　由于跨上皮（果糖）的缓慢、低容量运输机制、刷状缘水解酶（乳糖）活性降低、缺乏水解酶（果聚糖、半乳聚糖）或分子（多元醇）太大不易于被扩散。

2. 小分子具有渗透活性　这种作用已得到证实，例如合成的 FODMAP——乳果糖，当以足够的剂量给药时，通过增加肠腔内容物的流动性并随后影响肠道蠕动来发挥通便作用。

3. 被细菌快速发酵　细菌发酵的速度取决于碳水化合物的链长。与可溶性膳食纤维等多糖相比，低聚糖的发酵速度非常快[27]。

FODMAP 可提高小肠肠腔内渗透压，增加小肠内液体含量，并在结肠中进行发酵，产生大量气体，进而导致腹痛、腹胀等不适症状出现。限制食谱中 FODMAP 含量可降低肠腔内渗透压，进而改善患者的腹痛腹胀症状，但对腹泻、便秘症状缓解多不明显。

在 FODMAP 中，果糖特别受关注。果糖摄入量对吸收能力提出了挑战，即使在没有遗传性果糖不耐受的患者中，果糖也会导致小肠吸收不良。未吸收的果糖可能会被肠道微生物群发酵，并可能导致气体产生，果糖也被证明会引发或加重 IBS 患者的症状。所有这些机制表明，低果糖饮食可能对 IBS 的管理具有潜在意义。

二、益生菌

通过补充特定数目及种类的肠道益生菌以恢复正常菌群构成，以期恢复肠道微环境平衡，改善消化和肠道功能，并可能改善胃肠道症状[28]。有研究表明，补充益生菌可以通过抑制 MC 脱颗粒释放多种生物活性物质从而减轻 IBS 症状，并对肠道菌群的稳态产生持续影响[29]。

目前已开展许多 IBS 益生菌干预试验。婴儿双歧杆菌 35624 已在 2 项精心设计的临床试验中进行了研究，比较 77 名 IBS 患者中婴儿双歧杆菌 35624 或唾液乳杆菌 UCC4331 与安慰剂的效果。结果显示，与安慰剂相比，接受婴儿双歧杆菌 35624 组疼痛、腹胀、排便困难、综合评分（研究主要终点）和白细胞介素水平显著降低（$P<0.05$）；后续试验进一步证明婴儿双歧杆菌 35624 组（10^8 CFU）在 4 周时疼痛显著改善，IBS 症状包括症状综合评分和腹胀也有所改善[30]。一款含鼠李糖乳杆菌 GG（LGG）、鼠李糖乳杆菌 LC705、短双歧杆菌 Bb99 和费氏丙酸杆菌属谢尔曼 JS 的多品种益生菌产品（每种菌株等量，细菌总量为 $8\times10^9 \sim 9\times10^9$ CFU/d），在两项临床试验中进行了测试，两项研究均显示 IBS 症状（腹痛、腹胀、胀气）评分比安慰剂组显著降低[31]。另一种多菌种益生菌产品，含有嗜酸乳杆菌、植物乳杆菌、鼠李糖乳杆菌、短双歧杆菌、乳双歧杆菌、长双歧杆菌和嗜热链球菌，在整个研究期间，与安慰剂相比，IBS-D 患者的粪便稠度得到改善，IBS 症状得到充分缓解[32]。另一种益生菌混合物 VSL#3，含有长双歧杆菌、婴儿双歧杆菌、短双歧杆菌、嗜酸乳杆菌、干酪乳杆菌、保加利亚乳杆菌、植物乳杆菌和唾液链球菌嗜热亚种，在 59 名 IBS 儿童（4~15 岁）中使用 VSL#3 的临床试验显示，与安慰剂组相比，VSL#3 组在缓解 IBS 症状方面的改善幅度显著更高[33]。

尽管在 IBS 研究中一些随机对照试验显示出积极的结果，但由于所研究的产品种类繁多，而且各个试验之间的结果相互矛盾，因此较难提出哪种组合、物种或菌株有效的建议。

三、食物中的多酚及辅助因子、维生素等

食物中的多酚与负责 DNA 甲基化和组蛋白乙酰化的酶相互作用，影响肠道组织中发生表观遗传学变化，通过调节肠上皮细胞中模式识别受体和炎症信号分子，抑制肠道炎症[34]。此外，饮食成分、辅助因子和维生素，包括 S-腺苷蛋氨酸、叶酸、维生素、维生素 B$_6$、乙酰辅酶 A 在调节组蛋白修饰或 DNA 甲基化水平中发挥作用[35]。

第四节
肠易激综合征患者的精准营养干预

一、低 FODMAP 饮食

低 FODMAP 饮食减少了远端小肠和近端结肠的渗透负荷和气体产生，许多患者症状得到了缓解，并且已被证明是有效和安全的，由专业营养师指导，一直被推荐和使用[36-37]。此外，对于与摄入乳糖有关的腹泻型 IBS，建议将其从饮食中排除 4~8 周，然后重新将其引入不产生症状的水平。对于腹泻，也可以考虑以完全和暂时的方式排除麸质，以便随后重新引入，尽可能采用双盲试验，以排除可能的非腹腔麸质敏感性[38]。

目前，首推建议为低果糖饮食。低果糖饮食包括减少每日果糖摄入量；最常允许的剂

量低于 6g/d。几项研究已经提出了低果糖饮食的功效，然而，尚未确定低果糖饮食中果糖限制的剂量。在一项包括 26 名 IBS 患者的研究中，符合低果糖饮食的患者胃肠道症状（腹痛和腹泻）有所改善，对其生活质量有一定的影响。一项针对 182 名 IBS 患者的大型研究发现，低果糖饮食可以改善症状评分（腹痛），但对排便频率的影响不大[39]。对果糖和山梨糖醇吸收不良的 IBS 患者中，81% 的患者在低果糖和山梨糖醇饮食 1 个月后报告症状改善，12 个月时改善率为 67%。另外，在低果糖饮食 22 周后，70% 的 IBS 患者接受果糖和果聚糖挑战后报告的症状呈剂量依赖性，而接受葡萄糖安慰剂组该比例只有 14%[40]。总而言之，在开放标签研究中，低果糖饮食的功效达到了 46%～81%IBS 患者症状得到充分缓解[41]。

IBS 患者果糖管理的第一步是避免高果糖摄入。事实上，高果糖摄入会导致没有 IBS 的胃肠道症状。青少年是较高的果糖消费者群体[42]，其消费量超过了肠道吸收果糖的能力。将果糖降低到正常摄入量通常可以解决他们所经历的胃肠道症状。

第二步是通过果糖吸收不良测试来确定个体，优先包括对一线治疗无效和／或碳水化合物摄入与胃肠道症状之间存在明确联系的 IBS 患者。例如，年轻男性 IBS 患者果糖吸收不良的风险可能更高，因此需要进行系统测试[43]。

在二线治疗的所有 IBS 患者都可以推荐饮食。唯一经过验证的限制性饮食是低 FODMAP 饮食。最初，可以引入为期 4 周的低 FODMAP 饮食，如果有效，则必须逐步重新引入 FODMAP 以识别引发症状的食物，因为低 FODMAP 饮食可能导致营养缺乏，例如纤维、钙、铁、锌、叶酸、维生素 B 和维生素 D 以及天然抗氧化剂[44]。在此之后，患者可以遵循限制较少的饮食，仅排除个人 FODMAP 触发因素。限制单个 FODMAP（如乳糖、果糖等）可能对长期管理有好处。

二、生活方式、饮食

生活方式改变对 IBS 的影响尚未得到充分研究。在物理治疗师指导的一项小型随机对照运动试验中，与身体活动没有变化的对照组相比，试验组的 IBS 症状显著改善。传统上，IBS 患者被告知增加膳食纤维的摄入量，尽管麸皮可能会加剧症状。然而，其他随机对照试验表明，传统的饮食建议，即少食多餐、避免已知的触发食物、减少酒精和咖啡因，与低 FODMAP 饮食一样有效[45]。

三、微生物群改变治疗

益生菌治疗 IBS 的试验有不同的结果，这可能是由于研究人群的多样性、使用的抗生素或益生菌以及大多数研究的规模较小所致。据报道，与安慰剂治疗相比，使用益生菌 L. acidophilus SDC 2012 治疗 4 周可改善 IBS 患者的症状评分，使用大肠杆菌 DSM 17252 治疗 IBS 8 周可显著减轻腹痛[46]。Whorwell 及其同事报告说，婴儿双歧杆菌 35624 改善了 IBS

患者的疼痛[30]。近期有研究报道，嗜酸乳杆菌与对照组相比能显著改善 IBS 患者肠胃胀气和综合症状评分，但对腹痛评分的改善与对照组相比差异无统计学意义[47]。国内外对于治疗 IBS 益生菌的最佳种属、剂量、组合和疗程尚无结论性意见。

粪菌移植（faecal microbiota transplantation，FMT）：Aroniadis 等[48]通过对 48 例 IBS-D 患者的随机、双盲、安慰剂对照临床研究发现：FMT 组与安慰剂组相比，在第 12 周末能改善 IBS 患者症状和生活质量。El-Salhy 等[49]将 165 例 IBS 患者随机分为 3 组，分别给予安慰剂（自身粪便）、30g FMT、60g FMT，临床研究 FMT 后 3 个月，IBS 患者腹部症状与安慰剂比较明显改善，且存在剂量效应关系；FMT 治疗的患者乏力和生活质量也得到明显改善。

四、心理治疗

宿主基因、压力、饮食、抗生素和童年经历等因素均可影响肠道菌群的组成和功能[50]，生物、心理、环境和社会因素与 IBS 患者疼痛及功能障碍之间存在相互作用[51]。超过 50% 的 IBS 患者表现出精神病理学特征，与无精神共病症的 IBS 患者相比，前者胃肠道症状更严重、生活质量更差[52]。

与中枢神经调节剂类似，心理疗法可能不仅对情绪产生中枢影响，而且对疼痛感知、内脏超敏反应和胃肠动力产生外周影响[53]。对 36 项随机对照试验的荟萃分析表明，认知行为疗法、肠道导向催眠疗法、放松疗法、多成分心理疗法和动态心理疗法都比对照干预更有效[54]。一些试验证明了长达 12 个月的随访有效[55]。就治疗师接触的时间而言，这些形式的治疗可能是强化的，但随后的随机对照试验表明，最小接触认知行为疗法、通过电话进行认知行为疗法和团体肠道引导催眠疗法也是有效的，即使对于药物治疗无效的患者也是如此[56-58]。尚不清楚是否及早干预心理治疗可以改变 IBS 的自然病程，心理治疗和中枢神经调节剂的增强治疗是否具有附加益处。

（王晶波）

参考文献

［1］董星，黄适，李赟，等. 肠易激综合征研究进展［J］. 西南国防医药，2020，30（1）：75-77.
［2］韩小胜，黄会. 老年腹泻型肠易激综合征患者肠道菌群特征与临床症状的相关性［J］. 中国老年学杂志，2020，40（13）：2771-2774.
［3］柯少雄，杨长青，陈俊杰，等. 肠易激综合征患者肠道菌群特征及其与肠黏膜肥大细胞活化的关系［J］. 山东医药，2020，（2）：31-34.
［4］MARTIN C R, OSADCHIY V, KALANI A, et al. The brain-gut-microbiome axis [J]. Cell Mol Gastroenterol Hepatol, 2018, 6 (2): 133-148.
［5］RAJILIC-STOJANOVIC M, JONKERS D M, SALONEN A, et al. Intestinal microbiota and diet in IBS:

causes, consequences, or epiphenomena? [J]. Am J Gastroenterol, 2015, 110 (2): 278-287.

［6］BENNET S M P, ÖHMAN L, SIMRÉN M. Gut Microbiota asPotential Orchestrators of Irritable Bowel Syndrome [J]. Gut andLiver, 2015, 9 (3): 318-331.

［7］张卫平, 冯晟楠. 二术止泻汤对脾虚泄泻小鼠肠道菌群数量的影响［J］. 中医学报, 2015, 30（11）: 1639-1641.

［8］DURBÁN A, ABELLÁN J J, JIMÉNEZ-HERNáNDEZ N, et al. Instability of the faecal microbiota in diarrhoea-predominantirritable bowel syndrome [J]. FEMS Microbiol Ecol, 2013, 86 (3): 581-589.

［9］漆靖, 蔡溢, 肖剑英, 等. 抑郁症患者肠道菌群研究［J］. 中国微生态学杂志, 2018, 30（9）: 1057-1060.

［10］徐航宇, 王彦礼, 王敦方, 等. 高通量测序技术研究黄芩汤对溃疡性结肠炎大鼠肠道菌群的影响［J］. 药学学报, 2017, 52（11）: 1673-1682.

［11］DERRIEN M, VAN PASSEL M W J, VAN DE BOVENKAMPJHB, et al. Mucin-bacterial interactions in the human oral cavityand digestive tract [J]. Gut Microbes, 2010, 1 (4): 254-268.

［12］LOPEZ-SILES M, MARTINEZ-MEDINA M, BUSQUETS D, et al. Mucosa-associated Faecalibacteriumprausnitzii and Escherichiacoli co-abundance can distinguish Irritable Bowel Syndrome and Inflammatory Bowel Disease phenotypes [J]. Int J Med Microbiol, 2014, 304 (3/4): 464-475.

［13］丁姮月, 朱惠萍, 梁国强, 等. 基于高通量测序技术的脾虚腹泻型肠易激综合征小鼠与健康小鼠肠道菌群的差异研究［J］. 中国中医基础医学杂志, 2021, 27（2）: 260-266.

［14］BONFIGLIO F, ZHENG T, GARCIA-ETXEBARRIA K, et al. Female-specific association between variants on chromosome 9 and self-reported diagnosis of irritable bowel syndrome [J]. Gastroenterology, 2018 (155): 168-179.

［15］HENSTRÖM M, DIEKMANN L, BONFIGLIO F, et al. Functional variants in the sucrase-isomaltase gene associate with increased risk of irritable bowel syndrome [J]. Gut, 2018 (67): 263-270.

［16］GARCIA-ETXEBARRIA K, ZHENG T, BONFIGLIO F, et al. Increased prevalence of rare sucrase-isomaltase pathogenic variants in irritable bowel syndrome patients [J]. Clin Gastroenterol Hepatol, 2018 (16): 1673-1676.

［17］BEYDER A, MAZZONE A, STREGE P R, et al. Loss-of-function of the voltage-gated sodium channel NaV1.5 (channelopathies) in patients with irritable bowel syndrome [J]. Gastroenterology, 2014 (146): 1659-1668.

［18］LEVY R L, JONES K R, WHITEHEAD W E, et al. Irritable bowel syndrome in twins: heredity and social learning both contribute to etiology [J]. Gastroenterology, 2001 (121): 799-804.

［19］MAHURKAR S, POLYTARCHOU C, ILIOPOULOS D, et al. Genome-wide DNA methylation profiling of peripheral blood mononuclear cells in irritable bowel syndrome [J]. Neurogastroenterol Motil, 2016, 28 (3): 410-422.

［20］ZHU S, MIN L, GUO Q, et al. Transcriptome and methylome profiling in a rat model of irritable bowel syndrome induced by stress [J]. Int J Mol Med, 2018, 42 (5): 2641-2649.

［21］NAVABI N, WHITT J, WU S E, et al. Epithelial histone deacetylase 3 instructs intestinal immunity by coordinating local lymphocyte activation [J]. Cell Rep, 2017, 19 (6): 1165-1175.

［22］MOLONEY R D, STILLING R M, DINAN T G, et al. Early-life stress-induced visceral hypersensitivity and anxiety behavior is reversed by histone deacetylase inhibition [J]. Neurogastroenterol Motil, 2015, 27 (12): 1831-1836.

［23］王楷, 宋玮, 廖晨希, 等. MicroRNA 在肠易激综合征中的研究现状［J］. 中国比较医学杂志, 2021, 31（11）: 127-131.

［24］ ZHOU Q, YANG L, LARSON S, et al. Decreased miR-199 augmentsvisceral pain in patients with IBS through translational upregulation of TRPV1 [J]. Gut, 2015, 65 (5): 797-805.

［25］ BOHN L, STORSRUD S, TORNBLOM H, et al. Self-reported food-related gastrointestinal symptoms in IBS are common and associated with more severe symptoms and reduced qualityof life [J]. Am J Gastroenterol, 2013 (108): 634-641.

［26］ GIBSON P R, SHEPHERD S J. Evidence-based dietary management of functional gastrointestinal symptoms: The FODMAP approach [J]. Journal of Gastroenterology and Hepatology, 2010, 25 (2):252-258.

［27］ MELCHIOR C, DOUARD V, COËFFIER M, et al. Fructose and irritable bowel syndrome [J]. Nutrition Research Reviews, 2020, 33 (2): 1-9.

［28］ HOD K, RINGEL Y. Probiotics in functional bowel disorders [J]. Best Pract Res Clin Gastroenterol, 2016, 30 (1): 89-97.

［29］ LI Y J, DAI C. Mechanisms of probiotic VSL#3 in a rat model of visceral hypersensitivity involves the mast cell-PAR2-TRPV1 pathway [J]. Dig Dis Sci, 2019, 64 (5): 1182-1192.

［30］ WHORWELL P J, ALTRINGER L, MOREL J, et al. Efficacy of an encapsulated probiotic Bifidobacterium infantis 35624 in women with irritable bowel syndrome [J]. Am J Gastroenterol, 2006, 101 (7): 1581-1590.

［31］ KAJANDER K, MYLLYLUOMA E, RAJILIC-STOJANOVIC M, et al. Clinical trial: multispecies probiotic supplementation alleviates the symptoms of irritable bowel syndrome and stabilizes intestinal microbiota [J]. Aliment Pharmacol Ther, 2008, 27 (1): 48-57.

［32］ KI CHA B, MUN JUNG S, HWAN CHOI C, et al. The effect of a multispecies probiotic mixture on the symptoms and fecal microbiota in diarrheadominant irritable bowel syndrome: a randomized, double-blind, placebo-controlled trial [J]. J Clin Gastroenterol, 2012, 46 (3): 220-227.

［33］ GUANDALINI S, MAGAZZU G, CHIARO A, et al. VSL#3 improves symptoms in children with irritable bowel syndrome: a multicenter, randomized, placebo-controlled, double-blind, crossover study [J]. J Pediatr Gastroenterol Nutr, 2010, 51 (1): 24-30.

［34］ SHIMIZU M. Multifunctions of dietary polyphenols in the regulation of intestinal inflammation [J]. Food Drug Anal, 2017, 25 (1): 93-99.

［35］ FAN J, KRAUTKRAMER K A, FELDMAN J L, et al. Metabolic regulation of histone post-translational modifications [J]. ACS Chem Biol, 2015, 10 (1): 95-108.

［36］ SEBASTIÁN DOMINGO J J, SÁNCHEZ SÁNCHEZ C. Is the diet low in FODMAP really effective and safe for irritable bowel syndrome? A scoping review [J]. Semergen, 2020 (46): 566-576.

［37］ CASELLAS F, BURGOS R, MARCOS A, et al. Consensus document on exclusion diets in irritable bowel syndrome (IBS) [J]. Rev Esp Enferm Dig, 2018 (110): 806-824.

［38］ LACY B E, PIMENTEL M, BRENNER D M, et al. ACG Clinical Guideline: Management of irritable bowel syndrome [J]. Am J Gastroenterol, 2021 (116): 17-44.

［39］ BERG L K, FAGERLI E, MARTINUSSEN M, et al. Effect of fructose-reduced diet in patients with irritable bowel syndrome and its correlation to a standard fructose breath test [J]. Scand Gastroenterol, 2013 (48): 936-943.

［40］ SHEPHERD S J, PARKER F C, MUIR J G, et al. Dietary triggers of abdominal symptoms in patients with irritable bowel syndrome: randomized placebo-controlled evidence [J]. Clin Gastroenterol Hepatol, 2008, 6 (7): 765-771.

［41］ CHOI Y K, KRAFT N, ZIMMERMAN B, et al. Fructose intolerance in IBS and utility of fructose-restricted diet [J]. J Clin Gastroenterol, 2008 (42): 233-238.

［42］ DOUARD V, FERRARIS R P. The role of fructose transporters in diseases linked to excessive fructose intake [J]. J Physiol, 2013 (591): 401-414.

［43］ MELCHIOR C, GOURCEROL G, DECHELOTTE P, et al. Symptomatic fructose malabsorption in irritable bowel syndrome: a prospective study [J]. United European Gastroenterol, 2014 (2): 131-137.

［44］ CATASSIG, LIONETTI E, GATTI S, et al. The low FODMAP diet: many question marks for a catchy acronym [J]. Nutrients, 2017 (9): E292.

［45］ ESWARAN S L, CHEY W D, HAN-MARKEY T, et al. A randomized controlled trial comparing the low FODMAP diet vs. modified NICE guidelines in US adults with IBS-D [J]. Am J Gastroenterol, 2016 (111): 1824-1832.

［46］ ENCK P, ZIMMERMANN K, MENKE G, et al. Randomized controlled treatment trial of irritable bowel syndrome with a probiotic E.-coli preparation (DSM17252) compared to placebo [J]. Z Gastroenterol, 2009 (47): 209-214.

［47］ SADRIN S, SENNOUNE S, GOUT B, et al. A 2-strain mixture of Lactobacillus acidophilus in the treatment of irritable bowel syndrome: a placebo-controlled randomized clinical tria [J]. Dig Liver Dis, 2020, 52 (5): 534-540.

［48］ ARONIADIS O C, BRANDT L J, ONETO C, et al. Faecal microbiota transplantation for diarrhoea-predominant irritable bowel syndrome: a double-blind, randomised, placebo-controlled trial [J]. Lancet Gastroenterol Hepatol, 2019, 4 (9): 675-685.

［49］ EL-SALHY M, HATLEBAKK J G, GILJA O H, et al. Efficacy of faecal microbiota transplantation for patients with irritable bowel syndrome in a randomised, double-blind, placebo-controlled study [J]. Gut, 2020, 69 (5): 859-867.

［50］ BHATTARAI Y, MUNIZ PEDROGO D A, KASHYAP P C. Irritable bowel syndrome: a gut microbiota-related disorder? [J]. Am J Physiol Gastrointest Liver Physiol, 2017, 312 (1): G52-G62.

［51］ MUSCATELLO M R, BRUNO A, MENTO C, et al. Personality traits and emotional patterns in irritable bowel syndrome [J]. World J Gastroenterol, 2016, 22 (28): 6402-6415.

［52］ STASI C, CASERTA A, NISITA C, et al. The complex interplay between gastrointestinal and psychiatricsymptoms in irritable bowel syndrome: A longitudinalassessment [J]. J Gastroenterol Hepatol, 2019, 34 (4): 713-719.

［53］ LOWÉN M B, MAYER E A, SJÖBERG M, et al. Effect of hypnotherapy and educational intervention on brain response to visceral stimulus in the irritable bowel syndrome [J]. Aliment Pharmacol Ther, 2013 (37): 1184-1197.

［54］ FORD A C, LACY B E, HARRIS L A, et al. Effect of antidepressants and psychological therapies in irritable bowel syndrome: an updated systematic review and meta-analysis [J]. Am J Gastroenterol, 2019 (114): 21-39.

［55］ BLACK C J, THAKUR E R, HOUGHTON L A, et al. Efficacy of psychological therapies for irritable bowel syndrome: systematic review and network meta-analysis [J]. Gut, 2020 (69): 1441-1451.

［56］ LACKNER J M, JACCARD J, KEEFER L, et al. Improvement in gastrointestinal symptoms after cognitive behavior therapy for refractory irritable bowel syndrome [J]. Gastroenterology, 2018 (1155): 47-57.

［57］ EVERITT H A, LANDAU S, O'REILLY G, et al. Assessing telephone-delivered cognitive-behavioural therapy (CBT) and web-delivered CBT versus treatment as usual in irritable bowel syndrome (ACTIB): a nandomizeda oandomized trial [J]. Gut, 2019 (68): 1613-1623.

［58］ FLIK C E, LAAN W, ZUITHOFF N P A, et al. Efficacy of individual and group hypnotherapy in irritable bowel syndrome (IMAGINE): a mandomizedo zandomized controlled trial [J]. Lancet Gastroenterol Hepatol, 2019, 4 (1): 20-31.

第二十章　骨质疏松症与精准营养

骨质疏松症（osteoporosis，OP）是一种以骨量降低和骨组织微结构破坏，导致骨脆性增加，易发生骨折为特征的代谢性骨病。骨质疏松症分为原发性和继发性两大类，原发性骨质疏松症包括绝经后骨质疏松症、老年性骨质疏松症以及特发性骨质疏松症；继发性骨质疏松症是指由于某些疾病和状况引发的骨质疏松症。近年来骨质疏松症的发病率不断攀升，已跃升至我国常见疾病的第五位，对国家造成巨大的医疗负担，探索有效预防和诊治技术刻不容缓。随着组学技术的飞速发展，涌现出大量不同组学与骨质疏松症的相关性研究。本章将从膳食因素、基因组、转录组与表观遗传学、蛋白质组、代谢组以及肠道微生物组六方面介绍与骨质疏松症相关的风险因素研究进展，为骨质疏松症的精准防控提供依据。

第一节
膳食因素与骨质疏松症关系

大量证据表明，营养物质的摄入情况与骨生长以及晚年的骨丢失有关，而骨生长与晚年的骨丢失情况又会影响骨折的发生[1]。在营养研究领域，已有大量研究对营养素及食物与骨相关疾病之间的相关性进行了评估，但大部分结论都是基于观察性研究所得出的。

一、营养素

大量证据表明，膳食营养素的摄入与 OP 的风险密切相关[1]。蛋白质是骨合成胶原蛋白的主要营养物质，有助于骨骼和肌肉功能的维持，并且能通过影响胰岛素样生长因子 -1 的产生进而促进骨相关细胞的生长[2, 3]。蛋白质的摄入与 OP 的关系，研究结果尚不一致：一些研究[4, 5]提示蛋白质摄入量与骨密度（bone mineral density，BMD）的增加呈正相关。蛋白质干预实验结果显示，蛋白质摄入的增加可引起骨量或 BMD 的增加[6]。一项对膳食蛋白摄入与骨健康的 meta 分析结果显示，由于研究的异质性，尚不能得出明确的结论[5]。

钙作为人体骨骼的重要组成部分，对正常骨量的维持具有十分重要的意义。一项钙的干预试验发现，与对照组相比，补钙组在青春期骨骼质量每年增加 1.3%[7]。维生素 D 参与体内钙浓度的维持以及钙磷代谢的调节，促进小肠对钙的吸收，并有助于骨骼的正常钙化[8]。对于 OP 人群，我国《原发性骨质疏松症诊疗指南（2017）》和《中国老年骨质疏松症诊疗指南（2018）》均把钙和 / 或维生素 D 的补充作为治疗 OP 的基础措施；欧洲骨质疏松症、骨关节炎和肌肉骨骼疾病临床和经济学会（ESCO）和国际骨质疏松基金会（IOF）2017 年发布的专家共识，也认为对 OP 人群补充钙和维生素 D 具有较大的受益。

另外，尚有研究显示磷、镁、维生素 C、维生素 K 等营养素的摄入与 OP 相关。

二、食物

为满足蛋白质和钙的需要，OP 患者及高危人群应适量增加乳制品的摄入。研究表明，长期不喝牛奶的儿童较喝牛奶的儿童身材偏小，且骨矿物质含量较低[9]。Kouvelioti 等对 11 项基于青少年的随机对照试验进行了 meta 分析[10]，发现其中 8 项研究的结果表明增加乳制品的摄入能显著提高 BMD 水平。然而，一项基于美国绝经后女性的研究结果显示，乳制品的摄入量与股骨和脊柱骨量的丢失无关，与骨折风险也无关[11]。美国的老年人群中，牛奶的摄入量与髋部骨折风险呈负相关[12]。据研究，摄入发酵乳制品，如酸奶或奶酪，更有益于预防骨折发生的风险，但是乳制品可能和患心血管疾病风险相关[12, 13]。从保健经济学的角度来看，增加乳制品摄入量对骨质疏松性骨折和保健费用有影响，但可能是一种成本效益更高的措施[14, 15]。

水果和蔬菜能提供维生素、矿物质、具有抗氧化性能的植物化学物质以及纤维等营养物质，这些营养物质都有利于骨骼的健康，尤其是提高膳食钙的生物利用率。研究表明，在老年人群中，水果和蔬菜的摄入与 BMD 水平高度相关，膳食纤维摄入量与股骨和颈骨骨量丢失呈负相关[16, 17]。一项纳入了 5 项观察性研究的 meta 分析[18]表明，定期摄入水果和蔬菜可降低 8% 的髋部骨折风险。

三、膳食模式

采用合理的膳食模式，保证良好的膳食质量，是老年人群预防 OP 发生的基础。在所有膳食模式中，地中海饮食对骨骼的积极影响最大，在几项队列研究[19-21]中，坚持地中海饮食的人群髋部骨折风险更低。王梅等[22]基于 meta 分析发现，红肉、油炸食品或加工肉制品等高促炎饮食会增加患 OP 的风险，故膳食炎症指数高的膳食模式不利于 OP 的预防。我国幅员辽阔，各地区饮食文化相异，膳食评价方法还未完善，因此尚未建立能更有助于老年人群预防 OP 及 OP 相关性骨折的精准膳食模式干预方法，只能为老年人群提供方向性的饮食建议[23]。

第二节
基因组与骨质疏松症关系

遗传因素与 OP 的发生密切相关，有研究表明，基因可以解释大约 25% 骨质疏松性骨折的易感性[24]。目前已经发表了许多与 OP 相关的遗传变异，截至 2014 年就有 9 个全基因组关联分析（GWAS）和 9 个 meta 分析报告了 107 个基因和 129 个单核苷酸多态性（SNP）

与 BMD 及 OP 相关[25]。本节仅对报道较多且作用机制较为明确的基因多态性研究进行综述。

一、维生素 D 受体基因

维生素 D 受体基因（vitamin D receptor，VDR）是影响 OP 发生及发展的重要候选基因。VDR 基因位于人类 12 号染色体，包含 9 个外显子和 8 个内含子。国内外对于 VDR 基因的多态性与 OP 的相关性进行了大量研究，其中对 ApaI、BsmI、TaqI 和 FokI 等酶切位点的研究较为明确[26]。陈占文等[27]基于山东人群的研究表明，ApaI 多态性与原发性 OP 存在相关性，对于 65 岁及以上的女性，OP 组 aa 基因型与 a 等位基因频率高于其对照组，由此可知 a 等位基因是易感基因，aa 基因型个体存在易感性。Fu 等[28]基于 meta 分析得出 ApaI rs7975232、BsmI rs1544410 以及 TaqI rs731236 的多态性与绝经后的高加索女性患 OP 显著相关，而 FokI rs10735810 的多态性对亚洲绝经后女性的 BMD 水平有显著影响。日本学者[29]还研究了 VDR 基因的多态性对年轻日本女性骨质流失的影响，发现在调整体质指数（BMI）后 BsmI 和 TaqI 的多态性可能与日本年轻女性的骨量相关，其中 BsmI 为 AA 基因型的年轻女性骨量相对较低。此外，该研究还发现 BsmI AA 和 ApaI GT 与钙的摄入情况存在交互作用，在低钙摄入组中上述两种基因型所对应的骨质指数较低，而在高钙摄入组中骨质指数较高[29]。

二、雌激素受体基因

雌激素受体基因（estrogen receptor，ER）是另一个受到广泛关注的候选基因。雌激素在调节骨代谢方面起重要作用，尤其影响女性正常骨量的维持。乔芳等研究显示，女性在绝经后 BMD 水平显著下降[30]。雌激素主要通过与 ER 结合发挥生物学作用，从而调节骨代谢过程，影响 BMD 水平，所以 ER 基因及其多态性对 OP 的发生具有重要意义。ER 可分为两种亚型，分别是 Erα 和 Erβ，编码这两种亚型的基因分别是 ESR1 和 ESR2[31]。目前对于 ESR1 在 OP 发展过程的作用研究较为明确，针对 ESR2 多态性的研究相对较少。Sano 等[32]和陈宗玮等[33]的研究都证明，ESR1 启动子中的 TA 重复序列与 BMD 水平以及骨代谢存在关联。还有学者对 ESR1 第 1 内含子中 PvuII（T397C）及 XbaI（C351G）多态性（Pp，Xx）进行了研究，Kobayashi 等[34]认为在日本绝经后妇女中，PPxx 基因型携带者的骨密度明显低于其他人群；印度学者[35]的研究结果表明 OP 组妇女 p 和 x 等位基因的频率显著高于对照组；还有研究表明 PvuII 的多态性与男性和女性髋部骨折的易感性显著相关，并且 ESR1 基因 PvuII 和 XbaI 单倍型（px）与股骨颈 T 值相关[36]。上述研究均提示，ESR1 及其多态性是发生骨折的易感基因，并且 ESR1 基因的多态性可作为骨质疏松性骨折风险评估的临床标志物。

三、Wnt 信号通路相关基因

WNT16 作为 WNT 家族中的新成员，能通过干扰破骨细胞上的 RANK 受体从而影响骨吸收过程[37]。近些年，大量的 GWAS 和 meta 分析表明 *WNT16* 基因上的 SNP 位点突变与 BMD 相关，例如 Zheng 等[38] 研究发现一个位于 *WNT16* 基因上的错义 SNP 与皮质骨厚度有关。一项基于绝经前高加索女性的 meta 分析发现，在 *WNT16* 基因上的 SNP（rs3801387）与腰椎的 BMD 显著相关[39]。此外，国内学者对中国汉族人群进行外显子测序等研究后发现，*WNT16* 基因上的两个变异位点（rs2707466 和 rs2908004）对 BMD 水平的变化起重要作用[40]。除 *WNT16* 外，低密度脂蛋白受体相关蛋白 5（LRP5）和硬化蛋白（sclerostin，SOST）也参与了 Wnt 信号通路并对骨代谢的调节产生不同的影响。LRP5 属于 LDL 受体家族，可以通过调节成骨细胞的活性影响骨量，且有大量研究表明 *LRP5* 基因多态性影响骨密度水平以及骨折的发生[41, 42]。Yang 等[43] 基于中国绝经后妇女的研究，首次发现 *LRP5* 基因 rs2291467、rs11228240 和 rs12272917 位点与 OP 发病风险显著相关。通过调查石河子区域绝经后女性，宋丽敏等[44] 还发现 *LRP5* 基因 rs901825 和 rs7125942 位点的基因多态性可能和骨代谢相关。而 SOST 是通过抑制 Wnt/β-catenin 信号通路从而抑制骨的形成，研究表明 *SOST* 基因不足的患者会出现骨量增加的现象，可见 *SOST* 基因的表达会对骨代谢的平衡产生重要影响[45]。

四、肿瘤坏死因子 -α 基因

肿瘤坏死因子 -α（TNF-α）是骨骼系统和免疫系统共有的一种细胞因子，能通过促进炎性因子的分泌，加剧炎症反应，直接或间接促进骨吸收，从而调节绝经后 OP 的发生发展[46]。*TNF-α* 基因位于人类 6 号染色体，研究发现 *TNF-α* 基因的特定等位基因与部分人群绝经后的 OP 易感性有关，但是确切的分子机制还需要进一步研究[47]。Fontova 等[48] 分析了绝经后高加索女性 OP 患者的腰椎和髋部 BMD 与肿瘤坏死因子基因多态性的关系后，也发现 *TNF-α* 基因与绝经后 OP 易感性相关。同样，Kotrych 等[49] 的研究也发现 *TNF-α* 基因多态性影响了绝经后 OP 的发生，该研究结果还提示 *TNF-α* ± 308G>A 基因的多态性与绝经后 OP 有关。

五、I 型胶原基因

I 型胶原基因（collagenI，*Col-I*）也是广受关注的重点候选基因。I 型胶原占骨基质蛋白的 80% ~ 90%，是骨的重要蛋白。其结构为异三聚体，由两条不相连的 α₁ 链及一条 α₂ 链构成，分别编码 α₁ 链和 α₂ 链的 *COL1A1* 和 *COL1A2* 基因存在约 200 种突变，且这些突变与骨相关疾病的发展密切相关[50]。一项试验[51] 对来自波兰的 8 名成骨不全症患者的临床表型及遗传特征进行了分析，发现 *COL1A1* 和 *COL1A2* 基因的突变增加了成骨不全症发生的可能性。国内学者对 I 型胶原 α_1 链 Sp1 位点的基因多态性与 OP 的关系进行了研究[52]，发现广州汉族人群 s 等位基因可能与低水平的 BMD 相关。2020 年发表的一项 meta 分析[53]证实了 s 等位基因与低 BMD 相关，携带 ss 基因的个体患 OP 的风险更高，而携带 GT 基因的个体 BMD 水平高于携带 GG 基因的个体。此外，该研究还分析了 -1997G>T 位点的候选转录因子，这为未来的研究提供了一个新的视角[53]。

除上述研究较多的候选基因外，还有骨保护素基因（osteoprotegerin，*OPG*）、白介素 -6 基因（*IL-6*）、白介素 -10 基因（*IL-10*、*LGR4* 基因以及 *ERBB2* 基因等也被证明能够调节骨代谢过程，从而影响 OP 的发展。

第三节
转录和表观遗传与骨质疏松症关系

近年来，OP 的全基因组关联研究和多组学技术研究表明转录和表观遗传调控对 OP 的发生及发展起关键作用。本节将综述非编码 RNA（ncRNA）、DNA 甲基化和组蛋白修饰三种表观遗传机制在介导 OP 发展中的调控作用。

一、非编码 RNA 调控

越来越多的研究表明，非编码 RNA（ncRNA），如 miRNA、lncRNA 和 circRNA，作为转录后调节因子，在细胞的增殖、分化、凋亡和自噬等过程中发挥重要的调节作用，通过调控骨代谢从而影响 OP 的发展。

miRNA 是一类长度约为 22 个核苷酸的 ncRNA，通过碱基互补配对识别靶 mRNA 的 3'- 非翻译区，在转录后水平上抑制或下调靶 mRNA 的基因表达[54]。骨髓间充质干细胞（BMSC）具有向成骨细胞、脂肪细胞和软骨细胞等多种骨相关细胞分化的能力，BMSC 的异常分化在 OP 的发病机制中起至关重要的作用。目前已有研究证明，miRNA 可以调节 BMSC 的表达，并且参与骨代谢平衡的 miRNA 也已成为治疗骨相关疾病的新靶点[55]。miRNA 既可以通过调节 BMSC 而介导成骨细胞和破骨细胞的分化，也可以单独调节成骨细胞和破骨细胞的表达（表 4-20-1）。

表 4-20-1　miRNA 调节骨代谢的机制[56]

miRNA	靶基因 / 信号通路	作用
miR-31a-5p	*SATB2, RhoA*	促进破骨细胞分化
miR-99a5-p	*NA*	促进破骨细胞分化并抑制成骨细胞分化
miR-1286	*FZD4*	抑制成骨细胞分化

续表

miRNA	靶基因 / 信号通路	作用
miR-199a-3p	Kdm3a	抑制成骨细胞分化
miR-23	MEF2C/MAPK 信号通路	抑制成骨细胞分化
miR-129-5p	Tcf4，Wnt/β-catenin 通路	抑制成骨细胞分化
miR-218-5p	COL1A1	促进成骨细胞分化
miR-664a-5p	HMGA2	促进成骨细胞分化
miR-199a-5p	TET2	促进成骨细胞分化
miR-199b-5p	JAG1	促进软骨细胞分化
miR-8485	Wnt/β-catenin 通路	促进软骨细胞分化
miRNA-23c	FGF2	抑制软骨细胞分化
miR-134	SMAD6	抑制软骨细胞分化
miR-149-3p	FTO	抑制成脂分化
miR-130	PPARγ	抑制成脂分化
miR-100-3p	PI3K/AKT 通路	抑制成脂分化
miR-20a-5p	Klf3	促进成脂分化
miR-197-3p	KLF10	抑制成骨细胞分化
miR-122	PCP4/JNK	抑制成骨细胞分化和增殖
miR-205-5p	RUNX2	抑制成骨细胞分化
miR-22-3p	FTO/MYC/PI3K/AKT	促进成骨细胞分化
miR-150-3p	NA	促进成骨细胞分化和增殖
miR-128	SIRT1	促进破骨细胞分化
miR-301-b	CYLD	促进破骨细胞分化
miR-25-3p	NFIX	抑制破骨细胞增殖

lncRNA 是一种长度大于 200 个核苷酸的 ncRNA，可以通过自身的核苷酸序列或折叠的二级结构与底物结合，在转录和转录后水平上通过多种机制调节基因的表达（表 4-20-2）。已有研究证明，lncRNA 参与了 OP 患者骨 BMSC 的分化和增殖，并且大多数 lncRNA 对成骨分化具有抑制作用[56]。

表 4-20-2　lncRNA 调节骨代谢的机制[56]

lncRNA	靶基因 / 信号通路	作用
Xist	miR-19a-3p	抑制成骨细胞分化
LOXL1-AS1	miR-196a-5p	抑制成骨细胞分化并促进脂肪细胞分化
HCG18	miR-30a-5p/NOTCH1	抑制成骨细胞分化
GAS5	UPF1/SMAD7	促进成骨细胞分化
SNHG5	miR-582-5p/RUNX3	促进成骨细胞分化
MIR22HG	PTEN/AKT 信号通路	促进成骨细胞分化
ADAMTS9-AS2	miR-942-5p	促进软骨细胞分化
UCA1	miR-145-5p/ miR-124-3p	促进软骨细胞分化
ROA	hnRNP A1-PTX3ERK	抑制脂肪细胞分化
Plnc1	PPAR-γ2	促进脂肪细胞分化
AK039312/AK079370	miR-199b-5p	抑制成骨细胞分化
DANCR	CTNNB1	抑制成骨细胞分化
MEG3	miR-214	抑制成骨细胞分化和增殖
CCAT1	miR-34a-5p	抑制成骨细胞分化和增殖
CRNDE	Wnt/β-catenin 信号通路	促进成骨细胞增殖
XIST	miR-758-3p/ miR-203-3p	促进成骨细胞凋亡
lncRNA Neat1	miR-7	促进破骨细胞分化
lncRNA-NONM	RANK	抑制破骨细胞分化

circRNA 是真核生物中具有组织特异及细胞特异表达模式的一类内源性闭合环状非编码 RNA，是由前体 mRNA 通过反向剪接产生的单链共价闭合 RNA 分子，稳定性高、保守性好，在基因调控中发挥复杂作用（表 4-20-3）。近年来 circRNA 是研究的热点，但其在 OP 中的研究相对较少。circRNA 通过直接参与骨相关的信号通路，形成 circRNA-miRNA-mRNA 轴，参与骨重塑过程[57]。

表 4-20-3　circRNA 调节骨代谢的机制[56]

circRNA	靶基因	作用
circ_0006393	miR-145-5p	促进成骨细胞分化
circ_0076906	miR-1305	促进成骨细胞分化
circ FOXP1	miR-33a-5p	促进成骨细胞分化

续表

circRNA	靶基因	作用
circ-0024097	miR-376b-3p/*YAP1*	促进成骨细胞分化
circ-DAB1	*NOTCH/RBPJ*	促进成骨细胞分化并促进骨髓间充质干细胞增殖
circ-CDR1	miR-7-5p/*WNT5B*	促进脂肪细胞分化
circ AFF4	miR-7223-5p	促进成骨细胞增殖并抑制成骨细胞凋亡
circ-0008500	miR-942-5p	促进软骨细胞分化
circ_0026827	miR-188-3p	促进成骨细胞分化
circ_25487	miR-134-3p/p21	促进骨髓间充质干细胞凋亡并抑制骨髓间充质干细胞增殖

二、DNA 甲基化

DNA 甲基化是目前研究最多的表观遗传机制。DNA 甲基化是指 DNA 甲基转移酶将甲基转移到 CpG 二核苷酸胞嘧啶残基的 5' 位碳，形成 5- 甲基胞嘧啶的过程[58]。越来越多的研究表明，DNA 甲基化能够通过调控相关基因表达调节成骨细胞或破骨细胞的分化、成熟与凋亡，从而影响骨代谢，介导 OP 的发生与发展[59]。

目前，大部分涉及 DNA 甲基化与骨代谢调节的研究都采用候选基因法，研究较多的包括 Runt 相关转录因子 2（runt-related transcription factor 2，RUNX2）、锌指结构转录因子（osterix，OSX）、骨形成蛋白 2（bone morphogenetic protein 2，BMP2）、OPG/RANKL/RANK 信号系统、Wnt/β-catenin 信号通路分子和硬化蛋白（SOST）等[60]。

RUNX2 和 OSX 是成骨细胞分化和骨形成所必需的特异性转录因子，并且 OSX 还是 RUNX2 介导成骨细胞分化的下游靶点[61]。目前的研究表明，RUNX2 和 OSX 的启动子甲基化状态和骨代谢过程相关，RUNX2 和 OSX 的表观遗传调控可能在成骨细胞的分化过程中发挥重要调节作用[62, 63]。BMP2 是促进骨形成的关键骨生长因子，可以通过诱导 RUNX2、OSX 和 OCN 等的表达，从而刺激 BMSC 向成骨细胞分化，促进骨生长[64]。研究发现，OP 患者 BMP2 转录起始点上游 −267 位的 CpG 位点甲基化水平高于健康个体，从而导致 BMP2 启动子的转录活性降低[65]。

RANK 是位于破骨细胞表面的受体，RANKL 和 OPG 是 RANK 的配体，OPG/RANKL/RANK 是重要的骨代谢调节信号系统，可调控破骨细胞的成熟及分化[66]。RANKL 与 RANK 的结合可以刺激破骨细胞分化，并促进骨吸收，而 OPG 与 RANK 的结合会抑制破骨细胞分化，减少骨吸收，从而阻止 OP 的发生[67]。但是 DNA 甲基化会显著影响 OPG/RANKL/RANK 信号系统的表达，已有研究表明，RANKL 启动子甲基化会下调破骨细胞的分化，而 OPG 启动子的高甲基化导致 OPG 转录被抑制，破骨细胞分化增加，最终引起骨质丢失[67-69]。此外，DNA 甲基化还可通过调控经典的 Wnt/β-catenin 信号通路分子的转录与表达，调节成骨细胞的分化与成熟，从而参与 OP 的发生与发展[60]。

SOST 是由骨细胞分泌的一种糖蛋白，是骨形成的负性调节因子，可通过抑制 Wnt 信号转导来抑制成骨细胞的分化[70]。SOST 基因的 −581～＋30 区域在成骨细胞中的甲基化程度较高，但在向骨细胞的转变过程中甲基化水平逐渐降低[71]。还有研究表明，OP 患者的 SOST 启动子甲基化水平略低于正常人群，但其 mRNA 和蛋白质表达水平却较高，这说明 DNA 甲基化能够影响 SOST 基因的转录表达，并有可能在原发性 OP 的发病机制中发挥重要作用[70]。

除了上述候选基因外，碱性磷酸酶基因（alkaline phosphatase，ALP）、骨钙素基因（osteocalcin，OCN）和 ESR1 等的甲基化水平也与骨代谢相关。由于候选基因研究常常只关注少数基因，且局限于体外试验，所以研究者启动了全基因组 DNA 甲基化研究，试图为探索甲基化在骨代谢调控中的作用机制提供新线索[60]。

三、组蛋白修饰

组蛋白（histone，H）是细胞核内序列高度保守的蛋白质，包括 H1、H3、H2A、H2B 和 H4 5 种。组蛋白修饰是指组蛋白在相关酶的作用下发生甲基化、乙酰化、磷酸化、腺苷酸化或泛素化等修饰的过程，其中甲基化和乙酰化是组蛋白最常见的两种修饰方式[72]。近年来，越来越多的研究表明组蛋白修饰对于破骨细胞分化的调节具有重要作用[73, 74]。组蛋白的修饰主要有甲基化、乙酰化、泛素化和磷酸化，本部分主要总结最常见的甲基化和乙酰化两种组蛋白修饰方式。

组蛋白甲基化会改变染色质的紧密状态，并在染色质中形成可以被其他蛋白质识别的对应位点[73]。甲基化主要发生在赖氨酸和精氨酸等碱性残基上，靶向残基决定了转录的激活或抑制。组蛋白甲基化转移酶的主要作用就是将甲基添加到组蛋白尾部的残基上，一次可以在残基上添加多达 3 个甲基，使残基单甲基化、双甲基化或三甲基化[74]。HMT 分为三类：含有赖氨酸甲基转移酶的 SET 结构域、类 DOT1 赖氨酸甲基转移酶和蛋白精氨酸 N-甲基转移酶（PRMT）家族。而组蛋白去甲基化酶的主要功能是去除组蛋白尾部残基上的甲基，特别是 H3 和 H4 上的赖氨酸残基[74]。

同样，组蛋白乙酰化转移酶的主要作用是将乙酰基添加到组蛋白尾部的残基上，乙酰基可以与组蛋白赖氨酸残基上的正电荷结合，从而降低 DNA 和组蛋白之间的相互作用，调控基因的表达[72]。而组蛋白去乙酰化酶的主要功能就是去除组蛋白残基或转录因子上的乙酰基，以抑制基因的表达[74]。表 4-20-4 总结了组蛋白修饰对破骨细胞分化的调节作用。

表 4-20-4 组蛋白修饰对破骨细胞分化的调节作用[74]

组蛋白修饰相关酶	名称	作用
组蛋白甲基化转移酶	Ehmt2	催化 H3K27 单甲基化，促进破骨细胞分化
	Ezh2	催化 H3K27 三甲基化，促进破骨细胞分化
	Dot1l	催化 H3K79 双甲基化，抑制破骨细胞分化
	Prmt1	与 NF-κB 相互作用并调节其转录活性，从而增强 RNAKL 介导的破骨细胞分化
	Prmt5	促进破骨细胞分化
组蛋白去甲基化酶	Lsd1	使 H3K4 和 H3K9 去甲基化，抑制破骨细胞分化
	Kdm4B	使 H3K9、H3K36、H1.4K26 和 H3K56 去甲基化，促进破骨细胞分化
	Jmjd3	使 H3K27me3 去甲基化，促进破骨细胞分化
组蛋白乙酰化转移酶	Pcaf	与 NFATc1 相互作用，促进破骨细胞分化
	p300	被磷酸化的 MITF 和 TFE3 激活以促进破骨细胞基因的表达，并可以使 Pcaf 乙酰化以增强其活性，促进破骨细胞分化
组蛋白去乙酰化酶	Hdac1	抑制 *Nfatc1* 和 *Oscar* 等基因的转录，抑制破骨细胞分化
	Hdac2	通过激活 AKT 来促进破骨细胞的分化
	Hdac3	促进破骨细胞分化
	Hdac4	抑制破骨细胞分化
	Hdac5	抑制破骨细胞分化
	Hdac6	降低破骨细胞骨架的稳定性
	Hdac7	抑制 β-catenin 和抑制 β-catenin 的活性，抑制破骨细胞分化
	Hdac9	与 NcoR 和 SMART 形成复合物抑制 PPARγ 活性，抑制破骨细胞分化
	Sirt1	通过抑制 RANKL 信号通路，从而抑制破骨细胞的分化及其活性
	Sirt3	抑制破骨细胞分化
	Sirt6	抑制破骨细胞分化

第四节
蛋白质组学与骨质疏松症关系

目前针对影响 OP 发生的危险因素以及遗传因素研究较多，但仍然缺乏有效的预测及预防方法[75]。蛋白质是生命的物质基础，也是生命活动的主要承担者，相比于基因和转录，蛋白质与疾病表型的关系更加密切。因此，如果对骨相关细胞以及组织进行蛋白质组学的研究，往往能够获得预测或诊断 OP 的生物标志物，有利于寻找药物靶标并进行治疗效果及预后的评价。在进行 OP 相关的蛋白质组学研究时，主要通过四条途径获取相关的生物标志物：①外周血中分离出的单核细胞；②血浆或血清；③来源于骨相关细胞的外泌体；④骨组织[76]。对获取的蛋白质进行鉴定和分析，以探索与 OP 发生相关的蛋白质，从而确定能诊断或预测 OP 的生物标志物。

骨代谢标志物（bone turnover marker，BTM）包括骨形成标志物及骨吸收标志物两大类，能够反映骨相关细胞及组织活动变化的结果，对 BTM 的测定有助于 OP 的早期临床诊断[77]。骨形成标志物包括总碱性磷酸酶（ALP）、骨碱性磷酸酶（BALP）、骨钙素（OC）、I 型前胶原 N 端肽（P1NP）以及 I 型前胶原 C 端肽（P1CP）等；常见的骨吸收标志物包括羟脯氨酸（HYP）、羟赖氨酸（HYL）、脱氧吡啶（DPD）、吡啶（PYD）、骨唾液酸蛋白（BSP）、骨桥蛋白（OP）、酒石酸抗性酸性磷酸酶 -5b（TRAP-5b）、I 型胶原氨基末端交联端肽（CTX-1）、组织蛋白酶 K（CTSK）等[78]。在研究中，经常通过评价 BTM 的变化来估计骨量的丢失速度，从而为 OP 的发病提供预测指标。

总体来说，应用于 OP 领域的蛋白质组学研究主要是寻找患者与健康人群之间的差异表达蛋白质，这些研究的目的是筛选和发现作为 OP 潜在生物标志物的蛋白质靶标。研究报道较多的蛋白质是凝溶胶蛋白（GSN）和膜联蛋白 A2（ANXA2）。GSN 是钙依赖蛋白超家族的一员，作为肌动结合蛋白参与破骨细胞的形成[79]。Deng 等[80]基于绝经前中国女性的研究发现，BMD 水平较低的患者 GSN 表达水平升高；但是另一项针对绝经前高加索女性的研究[81]得到的结论是 BMD 水平较低的患者 GSN 表达水平降低。两者得到的结论相反，推测与人口学差异有关。Wang 等[82]对 6 000 名中国老年患者（包括男性和女性）血浆中的 GSN 浓度进行了测量，发现血浆中 GSN 的水平与髋部 BMD 水平相关。GSN 作为 BMD 相关的生物标志物有很好的应用前景，但还需要进一步更深入研究。ANXA2 在外周血的单核细胞表面表达其功能，能够促进单核细胞跨内皮屏障的迁移，通过刺激单核细胞由体内向骨表面的迁移，促进破骨细胞分化，增加骨吸收，降低 BMD 水平[83]。Zhang 等[84]和 Deng 等[83]的研究结果一致，均表明 BMD 水平较低的患者 ANXA2 的水平升高。

作为一项新兴技术，蛋白质组学的发展为研究 OP 发生的分子机制以及预防和诊断提供了新思路和新靶点，在骨相关疾病领域的研究中越来越受到重视，对基础实验研究和临床研究都具有重要的意义。

第五节
代谢组学与骨质疏松症关系

细胞中的各项生命活动不是独立进行的，它们相互影响，共同构成了复杂的代谢网络。由于代谢网络中许多不同反应相耦合，基因组或蛋白质组中的微小变化都能引起代谢产物种类或浓度的改变，因此，代谢物被认为是敏感标志物，可以通过检测不同条件下的代谢谱，发现身体功能的改变[85]。在 OP 的致病过程中，骨组织的代谢紊乱是其中重要因素之一。因此，基于代谢组学在 OP 防治领域的相关研究，可以探索灵敏诊断 OP 的生物标志物，为骨质疏松和骨质疏松性骨折的预测和早期诊断提供参考[86]。本节将从与低 BMD 相关的代谢物、长链多不饱和脂肪酸以及氨基酸三方面介绍代谢组在 OP 领域的相关研究。

一、与低 BMD 相关的代谢物

目前对 OP 的诊断以 BMD 减少为基本依据，低 BMD，特别是髋部的 BMD 降低，是骨折的重要危险因素。根据 Marshall 等[87]的研究显示，BMD 每降低一个标准差（SD），骨折的风险就会增加 2~3 倍。Mei 等[88]利用基于液相色谱-质谱的代谢组学预测方法，在中国人群中检验了循环代谢产物与低 BMD 的相关性，发现了 6 个与低 BMD 显著相关的代谢物，并在另一独立人群中重复了该相关性。其中，肌苷、次黄嘌呤、PC（O-18：0/22：6）、SM（d18：1/21：0）和异亮氨酰-脯氨酸这五种代谢物循环水平与低 BMD 降低有关，而 PC（16：0/18：3）水平与低 BMD 增加相关。

次黄嘌呤和肌苷是嘌呤代谢途径的中间产物，也是尿酸的前体[89]。在 Mei 等的研究中，次黄嘌呤和肌苷与低 BMD 状态之间呈负相关，这与其他研究中得到的血清尿酸水平与 OP 风险之间呈负相关是一致的[90, 91]。PC（16：0/18：3）和 PC（O-18：0/22：6）均为磷脂酰胆碱，但它们与 BMD 的关系呈现负向关联，PC（O-18：0/22：6）与低 BMD 的降低有关，而 PC（16：0/18：3）与低 BMD 的增加相关[88]。这在 Wang 等[92]的研究中也得到证实，发现不同种类的磷脂酰胆碱对中国绝经后妇女的 BMD 产生不同方向的影响。SM（d18：1/21：0）和 SM（D18：1/24：1）均作为复合生物膜的鞘磷脂，在信号转导中起作用，并可能调节骨骼重建[93]。而鞘磷脂在 BMD 的调控作用中可能存在性别差异。Mei 等与 Wang 等的研究表明，SM（d18：1/21：0）只与男性的 BMD 有关，而鞘脂 SM（d18：1/24：1）只与女性的 BMD 有关[88, 92]。

二、长链多不饱和脂肪酸

长链多不饱和脂肪酸（long chain polyunsaturated fatty acid，LCPUFA）及其代谢物被认为是维持骨骼和关节健康的必要因素。BMSC 分化为脂肪细胞还是分化为成骨细胞取决于脂肪酸的来源，例如 n-6 花生四烯酸（AA）及其代谢物 PGE2 通过上调 PPARγ 依赖途径和下调 Runx2 途径促进成脂，而 n-3 EPA 和 DHA 通过相同的途径诱导成骨[94]。同时，也有研究证实，多不饱和脂肪酸对 RANKL 和破骨细胞的生成有抑制作用。在 Boeyens 等[95]的一项研究中，n-6 AA 和 n-3 DHA 通过下调破骨细胞特异性基因 TRAP 和组织蛋白酶 K 的表达，有效抑制了 RANKL 介导的破骨细胞的形成。并且，与 AA 相比，DHA 对破骨细胞形成有更大的抑制作用[95]。除了影响成骨细胞以及破骨细胞的分化，多不饱和脂肪酸还通过调节炎症因子的水平来影响骨组织的代谢活动。有研究表明，炎症因子作为骨吸收的激活剂，能够抑制骨形成，从而诱发 OP 的发生[96]。例如，绝经后的妇女由于雌激素缺乏，刺激 T 细胞产生过量的 TNF-α，从而抑制成骨细胞活动，导致 OP 的发生[97]。此外，DHA 也已被证明可以降低骨髓源性巨噬细胞中 IL-1β 的水平[98]。

三、氨基酸

氨基酸的摄入已被证明与 BMD 有关，对骨骼健康有保护作用[99]。根据以往的体外研究，精氨酸、赖氨酸、丙氨酸、脯氨酸、亮氨酸和谷氨酰胺等氨基酸可以通过模拟胰岛素分泌来促进成骨细胞的生长和分化[100]。胰岛素和胰岛素样生长因子 -1（IGF-1）都被证明可以通过成骨细胞增殖或胶原合成来预防 OP。精氨酸是胰岛素和 IGF-1 分泌的激活剂，后两者可以影响 OP 的易感性[101]。Wang 等[92]的研究还发现，在男性人群中，精氨酸、谷氨酰胺、组氨酸、赖氨酸、丝氨酸、苏氨酸、酪氨酸、缬氨酸和肌氨酸与 BMD 相关；针对绝经后女性人群的研究提示，精氨酸、t4-OH-Pro 和甘氨酸等氨基酸与 BMD 密切相关，并且在绝经后女性中，t4-OH-Pro 水平在不同的 BMD 水平之间有显著差异，并被证明有助于 OP 的诊断。因此，氨基酸可以影响骨代谢和骨功能，但这些氨基酸影响骨代谢的确切机制仍需进一步阐明。

第六节
肠道微生物组学与骨质疏松症关系

肠道微生物群是指生活在人体消化道并与人体共生的微生物，它们参与调节人体的各种生理和病理过程，并与各种疾病有关[102]。OP 发病的过程也受肠道微生物的影响，肠道微生物不仅通过抑制破骨细胞的增殖和分化，减少骨吸收；还促进成骨细胞的增殖和分化，增加骨量。具体来说，肠道微生物主要通过三种分子机制来影响骨代谢过程：①调节钙的吸收；②免疫调节；③微生物 - 肠 - 脑轴[103]。

肠道微生物能够影响营养物质的吸收，特别是通过调节钙的吸收来参与骨代谢过程，从而引起 OP 的发展。例如，肠道内的乳酸杆菌和双歧杆菌一旦浓度升高便可促进钙、镁和磷等矿物质的吸收，从而增加 BMD[104]。还有研究表明，肠道微生物群的组成可以影响肠道内的 pH，这对于营养物质的吸收非常重要，尤其是钙的吸收，而肠道微生物群的组成又受宿主饮食的影响[105, 106]。研究发现，膳食纤维的微生物发酵产生短链脂肪酸是骨细胞代谢的重要调节因子[107]。因此，平衡的饮食，比如适当的膳食纤维、淀粉和蛋白质比例对骨骼健康至关重要，适当的膳食摄入可以引起肠道微生物组的积极变化，并促进肠上皮黏膜屏障对营养物质的吸收，这有利于骨骼代谢。相反，不平衡的饮食可能会对骨代谢产生负面影响，引起 OP 的发生。

正常情况下，肠道微生物群和免疫系统共同维护机体健康，但当肠道微生物群受到某些因素影响而失衡时，可能会通过免疫系统的调节来影响疾病的发展[108]。例如，肠道微生物的失衡能够抑制 Th1、Th2、Tregs 的细胞分化，并诱导 Th17 的细胞分化，进而诱导破骨细胞的分化和增殖，加剧骨量流失[108]。微生物-肠-脑轴是一种双向信息传导体系，涉及神经免疫和内分泌等复杂机制[109]，该途径中的 5-羟色胺（5-HT，又称血清素）能够调节破骨细胞分化[110]。然而，有关肠道微生物与 OP 关系的研究大多只涉及动物实验，还需要进一步研究来探索微生物组学在 OP 领域的应用前景。

第七节
骨质疏松症的精准营养干预

前文已从膳食因素及各个组学层次综述了 OP 相关风险因素的研究进展，利用现有研究成果进行精准营养干预，有效降低 OP 的患病率或阻止疾病进一步发展是 OP 相关领域科研及工作人员未来努力的方向。目前国内外学者都对 OP 的膳食干预疗效进行了相关研究，李玲[111]和李清秀等[112]的研究均发现进行营养教育和膳食干预能有效提升患者的健康行为率，并对提高机体 BMD 水平有显著作用。McTiernan 等[113]的研究表明，低脂肪饮食并增加水果、蔬菜和谷物的摄入可适度降低跌倒的风险，但不能降低骨质疏松性骨折的风险。Shahinfar 等[114]的研究也表明，高植物性饮食对骨质有益。Sahni 等[115]对 67～93 岁老年人群进行的前瞻性队列研究发现，乳制品对骨质流失具有保护作用，但需要注意的是，乳制品对骨骼的益处依赖于维生素 D 的摄入。膳食干预不仅能够直接改善健康行为及营养素的补充，同时也影响肠道微生物环境，从而通过肠道菌群间接影响 BMD 水平。

然而，目前还没有通过基因组学、转录组与表观遗传学、蛋白质组学及代谢组学等层次对 OP 患者进行精准营养干预的研究，未来亟需相关的人群研究以推动 OP 精准营养干预的发展，从而有效降低 OP 的患病率，减轻社会的疾病负担。

（彭锣兰）

参考文献

［1］RIZZOLI R. Nutritional aspects of bone health [J]. Best Pract Res Clin Endocrinol Metab, 2014, 28 (6): 795-808.

［2］HURLEY D L, BINKLEY N, CAMACHO P M, et al. The Use of Vitamins and Minerals in Skeletal Health: American Association of Clinical Endocrinologists and The American College of Endocrinology Position Statement [J]. Endocr Pract, 2018, 24 (10): 915-924.

[3] DAWSON-HUGHES B, HARRIS S S, RASMUSSEN H M, et al. Comparative effects of oral aromatic and branched-chain amino acids on urine calcium excretion in humans [J]. Osteoporos Int, 2007, 18 (7): 955-961.

[4] DUROSIER-IZART C, BIVER E, MERMINOD F, et al. Peripheral skeleton bone strength is positively correlated with total and dairy protein intakes in healthy postmenopausal women [J]. AM J Clin Nutr, 2017, 105 (2): 513-525.

[5] SHAMS-WHITE M M, CHUNG M, DU M, et al. Dietary protein and bone health: a systematic review and meta-analysis from the National Osteoporosis Foundation [J]. AM J Clin Nutr, 2017, 105 (6): 1528-1543.

[6] ZHU K, MENG X, KERR D A, et al. The effects of a two-year randomized, controlled trial of whey protein supplementation on bone structure, IGF-1, and urinary calcium excretion in older postmenopausal women [J]. J Bone Miner Res, 2011, 26 (9): 2298-2306.

[7] LLOYD T, ANDON M B, ROLLINGS N, et al. Calcium supplementation and bone mineral density in adolescent girls [J]. Jama, 1993, 270 (7): 841-844.

[8] EISMAN J A, BOUILLON R. Vitamin D: direct effects of vitamin D metabolites on bone: lessons from genetically modified mice [J]. Bonekey Rep, 2014 (3): 499.

[9] OPOTOWSKY A R, BILEZIKIAN J P. Racial differences in the effect of early milk consumption on peak and postmenopausal bone mineral density [J]. J Bone Miner Res, 2003, 18 (11): 1978-1988.

[10] KOUVELIOTI R, JOSSE A R, KLENTROU P. Effects of Dairy Consumption on Body Composition and Bone Properties in Youth: A Systematic Review [J]. Curr Dev Nutr, 2017, 1 (8): e001214.

[11] WALLACE T C, JUN S, ZOU P, et al. Dairy intake is not associated with improvements in bone mineral density or risk of fractures across the menopause transition: data from the Study of Women's Health Across the Nation [J]. Menopause, 2020, 27 (8): 879-886.

[12] FESKANICH D, MEYER H E, FUNG T T, et al. Milk and other dairy foods and risk of hip fracture in men and women [J]. Osteoporosis international, 2018, 29 (2): 385-396.

[13] GUO J, ASTRUP A, LOVEGROVE J A, et al. Milk and dairy consumption and risk of cardiovascular diseases and all-cause mortality: dose-response meta-analysis of prospective cohort studies [J]. Eur J Epidemiol, 2017, 32 (4): 269-287.

[14] LÖTTERS F J, LENOIR-WIJNKOOP I, FARDELLONE P, et al. Dairy foods and osteoporosis: an example of assessing the health-economic impact of food products [J]. Osteoporos Int, 2013, 24 (1): 139-150.

[15] HILIGSMANN M, BURLET N, FARDELLONE P, et al. Public health impact and economic evaluation of vitamin D-fortified dairy products for fracture prevention in France [J]. Osteoporos Int, 2017, 28 (3): 833-840.

[16] TUCKER K L, HANNAN M T, CHEN H, et al. Potassium, magnesium, and fruit and vegetable intakes are associated with greater bone mineral density in elderly men and women [J]. Am J Clin Nutr, 1999, 69 (4): 727-736.

[17] DAI Z, ZHANG Y, LU N, et al. Association Between Dietary Fiber Intake and Bone Loss in the Framingham Offspring Study [J]. J Bone Miner Res, 2018, 33 (2): 241-249.

[18] BRONDANI J E, COMIM F V, FLORES L M, et al. Fruit and vegetable intake and bones: A systematic review and meta-analysis [J]. PLoS One, 2019, 14 (5): e0217223.

[19] BYBERG L, BELLAVIA A, LARSSON S C, et al. Mediterranean Diet and Hip Fracture in Swedish Men and Women [J]. J Bone Miner Res, 2016, 31 (12): 2098-2105.

[20] HARING B, CRANDALL C J, WU C, et al. Dietary Patterns and Fractures in Postmenopausal Women:

Results From the Women's Health Initiative [J]. JAMA Intern Med, 2016, 176 (5): 645-652.

［21］ BENETOU V, ORFANOS P, FESKANICH D, et al. Mediterranean diet and hip fracture incidence among older adults: the CHANCES project [J]. Osteoporos Int, 2018, 29 (7): 1591-1599.

［22］ 王梅，郭曼，吴静，等. 膳食炎症指数与骨质疏松、骨折风险关系的 Meta 分析［J］. 中华骨质疏松和骨矿盐疾病杂志，2022，15（1）：57-65.

［23］ 杨宇祥. 老年膳食指数研究与应用［J］. 卫生研究，2022，51（1）：131-138.

［24］ RAISZ L G. Physiology and pathophysiology of bone remodeling [J]. Clin Chem, 1999, 45 (8 Pt 2): 1353-1358.

［25］ AL ANOUTI F, TAHA Z, SHAMIM S, et al. An insight into the paradigms of osteoporosis: From genetics to biomechanics [J]. Bone Rep, 2019 (11): 100216.

［26］ 张帆，熊燕红，韩超，等. 骨质疏松症基因多态性的研究进展［J］. 中国医药导报，2021，18（19）：56-59.

［27］ 陈占文，陈晓亮，王德春，等. 维生素 D 受体基因 Apa I 多态性与骨质疏松症相关性的研究［J］. 中国骨质疏松杂志，2007，13（6）：402-405.

［28］ FU L, MA J, YAN S, et al. A meta-analysis of VDR polymorphisms and postmenopausal osteoporosis [J]. Endocr Connect, 2020, 9 (9): 882-889.

［29］ SAKAMOTO Y, OONO F, IIDA K, et al. Relationship between vitamin D receptor gene polymorphisms (BsmI, TaqI, ApaI, and FokI) and calcium intake on bone mass in young Japanese women [J]. BMC Womens Health, 2021, 21 (1): 76.

［30］ 乔芳，常静. 骨质疏松流行病学调查分析［J］. 中国实用医药，2012，7（30）：271-272.

［31］ 赵凡，费琦. 雌激素受体基因与骨质疏松症［J］. 中国骨与关节外科，2013，（5）：470-472.

［32］ HONMA N, MORI S, ZHOU H, et al. Association between estrogen receptor-β dinucleotide repeat polymorphism and incidence of femoral fracture [J]. J Bone Miner Metab, 2013, 31 (1): 96-101.

［33］ 陈宗玮，彭维杰，周颖，等. 雌激素受体 α 基因 TA 重复序列多态性与南昌市绝经后妇女骨密度的相关性研究［J］. 南昌大学学报（医学版），2012，52（5）：1-4.

［34］ KOBAYASHI S, INOUE S, HOSOI T, et al. Association of bone mineral density with polymorphism of the estrogen receptor gene [J]. J Bone Miner Res, 1996, 11 (3): 306-311.

［35］ JEEDIGUNTA Y, BHOOMI REDDY P R, KOLLA V K, et al. Association of estrogen receptor alpha gene polymorphisms with BMD and their affect on estradiol levels in pre- and postmenopausal women in south Indian population from Andhra Pradesh [J]. Clin Chim Acta, 2010, 411 (7/8): 597-600.

［36］ HASAN L K, ALJABBAN J, ROHR M, et al. Meta-analysis Reveals Genetic Correlates of Osteoporosis Pathogenesis [J]. The Journal of rheumatology, 2021, 48 (6): 940-945.

［37］ BARON R, KNEISSEL M. WNT signaling in bone homeostasis and disease: from human mutations to treatments [J]. Nature medicine, 2013, 19 (2): 179-192.

［38］ ZHENG H F, TOBIAS J H, DUNCAN E, et al. WNT16 influences bone mineral density, cortical bone thickness, bone strength, and osteoporotic fracture risk [J]. PLoS Genet, 2012, 8 (7): e1002745.

［39］ KOLLER D L, ZHENG H F, KARASIK D, et al. Meta-analysis of genome-wide studies identifies WNT16 and ESR1 SNPs associated with bone mineral density in premenopausal women [J]. J Bone Miner Res, 2013, 28 (3): 547-558.

［40］ 吴珂皓. 中国人群 STAT1 基因和 WNT16 基因外显子测序与骨密度的关联分析［D］. 长沙：湖南师范大学，2014.

［41］ YOU H F, ZHAO J Z, ZHAI Y J, et al. Association between Low-density Lipoprotein Receptor-related Protein 5 Polymorphisms and Type 2 Diabetes Mellitus in Han Chinese: a Case-control Study [J]. Biomed

Environ Sci, 2015, 28 (7): 510-517.

［42］ PEKKINEN M, GRIGELIONIENE G, AKIN L, et al. Novel mutations in the LRP5 gene in patients with Osteoporosis-pseudoglioma syndrome [J]. AM J Med Genet A, 2017, 173 (12): 3132-3135.

［43］ YANG Z, LIU J, FU J, et al. Associations between WNT signaling pathway-related gene polymorphisms and risks of osteoporosis development in Chinese postmenopausal women: a case-control study [J]. Climacteric, 2021, 25 (3): 1-7.

［44］ 宋丽敏，李思源，李军，等．新疆石河子地区绝经后 2 型糖尿病女性 SOST 基因联合 LRP5 基因多态性及突变与骨代谢关系的研究［J］．首都医科大学学报，2022，43（2）：269-274.

［45］ GAUDIO A, PRIVITERA F, PULVIRENTI I, et al. The relationship between inhibitors of the Wnt signalling pathway (sclerostin and Dickkopf-1) and carotid intima-media thickness in postmenopausal women with type 2 diabetes mellitus [J]. Diab Vasc Dis Res, 2014, 11 (1): 48-52.

［46］ 姚娜，李鹏程，耿春梅，等．TNF-α 介导绝经后骨质疏松症发病机制的研究进展［J］．中国骨质疏松杂志，2021，27（3）：454-458.

［47］ 薛亮，白东昱．TNF-α 基因多态性及缺氧对激素诱导性股骨头坏死的影响分析［J］．中国实验诊断学，2018，22（8）：1360-1364.

［48］ FONTOVA R, GUTIÉRREZ C, VENDRELL J, et al. Bone mineral mass is associated with interleukin 1 receptor autoantigen and TNF-alpha gene polymorphisms in post-menopausal Mediterranean women [J]. J Endocrinol Invest, 2002, 25 (8): 684-690.

［49］ KOTRYCH D, DZIEDZIEJKO V, SAFRANOW K, et al. TNF-α and IL10 gene polymorphisms in women with postmenopausal osteoporosis [J]. Eur J Obstet Gynecol Reprod Biol, 2016 (199): 92-95.

［50］ 周春燕，药立波．生物化学与分子生物学［M］．9 版．北京：人民卫生出版社，2018：442-445.

［51］ AUGUSCIAK-DUMA A, WITECKA J, SIERON A L, et al. Mutations in the COL1A1 and COL1A2 genes associated with osteogenesis imperfecta (OI) types Ⅰ or Ⅲ [J]. Acta Biochim Pol, 2018, 65 (1): 79-86.

［52］ 梁伟，黄春苓，修玲玲．Ⅰ型胶原 α1 链 Sp1 位点基因多态性与骨质疏松症的关系［J］．广东医学，2008，29（6）：945-947.

［53］ MORADIFARD S, HOSEINBEYKI M, EMAM M M, et al. Association of the Sp1 binding site and -1997 promoter variations in COL1A1 with osteoporosis risk: The application of meta-analysis and bioinformatics approaches offers a new perspective for future research [J]. Mutat Res-rev Mutat, 2020 (786): 108339.

［54］ HERNLUND E, SVEDBOM A, IVERGÅRD M, et al. Osteoporosis in the European Union: medical management, epidemiology and economic burden. A report prepared in collaboration with the International Osteoporosis Foundation (IOF) and the European Federation of Pharmaceutical Industry Associations (EFPIA) [J]. Arch Osteoporos, 2013, 8 (1): 136.

［55］ ESKILDSEN T, TAIPALEENMÄKI H, STENVANG J, et al. MicroRNA-138 regulates osteogenic differentiation of human stromal (mesenchymal) stem cells in vivo [J]. Proc Natl Acad Sci USA, 2011, 108 (15): 6139-6144.

［56］ YANG Y, YUJIAO W, FANG W, et al. The roles of miRNA, lncRNA and circRNA in the development of osteoporosis [J]. Biological research, 2020, 53 (1): 40.

［57］ LI X, YANG L, CHEN L L. The Biogenesis, Functions, and Challenges of Circular RNAs [J]. Mol Cell, 2018, 71 (3): 428-442.

［58］ MARINI F, CIANFEROTTI L, BRANDI M L. Epigenetic Mechanisms in Bone Biology and Osteoporosis: Can They Drive Therapeutic Choices? [J]. International journal of molecular sciences, 2016,

17 (8): 1329.

［59］ LETAROUILLY J G, BROUX O, CLABAUT A. New insights into the epigenetics of osteoporosis [J]. Genomics, 2019, 111 (4): 793-798.

［60］ 牛亚丹，林伊荷，张汉清，等. DNA 甲基化与骨代谢调节及骨质疏松症研究进展［J］. 生命科学，2020，32（02）：162-169.

［61］ NAKASHIMA K, ZHOU X, KUNKEL G, et al. The novel zinc finger-containing transcription factor osterix is required for osteoblast differentiation and bone formation [J]. Cell, 2002, 108 (1): 17-29.

［62］ WAKITANI S, YOKOI D, HIDAKA Y, et al. The differentially DNA-methylated region responsible for expression of runt-related transcription factor 2 [J]. J Vet Med Sci, 2017, 79 (2): 230-237.

［63］ FARSHDOUSTI HAGH M, NORUZINIA M, MORTAZAVI Y, et al. Different Methylation Patterns of RUNX2, OSX, DLX5 and BSP in Osteoblastic Differentiation of Mesenchymal Stem Cells [J]. Cell J, 2015, 17 (1): 71-82.

［64］ LEE J Y, LEE Y M, KIM M J, et al. Methylation of the mouse DIx5 and Osx gene promoters regulates cell type-specific gene expression [J]. Mol Cells, 2006, 22 (2): 182-188.

［65］ RAJE M M, ASHMA R. Epigenetic regulation of BMP2 gene in osteoporosis: a DNA methylation study [J]. Molecular biology reports, 2019, 46 (2): 1667-1674.

［66］ CHEN X, WANG Z, DUAN N, et al. Osteoblast-osteoclast interactions [J]. Connect Tissue Res, 2018, 59 (2): 99-107.

［67］ KALKAN R, BECER E. RANK/RANKL/OPG pathway is an important for the epigenetic regulation of obesity [J]. Mol Biol Rep, 2019, 46 (5): 5425-5432.

［68］ BEHERA J, GEORGE A K, VOOR M J, et al. Hydrogen sulfide epigenetically mitigates bone loss through OPG/RANKL regulation during hyperhomocysteinemia in mice [J]. Bone, 2018 (114): 90-108.

［69］ WANG P, CAO Y, ZHAN D, et al. Influence of DNA methylation on the expression of OPG/RANKL in primary osteoporosis [J]. International journal of medical sciences, 2018, 15 (13): 1480-1485.

［70］ CAO Y, WANG B, WANG D, et al. Expression of Sclerostin in Osteoporotic Fracture Patients Is Associated with DNA Methylation in the CpG Island of the SOST Gene [J]. International journal of genomics, 2019 (2019): 7076513.

［71］ DELGADO-CALLE J, SANUDO C, BOLADO A, et al. DNA methylation contributes to the regulation of sclerostin expression in human osteocytes [J]. J Bone Miner Res, 2012, 27 (4): 926-937.

［72］ 谢保平，黄立慧，钟佳宁. 组蛋白修饰在破骨细胞分化中的作用［J］. 中国骨质疏松杂志，2021，27（5）：753-758.

［73］ XU Y, MA J, XU G, et al. Recent advances in the epigenetics of bone metabolism [J]. J Bone Miner Metab, 2021, 39 (6): 914-924.

［74］ ASTLEFORD K, CAMPBELL E, NORTON A, et al. Epigenetic Regulators Involved in Osteoclast Differentiation [J]. Int J Mol Sci, 2020, 21 (19): 7080.

［75］ MAFI GOLCHIN M, HEIDARI L, GHADERIAN S M, et al. Osteoporosis: A Silent Disease with Complex Genetic Contribution [J]. 遗传学报, 2016, 43 (2): 49-61.

［76］ 刘宝山，张辉，徐又佳. 骨质疏松症蛋白质组学研究的进展［J］. 中国骨质疏松杂志，2021，27（10）：1545-1549.

［77］ 王健，廖燚，袁锋. 骨代谢标志物在骨质疏松中的应用进展［J］. 河北医药，2021，43（20）：3164-3170.

［78］ PORCELLI T, PEZZAIOLI L, DELBARBA A, et al. Protein Markers in Osteoporosis [J]. Protein and peptide letters, 2020, 27 (12): 1253-1259.

［79］ AKISAKA T, YOSHIDA H, INOUE S, et al. Organization of cytoskeletal F-actin, G-actin, and gelsolin in the adhesion structures in cultured osteoclast [J]. J Bone Miner Res, 2001, 16 (7): 1248-1255.

［80］ DENG F Y, LIU Y Z, LI L M, et al. Proteomic analysis of circulating monocytes in Chinese premenopausal females with extremely discordant bone mineral density [J]. Proteomics, 2008, 8 (20): 4259-4272.

［81］ DENG F Y, ZHU W, ZENG Y, et al. Is GSN significant for hip BMD in female Caucasians? [J]. Bone, 2014 (63): 69-75.

［82］ WANG W Y, GE B, SHI J, et al. Plasma gelsolin is associated with hip BMD in Chinese postmenopausal women [J]. PLoS one, 2018, 13 (5): e0197732.

［83］ DENG F Y, LEI S F, ZHANG Y, et al. Peripheral blood monocyte-expressed ANXA2 gene is involved in pathogenesis of osteoporosis in humans [J]. Mol Cell Proteomics, 2011, 10 (11): M111.011700.

［84］ ZHANG L, LIU Y Z, ZENG Y, et al. Network-based proteomic analysis for postmenopausal osteoporosis in Caucasian females [J]. Proteomics, 2016, 16 (1): 12-28.

［85］ NIELSEN J, OLIVER S. The next wave in metabolome analysis [J]. Trends Biotechnol, 2005, 23 (11): 544-546.

［86］ LV H, JIANG F, GUAN D, et al. Metabolomics and Its Application in the Development of Discovering Biomarkers for Osteoporosis Research [J]. Int J Mol Sci, 2016, 17 (12): 2018.

［87］ MARSHALL D, JOHNELL O, WEDEL H. Meta-analysis of how well measures of bone mineral density predict occurrence of osteoporotic fractures [J]. BMJ, 1996, 312 (7041): 1254-1259.

［88］ MEI Z, DONG X, QIAN Y, et al. Association between the metabolome and bone mineral density in a Chinese population [J]. EBio Medicine, 2020 (62): 103111.

［89］ MAIUOLO J, OPPEDISANO F, GRATTERI S, et al. Regulation of uric acid metabolism and excretion [J]. Int J Cardiol, 2016 (213): 8-14.

［90］ MAKOVEY J, MACARA M, CHEN J S, et al. Serum uric acid plays a protective role for bone loss in peri- and postmenopausal women: a longitudinal study [J]. Bone, 2013, 52 (1): 400-406.

［91］ XIAO J, CHEN W, FENG X, et al. Serum uric acid is associated with lumbar spine bone mineral density in healthy Chinese males older than 50 years [J]. Clin Interv Aging, 2017 (12): 445-452.

［92］ WANG J, YAN D, ZHAO A, et al. Discovery of potential biomarkers for osteoporosis using LC-MS/MS metabolomic methods [J]. Osteoporos Int, 2019, 30 (7): 1491-1499.

［93］ MESHCHERYAKOVA A, MECHTCHERIAKOVA D, PIETSCHMANN P. Sphingosine 1-phosphate signaling in bone remodeling: multifaceted roles and therapeutic potential [J]. Expert Opin Ther Targets, 2017, 21 (7): 725-737.

［94］ ABSHIRINI M, ILESANMI-OYELERE B L, KRUGER M C. Potential modulatory mechanisms of action by long-chain polyunsaturated fatty acids on bone cell and chondrocyte metabolism [J]. Progress in lipid research, 2021 (83): 101113.

［95］ BOEYENS J C, DEEPAK V, CHUA W H, et al. Effects of ω 3- and ω 6-polyunsaturated fatty acids on RANKL-induced osteoclast differentiation of RAW264.7 cells: a comparative in vitro study [J]. Nutrients, 2014, 6 (7): 2584-2601.

［96］ ILESANMI-OYELERE B L, SCHOLLUM L, KUHN-SHERLOCK B, et al. Inflammatory markers and bone health in postmenopausal women: a cross-sectional overview [J]. Immunity & ageing, 2019 (16): 15.

［97］ ZHU S, HE H, GAO C, et al. Ovariectomy-induced bone loss in TNFα and IL6 gene knockout mice is regulated by different mechanisms [J]. Journal of molecular endocrinology, 2018, 60 (3): 185-198.

［98］ KRUGER M C, COETZEE M, HAAG M, et al. Long-chain polyunsaturated fatty acids: selected mechanisms of action on bone [J]. Prog Lipid Res, 2010, 49 (4): 438-449.

［99］ JENNINGS A, MACGREGOR A, SPECTOR T, et al. Amino Acid Intakes Are Associated With Bone Mineral Density and Prevalence of Low Bone Mass in Women: Evidence From Discordant Monozygotic Twins [J]. J Bone Miner Res, 2016, 31 (2): 326-335.

［100］ LIU Z, JEPPESEN P B, GREGERSEN S, et al. Dose- and Glucose-Dependent Effects of Amino Acids on Insulin Secretion from Isolated Mouse Islets and Clonal INS-1E Beta-Cells [J]. Rev Diabet Stud, 2008, 5 (4): 232-244.

［101］ CHEVALLEY T, RIZZOLI R, MANEN D, et al. Arginine increases insulin-like growth factor-I production and collagen synthesis in osteoblast-like cells [J]. Bone, 1998, 23 (2): 103-109.

［102］ CRESCI G A, BAWDEN E. Gut Microbiome: What We Do and Don't Know [J]. Nutr Clin Pract, 2015, 30 (6): 734-746.

［103］ DING K, HUA F, DING W. Gut Microbiome and Osteoporosis [J]. Aging Dis, 2020, 11 (2): 438-447.

［104］ RODRIGUES F C, CASTRO A S, RODRIGUES V C, et al. Yacon flour and Bifidobacterium longum modulate bone health in rats [J]. J Med Food, 2012, 15 (7): 664-670.

［105］ YANG L C, WU J B, LU T J, et al. The prebiotic effect of Anoectochilus formosanus and its consequences on bone health [J]. Br J Nutr, 2013, 109 (10): 1779-1788.

［106］ MCKENZIE C, TAN J, MACIA L, et al. The nutrition-gut microbiome-physiology axis and allergic diseases [J]. Immunol Rev, 2017, 278 (1): 277-295.

［107］ LUCAS S, OMATA Y, HOFMANN J, et al. Short-chain fatty acids regulate systemic bone mass and protect from pathological bone loss [J]. Nat Commun, 2018, 9 (1): 55.

［108］ 王钢, 田杰祥, 周孟茹, 等. 从骨免疫学到骨微生物学: 肠道微生物如何调节骨骼 ［J］. 中国骨质疏松杂志, 2021, 27（10）: 1523-1528.

［109］ GHAISAS S, MAHER J, KANTHASAMY A. Gut microbiome in health and disease: Linking the microbiome-gut-brain axis and environmental factors in the pathogenesis of systemic and neurodegenerative diseases [J]. Pharmacol Ther, 2016 (158): 52-62.

［110］ GUSTAFSSON B I, THOMMESEN L, STUNES A K, et al. Serotonin and fluoxetine modulate bone cell function in vitro [J]. J Cell Biochem, 2006, 98 (1): 139-151.

［111］ 李玲. 分析营养教育与膳食干预对中老年骨质疏松患者营养状况和骨密度的影响 ［J］. 饮食保健, 2021（5）: 172.

［112］ 李清秀, 颜文盛, 邓燕群, 等. 社区干预对老年骨质疏松症患者的调查与护理研究 ［J］. 智慧健康, 2021, 7（15）: 124-126.

［113］ MCTIERNAN A, WACTAWSKI-WENDE J, WU L, et al. Low-fat, increased fruit, vegetable, and grain dietary pattern, fractures, and bone mineral density: the Women's Health Initiative Dietary Modification Trial [J]. Am J Clin Nutr, 2009, 89 (6): 1864-1876.

［114］ SHAHINFAR H, AMINI M R, PAYANDEH N, et al. The link between plant-based diet indices with biochemical markers of bone turn over, inflammation, and insulin in Iranian older adults [J]. Food Sci Nutr, 2021, 9 (6): 3000-3014.

［115］ SAHNI S, MANGANO K M, KIEL D P, et al. Dairy Intake Is Protective against Bone Loss in Older Vitamin D Supplement Users: The Framingham Study [J]. J Nutr, 2017, 147 (4): 645-652.

第二十一章　精准营养在阿尔茨海默病风险研究中的应用

　　阿尔茨海默病（Alzheimer Disease），俗称老年性痴呆，是老年期痴呆的常见类型，也是一种神经退行性脑部疾病。临床表现为记忆减退、词不达意、思维混乱、判断力下降等脑功能异常和性格行为改变等。根据《2018年世界阿尔茨海默病报告》，全世界约有5 000万痴呆患者，预计到2050年这一数字将增长到1.52亿[1]。在中国，60岁及以上人群有1 507万痴呆患者，其中阿尔茨海默病983万，轻度认知障碍患病率为5.54%，患者人数达3 877万。世界范围内痴呆症患者人数增加，但尚无特效药物能够根治阿尔茨海默病，阿尔茨海默病在很大程度上仍然无法治愈[2]。然而，痴呆症的发展可以延迟甚至预防，许多可改变的风险因素已经被确定。健康的饮食是健康生活的基础，良好的营养可以降低本身是阿尔茨海默病风险因素的疾病的发病率，如高血压和2型糖尿病。

　　精准营养通过研究饮食网络（即饮食成分和营养生物标志物模式之间的协同和拮抗联系）和营养状况评估，确定有认知衰退营养风险的亚群体，进而给予个性化营养干预。同时，利用基因组学、代谢组学等技术，可以为早期检测及早期干预阿尔茨海默病提供更多理论依据及思路。进一步研究肠道菌群在阿尔茨海默病发病机制中的作用，可能为疾病的诊断和治疗提供新的策略。

第一节
膳食营养与阿尔茨海默病风险研究及应用

　　膳食营养与认知之间关系是复杂的，调节饮食和认知之间关系的生物学途径涉及对大脑的直接和间接影响。饮食对认知的影响涉及复杂的相互作用，包括行为、遗传、系统和大脑因素。饮食可以通过慢性疾病（阿尔茨海默病风险因素）直接或间接影响大脑。膳食营养干预研究的多个方面（如剂量、形式、时间如生命或疾病阶段、持续时间、目标人群、结果和样本量）都会影响最终效果[3]。

　　膳食营养素主要包括宏量营养素（即碳水化合物、蛋白质、脂肪）和微量营养素（维生素和矿物质）两大类。目前存在一定数量关于单一营养素与阿尔茨海默病风险的研究。脑葡萄糖失调与阿尔茨海默病发病机制间存在联系，并且糖尿病是阿尔茨海默病的可干预危险因素，合理的碳水化合物摄入有助于降低阿尔茨海默病风险。研究显示，脑内胰岛素抵抗可出现营养分配中枢调控作用受损、认知和情绪调节功能障碍以及大脑特异性神经退行性病变[4]。但现有证据还不能证实补充或限制碳水化合物对阿尔茨海默病患者临床表现和预后的影响。蛋白质作为生命过程的重要物质，在阿尔茨海默病中的作用也不断被探究。一项荟萃分析发现，异亮氨酸、亮氨酸和缬氨酸3种支链水平下降与阿尔茨海默病相关认知障碍风险升高有关[5]。一项随机对照研究结果表明，循环中谷氨酰胺及其代谢产物可预防认知功能下降，在阿尔茨海默病患者中起到保护作用[6]。但一项纳入7个病例对照研究的荟萃分析表明，与对照组相比，阿尔茨海默病患者未见明显的蛋白与能量摄入下降[7]。饱和脂肪和不饱和脂肪酸摄入对人体的各项健康效应被持续关注。最广泛的是ω-3多不饱和脂肪酸（PUFAs）与阿尔茨海默病的关系。研究显示，ω-3 PUFAs摄入减少与阿尔茨海默病相关认知障碍风险增加有关，海洋来源的DHA与较低的阿尔茨海默病风险有关[8]。荟萃分析表明，ω-3 PUFAs在健康人群或阿尔茨海默病患者中没有发现保护作用[9]。既往以单一营养素补充为主的研究，如维生素E、维生素D和ω-3 PUFAs干预实验研究，并未发现有效作用。究其原因，主要是干预持续时间过短、受试者已经摄入足够数量的营养物质、受试者已处于生命晚期或者干预剂量不够。

膳食模式相比单一膳食营养素研究，更强调膳食的整体性作用，突出合理搭配的重要性，更能反映膳食营养对阿尔茨海默病的综合效应。一项基于观察性研究的荟萃分析发现，坚持健康的饮食模式与较低的痴呆风险相关。与阿尔茨海默病相关的膳食模式主要有三类，MeDi（地中海饮食）、DASH膳食（Dietary Approach to Stop Hypertension）、MeDi-DASH饮食（the Mediterranean-DASH diet In-tervention for Neurodegenerative Delay，MIND）[10]。以大量植物性食物（水果和蔬菜）为基础，添加面包、坚果等谷物，适量橄榄油、少许鱼肉以及适度饮酒为特点的健康膳食模式称为MeDi饮食模式。荟萃分析发现MeDi依从性良好人群，阿尔茨海默病发病风险降低[11]。另一项横断面研究显示，高依从性MeDi是预防记忆力下降和大脑中颞部萎缩的保护因素[12]。尽管基于随机对照试验和观察性研究的系统综述提示，坚持MeDi与更好的认知表现有关，但两者之间缺乏因果联系。DASH膳食模式在降低高血压方面发挥明显作用，该饮食模式强调植物性食物的摄入，并限制饱和脂肪酸、总脂肪、胆固醇和钠的摄入。DASH膳食模式对阿尔茨海默病的作用更多基于对心血管危险因素的预防。前瞻性研究表明，高度坚持DASH饮食与持续较高的认知功能水平相关[13]。也有研究显示，DASH膳食模式与老年妇女的认知功能下降无关，坚持该膳食模式并不能改变高血压妇女认知功能下降的风险[14]。DASH饮食的随机对照试验发现，与对照组（低脂）饮食相比，补充橄榄油或坚果的地中海饮食与一些认知指标的改善有关[15]。基于个人的饮食模式设计可能对阿尔茨海默病有更有利的影响。MIND饮食模式将MeDi饮食与DASH相结合，以DASH饮食相关元素为基础，并结合可能与认知功能相关的食物，如绿叶蔬菜和浆果。纵向队列研究显示，MIND膳食模式与阿尔茨海默病的发病率降低有关[16]。荟萃分析也显示，MIND膳食模式的依从性越高，认知功能下降和阿尔茨海默病患病风险越低，且具有较强的关联[17]。

网络分析等新方法可以帮助提供对不同食物之间关系的新理解，并确定感兴趣的新饮食模式。众所周知，饮食是复杂的，随着时间的变化，每天、每周、每个季节都会有变化，另外，环境和文化也影响饮食。网络分析可以揭示食品之间的非直观关系。例如，饮食数据的网络分析在波尔多三个城市中的研究发现，虽然平均食物摄入量没有差异，但痴呆症患者和非痴呆症患者的食物组合却有显著差异[18]。以食物为节点，它们的共同消费连接着这些节点，痴呆症患者的网络高度集中，中心由不太健康的食物组成（如烤肉）。相比之下，未患痴呆症者有一个联系较少的网络（即他们吃更多种类的食物），更多的节点集中在更健康的食物上，反映了更多样化的饮食。利用网络分析定义饮食模式的新方法，在研究膳食营养与阿尔茨海默病风险上将呈现更精准的研究结论。

第二节
基因组学与阿尔茨海默病风险研究及应用

通过识别新的遗传风险位点，全基因组关联研究（GWAS）极大地促进了对阿尔茨海默病的理解。全外显子组测序和微阵列研究已经发现了与阿尔茨海默病相关的罕见编码变异基因（如 *TREM23*、*SORL14*、*ABI35*、*PLCG25* 和 *ABCA76*）。GWAS 已经在 40 多个位点中发现了与阿尔茨海默病相关的常见非编码变异。最新研究证实了阿尔茨海默病风险增强子，并在 20 个位点中确定了候选的可能靶点（包括 *AP4E1*、*AP4M1*、*APBB3*、*BIN1*、*MS4A4A*、*MS4A6A*、*PILRA*、*RABEP1*、*SPI1*、*TP53INP1* 和 *ZYX*）[19-22]。这些增强子的修饰引起功能变异，可能通过调节骨髓细胞中的基因表达来改变阿尔茨海默病风险[23]。经过多次大规模的 GWAS 和全基因组关联荟萃分析，*APOE ε4* 等位基因仍然是散发性阿尔茨海默病的最强遗传风险因素，而 *APOE ε2* 等位基因是最强的遗传保护因子[24]。在健康的大脑中，APOE 主要由星形胶质细胞表达和分泌，少量由小胶质细胞表达和分泌。大多数 APOE 被 ATP-binding cassettes A1（ABCA1）和 ATP-binding cassettes G1（ABCG1）脂化，脂化 APOE 通过 APOE 受体如低密度脂蛋白受体相关蛋白 1（LRP1）内化。降低 APOE（特别是 APOE4）的表达或阻断 APOE4 的作用或增强 APOE2 的作用对阿尔茨海默病防治是有益的[25]。

预期遗传学和营养研究的结合可以在治疗和预防痴呆症方面开创个性化医学和个性化健康的新阶段。遗传学研究可以提供对潜在机制以及基因 - 营养和基因 - 饮食相互作用的参考。这些结论可以用来识别通过营养降低有遗传风险的人患痴呆症风险的潜在预防效用，并改善未来的临床试验设计，例如通过招募具有某些基因多态性的人群。在传统的遗传学研究之外，新的组学技术（如表观遗传学和代谢组学）的出现为解开饮食和营养对大脑的生物学效应以及遗传学的表现提供了进一步的机会。

第三节
代谢组学与阿尔茨海默病风险研究及应用

代谢物是基因转录和翻译过程的下游，也是与环境暴露相互作用的下游，因此，代谢物被认为与表型密切相关，特别是对于多因素疾病。代谢组学是一种非常强大的工具，越来越多地用于识别疾病中的生物标志物，具有巨大的临床转化潜力。代谢组研究可以揭示患者表型，包括遗传因素和环境影响。由于代谢组学可以测量特定时间存在的代谢物，故能揭示患者随时间变化的生理状态及其对特定刺激的动态反应。代谢组和相关途径也有助于提高对阿尔茨海默病的病理生理学和机制的理解。

脂质代谢、葡萄糖代谢以及氨基酸代谢等过程均与阿尔茨海默病风险相关。与阿尔茨海默病有关动物模型和人类研究表明，脂质代谢异常与阿尔茨海默病有关[26]。已知在阿尔茨海默病中被破坏的主要脂质包括胆固醇、鞘脂、磷脂和包括神经节苷脂在内的甘油脂。大脑主要包含甘油磷脂、鞘脂和胆固醇。胆固醇水平的紊乱可能会导致神经元功能障碍。基于人群的研究表明，中年时血清中较高的基线总胆固醇会增加阿尔茨海默病风险并损害老年认知[27]。大量研究表明，血浆鞘脂可能是阿尔茨海默病中有用的生物标志物。研究发现，阿尔茨海默病患者血浆中花生四烯酸减少及其前体亚油酸增加。亚油酸和花生四烯酸都被证明可以诱导 tau 和 Aβ 的聚合，这意味着它们可能关联并甚至诱发了阿尔茨海默病的一些病理变化[28]。这些早期发现表明，血浆或血清鞘脂，尤其是神经酰胺，可能与疾病严重程度有关，并可能与认知能力下降和脑萎缩有关。神经元使用转运蛋白从星形胶质细胞或脉管系统中获取葡萄糖和乳酸。大脑中 95% 的 ATP 由葡萄糖代谢提供燃料。神经元所需的 ATP 主要通过葡萄糖的氧化磷酸化在线粒体内通过三羧酸循环产生。部分 ATP 是由细胞质中的有氧糖酵解产生。线粒体在体内具有重要的生理功能，包括氧化呼吸、能量代谢、自由基产生和细胞凋亡。线粒体在延缓衰老和预防神经退行性疾病方面发挥着重要作用。然而，由于大脑的大量能量需求，其更容易受到线粒体功能障碍的影响。线粒体功能障碍在神经退行性疾病的发病机制中必不可少。此外，氧化磷酸化会产生 ROS 作为副产物，这可能会破坏不同类型的分子并进一步增加氧化应激。氧化应激与年龄相关疾病密切相关。阿尔茨海默病患者的大脑通常显示出葡萄糖代谢水平明显下降[29]；阿尔茨海默病患者的能量代谢失调还表现为胰岛素抵抗和大脑中胰岛素的低表达[30]；山梨醇浓度的增加表明葡萄糖 - 山梨醇途径在阿尔茨海默病患者中可能被激活；3- 羟基丁酸在阿尔茨海默病患者尿液中持续减少等。在阿尔茨海默病患者体内，精氨酸在脑脊液和血浆中表达量减少，提示由于精氨酸酸酶和一氧化氮（NO）合成酶之间的相互作用，精氨酸酶的表达可能有所增加[31]。另有研究显示，与对照组相比，阿尔茨海默病患者体内三种支链氨基酸（异亮氨酸、亮氨酸和缬氨酸）表达量均有所下降[32]。体内支链氨基酸浓度的降低可能导致谷氨酸的产生减少，大脑中谷氨酸能神经元的损失。缬氨酸浓度降低可能是阿尔茨海默病患者的身体对体内细胞凋亡进程增加所做出的反应。此外，血液中同型半胱氨酸的异常积累也与阿尔茨海默病发展的高风险有关[33]。高同型半胱氨酸水平与区域性脑萎缩和血管病变有关，可能影响 tau 蛋白的磷酸化和胆碱酯酶的降解。

通过代谢组学研究，可以揭示阿尔茨海默病的分子特征，并阐明疾病受到干扰的潜在病理途径。代谢组学，特别是使用非靶向方法，可以提供全局代谢并可以识别以前未知的参与阿尔茨海默病发展和进展的分子。随着更多研究的深入开展，可以配合使用许多潜在的代谢生物标志物，与目前公认的蛋白质生物标志物相结合，利用代谢组学研究可用于筛查、诊断和预测阿尔茨海默病的生物标志物；一些代谢物也可能是监测治疗效果的生物标志物。如果是疾病的原因，相关的途径甚至可以作为潜在治疗目标，特别是与营养代谢相关的途径。综上所述，代谢组学是一种强有力的方法，可以加深对阿尔茨海默病的分子理解和改善预防或改善临床管理，在精准营养中发挥作用。

第四节
肠道微生物组学与阿尔茨海默病风险研究及应用

　　肠道微生物群是指存在于肠道内的微生物群体，健康的肠道微生物群可以提供人体必需的营养物质和帮助人体消化，其组成失调可能影响人体健康。越来越多的证据表明，肠道微生物群与大脑之间存在一种双向联系，这种联系被称为菌群 - 肠道 - 大脑轴。目前许多研究发现肠道菌群及其代谢物可能通过肠 - 脑轴与阿尔茨海默病的病理密切相关[34]。

　　与正常人相比，尽管阿尔茨海默病患者与健康对照组在年龄、性别、体质指数等方面的特征无显著性差异，但阿尔茨海默病患者肠道微生物群发生改变。研究发现，在认知障碍和脑淀粉样变性患者的肠道微生物群中，促炎菌埃希氏菌 / 志贺氏菌数量增加、而抗炎菌大肠杆菌数量减少，与阿尔茨海默病风险相关[35]。同时，阿尔茨海默病患者粪便中能够合成丁酸盐的菌群比例下降，促炎菌的丰度增加。肠道微生物群组成的改变导致肠道屏障通透性增加和全身炎症，从而破坏血脑屏障，促进神经炎症，最终导致神经变性[36]。肠道微生物群与神经炎症密切相关，这是阿尔茨海默病发病的关键。阿尔茨海默病患者与同龄对照组相比，新皮层内脂多糖水平升高 2 倍，海马内升高 3 倍。肠道细菌分泌的促炎毒素可能"渗漏"进入循环，然后进入大脑，引起神经炎症，影响神经功能。

　　肠道微生物群代谢物主要分为短链脂肪酸、胆汁酸、胆碱代谢物、酚类、吲哚衍生物、维生素类和脂类等，这些代谢物在机体中主要发挥调节脂代谢和葡萄糖稳态等作用。肠道菌群的其中一种代谢产物如短链脂肪酸（short-chain fatty acids，SCFAs）可以维持血脑屏障通透完整性，阻止脂多糖、免疫因子、肠道淀粉样斑块通过血脑屏障，进而维护大脑认知功能，肠道微生物群有益代谢产物丙酸、丁酸、戊酸等增多[37]。肠道微生物群失调所导致的代谢物变化可能通过引发神经炎症、神经细胞凋亡等途径进一步影响阿尔茨海默病的病理过程。脂多糖是革兰氏阴性菌外膜的主要成分，也是肠道微生物群主要代谢物之一，肠道细菌死亡后释放的脂多糖会穿过胃肠道屏障，最终进入血液中，可能直接或间接激活迷走神经，并在脂多糖引起的神经炎症中发挥重要作用，脂多糖的积累被认为可能在阿尔茨海默病的病理中起到关键作用[38]。随着肠道和血脑屏障通透性增加，以及体内微生物紊乱导致过量的功能性淀粉样蛋白产生，可能造成巨大的淀粉样蛋白负担[39]；同时免疫系统利用相同的受体识别功能性淀粉样蛋白和人类淀粉样蛋白，可以直接激活 TLR2 等炎症信号，从而引发炎症并可能导致 Aβ 错误折叠加剧。阿尔茨海默病患者肠道微生物群的变化，导致胆汁酸代谢发生改变，胆汁酸合成代谢紊乱进一步导致胆固醇代谢发生变化，进而造成更多具有细胞毒性的胆汁酸如脱氧胆酸的产生[40,41]。最终可能会通过破坏线粒体、影响核、膜及神经递质受体进而造成线粒体、学习及记忆功能障碍，葡萄糖及脂质代谢紊乱，导致阿尔茨海默病的恶化[42]。

随着肠道微生物群和阿尔茨海默病相关机制被进一步阐明，发现多种肠道微生物群可以调节阿尔茨海默病患者的认知功能，因此调节肠道微生物群防治阿尔茨海默病已成为新的研究热点。尽管肠 - 脑轴的调控十分复杂，深入研究肠道微生物群及其各种代谢物与阿尔茨海默病病理的关系，使用粪便与微生物群相关的参数和微生物群产生的代谢物作为相关疾病的生物标志物，可以为早期检测及早期干预阿尔茨海默病提供更多理论依据及思路。进一步研究肠道微生物群在阿尔茨海默病发病机制中的作用，可能为疾病的诊断和治疗提供新的策略。

（王永俊）

参考文献

［1］ Alzheimer's Disease International. The state of the art of dementia research: new frontiers, in World Alzheimer Report 2018 [R]. Alzheimer's Disease International, 2018.

［2］ VERHEIJEN J, SLEEGERS K. Understanding Alzheimer Disease at the Interface between Genetics and Transcriptomics [J]. Trends In Genetics, 2018, 34 (6): 434-447.

［3］ YASSINE H N, SAMIERI C, LIVINGSTON G, et al. Nutrition state of science and dementia prevention: recommendations of the Nutrition for Dementia Prevention Working Group [J]. The Lancet. Healthy Longevity, 2022, 3 (7): e501-e512.

［4］ LEE J H, JAHRLING J B, DENNER L, et al. Dineley, Targeting Insulin for Alzheimer's Disease: Mechanisms, Status and Potential Directions [J]. Journal of Alzheimer's Disease, 2018, 64 (s1): S427-S453.

［5］ TYNKKYNEN J, CHOURAKI V, VAN DER LEE S J, et al. Association of branched-chain amino acids and other circulating metabolites with risk of incident dementia and Alzheimer's disease: A prospective study in eight cohorts [J]. Alzheimer's & Dementia, 2018, 14 (6): 723-733.

［6］ ADAMS C D. Circulating Glutamine and Alzheimer's Disease: A Mendelian Randomization Study [J]. Clinical Interventions in Aging, 2020 (15): 185-193.

［7］ DOORDUIJN A S, VAN DE REST O, VAN DER FLIER W M, et al. Energy and Protein Intake of Alzheimer's Disease Patients Compared to Cognitively Normal Controls: Systematic Review [J]. J Am Med Dir Assoc, 2019, 20 (1): 14-21.

［8］ ZHANG Y, CHEN J, QIU J, et al. Intakes of fish and polyunsaturated fatty acids and mild-to-severe cognitive impairment risks: a dose-response meta-analysis of 21 cohort studies [J]. AM J Clin Nutr, 2016, 103 (2): 330-340.

［9］ MAZEREEUW G, LANCTÔT K L, CHAU S A, et al. Effects of ω-3 fatty acids on cognitive performance: a meta-analysis [J]. Neurobiology of Aging, 2012, 33 (7): 1482.e17-1482.e29.

［10］ CHEN X, MAGUIRE B, BRODATY H, et al. Dietary Patterns and Cognitive Health in Older Adults: A Systematic Review [J]. Journal of Alzheimer's Disease, 2019, 69 (2): 595-596.

［11］ PSALTOPOULOU T, SERGENTANIS T N, PANAGIOTAKOS D B, et al. Mediterranean diet, stroke, cognitive impairment, and depression: A meta-analysis [J]. Annals of Neurology, 2013, 74 (4): 580-591.

［12］ BALLARINI T, MELO VAN LENT D, BRUNNER J, et al. Mediterranean Diet, Alzheimer Disease Biomarkers and Brain Atrophy in Old Age [J]. Neurology, 2021, 96 (24): e2920-e2932.

［13］ WENGREEN H, MUNGER R G, CUTLER A, et al. Prospective study of Dietary Approaches to Stop Hypertension- and Mediterranean-style dietary patterns and age-related cognitive change: the Cache County Study on Memory, Health and Aging [J]. AM J Clin Nutr, 2013, 98 (5): 1263-1271.

［14］ HARING B, WU C, MOSSAVAR-RAHMANI Y, et al. No Association between Dietary Patterns and Risk for Cognitive Decline in Older Women with 9-Year Follow-Up: Data from the Women's Health Initiative Memory Study [J]. J Acad Nutr Diet, 2016, 116 (6) 921-930.

［15］ MARTÍNEZ-LAPISCINA E H, CLAVERO P, TOLEDO E, et al. Mediterranean diet improves cognition: the PREDIMED-NAVARRA randomised trial [J]. J Neurol Neurosur Ps, 2013, 84 (12): 1318-1325.

［16］ HOSKING D E, ERAMUDUGOLLA R, CHERBUIN N, et al. MIND not Mediterranean diet related to 12-year incidence of cognitive impairment in an Australian longitudinal cohort study [J]. Alzheimer's & Dementia, 2019, 15 (4): 581-589.

［17］ SAMADI M, MORADI S, MORADINAZAR M, et al. Dietary pattern in relation to the risk of Alzheimer's disease: a systematic review [J]. Neurological Sciences, 2019, 40 (10): 2031-2043.

［18］ SAMIERI C, SONAWANE A R, LEFÈVRE-ARBOGASt S, et al. Using network science tools to identify novel diet patterns in prodromal dementia [J]. Neurology, 2020, 94 (19): e2014-e2025.

［19］ JONSSON T, STEFANSSON H, STEINBERG S, et al. Variant of TREM2 associated with the risk of Alzheimer's disease [J]. The New England Journal of Medicine, 2013, 368 (2): 107-116.

［20］ VARDARAJAN B N, ZHANG Y, LEE J H, et al. Coding mutations in SORL1 and Alzheimer disease [J]. Annals of Neurology, 2015, 77 (2): 215-227.

［21］ SIMS R, VAN DER LEE S J, NAJ A C, et al. Rare coding variants in PLCG2, ABI3, and TREM2 implicate microglial-mediated innate immunity in Alzheimer's disease [J]. Nature Genetics, 2017, 49 (9): 1373-1384.

［22］ STEINBERG S, STEFANSSON H, JONSSON T, et al. Loss-of-function variants in ABCA7 confer risk of Alzheimer's disease [J]. Nature Genetics, 2015, 47 (5): 445-447.

［23］ NOVIKOVA G, KAPOOR M, TCW J, et al. Integration of Alzheimer's disease genetics and myeloid genomics identifies disease risk regulatory elements and genes [J]. Nature Communications, 2021, 12 (1): 1610.

［24］ KUNKLE B W, GRENIER-BOLEY B, SIMS R, et al. Genetic meta-analysis of diagnosed Alzheimer's disease identifies new risk loci and implicates Aβ, tau, immunity and lipid processing [J]. Nature Genetics, 2019, 51 (3): 14-430.

［25］ SERRANO-POZO A, DAS S, HYMAN B T. APOE and Alzheimer's disease: advances in genetics, pathophysiology, and therapeutic approaches [J]. The Lancet Neurology, 2021, 20 (1): 68-80.

［26］ HAN X, FAGAN A M, CHENG H, et al. Cerebrospinal fluid sulfatide is decreased in subjects with incipient dementia [J]. Annals of Neurology, 2003, 54 (1): 115-119.

［27］ WONG M W, BRAIDY N, POLJAK A, et al. Dysregulation of lipids in Alzheimer's disease and their role as potential biomarkers [J]. Alzheimer's & Dementia, 2017, 13 (7): 810-827.

［28］ MILL J, LI L J. Recent Advances in Understanding of Alzheimer's Disease Progression through Mass

Spectrometry-Based Metabolomics [J]. Phenomics, 2022, 2 (1): 1-17.

［29］ CALSOLARO V, EDISON P. Alterations in Glucose Metabolism in Alzheimer's Disease [J]. Recent Pat Endocr Metab Immune Drug Discov, 2016, 10 (1): 31-39.

［30］ STEEN E, TERRY B M, RIVERA E J, et al. Impaired insulin and insulin-like growth factor expression and signaling mechanisms in Alzheimer's disease: is this type 3 diabetes? [J] Journal of Alzheimer's Disease, 2005, 7 (1): 63-80.

［31］ VAN DER VELPEN V, TEAV T, GALLART-AYALA H, et al. Systemic and central nervous system metabolic alterations in Alzheimer's disease [J]. Alzheimer's Research & Therapy, 2019, 11 (1): 93.

［32］ YILMAZ A, UGUR Z, BISGIN H, et al. Wilson, et al., Targeted Metabolic Profiling of Urine Highlights a Potential Biomarker Panel for the Diagnosis of Alzheimer's Disease and Mild Cognitive Impairment: A Pilot Study [J]. Metabolites, 2020, 10 (9): 357.

［33］ SESHADRI S, BEISER A, SELHUB J, et al. Plasma homocysteine as a risk factor for dementia and Alzheimer's disease [J]. The New England Journal of Medicine, 2002, 346 (7): 476-483.

［34］ VOGT N M, KERBY R L, DILL-MCFARLAND K A, et al. Gut microbiome alterations in Alzheimer's disease [J]. Scientific Reports, 2017, 7 (1): 13537.

［35］ SOCHOCKA M, DONSKOW-ŁYSONIEWSKA K, DINIZ B S, et al. The Gut Microbiome Alterations and Inflammation-Driven Pathogenesis of Alzheimer's Disease-a Critical Review [J]. Molecular Neurobiology, 2019, 56 (3): 1841-1851.

［36］ ZAKARIA R, WAN YAACOB W M, OTHMAN Z, et al. Lipopolysaccharide-induced memory impairment in rats: a model of Alzheimer's disease [J]. Physiological Research, 2017, 66 (4): 553-565.

［37］ MAGNÚSDÓTTIR S, THIELE I. Modeling metabolism of the human gut microbiome [J]. Current Opinion in Biotechnology, 2018 (51): 90-96.

［38］ SUN J, ZHANG S, ZHANG X, et al. IL-17A is implicated in lipopolysaccharide-induced neuroinflammation and cognitive impairment in aged rats via microglial activation [J]. Journal of Neuroinflammation, 2015 (12): 165.

［39］ MILLER AMANDA L, BESSHO S, GRANDO K, et al. Microbiome or Infections: Amyloid-Containing Biofilms as a Trigger for Complex Human Diseases [J]. Frontiers In Immunology, 2021 (12): 638867.

［40］ WU J, ZHU X, LIN H, et al. Gender differences in the bile acid profiles of APP/PS1 transgenic AD mice [J]. Brain Research Bulletin, 2020 (161): 116-126.

［41］ JIA W, RAJANI C, KADDURAH-DAOUK R, et al. Expert insights: The potential role of the gut microbiome-bile acid-brain axis in the development and progression of Alzheimer's disease and hepatic encephalopathy [J]. Medicinal Research Reviews, 2020, 40 (4): 1496-1507.

［42］ MARKSTEINER J, BLASKO I, KEMMLER G, et al. Bile acid quantification of 20 plasma metabolites identifies lithocholic acid as a putative biomarker in Alzheimer's disease [J]. Metabolomics, 2018, 14 (1): 1.

第二十二章　精准营养在血脂异常防治中的应用

血脂异常的主要类型包括高总胆固醇（TC）血症、高低密度脂蛋白胆固醇（LDL-C）血症、高甘油三酯（TG）血症和低高密度脂蛋白胆固醇（HDL-C）血症四种。近四十年来，西方国家的胆固醇水平呈现下降趋势，而亚洲国家却呈现大幅上升趋势。2017年，全球约390万人死于非HDL-C偏高，其中一半发生在东亚、东南亚和南亚[1]。根据《中国心血管健康与疾病报告2021》[2]，中国35岁以上居民血脂异常患病率为34.7%。血脂异常是心血管疾病的重要危险因素，血脂异常的预防和管理可显著改变心血管疾病的死亡率[3]。多数情况下，血脂水平升高发生隐匿，常在检出时已经导致血管病变，甚至发生心肌梗死、脑卒中等严重事件，因此应加强预防血脂异常和糖尿病等疾病的零级预防工作。尽管我国目前在预防和治疗方面取得了一定的进展，但国内针对血脂异常的防治多集中在传统的生活方式干预与药物治疗上，在血脂异常早期筛查标准、心血管疾病预防的个性化营养膳食推荐和药物治疗等方面仍存在缺陷。将精准营养应用于血脂异常的防治中，旨在利用基因组学、代谢组学、肠道微生物组学等的方法，根据个人基因背景、代谢概况和饮食暴露情况中的一种或多种因素来为血脂异常的防治提供个性化营养指导。

第一节
基因组学应用于血脂异常防治

血脂水平升高是心血管疾病的遗传危险因素，由于饮食模式和药物使用的不同，世界各地的患病率也不同[1]。全基因组关联研究（GWAS）提出了许多有关血脂水平的重要生物学和临床见解，以及心血管疾病的新药靶点[4]。在GWAS中已经确定了许多与血脂代谢相关的基因位点，例如，目前已经确定了300多个与TG水平相关的基因位点[5]。血浆脂质代谢的遗传力估计值很高，LDL-C为70%，HDL-C为55%[6]。虽然GWAS已经确定了与脂质表型相关的单核苷酸多态性（SNP）386个遗传位点[7-8]，但是GWAS在血脂异常的预防和管理方面尚未取得有意义的研究进展，一些关键问题不能通过传统的GWAS分析轻易解决。首先，即使是非常大的GWAS也可能存在统计能力不足以用来识别具有小效应大小SNP的问题，因此最显著的基因位点只能解释性状变异的17%~27%[9]，并且目前对其分子机制的全面认识尚未实现[10]。Akbarzadeh等提出将传统的基因组最佳线性无偏预测的方法与GWAS信息相结合的遗传预测方法，以提高遗传预测的准确性和基于基因遗传力的估计[11]。总之，GWAS应用在血脂的基因组学防治中，目前的重点正在从识别基因和基础生物学扩展到将基因变异用于预防和精准医学。将单个基因位点组合成多基因评分的研究表明，一些以前被认为是单基因遗传的高甘油三酯血症表型具有多基因基础。新的基因组合的发现为开发更有效的血脂异常的治疗方法开辟了道路，使研究者开始关注基因筛选和针对高脂血症的精准医学研究。

DNA 甲基化是最常见的表观遗传修饰形式，即甲基组加到胞嘧啶 - 磷酸 - 鸟嘌呤（CpG）基因位点上。通常，基因启动子（通过转录激活调节基因表达的 DNA 区域）中甲基化的增加与基因表达的减少有关。DNA 甲基化与脂质之间的关系，以及与脂质水平异常相关的病理（血脂异常、动脉粥样硬化等）已被广泛研究[12]。DNA 甲基化和脂质的早期研究主要应用候选基因和表观基因组全关联研究（EWAS）方法，目前已经确定了与脂质性状相关的基因差异甲基化（尤其是 CPT1A、ABCG1 和 SREBF1），并且有些新的方法用于确证这些关系。对环境因素的研究中表明，脂质相关的甲基化变异与饮食和污染暴露有关。在降脂药物的遗传学与饮食网络（GOLDN）研究中，包括 CPT1A 在内的多个基因注释的 CpG 位点与进食高脂肪餐后 TG 水平升高相关[13]。在调整了基线 TG 水平后，该关联仍然显著。GOLDN 的另一项 EWAS 发现，ABCA1 启动子甲基化的增加与循环 ω-3 脂肪酸和 HDL-C 水平降低有关[14]。此外，对日本成年人的横断面分析显示，ABCA1 甲基化与膳食维生素摄入量之间呈负相关。研究人员认为，ABCA1 甲基化可能介导维生素摄入对 HDL-C 的影响[15]。

除了营养素在甲基化对血脂代谢方面的影响，不同膳食模式带来的影响也在近年来取得了研究进展。一项随机对照饮食干预试验中，研究人员评估了地中海饮食在 5 年内对甲基化的影响[16]。地中海饮食的成分诱导了与代谢、糖尿病、炎症和信号转导相关基因的甲基化变化。另一项关于饮食干预的随机安慰剂对照试验中，Lima 等发现，榛子油的消费与 ADRB3 甲基化的降低和 HDL 的增加有关[17]。在之后的 EWAS 中，研究小组发现 ADRB3 甲基化与较高的脂肪摄入量和 LDL 有关[18]。ADRB3 编码肾上腺素受体 β3，其参与调节脂肪分解。研究表明，DNA 甲基化、血浆中脂质的变化和血脂异常的发病机制交织在一起。这种关联已在多个队列研究和干预研究中得到验证。候选基因和 EWAS 的研究目前仍被广泛应用，但研究人员正在将其分析扩展到包括基因组学和代谢组学结合的多组学方法。探索环境因素影响的干预试验显示，甲基化变异与脂质有关。尽管如此，大部分大型表观基因组学研究在设计上仍然是横断面研究，并且欧洲血统研究人群在当前文献中的比例过高，未来的分析应继续增加研究人群和研究设计的多样性。此外，目前研究缺乏对甲基化对脂质的因果效应解释，需要更多应用孟德尔随机化或前瞻性队列研究等方法来阐明膳食、DNA 甲基化和脂质之间的关系，继续评估这些关系如何改变相关组织中的基因表达。尽管目前对 DNA 甲基化和脂质的理解已经取得重大进展，但仍然需要进行大量研究，将这些信息转化为适宜的营养干预应用。

第二节
代谢组学应用于血脂异常防治

代谢组学是对生物体内小分子代谢物进行定性和定量分析，并寻找代谢物与生理病理变化的相对关系的研究方式[11]。代谢组学因其在生物标志物发现中起到的作用而受到重视，代谢组学从细胞、体液和组织中鉴定无靶向和全局小分子代谢物谱，为改善疾病诊断和对潜在病理机制的理解提供了一种整体方法。目前的临床生物标志物、TG、TC、LDL-C和 HDL-C 缺乏必要的特异性和敏感性，仅在严重血脂异常后才会显著增加。因此，诊断血脂异常需要敏感的生物标志物，这将改善疾病早期阶段的临床诊断和治疗。代谢组学为深入了解血脂异常的代谢分析和病理生理学机制提供了新的机会[19]。Ke 等对健康英国人群中的血脂异常进行了代谢组学研究，通过气相色谱 - 质谱和超高效液相色谱 - 质谱法获取代谢组学数据。使用单变量和多变量统计方法进行生物标志物选择和途径分析。46 种代谢物被确定为血脂异常的潜在生物标志物。与正常对照相比，血脂异常受试者的谷氨酰胺、天冬氨酸、尿酸、柠檬酸、鞘氨甘氨酸、溶血磷脂酰胆碱（LPCs）、甘油二酯（DGs）和单甘油酯（MGs）显著增加[20]。因此，将代谢组学应用于血脂异常的防治可以揭示其病理机制，并提供潜在的干预靶点。另外，将基因组学和代谢组学综合应用于临床评估可能会提供新的发现。基因组学和代谢组学关联鉴定出 61 个（5.1%）杂合子，其表型表现影响氨基酸、脂质和辅因子以及维生素途径中的血清代谢物水平[21]。

将代谢组学的方法应用于探索不同膳食模式和营养素对人体的影响研究中，可以从微观层面上解释疾病发生和治疗的机制。例如，将代谢组学应用在维生素 D 与血脂异常的关系研究中发现，与对照组相比，血脂异常和维生素 D 缺乏个体的代谢组学特征发生了显著变化，包括神经酰胺、二酰基甘油、半胱氨酸神经酰胺、溶血磷脂、磷脂酰胆碱、磷脂酰乙醇胺和鞘磷脂。维生素 D 缺乏和血脂异常对鞘磷脂谱有深远影响。这些修饰在神经酰胺水平上被注意到，并且可能通过下游途径传播[22]。Wang 等[23]发现血浆视黄醇水平与血脂异常之间存在正相关关系，并且发现相关的代谢组学图谱和脂质代谢途径，包括甘油磷脂、花生四烯酸、亚油酸、α- 亚麻酸和糖基磷脂酰肌醇（GPI），以及类固醇激素生物合成途径在两性之间重叠。这些途径表明，视黄醇水平升高可能与激素代谢和炎症状态有关。代谢组学研究还发现，复方砖茶治疗能够改善肥胖、血清生化参数、抗氧化活性和肝脂肪变性。此外，观察到肝脏组织代谢谱的显著变化，其中与大多数脂质代谢有关[24]。总之，将代谢组学的方法应用于血脂异常的防治中，可以为血脂异常的检出提供更加精确和提前干预的方法，使血脂异常的预防关口前移，并且在未来的研究中扩展营养素和膳食对血脂异常影响在代谢层面的改变，这将为人群提供更多血脂异常的精准营养预防策略。

第三节
肠道微生物组学应用于血脂异常防治

为了探究血脂异常的发病机制和防治方法，科学家们开始从肠道微生物组寻找线索和可能的解决方案。短链脂肪酸（SCFAs）是肠道微生物发酵膳食纤维的代谢终产物，在长期血脂异常的减轻方面具有潜在的治疗作用[25]。一项以确定羽扇豆纤维或柑橘纤维对心血管疾病的预防作用为目的的随机双盲交叉研究发现，在持续 4 周的三次干预性喂养期后，接受高纤维饮食（即羽扇豆或柑橘纤维）的志愿者血浆血脂降低；并且志愿者粪便中 SCFAs 含量均显著增加，特别是醋酸盐和丙酸盐，因此认为高纤维饮食的降脂作用是 SCFAs 产生的结果[26]。虽然 SCFAs 可以对身体和健康产生很大益处，但细菌细胞壁的成分可以被宿主免疫系统识别[27]，注射脂多糖的小鼠表现出 HDCL-C 降低和 TG 升高[28]。对来自芬兰糖尿病神经病变队列的 587 名志愿者进行的回顾性研究表明，细菌细胞壁成分水平最高者也表现出显著高水平的 TG[29]。总而言之，来自膳食纤维发酵的 SCFAs，可以证明对血脂异常具有保护作用，但其他细菌代谢物，如细菌细胞壁可能是潜在的有害因素[29]。

对人体的饮食和营养素进行干预可能会对肠道微生物群产生影响，从而改善血脂异常。例如，富含纤维的饮食（如地中海膳食模式、素食或植物性膳食模式）与肠道微生物群的实质性变化有关，例如细菌丰富度更高，而西方饮食富含糖、饱和脂肪，膳食纤维含量很少[30]。一项随机对照干预研究中发现，地中海膳食模式降低 TC 和 LDL-C 的水平，并且其降低与粪便胆汁酸浓度、细菌基因丰度增加以及肠道微生物群组成的某些变化有关[31]。膳食纤维的有益效果可能是通过更高的 SCFAs 产量实现的[32]。因此，不同膳食模式和营养物质对人群血脂代谢的影响可以通过肠道微生物实现。将肠道微生物组学的研究方法应用于膳食对血脂异常的治疗以及营养物质对血脂代谢的机制研究中，可以丰富血脂异常的防治手段。

总之，目前的基因组学研究已经确定了大量与血脂异常相关的基因位点，这些基因位点可用于表征个体对该疾病的遗传易感性，并且将全基因组学研究与其他方法相结合可能会带来新的研究发现和方向。代谢组学研究已经确定了与血脂异常相关的代谢物，这些代谢物可以为血脂异常检出的生物学指标提高精确性，并且这些代谢物有可能被饮食所改变，从而为血脂异常提供新的防治方法。也有越来越多的证据表明，肠道微生物组在血脂异常的发生机制和疾病控制中发挥作用。这些发现都为饮食干预在血脂异常防治的应用提供精准风险特征识别，并且为精准个性化营养干预提供科学依据。

（王小菁）

参考文献

[1] Collaboration N C D R F. Repositioning of the global epicentre of non-optimal cholesterol [J]. Nature, 2020, 582 (7810): 73-77.

[2] 马丽媛，王增武，樊静，等.《中国心血管健康与疾病报告 2021》要点解读 [J]. 中国全科医学，2022，25（27）：3331-3346.

[3] KOPIN L, LOWENSTEIN C. Dyslipidemia [J]. Ann Intern Med, 2017, 167 (11): ITC81-ITC96.

[4] KHERA A V, CHAFFIN M, ARAGAM K G, et al. Genome-wide polygenic scores for common diseases

identify individuals with risk equivalent to monogenic mutations [J]. Nature genetics, 2018, 50 (9): 1219-1224.

［5］CARRASQUILLA G D, CHRISTIANSEN M R, KILPELÄINEN T O. The Genetic Basis of Hypertriglyceridemia [J]. Current atherosclerosis reports, 2021, 23 (8): 39.

［6］VAN DONGEN J, WILLEMSEN G, CHEN W M, et al. Heritability of metabolic syndrome traits in a large population-based sample [J]. Journal of lipid research, 2013, 54 (10): 2914-2923.

［7］KLARIN D, DAMRAUER S M, CHO K, et al. Genetics of blood lipids among−300 000 multi-ethnic participants of the Million Veteran Program [J]. Nature genetics, 2018, 50 (11): 1514-1523.

［8］WILLER C J, SCHMIDT E M, SENGUPTA S, et al. Discovery and refinement of loci associated with lipid levels [J]. Nature genetics, 2013, 45 (11): 1274-1283.

［9］HOFFMANN T J, THEUSCH E, HALDAR T, et al. A large electronic-health-record-based genome-wide study of serum lipids [J]. Nature genetics, 2018, 50 (3): 401-413.

［10］BLENCOWE M, AHN I S, SALEEM Z, et al. Gene networks and pathways for plasma lipid traits via multitissue multiomics systems analysis [J]. Journal of lipid research, 2021 (62): 100019.

［11］AKBARZADEH M, DEHKORDI S R, ROUDBAR M A, et al. GWAS findings improved genomic prediction accuracy of lipid profile traits: Tehran Cardiometabolic Genetic Study [J]. Sci Rep, 2021, 11 (1): 5780.

［12］JONES A C, IRVIN M R, CLAAS S A, et al. Lipid Phenotypes and DNA Methylation: a Review of the Literature [J]. Current atherosclerosis reports, 2021, 23 (11): 71.

［13］LAI C Q, WOJCZYNSKI M K, PARNELL L D, et al. Epigenome-wide association study of triglyceride postprandial responses to a high-fat dietary challenge [J]. Journal of lipid research, 2016, 57 (12): 2200-2207.

［14］MA Y, FOLLIS J L, SMITH C E, et al. Interaction of methylation-related genetic variants with circulating fatty acids on plasma lipids: a meta-analysis of 7 studies and methylation analysis of 3 studies in the Cohorts for Heart and Aging Research in Genomic Epidemiology consortium [J]. Am J Clin Nutr, 2016, 103 (2): 567-578.

［15］FUJII R, YAMADA H, MUNETSUNA E, et al. Associations between dietary vitamin intake, ABCA1 gene promoter DNA methylation, and lipid profiles in a Japanese population [J]. Am J Clin Nutr, 2019, 110 (5): 1213-1219.

［16］ARPÓN A, MILAGRO F I, RAZQUIN C, et al. Impact of Consuming Extra-Virgin Olive Oil or Nuts within a Mediterranean Diet on DNA Methylation in Peripheral White Blood Cells within the PREDIMED-Navarra Randomized Controlled Trial: A Role for Dietary Lipids [J]. Nutrients, 2017, 10 (1): 15.

［17］LIMA R P A, DO NASCIMENTO R A F, LUNA R C P, et al. Effect of a diet containing folate and hazelnut oil capsule on the methylation level of the ADRB3 gene, lipid profile and oxidative stress in overweight or obese women [J]. Clinical epigenetics, 2017 (9): 110.

［18］LIMA R P A, RIBEIRO M R, DE FARIAS LIMA K Q, et al. Methylation profile of the ADRB3 gene and its association with lipid profile and nutritional status in adults [J]. Biological research, 2019, 52 (1): 21.

［19］CHEN H, MIAO H, FENG Y L, et al. Metabolomics in dyslipidemia [J]. Advances in clinical chemistry, 2014 (66): 101-119.

［20］KE C, ZHU X, ZHANG Y, et al. Metabolomic characterization of hypertension and dyslipidemia [J]. Metabolomics, 2018, 14 (9): 117.

［21］HOU Y C, YU H C, MARTIN R, et al. Precision medicine integrating whole-genome sequencing, comprehensive metabolomics, and advanced imaging [J]. Proc Natl Acad Sci USA, 2020, 117 (6): 3053-3062.

[22] MOUSA H, ELRAYESS M A, DIBOUN I, et al. Metabolomics Profiling of Vitamin D Status in Relation to Dyslipidemia [J]. Metabolites, 2022, 12 (8): 771.

[23] WANG N, RU Y, YANG Z, et al. Metabolomic Profiles of Plasma Retinol-Associated Dyslipidemia in Men and Women [J]. Front Nutr, 2021 (8): 740435.

[24] ZHOU X, GE B, ZHANG X, et al. Metabolomics Analysis Reveals the Effects of Compound Fuzhuan Brick Tea (CFBT) on Regulating Dyslipidemia and Metabolic Disorders in Mice Induced by High-Fat Diet [J]. Nutrients, 2022, 14 (6): 1128.

[25] DABKE K, HENDRICK G, DEVKOTA S. The gut microbiome and metabolic syndrome [J]. The Journal of clinical investigation, 2019, 129 (10): 4050-4057.

[26] FECHNER A, KIEHNTOPF M, JAHREIS G. The formation of short-chain fatty acids is positively associated with the blood lipid-lowering effect of lupin kernel fiber in moderately hypercholesterolemic adults [J]. The Journal of nutrition, 2014, 144 (5): 599-607.

[27] BROWN J M, HAZEN S L. The gut microbial endocrine organ: bacterially derived signals driving cardiometabolic diseases [J]. Annual review of medicine, 2015 (66): 343-359.

[28] XIAO H B, SUN Z L, ZHANG H B, et al. Berberine inhibits dyslipidemia in C57BL/6 mice with lipopolysaccharide induced inflammation [J]. Pharmacological reports, 2012, 64 (4): 889-895.

[29] LASSENIUS M I, PIETILÄINEN K H, KAARTINEN K, et al. Bacterial endotoxin activity in human serum is associated with dyslipidemia, insulin resistance, obesity, and chronic inflammation [J]. Diabetes care, 2011, 34 (8): 1809-1815.

[30] ALBENBERG L G, WU G D. Diet and the intestinal microbiome: associations, functions, and implications for health and disease [J]. Gastroenterology, 2014, 146 (6): 1564-1572.

[31] MESLIER V, LAIOLA M, ROAGER H M, et al. Mediterranean diet intervention in overweight and obese subjects lowers plasma cholesterol and causes changes in the gut microbiome and metabolome independently of energy intake [J]. Gut, 2020, 69 (7): 1258-1268.

[32] DEN BESTEN G, VAN EUNEN K, GROEN A K, et al. The role of short-chain fatty acids in the interplay between diet, gut microbiota, and host energy metabolism [J]. Journal of lipid research, 2013, 54 (9): 2325-2340.